"十四五"普通高等教育本科规划教材

供本科护理学类专业用

康复护理学

第2版

主　编　马素慧　李葆华

副主编　刘　宁　李桂玲　童素梅

编　委（按姓名汉语拼音排序）

安德连（中山大学附属第三医院）

柴德君（齐齐哈尔医学院附属第二医院）

樊惠颖（海南医学院国际护理学院）

胡　斌（齐齐哈尔医学院附属第二医院）

蒋　玮（重庆医科大学第二临床学院）

孔祥颖（佳木斯大学康复医学院＊护理学院）

赖文娟（北京大学深圳医院）

李葆华（北京大学第三医院）

李桂玲（齐齐哈尔医学院护理学院）

李　娟（广州医科大学附属第五医院）

梁红霞（青海大学临床医学院）

刘　宁（遵义医科大学珠海校区护理学系）

刘　昕（哈尔滨医科大学附属第二医院）

陆　璨（河北科技学院护理与健康学院）

马素慧（华北理工大学护理与康复学院）

齐丽娜（华北理工大学护理与康复学院）

石红玲（大连大学护理学院）

宋文颖（珠海科技学院健康学院）

田　彦（首都医科大学燕京医学院）

童素梅（北京大学第三医院）

王　欣（北京大学第三医院）

许丽雅（华北理工大学护理与康复学院）

袁　群（湖南中医药大学护理学院）

张江平（中山大学附属第五医院）

北京大学医学出版社

KANGFU HULIXUE

图书在版编目（CIP）数据

康复护理学 / 马素慧，李葆华主编 . —2 版 . —北
京：北京大学医学出版社，2023.1
ISBN 978-7-5659-2655-6

Ⅰ. ①康⋯　Ⅱ. ①马⋯ ②李⋯　Ⅲ. ①康复医学 – 护
理学 – 高等学校 – 教材　Ⅳ. ① R47

中国版本图书馆 CIP 数据核字（2022）第 088564 号

康复护理学（第 2 版）

主　　编：马素慧　李葆华
出版发行：北京大学医学出版社
地　　址：（100191）北京市海淀区学院路 38 号　北京大学医学部院内
电　　话：发行部 010-82802230; 图书邮购 010-82802495
网　　址：http: //www.pumpress.com.cn
E - m a i l：booksale@bjmu.edu.cn
印　　刷：北京瑞达方舟印务有限公司
经　　销：新华书店
责任编辑：毛淑静　　责任校对：靳新强　　责任印制：李　啸
开　　本：850 mm × 1168 mm　1/16　　印张：21.25　　字数：613 千字
版　　次：2016 年 8 月第 1 版　2023 年 1 月第 2 版　2023 年 1 月第 1 次印刷
书　　号：ISBN 978-7-5659-2655-6
定　　价：55.00 元

第3轮修订说明

国务院办公厅印发的《关于加快医学教育创新发展的指导意见》提出以新理念谋划医学发展、以新定位推进医学教育发展、以新内涵强化医学生培养、以新医科统领医学教育创新；要求全力提升院校医学人才培养质量，培养仁心仁术的医学人才，加强护理专业人才培养，构建理论、实践教学与临床护理实际有效衔接的课程体系，提升学生的评判性思维和临床实践能力。《教育部关于深化本科教育教学改革全面提高人才培养质量的意见》要求严格教学管理，把思想政治教育贯穿人才培养全过程，全面提高课程建设质量，推动高水平教材编写使用。新时代本科护理学类人才培养及教材建设面临更高的要求和更大的挑战。

为更好地支持服务高等医学教育改革发展、本科护理学类人才培养，北京大学医学出版社有代表性地组织、邀请全国高等医学院校启动了本科护理学类专业规划教材第3轮建设。在各方面专家的指导下，结合各院校教学教材调研反馈，经过论证决定启动27种教材建设。其中修订20种教材，新增《基础护理学》《传染病护理学》《老年护理学》《助产学》《情景模拟护理综合实训》《护理临床思维能力》《护理信息学》7种教材。

修订和编写特色如下：

1. 调整参编院校

教材建设的院校队伍结合了研究型与教学型院校，并注重不同地区的院校代表性；由知名专家担纲主编，由教学经验丰富的学院教师及临床护理教师参编，为教材的实用性、权威性、院校普适性奠定了基础。

2. 更新知识体系

对照教育部本科《护理学类专业教学质量国家标准》及相关考试大纲，结合各地院校教学实际修订教材知识体系，更新已有定论的理论及临床护理实践知识，力求使教材既符合多数院校教学现状，又适度引领教学改革。

3. 创新编写特色

本着"以人为中心"的整体护理观，以深化岗位胜任力培养为导向，设置"导学目标"，使学生对学习的基本目标、发展目标、思政目标有清晰了解；设置"案例""思考题"，使教材贴近情境式学习、基于案例的学习、问题导向学习，促进学生的临床护理评判性思维能力培养；设置"整合小提示"，探索知识整合，体现学科交叉；设置"科研小提示"，启发创新思维，促进"新医科"人才培养。

4. 融入课程思政

将思政潜移默化地融入教材中，体现人文关怀，提高职业认同度，着力培养学生"敬佑生命、救死扶伤、甘于奉献、大爱无疆"的医者精神，引导学生始终把人民群众生命安全和身体健康放在首位。

5．优化数字内容

在第 2 轮教材与二维码技术初步结合实现融媒体教材建设的基础上，第 3 轮教材改进二维码技术、简化激活方式、优化使用形式。按章（或节）设置一个数字资源二维码，融拓展知识、微课、视频等于一体。设置"随堂测"二维码，实现即时形成性评测及反馈，促进"以学生为中心"的自主学习。

为便于教师、学生下载使用，PPT 课件统一做成压缩包，用微信"扫一扫"扫描封底激活码，即可激活教材正文二维码、导出 PPT 课件。

第 2 轮教材的部分教材主编因年事已高等原因，不再继续担任主编。她们在这套教材的建设历程中辛勤耕耘、贡献突出，为第 3 轮教材建设日臻完善、与时俱进奠定了坚实基础。各方面专家为教材的顶层设计、编写创新建言献策、集思广益，在此一并致以衷心感谢!

本套教材供本科护理学类专业用，也可供临床护理教师和护理工作者使用及参考。希望广大师生多提宝贵意见，反馈使用信息，以逐步完善教材内容，提高教材质量。

前　言

康复护理学是护理学的重要分支，是康复医学的重要组成部分，是护理学与康复医学相互渗透、相互融合的交叉学科。学习和研究康复护理学，能够指导护理人员合理应用康复护理技术帮助各类具有康复需求的人群恢复最佳功能和获得良好的适应能力。

本教材编写以《护理学类教学质量国家标准》为纲领，结合新时代本科生的人才培养目标，以培养学生评判性思维和解决复杂问题的能力为着眼点，充分体现学科交叉，启发创新思维，关注人文关怀，形成以人为中心、以功能和健康为导向的整体护理思维。

本教材分为 10 章，系统介绍了国内外康复护理中常用的基本理论、功能评估方法和康复护理技术，详细介绍了临床常见疾病的临床特点、主要功能障碍、康复护理评估、康复护理措施和康复护理指导，包括神经系统疾病、骨骼肌肉系统疾病、心肺疾病、内分泌与代谢疾病及癌症术后的康复护理等。

本教材在第一版的基础上更新了很多内容，主要特色体现在：整合知识较多，部分章节中医工融合、医文融合、护理与预防和康复整合内容显著；结合康复护理学科前沿设置了"科研小提示"和"整合小提示"，体现了内容的创新；通过知识链接和案例将医者仁心、尚德精术、科学精神、大爱无疆等思政元素与教材内容交织、渗透，体现了育人功能；课程目标基于布鲁姆的认知领域分类，注重基本目标、思政目标，也关注发展目标，充分体现个性化学习。另外，为帮助读者理解文字内容，增设了视频、动画、图表等数字资源，丰富了新形态教材的内容。

本教材的编写引用了许多康复医学和护理学同仁的学术成果，也得到了编委所在单位的大力支持，在此深表谢意!

由于康复护理学知识更新较快，编写团队对教材内容的认识与水平有限，编写内容必然存在疏漏和错误，衷心期待各位读者批评指正，以便持续改进。

马素慧

目　录

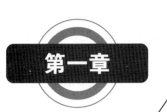

第一章 概　论

导学目标

通过本章内容的学习，学生应能够：

基本目标

1. 陈述康复、康复医学、社区康复、康复护理的概念。
2. 回忆康复的内涵和康复医学的工作内容。
3. 解释多学科康复团队的组成及服务形式。
4. 比较社区康复的特点及工作内容。
5. 说明康复护理的内容、特点。
6. 应用标准步骤制定康复护理临床路径。

发展目标

1. 比较康复、医学康复、社区康复的异同点。
2. 列举康复护理临床路径的变异。
3. 将康复护理新进展应用于临床康复护理工作中。
4. 探究康复护理新理念，精准、科学地指导护理实践。

思政目标

赞同以人为本的护理服务模式，树立社会发展需求的护理价值观。

第一节　康复与康复医学

一、康复

（一）概述

1. **康复的概念**　个体由于疾病和老化造成日常生活活动能力和社会功能减退或丧失，需要通过各种有效的手段促进个体功能的恢复，恢复过程受个体因素和环境因素的影响。康复（rehabilitation）的定义最早由世界卫生组织（World Health Organization，WHO）康复专家委员会于1969年提出，即"综合协调地应用医学、社会、教育、职业及其他措施，对功能障碍者进行训练或再训练，以提高其活动能力"。这个定义提示了康复重点改善的是个体的躯体功能。随着人类社会的发展及人们对生物 - 心理 - 社会医学模式的认识，康复的定义和内涵也在不断演变。目前康复的定义是综合协调地应用医学的、教育的、社会的、职业的各种措施，使病、伤、残者已经减退或丧失的功能尽快地、最大限度地得到恢复和重建，使其在生理、心理和社会功能方面达到或保持最佳状态，从而改善功能障碍者的生活，使其重返社会，提高生活质量。在康复过程中，个体与环境和社会是互动的，个体通过改善功能以适应环境和社会，同时，个体通过对环境和社会的改造，使环境和社会适应个体，使某些个体经过康复后虽然不能完全恢复，但能够带着某些功能障碍过着有意义的生活。

2. **康复对象**　随着人类社会的发展，健康的理念不断进步，康复对象的范围逐渐扩大，涵盖了各类具有康复需求的人群，主要包括各种因素引发的功能障碍者、老年人群和亚健康人群。

（1）各种因素引发的功能障碍者：指生理、心理、精神和社会等功能无法正常发挥作用的所有人群。引发这些人群功能障碍的因素是多方面的，包括先天的和后天的，意外伤害造成的和医学治疗产生的，已经出现的和潜在的，以及可逆性的和不可逆性的。近年来，慢性病逐渐替代传染病成为威胁我国人民健康的首要因素，长期慢性病会导致人体各种功能下降，使慢性病患者成为康复人群的重要组成部分；同时，临床医学层出不断的科研成果和诊疗技术的发展降低了很多急危重症的死亡率，而被救治成功的患者往往也存在着不同程度的功能障碍，成为康复医学的服务对象。

（2）老年人群：2021年第七次全国人口普查主要数据显示，我国60岁及以上老年人口为26 402万人，占总人口的18.7%，其中65岁及以上老年人口为19 064万人，占总人口的13.5%。老年慢性病、老年共病、老年残疾是造成老年人功能障碍的主要原因。截至2018年底，我国有1.8亿老年人患有慢性病，主要为心脏病、脑卒中、糖尿病、关节炎和呼吸系统疾病等，因此慢性病康复应贯穿于生命全周期。多病共存是老年患者的常态，老年人往往同时存在两种或两种以上的慢性病和问题，其患病率为55%~98%。多病共存会加重功能衰退和多重残疾的发生，需要多部门多学科合作，提高老年人的生活质量。老年残疾是指由于疾病和老化造成身体活动受限，日常生活活动能力和工具性日常生活活动能力降低。老年人随着年龄的增长，机体的退行性改变进一步加重了功能障碍的发生，从而使老年人成为老年残疾人。随着老年人寿命的不断延长，许多老年人需要借助各种康复手段来提高生活质量。

（3）亚健康人群：随着经济社会的快速发展，人们生活节奏的不断加快，处于亚健康状态的人群越来越多。关于亚健康的主要描述是机体结构退化、生理功能减退及心理失衡的状态，即健康与疾病的临界状态。导致亚健康的原因与导致疾病的病因基本相同，如病原微生物侵袭、环境污染、社会保障的力度欠缺、心理压力大、生活方式不科学等，当上述危险因素达到一定阈值之后，就会由健康转化为亚健康，甚至形成疾病。对于亚健康，不同年龄、不同人群所占的比例不同，要想改善亚健康，需要调整生活方式，生活要张弛有度，起居规律，保证充足的睡眠，学会自我减压，保持心情舒畅，参加适合自身特点的娱乐活动和体育锻炼，保持良好的身体和精神状态。

3. **康复目标**　康复目标是康复患者所期待的结果，也是指导康复计划和康复实施的重要因素，可归纳为以下几个方面：①增强自我照顾能力，最大程度实现自理；②维持或恢复机体功能；③预防并发症，保障安全，发掘最大潜能；④提高适应能力，改善生存质量；⑤维护尊严；⑥再教育和再就业，回归家庭、重返社会。通过康复，个体能够在疾患无法完全消除的情况下达到一种相对稳定的平衡，保持自身生理、心理和社会功能和谐的理想状态。

（二）康复的内涵

随着大健康理念的提出，早期预防、早期康复、多学科协作、综合康复等大康复理念已经形成，康复的内涵不断延伸，以医疗康复（medical rehabilitation）、中医康复（traditional Chinese medicine rehabilitation）、康复工程（rehabilitation engineering）、社会康复（social rehabilitation）、教育康复（educational rehabilitation）、职业康复（vocational rehabilitation）为

主的康复理论框架逐步形成。

1. **医疗康复**　也称医学康复，涉及医学各个范畴，但以临床医学为重点，主要涉及手术和非手术治疗以控制病情，但区别于临床医学，医疗康复更重视指导患者进行日常生活活动训练，改善机体功能，从而提高患者自我照顾能力和独立性。其主要目的是为功能受损或残障者提供服务，从而促进其康复。近年来，康复医学在"健康中国"建设中的作用进一步加强，康复机器人在康复医学领域正在进入全面应用阶段，包括行动机器人、言语机器人、辅助进食机器人、交流机器人等促进功能恢复或重建的智能化装备。脑机接口也在神经康复领域被广泛研究。

2. **中医康复**　中医药的发展和我国人民的健康密切相关，中医康复是在医学理论的指导下，以整体康复、辨证康复、功能康复、综合康复为原则，针对残疾者、老年人及慢性病患者采用中药、针灸、推拿、按摩、气功操等灵活多样的康复方法，进一步促进患者功能的恢复。

3. **康复工程**　指借助现代工程学原理和方法，针对功能受损或残障者的诸多不便，设计出具备现代科学技术水平的辅助工具，如助行器、人工假体、矫形器、康复机器人等，以代偿和提高患者缺失的功能。

4. **社会康复**　指通过社会工作如制定相关政策、法规等，为功能受损或残障者创造良好的社会环境，促进其重新适应及融入社会，提高社会参与能力和参与度，并不断发掘自身潜力，实现自我价值。社会康复需要康复对象自身、家庭、社区及各相关机构和部门等共同努力来实现。

5. **教育康复**　指通过文化教育方式提高功能受损或残障者的综合素质及能力，形成从幼儿到成人的完整特殊教育体系，对功能受损或残障者的智力、日常生活活动能力、社会适应能力和职业技能等方面实施个体化教育，从而帮助他们回归社会生活和工作。

6. **职业康复**　指对成年后发生功能障碍或残疾者进行职业评定，根据其现有功能及自身潜能制订和实施有针对性的恢复训练方案，使其掌握一定的工作技能，获得合适的工作岗位，通过劳动获得收入，经济权益得到保障，最终做到自食其力。

二、康复医学

（一）概念与内容

1. **概念**　康复医学（rehabilitation medicine）是临床医学的重要分支，是以患者功能障碍的预防、评定和康复治疗为核心，以恢复患者的躯体功能、提高患者生活自理能力、改善患者生活质量为目的的医学学科。

> **知识链接**
>
> ### 跨越式发展的康复医学
>
> 　　近年来国家一系列文件都提出要强调体医融合和康养（医养）融合，体现了国家要将"以医疗为中心"转化为"以健康为中心"的宏观规划。在此背景下，临床 - 康复一体化进程逐步推进，对疾病预防监控模式、远程和居家医疗与康复模式、医疗护理和照护模式都将产生重大和深远的影响，智慧健康体系建设进入新格局；康复机器人将在人体行动（运动）、言语、进食、排泄、生活自理、感知和认知、交流和社会适应等领域进入全面应用阶段；各种类型神经调控装备的研究及脑机接口的研究已引起关注；国家康复医学质控中心强调，要充分发挥中医药在疾病康复中的重要作用。国家康复医疗体

系建设正在进入深入发展阶段，康复医院和社区康复及居家康复将极大提升康复医学的学科地位和影响力，并在"健康中国"建设中发挥突出的作用。

资料来源：励建安.智慧康复新纪元之梦并不遥远[J].中国康复医学杂志，2021，36（1）：1-3.

2. 内容

（1）康复预防：康复预防是康复医学的首要内容，指通过系统的方式预防各类功能损害或残障的发生，并延缓其发展进程，包括一级预防、二级预防及三级预防。有效的一级预防是康复预防的关键所在，包括健康咨询和健康教育，产前检查，宣传健康生活方式，预防意外伤害，防治老年病、慢性病和职业病等。二级预防的关键在于早发现、早治疗，具体措施为尽早发现并及时处理能够引起功能障碍的疾病或损伤。三级预防是指最大限度地维持和提高残存功能，减小残疾带来的不利影响，保障患者的社会参与，如医疗康复、康复工程、社会康复、教育康复和职业康复等。

（2）康复评定：康复评定又称功能评定，指通过临床体检，对个体的整体功能进行评估，并对结果做出判定。康复评定是制订康复治疗计划和评价康复治疗效果的基础，并为康复治疗方案的修正和康复治疗措施的改进提供科学依据，贯穿整个康复治疗过程。除判定功能障碍的病因、性质、部位、范围、严重程度、发展和预后等方面，康复评定还包括对患者的生理、心理、认知、语言、社会等能力的评估。

（3）康复治疗：指运用各种专业康复治疗措施改善患者的功能障碍状况。康复治疗是康复医学的重要内容。康复治疗的原则为早期介入、循序渐进、综合实施、主动参与、因人而异。

（二）多学科康复团队的组成及服务形式

1. 多学科康复团队的组成　康复医学是一个全面医疗服务体系，涉及面广，因此需要多学科的专业人员相互协作，为服务对象提供全面的康复服务。多学科康复团队是当前康复医学的工作模式，团队成员之间在设定康复目标、做出决策、实施治疗的整个过程中密切合作，以保证康复服务的连续性和整体性。虽然不同成员各司其职，但他们的目标是一致的，即帮助服务对象达到康复治疗的目的。多学科康复团队主要由以下成员组成。

（1）康复医师（physiatrist）：康复医师通常作为多学科康复团队的领导者，管理和组织团队各成员的工作，为患者提供诊断，制订康复治疗计划，并对康复治疗结果进行整体评价。

（2）康复护士（rehabilitation nurse，RN）：康复护士协调康复团队各成员间的合作，为患者提供照顾，对患者及其家庭进行健康教育和自我护理技术指导，满足患者各种需求，改善其营养状况，并保障患者安全，预防并发症的发生。同时，康复护士还充当患者及其家庭代言人的角色，维护其权益。

（3）物理治疗师（physical therapist）：物理治疗师协助患者进行功能锻炼，促进患者移动能力、平衡功能及肢体肌力的训练，提高患者的大运动技能，并负责患者的疼痛管理。

（4）作业治疗师（occupational therapist）：作业治疗师与物理治疗师共同训练患者的肌力和平衡感，并结合物理治疗师实施的治疗指导患者进行日常生活活动能力和其他各项技能的训练，使患者尽可能恢复自理。

（5）言语治疗师（speech therapist）：言语治疗师评定并训练患者言语功能和沟通交流能力，包括认知功能、构音功能、吞咽功能和听觉功能等。此外，言语治疗师和康复医师、康复护士、营养师一起为患者安排合理的膳食，确保患者进食时的安全。

（6）心理治疗师（psychologist）：心理治疗师解决患者及其家庭由于疾病和残障产生的心理问题，提高患者及其家庭的适应性和对治疗的依从性；心理治疗师也为康复团队各成员提供心理支持和指导，促进各成员间的相互理解与合作。

（7）假肢及矫形器师（certified prosthetist and orthotist, CPO）：为有需要的残疾者设计和制作临时假肢和永久假肢，为功能障碍的老年人和慢性病患者制作矫形器和生活自助具。

（8）中医医师（traditional Chinese physician）：包括针灸师和按摩师在内的中医医师为患者提供传统医学治疗和养生保健指导。

（9）营养师（nutritionist）：营养师监测及改善患者的营养状况，满足其营养需求，纠正其不良饮食习惯，并为患者及其家庭提供膳食指导和营养健康教育。

（10）社会工作者（social worker）：社会工作者提供各种心理社会支持，帮助患者及其家庭与各类社会资源之间建立联系，为他们谋求福利，减轻负担。

2. **多学科康复团队的服务形式**　多学科康复团队的服务形式分为机构康复和社区康复两种。二者相辅相成：完善的社区康复需要有良好的机构康复作为后盾；而完善机构康复的后续延伸才能实现人人享有康复服务的目标。

（1）机构康复（institutional-based rehabilitation, IBR）：机构康复是以特定机构为依托的康复工作，如综合医院的康复科、专科康复医院、康复中心及专科康复门诊。这些机构中的康复设施完善，专业人员配备齐全、技术水平高，但机构康复的不足之处是患者需要就诊，且数量和资源有限，无法满足广大社区患者的康复需求。

（2）社区康复（community-based rehabilitation, CBR）：社区康复通过整合社区可利用的资源为患者提供因地制宜的服务，从而促进患者全面康复。但由于社区康复的设施和专业人员有限，需要建立良好的转介服务，才能实现"医院 - 社区 - 家庭"的延续性康复服务。

▌▌知识链接

创新康复医疗服务模式

2021 年 6 月，我国国家卫生健康委员会发布《关于加快推进康复医疗工作发展的意见》指出，以患者为中心，强化康复早期介入，开展康复医疗与外科、神经科、骨科、心血管、呼吸、重症、中医等临床相关学科紧密合作模式，推动加速康复外科，将康复贯穿于疾病诊疗全过程，鼓励有条件的医疗机构通过"互联网+"、家庭病床、上门巡诊等方式将机构内康复医疗服务延伸至社区和居家，优先为失能或高龄老年人、慢性病患者、重度残疾人等有迫切康复医疗服务需求的人群提供居家康复医疗、日间康复训练、康复指导等服务，推进康复医疗服务和康复辅助器具配置服务深度融合，促进患者快速康复和功能恢复。

（马素慧）

第二节　社区康复

一、社区康复的概念及目标

（一）概念

WHO 于 1976 年提出社区康复的新概念。在 1978 年召开国际初级卫生保健大会及《阿拉木图宣言》发表之后，社区康复得到大力倡导，以帮助广大发展中国家康复需求者获得康复服务。社区康复是以社区为依托，充分利用社区资源，由相关各方共同参与，根据需求和现实条

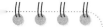
件，为服务对象即生活在社区中的广大病、伤、残者及其家庭提供有效、实惠、便捷的综合性康复服务。

（二）目标

社区康复是一个多层次、宽领域的策略。就服务对象方面而言，它旨在通过医疗保健、教育、职业和社会等多种服务为病、伤、残者及其家庭谋求福利，满足他们的各种需求，提高其生存质量，并保障和增强他们的社会参与性，以达到帮助病、伤、残者改善身心功能，适应现实改变，实现生活自理，恢复创造性，保持社会参与的目的。就社区乃至整个社会而言，它力求创造包容性社区，进而构建一个没有歧视的社会，使病、伤、残者能够在教育、就业、经济等各方面享受公平的待遇和均等的机会。

二、社区康复的特点

（一）因地制宜

社区康复以社区范围内可利用的人力、物力、财力为基础，通常不需要特殊且昂贵的设备，多采用简单实用但效果理想的成熟康复技术，如偏瘫患者的肢体功能锻炼、脑性瘫痪儿童的认知练习等。服务项目和方式按照社区的实际情况和特点进行设计，在实施过程中充分调动社区各方力量，融合社区的文化特色，从物质和精神两方面来满足服务对象的康复需求。

（二）多方互动

社区康复离不开全社区的参与和支持。病、伤、残者及其家庭是社区康复的核心，官方和民间组织在社区康复中发挥着组织、协调和推动作用，医疗人员、社会工作者、志愿者是提供社区康复的骨干力量。各方积极互动，密切合作，为病、伤、残者及其家庭提供医疗、教育、职业、社会等全面、综合的康复服务。

（三）政府参与

政府具有领导和社会管理的职能。社区康复涉及社会多个部门的工作，任务繁重，政府的积极参与能够为社区康复提供良好的规划设计和财政支持，动员和组织社会各方力量，将资源合理分配，从而充分发挥社区康复事业的整体效益。

（四）结构复杂

由于社区康复是多方参与，具有多层次、宽领域的特点，参与各方来自不同的专业，甚至不同的文化，而且拥有不同的文化程度，因此社区康复的结构较为复杂。

三、社区康复的工作内容

（一）开展社区病情普查

通过社区内调查，可确定具有康复需求的病、伤、残者在社区中的分布，并根据此类患者数量、伤病情况和伤病原因进行统计分析，做好记录归档，将其作为制订社区康复工作计划的依据。

（二）制订社区康复工作计划

各社区应根据国家提出的总要求，结合本地的实际情况，如经济、文化状况等，对自身现有的力量（strengths）与弱点（weaknesses），以及外在的机遇（opportunities）与风险（threats）进行系统的 SWOT 分析，在此基础上制订社区康复工作计划，明确预期目标、具体措施、工作流程、财政预算、质量控制、监督管理等，使社区康复工作顺利开展，及时解决实施过程中存在的问题，不断提高工作质量。

（三）组建社区康复团队

社区康复需要多方面的参与和支持，因此团队合作至关重要。社区康复团队包括管理者、医护人员、技术人员、社会工作者、志愿者，以及社区中的病、伤、残者及其家庭等来自不同专业和层次的成员。为了提高他们之间的协作能力，需为他们提供适当的培训和指导，并建立起良好的沟通联络和绩效考评机制，保证社区康复的质量和效果。

（四）整合社区康复资源

相对于专业康复机构而言，社区是一个较大的范围，资源比较分散，需要将各方可利用资源整合起来，并合理引导公共资源和私有资源交流互利，使之发挥最大效能，为尽可能多的服务对象提供最优化的社区康复服务。

（五）提供康复医疗服务

1. **康复预防** 主要是凭借社区力量，开展健康和安全宣传教育，指导社区居民预防各种致残性的疾病和损伤；提供康复指导，开展心理咨询，为已出现身心功能障碍的服务对象提供专业帮助，防止二次损害的发生；增强服务对象的自我效能感和适应性，减轻残疾造成的影响，提高服务对象的社会参与度，避免残疾进一步发展为残障。

2. **康复治疗** 根据社区康复工作计划制订个性化康复方案，在社区康复机构或家庭中为服务对象提供必要且可行的社区康复治疗服务，包括肢体功能训练、姿势矫正、认知功能训练、日常生活活动能力训练、心理咨询和指导、言语沟通交流训练、辅助器械使用训练等多种内容，并对康复治疗进行效果评估，对存在的问题和不足进行分析、改进。

3. **康复护理** 社区康复护理贯穿整个社区康复，是社区康复医疗服务的重要内容，旨在帮助社区服务对象及其家庭应对疾病、损伤和残疾带来的不利影响，指导他们进行康复训练，并采取措施保障服务对象的安全，预防压疮、泌尿系统感染、呼吸道及骨关节等方面的并发症，防止坠床、跌倒、烫伤等意外伤害，最大限度减轻服务对象及其家庭的痛苦，促进服务对象身心功能改善或恢复，帮助他们不断适应并融入社区。此外，社区康复护理还起到了在参与社区康复服务的各方之间建立联系、协调团队合作的作用，以及为服务对象及其家庭代言以维护其权益的作用。

4. **生活支持** 存在疾病、损伤和残疾等健康问题的服务对象，尤其是低收入者、空巢老人、单亲家庭儿童等往往存在多个方面不同程度的生活服务需求。社区康复能够组织力量为服务对象提供健康咨询、生活互助、上门服务、权益保障和技能训练等生活支持。

5. **转介服务** 转介服务是连接社区康复和机构康复的桥梁，它是一个双向性的服务：既帮助经入院治疗和机构康复达到稳定状态的服务对象转入社区，接受后续康复服务，又负责将社区康复效果不理想，或者那些有着社区康复难以解决的问题的服务对象及时转入上级医疗机构进行治疗。转介服务是整个康复体系有效运转和健康发展的重要保障，随着转介服务的发展，它所涉及的范围不断扩大，还包含了教育、职业、养老等非医疗转介服务。

（六）协调非医疗康复服务

1. **教育康复** 社区同教育部门和学校等教学机构合作，解决存在残疾问题的儿童和成人的入学问题，保障其受教育的权利，使他们能够获得实现独立和发展的知识和技能。

2. **职业康复** 就业和再就业是保障服务对象社会参与及其经济权利的主要措施。职业康复可以对社区中仍有劳动能力或劳动潜能的成年残疾者进行职业评估，根据评估结果为其提供适当的职业技能培训和就业咨询，使他们重新获得自食其力的能力。在拓展就业渠道方面，社区可以同上级部门和相关企业合作，就地提供合适的就业岗位。此外，社区还可以引导和帮助一些有残疾的服务对象自主创业。

3. **社会康复** 为服务对象创造一个良好的社区康复环境，包括无障碍的基础设施建设和消除歧视的精神文明建设，为其提供丰富的社区文体活动和交流平台，促进其融入社区，使社区向和谐、包容的方向发展。

非医疗康复服务是社区康复的重要组成部分，它的目的在于提高服务对象的社会参与能力

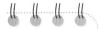

和参与度，帮助服务对象回归家庭、融入社区、重返社会，发掘最大潜能，发挥创造性，实现自我价值。

科研小提示

"互联网＋"技术的智慧残联系统是借助网络终端，依托残联大数据云平台，为调查及满足残疾人群体的需求而开发及建设的新型服务模式。

（马素慧）

第三节　康复护理

一、概述

（一）定义

康复护理学（rehabilitation nursing）源于护理学和康复医学，是指通过康复护理技术帮助各类具有康复需求的人群恢复最佳功能和获得良好适应的综合性学科。康复护理学是护理学的一个分支，也是康复医学的重要组成部分。

知识链接

美国康复护士协会对康复护理的定义

美国康复护士协会（Association of Rehabilitation Nurses，ARN）指出：康复护理就是"康复护士协助那些有慢性病或躯体功能障碍的个体去适应不良的身体状况，发掘最大潜能，努力重建独立且富有创造性的生活"。康复护士需要采取整体性的措施来满足康复对象在医疗、职业、教育、环境及精神等方面的需求。

（二）康复护理的对象

社会和康复医学的发展使人们对康复的认识逐步加深，康复的概念得到更大扩展。随着社会的发展，慢性病患者、老龄化人群和亚健康人群不断增加，他们成为康复和康复医学服务的重要服务对象。康复和康复医学的范围也从传统的康复医学科扩大到医院其他相关科室及社区。康复护理的服务对象十分广泛，包括所有遭受疾病、损伤和残疾等健康问题困扰的人群。

（三）康复护理的目的

康复护理包括护理和康复两方面的目的：在护理方面，要实现"促进健康、预防疾病、恢复健康和减轻痛苦"及满足各方面护理需求的目的；在康复方面，要实现预防残疾发生、减轻残疾的影响、恢复最佳功能水平、提高生存质量和回归家庭与社会的目的。

（四）康复护士的角色

康复护士的角色因其承担的诸多任务呈现多样化，在整个多学科康复团队中发挥着重要的作用。在康复领域实践的专科护士承担着以下角色。

1. 直接照顾者　在康复治疗中，康复护士根据对康复对象的护理评估和康复医师的医嘱制订护理计划，运用康复护理技术完成各种护理治疗和预防措施，指导服务对象进行康复训练，为存在不良情绪的服务对象及其家庭提供心理支持。

2. **病情观察者**　康复护士在康复治疗过程中为服务对象提供整体护理，彼此接触时间多，关系密切，康复护士可以持续关注服务对象的心理状态、康复训练情况、功能恢复程度及各方面需求的满足情况，并依据观察结果进行全面评价，为调整和完善治疗措施提供信息。

3. **健康教育者**　服务对象及其家庭在康复过程中往往会有各方面不同程度的知识欠缺，对康复治疗有不利影响。康复护士针对服务对象及其家庭进行适宜的健康教育，提供充分的信息来帮助其实现自我照顾，提高其依从性，保证治疗效果。

4. **团队协调者**　多学科康复团队是康复医疗的工作方式，康复团队中各成员的密切配合是发挥良好治疗效果、实现康复治疗目标的重要保证。康复护士通过协调来自不同学科专业成员的工作使康复团队合理运转，根据特定情况准备适宜的康复环境，安排有序的康复治疗措施。

5. **护理管理者**　康复护士负责管理服务对象的治疗情况、康复病房环境及其他各方面的资源运用。

6. **康复代言者**　康复护士在康复护理实践中要维护服务对象的合法权益，呼吁社会各方为康复事业和康复对象提供帮助，并积极为康复相关政策法规的制定建言献策。

7. **护理研究者**　康复护士除了为服务对象提供各项康复护理服务，还要搜集和分析相关资料，进行康复护理领域的研究，为循证护理实践提供信息，不断提高护理质量，为康复护理学科发展做出贡献。

二、康复护理的内容及其特点

（一）康复护理的内容

康复护理包含了护理和康复两方面的工作内容，具有跨学科和多领域的特点，体现了康复护理的专科特色。

1. **护理内容**　康复护理涉及基础护理的相关内容，包括：对康复对象进行健康评估（如评估体温、脉搏、呼吸、血压和疼痛等生命体征，测量身高、体重等身体指标，检查皮肤完整性，了解既往健康情况和病史等）；观察康复对象的病情变化，做好观察记录；按医嘱完成诊疗措施（如完成各种相关临床检查，实施药物和非药物治疗等）；满足康复对象生理、安全、爱与归属感、尊重和自我实现等不同层次的基本需求；进行健康教育，制订出院计划等。

2. **康复内容**　这是康复护理的专科特色，以帮助康复对象达到改善或恢复最佳功能的康复目的。

（1）预防继发性功能损害：康复对象在发生疾病或损伤后，若不进行适当的康复治疗和康复护理，往往会导致个体功能进一步下降，如脑卒中患者发生偏瘫、肢体挛缩和足下垂，脊髓损伤患者发生肠道和膀胱功能紊乱等，都属于继发性功能损害。及时的康复护理干预能够很好地预防继发性功能损害，为后续康复计划的实施打好基础。

（2）实施及协调康复治疗：康复护士需要熟练掌握各种康复治疗技术，如体位摆放、体位转换、肢体主动或被动活动、肠道和膀胱功能训练，以及言语和沟通训练等，以配合康复治疗师和康复医师的工作，并指导和督促康复对象完成自我治疗活动。

（3）提供心理支持：康复护士是康复对象的主要照顾者，良好的护患关系、及时的沟通和疏导、适宜的心理咨询能够为康复对象及其家庭提供良好的心理支持，帮助他们认识疾病或功能障碍的现状，积极面对困难，配合治疗，争取实现身心功能的全面康复。

（4）提高自主参与性："共同参与"是适用于康复护理的护患关系模式，即"护士帮助服务对象实现自我照顾"。护士在保证安全的前提下，充分调动康复对象及其家庭成员的主观能动性，积极参与康复的全过程，护士适时给予支持，帮助康复对象在最大程度上实现自理。这是康复护理的显著特征。

（二）康复护理的原则

1. **积极预防** 康复医学的首要内容是康复预防，因此康复护理首先关注的是预防各种继发性功能损害。

2. **主动参与** 康复护理的重点在于帮助康复对象实现自理，增强康复对象及其家庭的主动参与是提高其自我护理能力，最终实现自理的关键。

3. **身心并重** "生物-心理-社会"医学模式将人看作一个整体，重视人的生理、心理和社会适应等全面健康。康复护理既重视躯体功能的恢复，也关注心理方面的健康，同时还要实现帮助康复对象重返家庭和社会的目标，这需要始终坚持身心并重的原则。

4. **团队协作** 康复医学的工作模式是多学科康复团队服务，而康复护士在这个团队中发挥着协调各成员工作的重要作用，保障着整个康复团队的正常运转，使各项治疗顺利进行。所以，团队协作也是康复护理的一项重要原则。

（三）康复护理技术

康复护理技术是康复护士帮助康复对象实现康复目标所必须掌握的技能，包括独立性和合作性两方面。独立性康复护理技术有体位摆放和转换、肢体运动训练、肠道和膀胱护理、呼吸道护理、皮肤护理、健康教育和心理指导等；合作性康复护理技术是指康复护士需要熟悉的康复治疗技术，用以合理安排适宜康复治疗的环境，配合康复医师和康复治疗师的治疗工作，如物理治疗技术、作业治疗技术、传统中医药康复治疗技术、言语治疗技术等。

（四）康复护理管理

1. **康复病房管理** 机构康复中的良好康复环境需要通过合理的康复病房管理来实现。由于康复对象存在各方面的躯体功能障碍，因此康复病房的设计需要满足由功能障碍而产生的各种特殊需求，如方便轮椅移动的门、走廊、斜坡等设计，卫生间和洗浴间的防滑设计，浴池和马桶的坐式设计，多处安装扶手和呼叫器的设计等。

2. **社区康复管理** 涉及公共设施和公共服务等多方面的管理，旨在为社区中有康复需求的广大人群提供良好的康复环境和康复服务。

三、康复护理临床路径

（一）概述

临床路径（clinical pathway）是指针对某一疾病建立一套标准化治疗模式与治疗程序，是一个有关临床治疗的综合模式，以循证医学证据和指南为指导来促进治疗组织和疾病管理的方法，最终起到规范医疗行为、减少变异、降低成本、提高质量的作用。相对于指南来说，其内容更简洁、易懂，适用于多学科、多部门具体操作，是针对特定疾病的诊疗流程，注重治疗过程中各专科间的协同性，注重治疗的结果，注重时间性。临床路径通过设立并制定针对某个可预测治疗结果的患者群体或某项临床症状的特殊的文件、教育方案、患者调查、焦点问题探讨、独立观察、标准化规范等，规范医疗行为，提高医疗执行效率，降低成本，提高质量。

护理临床路径（clinical nursing pathway，CNP）是近年来国内外倡导的一种诊疗护理新模式，主要通过个性化、流程化、标准化的诊疗护理方案，兼顾成本和效益，达到预期诊疗护理效果的同时，控制患者的医疗费用在合理的范围内。护理临床路径可指导护士有计划、有预见性地实施临床护理工作，同时有助于患者主动参与护理过程，形成护患双方共促共建的整体护理模式。

知识链接 ··▶

护理临床路径的起源

路径（pathway）的概念最早起源于 1957 年，是美国杜邦公司为新建一所化工厂而提出的网络图判定计划的一种管理技术。到 20 世纪 70 年代，该方法已在工业界及建筑业广泛应用。此时，美国高速发展的医疗技术和政府服务项目收费的医疗体制，以及不断增加的慢性病和老年人口等因素，导致了医疗费用的增高和健康服务资源的不适当利用。美国政府为降低医疗费用的增长，遂将工业领域的"路径"管理法引入，并以法律的形式实行由耶鲁大学研究者提出的以诊断相关分类为付款基础的定额预付费制（DRG-PPS）。20 世纪 80 年代中期，美国波士顿新英格兰医学中心医院对某些疾病按照预定的护理计划和临床路径治疗住院患者，同时护士 Karen Zander 和助手们将护理程序及临床路径应用于急症护理，结果都显示这种模式不仅能够控制医疗成本，缩短患者平均住院日，同时还能够保证医疗、护理质量。这就是护理临床路径的起源。到 20 世纪 80 年代末期，护理临床路径已广泛流行于英国、澳大利亚及部分亚洲国家和地区。

康复护理临床路径是针对某一疾病制定的有严格工作顺序和准确时间要求的程序化、标准化的康复护理模式，是综合多学科医学知识的过程，包括护理、医疗、康复、药剂、检验、麻醉、营养、心理及医院管理，甚至涉及法律、伦理等。康复护理临床路径制定的目标是建立一套标准化的康复护理模式，以规范护理行为，减少资源浪费，持续改进护理质量，使患者获得最佳的护理服务。

（二）康复护理临床路径的制定

制定康复护理临床路径，首先需要建立在现有的医学证据的基础上，如康复护理理念或指南等，遵循国家卫生健康委员会下发的《医疗机构临床路径管理指导原则》，作为现有的医疗临床路径中主要护理工作的内容展开形式存在。

康复护理临床路径的制定主要是针对特定的康复期患者群体，是以时间为横轴、以理想状态下的康复护理内容为纵轴制定的标准化、流程化护理日程计划表，作为照护指引，促使护理人员有预见性地进行护理工作，患者主动参与护理过程，形成护患双方相互促进的护理工作模式。当然，针对不同患者的差异性，适当的个性化护理是标准化护理临床路径的有益补充。此外，当有更新的医学证据出现时，临床路径也需要随之更新。

标准化临床路径的康复护理内容包括：护理评估与监测；核对并执行医嘱（检验、给药、治疗等）；护理照护（活动、饮食、排泄、疼痛管理、并发症预防等）；健康教育（康复护理指导、出院计划等）；预期指标、结果评价、变异等方面的内容。

1. **护理评估与监测** 主要涉及基础评估，如入院评估（主诉、既往史、家族史、过敏史等）、生命体征评估等；通科评估，如生活自理能力评估、营养评估、疼痛评估、跌倒评估、压疮评估、血栓风险评估、非计划性拔管评估等；特定患者的康复护理专科评估，如吞咽功能评估、卒中风险评估、言语评估、肌力评估等。

2. **核对并执行医嘱** 包括核对并执行检查、检验项目，遵医嘱用药，遵医嘱进行管路护理、伤口护理等护理操作治疗等，并进行结果追踪、用药或操作后专科观察和记录。

3. **护理照护** 涉及活动要求和限制，饮食干预或指导，排泄观察或指导，疼痛评估后专项照护、观察、指导和记录，并发症的预防和观察等方面内容。

4. **健康教育** 主要为康复期患者的全面教育，如入院介绍与指导、专科疾病知识介绍、护理照护宣教、围术期宣教、危险因素预防等护理评估内容的全面指导；此外，还包括延续性护理工作教育，如出院指导等。

5. 预期目标和结果评价　预期目标指对标准化康复护理临床路径内容实施情况的期望指标；结果评价指对是否按照标准化护理路径完成对患者的整体护理的综合评价。

6. 变异　指患者的结果或护士工作的实施没有达到护理临床路径的预期目的。按性质将其分为正性变异和负性变异。正性变异是指预期的目的或结果提前进行或完成。虽然正性变异不符合路径的计划，但其发生具有一定的合理性，可缩短住院时间，使患者能够在路径规定的时间内提前完成治疗，或能够降低住院费用。负性变异是指预期的目的或结果推迟进行或完成。负性变异不符合护理路径的计划，虽然其发生可能具有一定的合理性，但可延长住院时间，或其发生具有特殊性，患者术后的并发症较多，并发症的发生将严重影响患者疾病的恢复，增加患者的住院天数及费用，降低患者的生活质量。

临床护理路径虽然是建立在科学的循证医学基础上，来源于实践，又应用于实践，但患者的个体情况不同，对疾病的反应也不同。患者不一定都按照预先设计好的路径接受诊疗和护理，因此变异的分析是临床护理路径工作中非常重要的一部分，需要各部门和系统之间的合作、协调，并安排专门的人员进行变异的采集、录入、分析、报告和处理，才能不断完善临床护理路径，使之朝着理想的方向前进，达到有效的费用控制和持续的质量改进。

四、康复护理新进展

（一）《国际功能、残疾和健康分类》与康复护理

世界卫生组织基于身体结构、功能、残疾分类的最新理论框架，推荐使用《国际功能、残疾和健康分类》（*International Classification of Functioning, Disability and Health*，ICF）提供的编码方法作为描述与衡量健康和残疾的国际标准和通用语言，ICF 已逐渐成为康复治疗的基础和国际上通用的说明和记录个体功能状况和残疾的科学工具。利用 ICF 可以对患者身体层面的损伤、个人层面的活动限制、社会层面的参与限制、环境的便利或障碍程度进行综合评估。ICF 的成分即影响患者功能的因素包括身体功能和结构（body function and structure）、活动（activities）、参与（ participant）、环境因素（environmental factors）、个人因素（personal factors）等。近年来，基于 ICF 的理论框架（图 1-1），康复护理领域的临床应用性研究不断涌现；康复护理教学特别是社区康复护理方面已在课程设置中渗入 ICF 的理论框架；护理程序中的各项，如护理评估与 ICF 交互映射的多中心横断面研究在逐渐兴起。康复护理已不再单纯局限于护理领域，正在向着更为广阔的空间扩展。

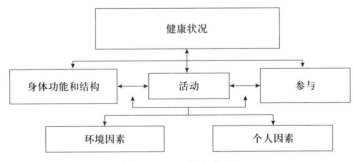

图 1-1　ICF 理论框架

（二）延续性康复护理

国家卫生健康委员会制定的《全国护理事业发展规划（2016—2020 年）》的主要任务中要求拓展护理服务领域，因而逐步建立和完善长期护理服务体系，将护理服务延伸到家庭和社区，发挥康复护士在长期照护、康复促进、健康教育等方面的服务能力，发挥延续性康复护理

的作用，促进患者早日重返家庭和社会势在必行。此外，信息化技术在医疗护理领域的广泛普及，为延续性康复护理模式带来了新的机遇，"互联网＋"延续性康复护理模式已悄然兴起，在平台软件开发、信息化技术的应用、效果评价等研究领域呈现良好发展态势，延续性康复护理大有可为。

（三）中国传统康复疗法与中医康复护理

中国传统康复疗法是指在中医学理论指导下对患者进行康复治疗的方法，其主要手段有针灸、中药、推拿、拔罐等，是具有中国特色的卓有成效的康复治疗手段，已被国际上多个国家认可。由此应运而生的中医康复护理，无论理论体系建设、模式架构方面，还是护理技术技能的训练、中西医结合康复护理的开展等方面，都是值得深入挖掘和探讨的领域。

（四）多学科康复团队建设与康复专科护士

多学科康复团队组成康复治疗组是当前康复医学的工作模式，团队成员之间密切合作，帮助服务对象达到康复治疗的目标。其团队成员包括康复医师、康复护士、物理治疗师、作业治疗师、言语治疗师、心理治疗师、假肢及矫形器师、社会工作者、营养师、中医医师等。康复护士主要在其中承担协调各团队成员间的合作，为患者提供照顾，对患者及其家庭进行健康教育和自我护理技术指导，满足患者各种需求，改善患者营养状况，保证患者安全，预防并发症的发生，实现医院-社区-家庭的延续性康复的协调等工作。同时，康复护士还充当患者及其家庭代言人的角色，维护其权益。近年来，为了更好地促进康复护理的发展，提高多学科康复团队中康复护士的综合能力，在各个层面上培养更为优秀的康复专科护士，已成为护士在职培训和继续教育的方向性策略。在今后的很长一段时间内，康复专科护士培养后的使用和阶段性考核体系的构建，促进康复专科护士在临床工作中发挥最大的作用，将是每一位护理管理者需要深入思考的问题。

（五）快速康复外科护理

丹麦外科医生 Kehlet 和 Wilemore 于 2001 年提出了"快速康复外科"（fast-track surgery，FTS）理念，也称"术后加速康复"（enhanced recovery after surgery，ERAS）理念，是指将围术期中麻醉、护理和外科医学等学科的最新研究证据相结合的一种集成创新理念。快速康复是采取优化的临床路径，强调减少创伤应激、促进器官功能早期康复、减少并发症和缩短患者住院时间的临床实践过程。合理的围术期护理是促进患者快速康复的重要环节。近年来，快速康复外科护理应用快速康复外科理念进行了一系列研究，如优化原有常规护理措施以促进患者快速康复的前瞻性研究已成为热点项目，在未来必将为康复护理的发展带来更为深远的影响。

随堂测 1-1

（李葆华）

小 结

康复的对象包括功能障碍者、老年人群和亚健康人群，其内涵包括医疗康复、中医康复、康复工程、教育康复、社会康复和职业康复。康复医学的工作内容包括康复预防、康复评定、康复治疗。康复团队的组成为多学科人员，工作方式是多学科协作模式。

社区康复的特点为因地制宜、多方互动、政府参与、结构层次复杂，工作内容包括开展社区病情普查、制订社区康复工作计划、组建社区康复团队、整合社区康复资源、提供康复医疗服务和协调非医疗康复服务。

康复护理的对象十分广泛，包括所有遭受疾病、损伤和残疾等健康问题困扰的人群。康复护理包含了护理和康复两方面的工作内容，康复护理的原则中心理护理是重要内容，康复护理的临床路径是以时间为横轴、以康复护理内容为纵轴制定的标准化、流程化护理日程计划表。康复护理新进展体现在：将先进的康复护理技术应用于临床、拓展康复护理服务范畴、培养和合理使用康复专科护士、具有快速康复理念。

思考题

1. 简述康复医学的主要内容。
2. 简述社区康复的工作内容。
3. 简述《国际功能、残疾和健康分类》（ICF）的具体内容。
4. 简述临床路径正性变异和负性变异。
5. 康复护理工作中为什么要重视心理护理？

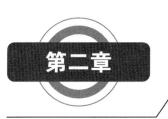 **第二章** 康复护理学理论基础

 导学目标

通过本章内容的学习，学生应能够：

基本目标

1. 描述人体运动的空间分析（运动轴和运动平面）、神经系统的结构和功能，以及心脏和肺的解剖结构及生理功能。

2. 解释中枢和周围神经系统的可塑性、肌肉的物理特性和骨的功能。

3. 说明运动的种类、系统间功能重组和系统内功能重组。

4. 复述心肺功能不全时机体的变化，阐释康复对心肺功能的影响。

5. 应用关节运动学知识，辨析异常关节活动。

6. 运用神经系统的可塑性，分析机体的功能代偿机制。

发展目标

1. 归纳骨、关节、肌肉的相互关系及在运动中的作用

2. 比较不同的环境在中枢神经康复中的作用。

3. 针对心肺功能不全时机体的变化，对其危险因素进行正确干预。

思政目标

1. 具有扎实的康复护理基础知识和较强的逻辑思维能力。

2. 具有严谨求实的作风和终身学习的能力。

第一节　运动学基础

一、概述

案例 2-1

某患者查体：双膝关节活动范围受限。主动/被动活动范围：左伸 5°/0°，左屈 90°/100°；右伸 0°/0°，右屈 95°/105°。步行时中度疼痛，疼痛数字分级评分法（NRS）评分 5 分；休息时轻度疼痛，NRS 评分 2 分。于 2019 年 2 月在麻醉下行双侧膝关节表面置

换手术，术后麻醉作用消退后开始功能锻炼，术后 1 天持腋拐下地行走，术后 5 天患者伤口愈合良好，请求出院，在社区中坚持康复训练。

请回答：

1. 该患者术前哪些日常生活功能会受到影响？

2. 根据肌纤维收缩形式分析该患者负重行走时肌肉有哪些变化？

（一）运动学的定义

运动学（kinesiology）是康复医学的重要组成部分，是运用力学方法和原理来观察和研究人体节段运动和整体运动时所产生的各种功能活动及生理、生化和心理的改变，并阐述其变化的原理、规律或结果的一门学科。

（二）运动平面与运动轴

基本解剖位是分析和解释人体各结构部位位置关系时采用的体位，即身体直立，双目平视，双足并立，足尖向前，双手下垂于身体两侧，掌心向前。

利用三维坐标系统可记录人体运动时体表和体内某些点的空间位置及这些点的运动轨迹，这个坐标系统按照人体解剖学姿势将人体分为三个互相垂直的运动平面和三个互相垂直的运动轴，作为人体的基本标志（图 2-1）。

1. 运动平面

（1）矢状面：指通过躯干纵轴、前后位的垂直平面，将人体分为左右两半。

（2）额状面：又称冠状面，指与矢状面成直角的垂直平面，将人体分为前后（背侧与腹侧）两部分。

（3）水平面：又称横切面，指通过人体与地平面平行的任一平面，将人体分为上下两部分。

2. 运动轴

（1）矢状轴（X 轴）：矢状面与水平面交叉所形成的前后向轴，即在水平面向后贯穿人体的线。

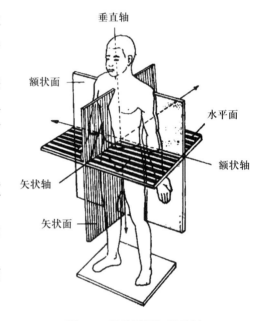

图 2-1　运动平面与运动轴

（2）额状轴（Y 轴）：额状面与水平面交叉所形成的左右向轴，即在水平面上由左向右贯穿人体的线。

（3）垂直轴（Z 轴）：矢状面与额状面交叉所形成的轴，即上下贯穿于人体、垂直于水平面的线。

（三）运动的种类

1. 按动力来源分类

（1）被动运动（passive movement）：指完全依靠外力帮助来完成的运动。

（2）助力运动（assisted movement）：指当患者肢体尚无足够力量完成主动运动时，部分由患者主动收缩肌肉，部分由医务人员、患者本人的健侧肢体或利用器械提供辅助力量，协助患肢进行的一种运动。

（3）主动运动（active movement）：指在没有辅助的情况下，由肌肉主动收缩完成的运动。

（4）抗阻运动（resistance movement）：指肌肉在克服外来阻力时进行的主动运动。

2. 按供能方式分类

（1）有氧运动（aerobic exercise）：指人体在氧气充分供应的情况下进行的体育锻炼。

（2）无氧运动（anaerobic exercise）：指肌肉在"缺氧"的状态下进行的高速剧烈的运动。

3. **按运动部位分类**

（1）全身运动（general movement）：指需要上、下肢及躯干同时参与的运动。全身运动的动作幅度较大，参与运动的关节和肌肉较多。

（2）局部运动（local movement）：指对身体特定部位进行的运动锻炼，以达到维持局部关节活动能力，改善局部骨骼、肌肉功能的目的。

4. **按肌纤维收缩形式分类**

（1）等张收缩（isotonic contraction）：又称动力性收缩。等张收缩时，肌纤维紧张持续时间短，收缩和放松不断交替，经常改变拉力角度、方向及骨杠杆的位置。等张收缩又可进一步分为向心收缩、离心收缩和等动收缩（图 2-2）。向心收缩是指肌肉收缩克服阻力的过程中，肌力大于阻力，使运动环节朝肌肉拉力方向运动的收缩，如屈肘时的肱二头肌的收缩。离心收缩是指肌肉在阻力作用下逐渐被拉长，阻力大于肌力，使运动环节朝肌肉拉力相反方向运动的收缩，如下楼时的股四头肌的收缩。

（2）等长收缩（isometric contraction）：又称静力性收缩。肌肉收缩产生的张力等于外力时，肌肉虽然积极收缩，但长度并不发生变化，这种收缩称为等长收缩。生活中端、提、拉、举、抗、推、蹲等动作基本都属于等长收缩，等长收缩起支持、固定和保持某一姿势的作用（图 2-3）。

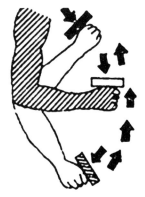

图 2-2 等张收缩

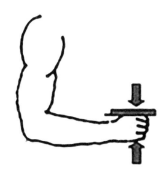

图 2-3 等长收缩

二、肌肉运动学

肌肉分为骨骼肌、心肌和平滑肌三类。骨骼肌跨过关节，附着在关节两端的骨面上，肌肉的收缩和舒张是由人的意识支配的。心肌构成心壁，只存在于心脏。平滑肌主要构成内脏和血管，具有收缩缓慢、持久、不易疲劳等特点。后两者都不受人的意识支配，故称不随意肌。

（一）**肌纤维的类型**

骨骼肌由大量成束的肌纤维组成，每个肌纤维是一个独立的功能结构单位，接受神经末梢支配，其主要功能是收缩。骨骼肌的肌纤维分为两类，红肌纤维和白肌纤维；红肌纤维对刺激产生较缓慢的收缩反应，又称慢肌纤维。红肌纤维收缩速度慢、力量小，但不易疲劳。白肌纤维对刺激产生快速的收缩反应，又称快肌纤维。红肌纤维比白肌纤维有较丰富的血液供应，因而能够承受长时间的连续活动；而白肌纤维能在短时间内爆发巨大的张力，但随后很快陷入疲劳。

（二）**骨骼肌的结构**

人体骨骼肌共有 600 余块，分布广，约占体重的 40%（女性为 35%），不同年龄、性别的人，骨骼肌占人体体重的比例不同。

1. **肌肉的基本结构** 每块肌肉都可分为中部的肌腹和两端的肌腱两部分。

（1）肌腹：由肌纤维组成，有收缩功能；位于肌肉中间部。

（2）肌腱：由致密结缔组织组成，无收缩功能；位于肌腹两端，由胶原纤维束构成。

2. **辅助结构** 主要包括筋膜、腱鞘和籽骨等。

3. **血管分布** 肌肉是活动性很强的器官，新陈代谢极为旺盛，血管分布丰富，以保证肌肉内有充分的血液供应。

4. **神经分布** 分布在骨骼肌的神经有感觉神经、运动神经和交感神经。

（三）肌肉的物理特性

1. **收缩性** 收缩性是肌肉的重要特性，表现为长度的缩短和张力的变化。肌肉收缩时肌纤维长度可缩短 1/3~1/2。

2. **伸展性与弹性** 骨骼肌具有伸展性和弹性，在外力的作用下可以被拉长，当外力去除后又会恢复到原长度。

3. **黏滞性** 指肌肉被拉长或力被撤销后回弹的难易程度。

骨骼肌的物理特性受温度影响较大。当温度下降时，肌肉各分子之间的摩擦力加大，肌肉的黏滞性增加，伸展性和弹性下降；反之，当温度升高时，肌肉的黏滞性下降，伸展性和弹性增加。在训练或比赛前做准备活动，其作用之一就是使肌肉温度升高，降低肌肉的黏滞性，提高伸展性和弹性。

（四）肌肉在运动中的协调作用

根据肌肉在运动中所起的作用不同，将肌肉分为原动肌、拮抗肌、固定肌及中和肌。

1. **原动肌** 直接完成某动作的肌肉称为原动肌。如肱肌、肱二头肌、肱桡肌和旋前圆肌4 块肌肉是屈肘关节的原动肌。

2. **拮抗肌** 与原动肌功能相反的肌肉称为拮抗肌。如肱三头肌就是屈肘关节肌的拮抗肌，当肘关节做伸的动作时，肱三头肌则为原动肌。

3. **固定肌** 将原动肌定点附着的骨固定起来的肌肉称为固定肌。

4. **中和肌** 限制或抵消原动肌发挥其他功能的肌肉称为中和肌。

三、骨关节运动学

（一）骨骼运动学

骨（bone）主要由骨细胞、胶原纤维和骨基质构成，含有血管和神经，有新陈代谢和生长发育的功能，还有自身重建和修复的能力。

1. **骨的形态和分类** 成人约 206 块骨，可分为躯干骨、头颅骨和附肢骨三部分。骨的形态各异，功能也不尽相同。根据骨的外形将其分为长骨、短骨、扁骨和不规则骨。

2. **骨的构造** 骨由骨质、骨髓和骨膜等构成。

（1）骨质（bone substance）：由骨组织构成。骨质分为骨密质和骨松质，骨密质多位于骨表面和长骨干，致密坚实，能承受较大的压力；骨松质在成骨的内部，由片状和针状的骨小梁交织排列而成，结构疏松，呈海绵状。

（2）骨髓（bone marrow）：在骨髓腔与骨松质的间隙内，质柔软，有血管。骨髓分为红骨髓和黄骨髓。红骨髓是造血器官，有造血功能；黄骨髓由脂肪构成，有造血潜能，在需要时可转变为红骨髓进行造血。

（3）骨膜（periosteum）：由致密结缔组织构成的薄膜，有丰富的血管、神经和一些幼稚的骨髓。骨膜分为骨内膜和骨外膜。包裹在除关节面以外的骨表面的纤维性结缔组织膜叫骨外膜，骨外膜可分为内、外两层：内层在生长期细胞活跃，对骨的发生、发育和修复起重要作用；外层含胶原纤维，有些纤维穿入骨质以固定骨膜。衬在骨髓腔内面和骨小梁表面的膜是骨内膜。骨膜内含有丰富的血管、神经，对骨的营养和保护起着重要的作用，在手术中应尽量保留。

3. **骨的化学成分** 骨是由有机物和无机物组成的。有机物主要是胶原纤维和黏多糖蛋白等，使骨具有一定的弹性和韧度；而无机物主要是钙和磷，使骨具有一定的硬度和脆性。

4. **骨的可塑性** 骨由神经和血管支配。环境、锻炼、营养、内分泌和神经系统作用等因素可通过骨的新陈代谢对骨产生影响，从事锻炼和体力劳动的正常成人骨质坚实粗厚；长期卧床的患者骨质较细弱疏松。不正常的坐立姿势，久之会引起骨的变形。骨为可塑性器官，必须注意正常的营养，良好的环境和卫生条件，保持适当的体育锻炼，才能保证骨的正常发育。

5. **骨的功能**

（1）保护功能：保护身体内部器官，如颅骨保护脑，肋骨保护胸腔。

（2）支持功能：构成骨架，维持身体姿势。

（3）造血功能：在长骨的骨髓腔和海绵骨的空隙，通过造血作用制造血细胞。

（4）贮存功能：贮存身体重要的矿物质，如钙和磷。

（5）运动功能：骨、骨骼肌、肌腱、韧带和关节一起产生力并传递力使身体运动。

大部分的骨或多或少可以执行上述的所有功能，但是有些骨只负责其中几项功能。

6. **骨组织的生物力学特性**

（1）各向异性：骨的结构为中间多孔介质的各向异性体，其不同方向的力学性质不同，即各向异性。

（2）弹性和坚固性：骨的有机成分组成网状结构，使骨具有弹性，并具有抗张力。骨的无机物填充在有机物的网状结构中，使骨具有坚固性和抗压力。

（3）抗压力强、抗张力差：骨对纵向压缩的抵抗力最强，即在压力情况下不易损坏，在张力情况下易损坏。

（4）耐冲击力和持续力差：骨对冲击力的抵抗力比较小。同其他材料相比，其持续性、耐疲劳性较差。

（5）应力强度的方向性：骨皮质的刚度比骨松质大，变形程度则较之要小。两者的各向异性对应力的反应在不同方向各不相同。

（6）骨的强度和刚度：①骨的强度是指骨在承受载荷时所具有的足够的抵抗破坏的能力，以致不发生破坏。②骨的刚度是指骨具有足够的抵抗变形的能力。

（7）机械应力对骨的影响：骨对生理应力刺激的反应处于动态平衡状态，机械应力越大，骨组织增生和骨密质增厚越明显。

（8）骨是人体理想的结构材料：骨具有强度大、质量轻的特点。

（二）关节运动学

1. **关节的组成**　骨与骨之间借结缔组织相连接称为关节或骨连接。关节包括基本结构和辅助结构两部分。基本结构包括关节面与关节软骨、关节囊和关节腔，是关节必须具备的结构（图2-4）。辅助结构有韧带、关节内软骨、关节唇、滑膜囊和滑膜襞等。

2. **关节的分类**

（1）根据关节的运动情况分类：①不动关节，为相邻骨之间由结缔组织或透明软骨相连的关节类型，相连方式为缝和软骨联合两种，无关节运动功能。②少动关节，为活动范围较小的关节类型，其连接方式可分为两种。一种是两骨的关节面覆盖一层透明软骨，其间靠纤维连接，如椎间关节、耻骨联合；另一种是两骨之间仅仅有一定间隙，其间借韧带和骨间膜相连，如骶髂关节、下胫腓关节。人体中最主要的少动关节是椎间关节（椎间盘）。③活动关节，是全身大部分关节的类型，具有典型的关节构造，关节可自由活动。

（2）根据关节运动轴数目分类：①单轴运动关节，即只能绕一个轴运动的关节，包括滑车关节和圆柱关节。如肱尺关节和指间关节，只有一个运动轴，只能做屈伸运动。②双轴运动关节，指可绕两个运动轴运动的关节，包括椭圆关节和鞍状关节。如桡腕关节和拇指腕掌关节，可以绕两个运

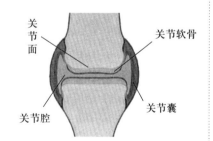

图 2-4　关节的基本结构

随堂测 2-1

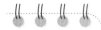

动轴运动，产生屈伸、内收外展运动。③三轴运动关节，也称多轴关节，这种关节可绕三个运动轴运动，可做屈伸、内收外展、环转运动，包括球窝关节和平面关节，如盂肱关节和骶髂关节。

3. **关节的运动** 见图 2-5。

（1）屈曲和伸展：屈曲是指关节绕额状轴运动，使相关关节的两骨彼此接近，其间的角度变小；伸展是指关节绕额状轴运动，使相关关节的两骨彼此离开，其间的角度变大。

（2）外展和内收：外展是指关节绕矢状轴运动，该部分离开指定线（如身体中线、手或前臂的正中线）向外侧运动；内收是指关节绕矢状轴运动，该部分离开指定线（如身体中线、手或前臂的正中线）向内侧运动。

（3）旋转：关节的一部分绕其轴运动或移动，其中向身体前方旋转为内旋，向身体后方旋转为外旋。但在上肢，屈肘 90°、前臂置于体侧时，前臂旋转而使手掌朝下称旋前，使手掌朝上称旋后。在下肢，足向内旋转，足底倾向于面对内侧称为内翻；足向外旋转，足底倾向于面对外侧称为外翻。

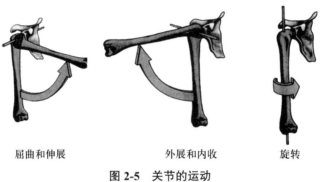

屈曲和伸展　　　　　外展和内收　　　　旋转

图 2-5　关节的运动

（王　欣）

第二节　神经学基础

一、神经系统结构和功能

神经系统由脑和脊髓及与它们相连的周围神经组成。在人体各系统中，神经系统是机体内起主导作用的调节系统。

（一）细胞水平

从细胞水平看，神经系统由神经元（neuron）和神经胶质细胞（neurogliocyte）组成。

1. **神经元** 又称神经细胞（nerve cell），是构成神经系统结构和功能最基本的单位，其主要功能是接受和传递神经冲动。神经元由胞体和突起两部分组成（图 2-6）。胞体是神经元的代谢和营养中心。

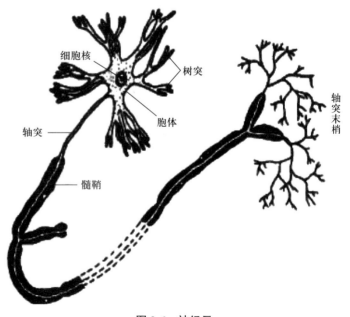

图 2-6　神经元

突起由胞体延伸而来，根据形态和功能不同，又分为树突和轴突。一个神经元可有一至多个树枝状的树突，结构与胞体相似，是神经元的信号接收部分，可接受来自其他神经元的神经冲动，并将其传递至胞体；一个神经元只有一根长长的轴突，主要有神经原纤维分布，是神经元的信号传递部分，可将神经冲动自胞体传递出去。轴突的末梢经过多次分支，最后每个分支的末端膨大呈杯状或球状，称为突触小体或突触结。通过突触小体，神经元之间或神经元与效应器细胞之间相接触，形成突触，从而完成相互间神经冲动的传递。神经元按功能和神经传导方向，可分为感觉神经元（传入神经元）、运动神经元（传出神经元）和中间神经元三种。

2. **神经胶质细胞** 简称神经胶质（neuroglia），数量为神经元的10~50倍，广泛分布于中枢和周围神经系统中。神经胶质细胞具有终身分裂增殖功能，除对神经元起着支持、保护、营养、隔离和绝缘作用外，还参与神经损伤的修复和再生、引导发育神经元迁移、调节神经元功能及参与血脑屏障组成。以神经元的轴突或长树突为轴，外包神经胶质细胞，形成神经纤维。根据神经纤维有无髓鞘包裹，分为有髓神经纤维和无髓神经纤维。许多神经纤维集聚成束，外包致密结缔组织膜形成神经。图2-7所示为原浆性星形胶质细胞和小胶质细胞。

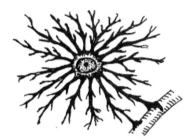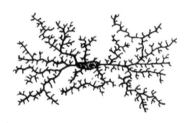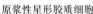

原浆性星形胶质细胞　　　　　　　　　小胶质细胞

图2-7　神经胶质细胞

（二）系统水平

从系统水平看，神经系统由中枢神经系统（central nervous system，CNS）和周围神经系统（peripheral nervous system，PNS）组成。

1. **中枢神经系统** 由脑（brain）和脊髓（spinal cord）组成。脑是中枢神经系统最重要的组成部分，包括大脑、小脑和脑干三部分。大脑由左、右两个半球组成，其外层是密集的神经元胞体，即大脑皮质；其内部是包裹髓鞘的神经纤维，称为大脑白质。以沟和回为界线，可把大脑皮质分为额叶、顶叶、枕叶、颞叶和岛叶五个部分。大脑皮质的不同区域有不同的功能，大致可分为三个功能区，即感觉区、运动区和联络区。大脑是控制运动、产生感觉及实现高级脑功能的高级神经中枢。小脑位于大脑的后下方，主要是维持肌张力，保持身体平衡，使运动协调、准确。脑干位于颅后窝内，自下而上由延髓、脑桥和中脑组成，能调节心搏、呼吸、血压等人体基本的生命活动。

脊髓位于椎管内，由三层被膜及脑脊液包围，上端与延髓相连，下端呈圆锥形，终于第一腰椎下缘，全长40~50 cm。新生儿脊髓下端可达第三腰椎水平。脊髓是神经系统的重要组成部分，其活动受脑的控制。

2. **周围神经系统** 由脑发出的脑神经（cranial nerves）和脊髓发出的脊神经（spinal nerves）组成，主要成分是神经纤维。按神经分布区域不同，周围神经系统可分为躯体神经系统及自主神经系统。按功能不同，周围神经系统又可分为传入（感觉）神经系统及传出（运动和自主）神经系统。

随堂测2-3

二、中枢神经系统的可塑性和功能代偿

案例 2-2

患者，女，67 岁，因"左侧肢体无力伴言语障碍"1 天入院，查体：神志清楚，发音不清，反应迟钝，对答切题，左侧鼻唇沟浅，伸舌左偏，咽壁反射消失，左侧肢体完全不能活动，右侧正常，双侧巴宾斯基征（Babinski sign）阳性。头颅磁共振成像（MRI）提示：右侧基底核区片状梗死灶。临床诊断：缺血性脑卒中。经临床药物治疗和康复训练 4 周，患者 Brunnstrom 分级：上肢 4 级，下肢 3 级。

请回答：

该患者肢体功能恢复的机制是什么？

在各种内、外环境因素刺激下，中枢神经系统发生结构和功能的改变，并且维持一定的时间，这种改变就是中枢神经系统的可塑性。可塑性是神经系统的重要特性，是神经系统受到损伤后的重要的功能代偿机制，决定了机体对各种刺激产生行为改变和适应的能力。

（一）系统间功能重组

在中枢神经系统中，当某一部分受到损伤后，它所支配的功能可由另一部分代替。系统间功能重组是指在功能相近的系统内，通过重新组织，由原来的系统或损伤部分以外的系统承担损伤部分的系统功能。

（二）系统内功能重组

神经元作为神经系统最基本的结构和功能单位，其可塑性是神经系统可塑性的基础。

1. **轴突长芽**　在适宜的环境中，中枢神经系统受损的神经元能通过轴突长芽的方式，使轴突再生，重建或代偿机体丧失的功能。再生强调功能方面的重建，长芽则只注重结构的重建，并不一定建立了真正的功能联系。轴突长芽有三种方式。①侧支长芽：损伤导致神经元死亡后，周围未受损神经元的轴突从侧支上长出新芽；②代偿性长芽：轴突的一些侧支受损，未受损的侧支长出新芽代偿受损的侧支；③再生性长芽：受损神经元轴突近胞体端长出新芽。

2. **突触的可塑性**　突触是神经元之间或神经元与效应器细胞之间完成神经冲动传递的结构基础，是神经回路的基本结构和功能单位。突触的可塑性是指突触传递的功能可发生较长时程的增强或减弱。突触的可塑性在很大程度上反映了神经回路的可塑性。突触的可塑性表现为突触结合和传递的可塑性，可塑性强的突触大多为化学性突触。

（三）内环境对中枢神经系统可塑性的影响

1. **年龄**　年龄是影响脑损伤后功能恢复的一个关键因素。脑功能的可塑性随年龄的增长而减小，年龄越小可塑性越强，功能恢复越好。

2. **性别**　一侧脑部损伤后，女性功能缺陷往往比男性轻，恢复较快。

3. **损伤的情况**　中枢神经系统受损的部位、范围、程度、原因、进程等是影响预后的重要因素，且重复损伤比单次性损害更难恢复。

（四）外环境对中枢神经系统可塑性的影响

1. **康复训练**　研究发现，脑卒中后第 3 天开始患手运动训练可使未受累半球的激活明显增加，到第 14 天未受累半球的激活逐渐减少，但梗死灶周围的激活明显增加。因此，卒中后应早期进行康复训练，如果条件允许，病情平稳后 72 小时就可开始康复训练，康复训练开始得越早，康复效果越好。

知识链接

运动训练可以促进脑损伤后神经再生

近年来，多项研究将早期运动作为有效的干预手段，研究神经损伤后的修复机制，经过运动训练后改善的神经元可塑性可以影响学习记忆功能，说明运动训练不仅改变运动功能的神经可塑性，还调节与学习记忆可塑性相关蛋白的表达。研究证实，运动训练可影响神经系统在功能层面的可塑性和结构层面的可塑性，磁共振成像、计算机断层扫描已经证实了这一点，运动训练可以促进脑损伤后神经再生，上调神经干细胞的数量，促进干细胞分化为神经元，因此干细胞的移植成为目前的研究热点。

资料来源：① Chen K，Zheng Y，Wei JA，et al. Exercise training improves motor skill learning via selective activation of mTOR[J]. Science Advances，2019，5（7）：eaaw1888. ② Xing Y，Bai Y. A review of exercise-induced neuroplasticity in ischemic stroke：pathology and mechanisms[J]. Molecular Neurobiology，2020，57（10）：4218-4231.

2. **环境**　研究证实，脑损伤后的修复是中枢神经系统再学习的过程。

3. **药物、神经营养因子**　会对中枢神经系统的可塑性产生影响。神经营养因子是一类多肽因子，可促进神经元的存活、诱导突起的生长，对受损神经组织发挥营养、支持、保护和再生等多种作用，包括神经生长因子、脑源性神经营养因子、神经营养素 3、成纤维细胞生长因子和胶质细胞源性神经营养因子。

三、周围神经系统的可塑性

周围神经系统损伤分为三类：神经失用、轴突断裂和神经断裂。神经失用为暂时性的神经功能传导阻滞，不出现失用和营养障碍，一般 6 周内神经功能可以恢复。轴突断裂为轴突在鞘内发生断裂，神经鞘膜完整。由于神经鞘膜保存完整，神经功能的恢复可接近正常。神经断裂为神经束或神经干的断裂，必须经过神经缝合或移植，否则其功能不能恢复。

随堂测 2-4

（王　欣）

第三节　心肺基础

一、心脏的结构和功能

案例 2-3

患者王先生，46 岁，因"突发胸痛 4 小时"入院急诊。患者入院前 4 小时无明显诱因突发左侧剧烈胸痛，伴大汗，休息 1 小时症状无明显缓解。入院前 2.5 小时于急诊科行心电图检查，提示 I、aVL、V1—V6 导联 ST 段呈弓背状向上抬高，急诊冠状动脉造影示左前降支近端 100% 闭塞，对左前降支进行血栓抽吸及药物支架植入成功。

请回答:
1. 冠状动脉主要由哪些血管组成?
2. 患者冠状动脉左前降支发生阻塞,会影响哪部分心肌供血?
3. 心功能不全时,心脏自身通过哪些代偿方式来维持组织和器官的供血?

（一）心脏的结构

1. **心脏的位置**　心脏位于胸膜腔中纵隔内偏左侧,心脏的前方被肺和胸膜覆盖,后方与气管、食管、迷走神经及胸主动脉相邻,两侧为左、右肺,下方为膈肌,膈肌中心腱与肝左叶和胃底相邻,上方有出入心脏的大血管（图 2-8）。其体表投影于左侧第 5 肋间隙与左锁骨中线交界处内侧 0.5~1 cm 处。整个心脏 2/3 偏于身体正中线的左侧。

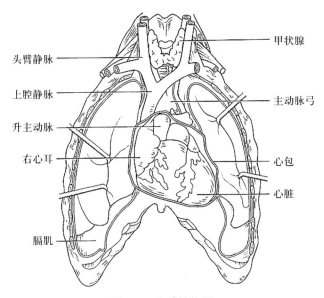

图 2-8　心脏的位置

2. **心脏各腔的形态结构**　心脏近似圆锥形,前后径略小,大小约与本人的拳头相当,重约 250 g,为体重的 1/200。心脏各腔的形态结构见表 2-1 和图 2-9A、B。

表 2-1　心脏各腔的位置及形态结构

项目	右心房	右心室	左心房	左心室
位置	心的右上方	右心房的左前下方	心底的大部分	右心房的左后下方
入口及瓣膜	上、下腔静脉口,冠状窦口	右房室口,口的周缘有三尖瓣连于乳头肌	左、右肺静脉口（4个）	左房室口,口周围的纤维环上附有二尖瓣
出口	右房室口	肺动脉口,周缘有肺动脉瓣	左房室口	主动脉口,口周围纤维环上附有 3 个半月形主动脉瓣
间隔	房间隔	位于左、右心房之间		
	室间隔	位于左、右心室之间,分为膜部和肌部		

3. **心包膜**　紧贴心脏及大血管根部的膜称心包膜,也称心外膜,分为脏、壁两层,两层之间的腔为心包腔,正常有 10~15 ml 浆液,有润滑作用,防止心脏收缩时两层心包膜互相摩擦。

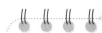

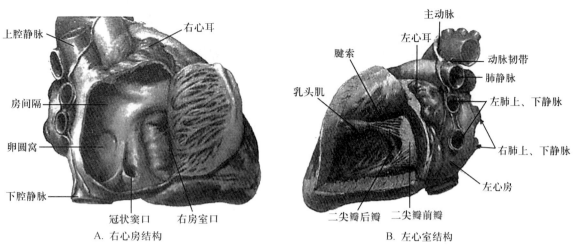

A. 右心房结构　　　　　　　　　　　　　B. 左心室结构

图 2-9　心脏各腔的形态结构

4. 心脏的血管

（1）动脉：包括左、右冠状动脉，起源于主动脉根部，是营养心肌的动脉血管。右冠状动脉起自主动脉根左后壁，分布于右心房、右心室、左心室后壁、室间隔后下 1/3、窦房结和房室结。右冠状动脉阻塞可导致左心室后壁心肌梗死、房室传导阻滞，或影响窦房结的功能。左冠状动脉起自主动脉根前壁，沿冠状沟分为前室间支（前降支）和旋支。前室间支起始后行于前室间沟中，分布于左心室前壁、右心室前壁小部分、室间隔前上 2/3。前室间支阻塞常有束支传导阻滞。旋支分布于左心室前壁、后壁、左心房等。

（2）静脉：多与动脉伴行，逐渐汇集成冠状窦，经冠状窦口注入右心房。

5. 心脏的传导系统　由特殊分化的心肌纤维组成，主要功能是产生和传导冲动（表 2-2、图 2-10）。

表 2-2　心脏的传导系统

组成	位置	功能
窦房结	上腔静脉与右心房交界处前下方心外膜深面	节律性兴奋，是心脏的正常起搏点
房室结	冠状窦口前上方心内膜的深面	将窦房结发出的冲动下传至心室
房室束	室间隔内，分为左、右束支	传导冲动至浦肯野纤维
浦肯野纤维	心内膜下层	迅速传导冲动至左、右心室肌

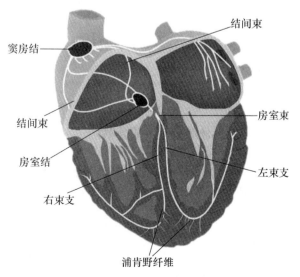

图 2-10　心脏传导系统

6. 体循环和肺循环 见图 2-11。

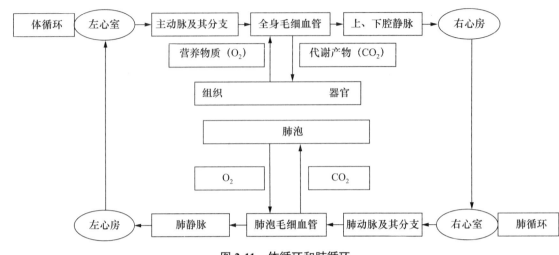

图 2-11 体循环和肺循环

7. 调节血液循环的神经体液

（1）调节血液循环的神经：①交感神经，通过兴奋心脏的 β 受体，使心率增快和心肌收缩力增强，通过兴奋 α 受体，使周围血管收缩，主要与机体的应激性功能活动有关；②副交感神经，通过兴奋胆碱受体，使心率减慢，心肌收缩力减弱和周围血管扩张，主要与机体的能量储备有关。

（2）调节血液循环的体液因素：主要有肾素 - 血管紧张素 - 醛固酮系统、血管内皮因子、某些激素和代谢产物等。

（二）心脏的生理功能

1. 心脏的收缩功能 心脏收缩功能由前负荷、后负荷、心肌收缩力、心率和心律决定。

（1）前负荷：心室舒张末容量或压力反映整体心脏的前负荷。

（2）后负荷：是心室射血时所面对的负荷。对整体心脏而言，动脉收缩压反映心室后负荷。

（3）心肌收缩力：如前、后负荷固定不变，离体心肌收缩时，缩短的幅度和速度反映其收缩力。

（4）心率和心律：心输出量 = 每搏输出量 × 心率。在一定范围内增加心率，将增加心输出量。心脏房室按正常顺序收缩和心室各部分协调收缩对维持心脏做功的效率具有重要意义。心房颤动、室性心动过速、房室传导阻滞及心室内传导阻滞时，可发生机械收缩顺序的改变，影响心脏收缩的协调性和同步性，从而降低心功能。

2. 心脏的舒张功能 心脏的舒张特性主要取决于舒张期心肌纤维的主动舒张能力、心室壁内在的僵硬度和心室腔的特性。左心室舒张压和左心房压力升高，患者可出现因肺淤血而引起呼吸困难等心功能不全的症状，临床上称为舒张功能不全。

3. 心肌耗氧量 心肌耗氧量显著高于其他器官组织。休息时，正常左心室每分钟耗氧量为 6~8 ml/100 g 心肌。心肌耗氧量取决于身体基础代谢状态、左心室收缩压、心率和心肌收缩力。通常用收缩压和心率的乘积来估计心肌耗氧量的大小。

（三）心功能与康复

1. 心功能不全时机体的变化

（1）神经 - 体液的适应性变化：神经 - 体液的适应性变化是心功能不全时机体发生一系列代偿反应的基本机制，主要包括交感神经系统的兴奋性增强，使血浆中儿茶酚胺浓度升高，使心率增快、心肌收缩性增强，迅速提高心输出量；肾素 - 血管紧张素 - 醛固酮系统激活，可促进钠、水重吸收，使血容量增加，促进心肌和非心肌细胞肥大或增殖，引起心室重塑；其他因素如心房钠尿肽、前列腺素 E、一氧化氮等体液因素的变化，也会引起一系列适应反应。

（2）功能性调整：作为一种快速启动的代偿反应，实际上是机体对生理应激的反应，通过提升心率、增强心肌收缩能力和心脏紧张源性扩张，提高心输出量。

整合小提示

　　当心脏收缩功能受损时，由于每搏输出量降低，使心室舒张末期容积增加，导致肌节初长度增加，这种伴有心肌收缩力增强的心腔扩大称为紧张源性扩张。

知识链接

心率增快的代偿

心率增快的代偿意义有：①可提高心输出量（心输出量＝每搏输出量×心率）；②可提高舒张压，有利于冠脉的血液灌流。这对维持动脉血压，保证重要器官的血流供应有积极意义。但是，心率增快的代偿是有限度的，因为：①心率增快使心肌耗氧量增加；②当成人心率超过 180 次 / 分时，心脏舒张期明显缩短，不仅影响冠脉血液灌流，加重心肌缺血缺氧，而且心室充盈量明显减少，反而使心输出量进一步降低。

（3）结构性适应：在负荷增加的刺激下，心脏可通过增加肌肉组织的质量来适应工作负荷的增加。近年来的研究资料表明，心脏的结构性适应不仅有量的增加，即心肌肥大，还伴随着质的改变，即细胞表型改变，不只是心肌细胞，非心肌细胞（成纤维细胞、血管平滑肌细胞及内皮细胞等）及细胞外基质（主要是胶原纤维）也发生了明显的改变。由于心肌细胞、非心肌细胞及细胞外基质在基因表达改变的基础上发生变化，使心脏的结构、代谢和功能经历的模式重构过程称为心肌重构。

（4）心外代偿：心功能不全时，机体还可以启动其他多种代偿机制，以维持组织细胞的供氧和用氧。心外代偿包括：①外周血管选择性收缩，使血液重新分布；②刺激肾合成促红细胞生成素，促进骨髓造血功能，使红细胞增多，血液携氧功能增强；③增加肌肉中肌红蛋白含量，改善肌肉组织对氧的储存和利用能力。

心功能不全时机体的代偿反应归纳见图 2-12。

2. 康复对心功能的影响

（1）循环调节：心血管系统会随躯体的运动而产生特异性变化。等张运动表现为心率加快、回心血量增多、外周阻力下降、收缩压增高、舒张压不变和心肌摄氧量增加。等长抗阻运动表现为血压升高、心肌摄氧量增加、心率加快、心输出量中度增加，每搏量和外周阻力

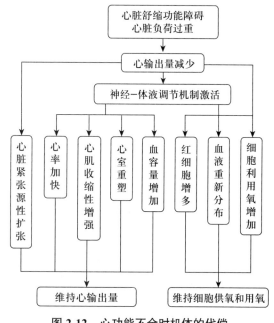

图 2-12　心功能不全时机体的代偿

变化不大。运动时肾素 - 血管紧张素的分泌可以引起动、静脉的收缩，同时抑制肾对水和钠的排出，增加循环血量。另外，运动时肌肉收缩，静脉受挤压，使血液流向心脏；当肌肉舒张时，静脉重新充盈，如此循环，防止血液的淤积。

（2）心率调节：心率增加是心输出量增加的主要原因。在低强度运动和恒定的做功负荷中，心率将在数分钟内达到一个稳定的状态；而在高负荷状态下，心率需较长时间才能达到更高的平台。此外，心率的变化还与肌肉运动的方式有关，动态运动所增加的心率要比恒定运动所增加的心率多；轻中度运动，心率的改变与运动强度一致。

（3）血压调节：运动时，心输出量增多和血管阻力改变可以引起相应的血压升高。一般情况下，运动时收缩压增高，而舒张压不变。

（4）心血管功能调节：运动时，冠状动脉扩张，心脏舒张期的延长使冠状动脉得到更充分的灌注。另外，运动能增加纤溶系统的活性，降低血小板的黏滞性，防止血栓形成。

二、呼吸系统的结构和功能

（一）呼吸系统的结构

呼吸系统由呼吸道、肺和胸膜组成（图 2-13）。

1. **呼吸道** 呼吸道是气体进出肺的通道，以喉部环状软骨为界，分为上呼吸道与下呼吸道两部分。

（1）上呼吸道：包括鼻、咽、喉。鼻腔是呼吸道的门户，对吸入的气体有加温、湿化和净化作用。咽是一个前后略扁的漏斗形管道，由黏膜和咽肌组成，可分为鼻咽、口咽及喉咽三部分，是呼吸系统和消化系统的共同通道，具有吞咽和呼吸功能。喉上与喉咽相续，下与气管相连，既是呼吸通道也是发音器官，主要由会厌软骨、甲状软骨和环状软骨组成。

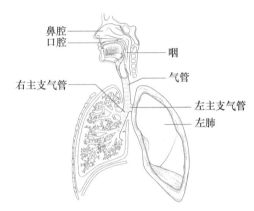

图 2-13　呼吸系统组成

（2）下呼吸道：是指环状软骨以下的气管和支气管，是气体的传导通道。气管和支气管壁的组织结构相似，主要由黏膜、黏膜下层和外膜层构成。气管向下逐渐分级，气管在隆凸处分为左右两主支气管，主支气管向下逐渐分为肺叶支气管、肺段支气管直至终末细支气管，这些均属传导气道，呼吸性细支气管以下直到肺泡囊，为气体交换的场所。

2. **肺** 肺是进行气体交换的重要场所，肺位于胸腔内纵隔两侧，呈圆锥形。左肺分为上、下两叶，右肺分为上、中、下三叶。两肺各有肺尖、肺底和两个侧面。肺底与膈肌上部的膜相接。肺内侧的肺门与纵隔相依附。肺门是支气管、肺动脉、肺静脉、神经和淋巴管进出的通道。肺泡是肺内气体交换的场所，肺泡周围有丰富的毛细血管网，每个肺泡上有 1~2 个肺泡孔，相邻肺泡间气体、液体可经过肺泡孔相通。肺泡总面积约有 100 m²，在平静状态下只有 1/20 的肺泡进行气体交换，因而具有巨大的呼吸储备力。肺泡内表面有一层上皮细胞，由两种细胞组成：①Ⅰ型细胞，覆盖肺泡总面积的 95%，与邻近的毛细血管内皮细胞紧密相贴，甚至两者基底膜融合为一，合称肺泡 - 毛细血管膜（简称呼吸膜），是肺泡与毛细血管进行气体交换的场所。②Ⅱ型细胞，可分泌表面活性物质，降低肺泡表面张力，维持肺泡容量的稳定性，防止肺泡塌陷。

3. **胸膜** 位于肺的表面，分为脏层和壁层，两层胸膜在肺根部互相返折形成密闭腔隙，称为胸膜腔。正常时胸膜腔内为负压，腔内有少量的浆液，浆液对胸膜有润滑作用。壁层胸膜有丰富的感觉神经分布，病变累及胸膜时可引起胸痛。

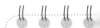

（二）呼吸系统的生理功能

1. **呼吸功能** 该功能是呼吸系统的主要功能，机体通过不断呼吸从外界环境中摄取氧并排出代谢产生的二氧化碳。

呼吸包括三个基本过程。①外呼吸：指肺通气（肺与外界的气体交换）和肺换气（肺泡与血液之间的气体交换），是肺毛细血管内的血液与外界环境之间的气体交换过程。②气体运输：指由循环流动的血液将氧由肺运送至组织及将组织细胞代谢产生的二氧化碳运送至肺的过程，是气体在血液中的运输。③内呼吸：指组织毛细血管内的血液与组织细胞间的气体交换，以及细胞内生物氧化的过程。

2. **免疫、防御功能** 上呼吸道具有过滤、净化、湿润空气及防止有害物质入侵的功能；呼吸道的纤毛具有净化空气、清除异物的作用；呼吸道黏膜能分泌免疫球蛋白（B 细胞分泌 IgA、IgM）抵抗病原微生物；肺泡巨噬细胞能吞噬各种细菌、病毒等，保护机体。

3. **呼吸调节功能** 呼吸调节功能是通过呼吸中枢、神经反射和化学反射完成的。正常情况下，中枢化学感受器通过感受二氧化碳的变化来调节呼吸。H^+ 浓度对呼吸的影响主要是通过刺激外周化学感受器引起，当 H^+ 浓度增高时，呼吸加深加快，反之，呼吸变浅变慢。

（三）呼吸功能与康复

1. **呼吸功能不全时机体的变化** 呼吸功能不全是指外呼吸功能障碍，静息时虽能维持较为正常的血气水平，但在体力活动、发热等因素致呼吸负荷加重时，不能维持机体所需要的气体交换，出现一系列临床症状和体征。当外呼吸功能严重障碍时，可导致呼吸衰竭。呼吸功能不全包括外呼吸功能障碍的全过程，是肺通气和（或）肺换气功能障碍的结果。肺通气功能障碍包括限制性通气不足和阻塞性通气不足。肺换气功能障碍包括弥散障碍、肺泡通气与血流比例失调及解剖分流增加。

知识链接

呼吸功能不全与呼吸衰竭

呼吸功能不全包括外呼吸功能障碍的全过程，而呼吸衰竭是呼吸功能不全的严重阶段。当外呼吸功能严重障碍以致静息状态吸入空气时 $PaO_2 < 60$ mmHg，伴有或不伴有 $PaCO_2 > 50$ mmHg，并出现一系列临床表现时称为呼吸衰竭。如果吸入气的氧浓度（FiO_2）<20% 时，可用呼吸衰竭指数（RFI）作为诊断呼吸衰竭的指标（RFI=PaO_2/FiO_2，若 RFI ≤ 300 可诊断为呼吸衰竭）。

（1）呼吸系统：呼吸功能不全可导致机体 PaO_2 降低，$PaCO_2$ 升高，不同呼吸系统疾病导致呼吸功能不全的机制不尽相同。如慢性阻塞性肺疾病引起的呼吸功能不全主要是由于阻塞性通气障碍、限制性通气障碍、弥散功能障碍和肺泡通气与血流比例失调。

机体 PaO_2 降低会刺激颈动脉体与主动脉体外周化学感受器，反射性增强呼吸运动，当 PaO_2 低于 60 mmHg 时该作用才明显。当 PaO_2 为 30 mmHg 时，肺通气量最大。缺氧对呼吸中枢有直接抑制作用，当 PaO_2 低于 30 mmHg 时，此作用可大于反射性兴奋作用而使呼吸抑制。$PaCO_2$ 升高主要作用于中枢化学感受器，使呼吸中枢兴奋，引起呼吸加深和加快。当 $PaCO_2$ 超过 80 mmHg 时，反而抑制呼吸中枢，此时呼吸运动主要依赖动脉血低氧分压对血管化学感受器的刺激得以维持。在这种情况下，氧疗只能吸入浓度不高于 30% 的氧，以免缺氧完全纠正后反而抑制呼吸，导致二氧化碳进一步潴留，使病情恶化。

在生理情况下，肺通气 1 L 呼吸肌耗氧约 0.5 ml。在静息时呼吸运动的耗氧量占全身耗氧量的 1%~3%。呼吸功能不全时，如存在长时间增强的呼吸运动，可使呼吸肌耗氧量增加，加上血氧供应不足，可能导致呼吸肌疲劳，使呼吸肌收缩力减弱，呼吸变浅变快。呼吸浅则肺泡通气量减少，从而加重呼吸功能不全。

（2）循环系统：轻度的 PaO_2 降低和 $PaCO_2$ 升高可兴奋交感神经和心血管中枢，使心率加快、心肌收缩力增强、外周血管收缩，同时呼吸运动增强使静脉回流增加，可导致心输出量增加。但缺氧和二氧化碳潴留对心血管的直接作用是抑制心脏活动，并使血管扩张（肺血管除外）。严重的缺氧和二氧化碳潴留可直接抑制心血管中枢和心脏活动，扩张血管，导致血压下降、心肌收缩力下降、心律失常等严重后果。

（3）其他：呼吸功能不全可引起酸碱平衡失调及电解质紊乱，如严重缺氧时无氧代谢加强，乳酸等酸性产物增多，可引起代谢酸中毒，此时血液电解质可能出现血清钾、氯浓度增高。二氧化碳潴留和缺氧也可引起中枢神经的损伤，导致一系列神经精神症状，如头痛、定向与记忆障碍、精神错乱等。严重呼吸功能不全时，由于缺氧和高碳酸血症反射性刺激交感神经使肾血管收缩、肾血流量严重减少，可导致急性肾衰竭。机体缺氧时胃壁血管会收缩，从而导致胃壁黏膜的屏障作用减低，二氧化碳潴留可增加胃壁细胞碳酸酐酶的活性，使胃酸分泌过多，参与溃疡的形成。

2. **康复对呼吸功能的影响**　呼吸康复是一项综合性的干预措施，是以全面的患者评估为基础，为患者制订个性化的治疗方案，包括但不限于运动训练、教育和行为改变，旨在改善慢性呼吸系统疾病患者的身体及心理状况，同时提高利于健康行为的长期依从性。

呼吸康复包括呼吸功能训练、运动训练、排痰训练、营养指导、心理社会支持、氧疗和健康教育等。

（1）呼吸功能训练：呼吸功能训练中的放松训练可协助患者使用辅助呼吸肌群，从而减少呼吸肌的耗氧量。缩唇呼气训练可促进肺泡内气体排出，减少肺内残气量，从而可以吸入更多的新鲜空气。缓慢呼吸训练有助于减少解剖无效腔，提高肺泡通气量。

（2）运动训练：可增加呼吸容量，改善氧的吸入和二氧化碳的排出，主动运动可以改善肺组织的弹性和顺应性。吸气时膈肌的运动对肺容量有较大的影响，正确的膈肌运动训练有利于增加肺容量，肺容量增加后，摄氧量也随之增加。上下肢训练可增加肺部疾病患者的活动耐量，增加患者辅助呼吸肌群的功能。

> **知识链接**
>
> ### 运动性低氧血症
>
> 运动性低氧血症（exercise-induced hypoxemia，EIH）的发生率并不明确，其产生的原因是多因素的，包括通气、灌注不均，弥散功能障碍，右向左分流或肺泡低通气。运动中持续的低氧血症可以造成肺动脉高压、肺源性心脏病、心律失常、心功能障碍等，严重的可造成患者死亡。因此对于患有慢性呼吸系统疾病的患者进行肺康复时，至少应该进行病史和体格评估，对于重度 EIH 患者还应该进行动脉血气分析和肺功能评估，加强运动性低氧血症的管理，运动初期以低强度运动训练开始，在保证临床稳定的基础上安全地增加运动强度，并对 EIH 患者间歇性运动训练的安全性和有效性进行研究。

（3）排痰训练：可以促进机体排出呼吸道分泌物，降低气流阻力，减少呼吸系统感染。

（4）营养指导：对于肥胖患者，营养指导有助于减重，可降低呼吸系统做功，缓解呼吸困难症状；对于营养不良患者，营养指导可通过改善营养状态而增强呼吸肌力量。

（5）心理社会支持：心理指导可以缓解患者的焦虑、抑郁等情绪，增强患者战胜疾病的信心，改善患者的心理状态，提高呼吸功能。

（6）其他：包括氧疗、健康教育等。戒烟可以减弱对呼吸道的刺激，减少黏液分泌，减轻支气管痉挛等。

随堂测 2-5

（童素梅）

小　结

运动种类按照动力来源、供能方式、运动部位、肌纤维收缩形式进行分类。肌肉物理特性包括收缩性、伸展性与弹性、黏滞性。骨有保护、支持、造血、贮存、运动等功能。根据关节的运动情况将关节分为不动关节、少动关节和活动关节；按照关节运动轴数目分为单轴运动关节、双轴运动关节和三轴运动关节。

神经系统由神经细胞和神经胶质细胞组成。神经细胞是构成神经系统结构和功能的最基本单位。神经系统由中枢神经系统（包括脑和脊髓）和周围神经系统组成（包括脑神经和脊神经）。中枢神经系统可塑性包括系统间功能重组，系统内功能重组，内、外环境对中枢神经可塑性的影响。

心脏是人体重要的器官之一，当心功能不全时，机体可通过神经 - 体液的变化、功能性调整、结构性适应和心外代偿来维持心输出量等。呼吸系统由呼吸道、肺和胸膜组成，呼吸功能不全时机体出现一系列临床症状和体征。

思考题

1. 根据腕关节、骶髂关节的运动分析其运动轴。
2. 简述骨的功能。
3. 简述中枢神经系统的可塑性。
4. 简述中枢神经系统内功能重组中轴突长芽的模式。
5. 简述心脏传导系统的组成及功能。
6. 简述呼吸的三个过程。
7. 患者王先生，46 岁，心脏支架植入手术后 1 个月复诊，超声心动图提示：室壁节段运动异常，左室射血分数 46%（二维法）。患者既往吸烟 20 年，30 支 / 日。否认高血压、高脂血症及糖尿病病史。体格检查：血压 110/60 mmHg，双肺呼吸音清，心音低钝，心率 88 次 / 分，心律齐，双下肢无水肿。于我院心脏康复室行心肺运动试验（CPET），根据试验结果，建议患者康复运动处方为步行或踏车，目标心率为 100 次 / 分，初始运动时间为 15 分 / 次，1~2 次 / 日，每周酌情增加 5 分钟，直到总时间达 30 分钟，建议患者规律运动 1 个月后，再进行抗阻运动，规律复诊。3 个月后，患者 CPET 指标较前改善，运动耐力明显提升，在心脏康复的帮助下，更好地回归社会。问题：

（1）简述心脏的生理功能。

（2）运动对冠心病患者的康复有哪些益处？

康复护理评定

第三章

导学目标

通过本章内容的学习，学生应能够：

基本目标

1. 准确描述肌张力、肌力、关节活动范围、平衡与协调能力、步行参数的定义、分类和评定方法。

2. 解释中枢神经受损及周围神经受损出现的异常步态。

3. 陈述代谢当量、心电运动试验、心功能评定、肺功能评定的分类（分级）及评定方法。

4. 比较心电运动试验在心脏病中的应用，心肺功能评定的注意事项，并在评定过程中加强监护，保证患者安全。

5. 准确描述感知、认知、语言障碍、吞咽障碍、智力、人格、情绪的定义、类型。

6. 比较感知、认知、失语症、吞咽障碍、智力、人格、情绪的评定。

7. 运用感知、认知、语言障碍、吞咽障碍主观评价和客观评价对神经系统疾病的患者进行评价，采用常用心理评定量表对有心理问题的患者进行筛查。

8. 列举疼痛、神经源性排尿障碍、神经源性排便障碍、日常生活活动、生存质量的类型和评定方法。

9. 执行疼痛、神经源性排尿障碍、神经源性排便障碍、日常生活活动、生存质量的评价。

发展目标

1. 归纳各类运动功能评定的综合特点及注意事项，具有平等沟通的能力。

2. 能够根据患者的心肺功能及严重程度进行综合评估和全面评估，具有解决复杂问题的能力。

3. 对比感知、认知、言语评定的主观评定和客观评定，选择特异性评价方法，培养临床思维。

4. 辨别吞咽、心理、日常生活活动能力评定方法的局限性，形成科学思维。

5. 制订神经源性排尿障碍和神经源性排便障碍评定的流程，保护患者隐私，恪守慎独原则。

思政目标

1. 尊重、理解患者，能够与患者进行平等沟通，并具有科学严谨的工作态度。

2. 赞同救死扶伤的护理价值观，形成严谨求实、医者仁心的职业素养。

第一节 运动功能评定

一、肌力评定

肌力（muscle power）是指肌肉运动时的最大收缩的力量。肌力测定是测定受试者在主动运动时肌肉或肌群的力量，以评定肌肉的功能状态，是运动功能评价基本的方法之一，其目的是评定肌肉损害的范围和程度，间接判断神经功能损害的程度，评价康复效果。常用的肌力测定方法有徒手肌力检查、应用简单器械的肌力测试（肌力器械测试）、等速肌力测试等。

（一）徒手肌力检查

1. **概念** 徒手肌力检查（manual muscle test，MMT）是根据受检肌肉或肌群的功能，让受检者处于不同的受检位置，然后嘱其在减重、抗重力或抗阻力的状态下做一定的动作，并使动作达到最大的活动范围。根据肌肉活动能力及抗阻力的情况，按肌力分级标准来评定受检肌肉或肌群的肌力级别。

2. **特点** MMT不需特殊的检查器具，所以不受检查场所的限制；此方法以自身各肢体的重量作为肌力评价基准，能够表示出个人体格相对应的力量，比用测力计等方法测得的肌力绝对值更具有实用价值。但是，MMT只能表明肌力的大小，不能表明肌肉的收缩耐力，定量分级标准较粗略，较难以排除检查者主观评价的误差。

3. **评定标准** 国际上普遍应用的徒手肌力检查评定标准是1916年美国哈佛大学Lovett教授的6级分级法，见表3-1。

表3-1 MMT分级法评定标准

分级	评级标准	正常肌力%
0	没有肌肉收缩	0
1	肌肉有收缩，但无关节运动	10
2	关节在减重力状态下全范围运动	25
3	关节在抗重力状态下全范围运动	50
4	关节抗部分阻力全范围运动	75
5	关节抗充分阻力全范围运动	100

1983年，美国医学研究委员会（Medical Research Council，MRC）在Lovett的基础上，根据运动幅度和施加的阻力将评定结果进一步分级（表3-2）。每一级又可以用"+"和"-"号进一步细分。如测得的肌力比某级稍强时，可在该级的右上角加"+"号，稍差时则在右上角加"-"号，以补充分级的不足。

表3-2 MRC分级法评定标准

分级	评级标准
5	肌肉抗最大阻力时活动关节达到全范围
5⁻	肌肉抗最大阻力时活动关节未达到全范围，但>50%活动范围
4⁺	肌肉抗中等阻力时活动关节达到全范围，但抗最大阻力时<50%活动范围
4	肌肉抗中等阻力时活动关节达到全范围
4⁻	肌肉抗中等阻力时活动关节未达到全范围，但>50%活动范围

续表

分级	评级标准
3⁺	肌肉抗重力时活动关节达到全范围，但抗中等阻力时 <50%活动范围
3	肌肉抗重力时活动关节达到全范围
3⁻	肌肉抗重力时活动关节未达到全范围，但 >50%活动范围
2⁺	肌肉去除重力后活动关节达到全范围，但抗重力时 <50%活动范围
2	肌肉去除重力后活动关节达到全范围
2⁻	肌肉去除重力后活动关节未达到全范围，但 >50%活动范围
1⁺	肌肉去除重力后活动关节在全范围的 50%以内
1	可触及肌肉收缩，但无关节运动
0	没有可以测到的肌肉收缩

4. **检查方法** 根据受检肌肉或肌群的功能，采取合适的体位和姿势，结合肌力分级标准，分别运用重力检查、肌肉收缩检查、抗阻力检查和运动幅度检查进行评定。首先采用重力检查。在垂直方向上，用一手固定近端肢体，令受检者用力收缩受检肌肉，使远端肢体对抗自身重力做全幅度运动，如能完成，说明肌力在 3 级或 3 级以上。其次，观察抗阻力情况，若能完成，依据其能克服的阻力大小判定肌力 4 级或 5 级，不能承受外加阻力则为 3 级。当肢体不能克服重力做全幅度运动时，则消除重力的作用，将肢体旋转 90°，在水平面上运动（可稍托肢体，或在肢体下放置平板），能完成大幅度运动，肌力为 2 级，如仅有微小关节活动或无活动，仅在肌腹或肌腱上扪到收缩感，肌力为 1 级，扪不到为 0 级。

人体上肢和下肢主要肌肉的徒手肌力检查方法，见表 3-3。

表 3-3 上肢和下肢主要肌肉的徒手肌力检查

肌群	检查方法				
	0 ~ 1 级	2 级	3 级	4 级	5 级
肩前屈肌群（三角肌前部、喙肱肌）	仰卧位，试图屈肩时不能触及三角肌前部收缩为 0 级，能触及为 1 级	向对侧侧卧，上侧上肢放在滑板上，肩可主动屈曲	坐位，肩内旋，掌心向下，可克服重力屈肩	坐位，肩内旋，掌心向下，阻力加于上臂远端，能抗中等阻力屈肩	坐位，肩内旋，掌心向下，阻力加于上臂远端，能抗较大阻力屈肩
肩外展肌群（三角肌中部、冈上肌）	仰卧位，试图肩外展时不能触及三角肌收缩为 0 级，能触及为 1 级	仰卧位，上肢放在滑板上，肩可主动外展	坐位，屈肘，肩外展 90°，可克服重力外展	坐位，屈肘，肩外展 90°，阻力加于上臂远端，能抗中等阻力	坐位，屈肘，肩外展 90°，阻力加于上臂远端，能抗较大阻力
肘肌群（肱二头肌、肱肌、肱桡肌）	坐位，肩外展，上肢放在滑板上；试图肘屈曲时不能触及相应肌肉收缩为 0 级，能触及为 1 级	坐位，肩外展，上肢放在滑板上，肘可主动屈曲	坐位，上肢下垂；前臂旋后（检查肱二头肌）或旋前（检查肱肌）或中立位（检查肱桡肌），可克服重力屈肘	坐位，上肢下垂；前臂旋后（检查肱二头肌）或旋前（检查肱肌）或中立位（检查肱桡肌），肘屈曲，阻力加于前臂远端，能抗中等阻力	坐位，上肢下垂；前臂旋后（检查肱二头肌）或旋前（检查肱肌）或中立位（检查肱桡肌），肘屈曲，阻力加于前臂远端，能抗较大阻力

续表

肌群	检查方法				
	0～1级	2级	3级	4级	5级
屈髋肌群（腰大肌、髂肌）	仰卧位，试图屈髋时于腹股沟上缘不能触及肌肉活动为0级，能触及为1级	向同侧侧卧，托住对侧下肢，可主动屈髋	仰卧位，小腿悬于床缘外，屈髋，可充分完成该动作	仰卧位，小腿悬于床缘外，屈髋，阻力加于股骨远端前面，能抗中等阻力	仰卧位，小腿悬于床缘外，屈髋，阻力加于股骨远端前面，能抗较大阻力
伸髋肌群（臀大肌、半腱肌、半膜肌）	向同侧侧卧，试图伸髋时于臀部及坐骨结节不可触及肌肉活动为0级，能触及为1级	向同侧侧卧，托住对侧下肢，可主动伸髋	俯卧位，屈膝（测臀大肌）或伸膝（测臀大肌和股后肌群），可克服重力伸髋10°～15°	俯卧位，屈膝（测臀大肌）或伸膝（测臀大肌和股后肌群），伸髋10°～15°，阻力加于股骨远端后面，能抗中等阻力	俯卧位，屈膝（测臀大肌）或伸膝（测臀大肌和股后肌群），伸髋10°～15°，阻力加于股骨远端后面，能抗较大阻力
伸膝肌群（股四头肌）	仰卧位，试图伸膝时不能触及髌韧带活动为0级，能触及为1级	向同侧侧卧，托住对侧下肢，可主动伸膝	仰卧位，小腿在床缘外下垂，可克服重力伸膝	仰卧位，小腿在床缘外下垂，伸膝，阻力加于小腿远端前面，能抗中等阻力	仰卧位，小腿在床缘下垂，伸膝，阻力加于小腿远端前面，能抗较大阻力
踝跖屈肌群（腓肠肌、比目鱼肌）	向同侧侧卧，试图踝跖屈时不能触及跟腱活动为0级，能触及为1级	向同侧侧卧，踝可主动跖屈	俯卧位，膝伸（测腓肠肌）或膝屈曲（测比目鱼肌），能克服重力踝跖屈	俯卧位，膝伸（测腓肠肌）或膝屈曲（测比目鱼肌），踝跖屈，阻力加于足掌，能抗中等阻力	俯卧位，膝伸（测腓肠肌）或膝屈曲（测比目鱼肌），踝跖屈，阻力加于足掌，能抗较大阻力

（二）肌力器械测试

在肌力较强（超过3级）时，为了进一步做较准确的定量评定，可用专门的器械进行测试。常用的方法有握力测试、捏力测试、背拉力测试、四肢肌群的肌力测试等。

1. **握力测试**　用大型握力计测试，以握力指数评定。握力指数＝握力（kg）/体重（kg）×100。握力指数正常值为大于50。测试时将把手调至适当宽度，测试姿势为上肢在体侧下垂，用力握2~3次，取最大值。

2. **捏力测试**　用握力计或捏力计测试，拇指与其他手指相对捏压握力计或捏力计，该测试反映拇对掌肌肌力及屈曲肌肌力，正常值为握力的30%左右。

3. **背拉力测试**　用拉力计测试，以拉力指数评定。拉力指数＝拉力（kg）/体重（kg）×100。拉力指数正常值男性为105~200，女性为100~150。测试时两膝伸直，将把手调至膝盖高度，两手抓住把手，然后伸腰用力上拉把手。进行背拉力测试时，腰椎应力大幅度增加，易引起腰痛发作，故不适用于腰痛患者及老年人。

4. **四肢肌群的肌力测试**　在标准姿势下通过钢丝绳与滑车装置牵拉固定的测力计，可测试四肢各组肌群（如腕、肩、踝的屈伸肌群及肩外展肌群）的肌力。

（三）等速肌力测试

等速肌力测试需等速肌力测试仪，目前市场上已有 Cybex、Biodex、Kin-Com、Lido、Ariel 等多种型号供选择（图 3-1）。

1. **原理**　等速肌力测试仪是为等速运动（isokinetic exercises）训练和测定设计的。等速运动是在整个运动过程中运动速度（角速度）保持不变的一种肌肉收缩的运动方式。等速肌力测试仪内部有特制的机构使运动的角速度保持恒定。如确定角速度为60°/s以后，运动时受试者用力越大，机器提供的阻力也越大，反之亦然，这样使运动时的角速度保持不变。

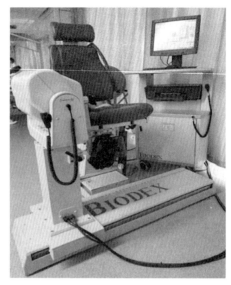

图3-1 等速肌力测试仪

2. **方法** 通常利用等速测试仪进行不同速度的肌肉等速向心性收缩测试，也可进行离心性收缩或等长收缩测试。测定时先规定运动的角速度，然后将肢体或其他被测部分固定在仪器的传动杆或机构上，肢体运动时，带动传动杆绕轴运动，力的大小即可用力矩表示出来。向心测试中，运动速度不同时肌肉力矩输出不同，临床上一般以小于90°/s为慢速，90°~180°/s为中速，大于180°/s为快速。速度过慢，关节局部受压较大，易引起疼痛及损伤；速度过快，则测试结果的可重复性下降。设定速度超过关节实际的最大运动速度时，无可显示的力矩产生。

> **知识链接**
>
> ### 定量超声技术在肌力评定中的应用
>
> 超声成像是一种实时、无创、无辐射、便捷、廉价、解剖定位精准、应用广泛的检查方法。20世纪90年代，有研究者开始运用超声成像定量评估部分肌肉的功能状态，并把结果应用在生物力学研究当中，Zheng等在2006年首次提出肌声图学（sonomyography，SMG）的概念，利用超声成像记录肌肉收缩和松弛时的信号或图像，分析得到结构参数随时间变化的信号。近十年来的研究表明，定量超声作为一种逐步成熟的检查方法，在肌力评定中有良好的运用前景。定量超声可以分别通过肌肉厚度、横断面积、平均回声强度、肌纤维长、羽状角、肌肉硬度、能量超声等参数间接反映肌力。
>
> 资料来源：张元鸣飞，吴同绚，周谋望，等.定量超声技术在肌力评定中的应用 [J].中国康复医学杂志，2018，33（10）：1242-1245.

二、肌张力评定

（一）定义

肌张力（muscle tone）是指肌肉组织在静息状态下的一种不随意的、持续的、微小的收缩，即肌肉组织在做被动运动时所显示的肌肉紧张度。检查时以触摸肌肉的硬度及伸屈肢体时感知的阻力作为判断依据。肌肉组织本身由于其弹性特征，具有一定的韧性，肌肉与神经节段存在反射联系，因此神经肌肉反射弧上的病变都可能导致肌张力的变化。

（二）分类

1. **正常肌张力** 肌张力是维持身体各种姿势和正常活动的基础，根据身体所处的状态分为静止性肌张力、姿势性肌张力和运动性肌张力。正常肌张力可以与关节和肌肉进行同步运动，能够维持原动肌与拮抗肌之间的平衡，具有固定肢体某一姿势的能力，在肢体被动运动时具有一定的弹性和轻度的抵抗感。

2. **异常肌张力** 由于神经系统病损和肌肉受损的不同状态，异常肌张力可分为肌张力增高、肌张力降低和肌张力障碍。

（1）肌张力增高：肌肉组织坚实，屈伸肢体时阻力增加，可以分为以下两种。①痉挛（spasm）：在被动屈伸肢体时，起始阻力大，终末突然阻力减弱，又称折刀现象，为锥体束损害现象；②强直（rigidity）：屈伸肢体时始终阻力增加，又称铅管样强直，为锥体外系损害现象。

（2）肌张力降低：肌肉松软，屈伸肢体时阻力低，关节运动范围扩大，表现为弛缓性麻痹（paralysis），见于周围神经病变、小脑病变等。

（3）肌张力障碍：肌肉张力紊乱，或高或低，无规律地交替出现。

（三）肌张力评价方法

1. **临床分级** 肌张力临床分级是一种定量评定方法，检查者根据被动活动受检者肢体时所感觉到的肢体反应或阻力将其分为 0~4 级，见表 3-4。

表 3-4 肌张力临床分级

等级	肌张力	标准
0	软瘫	被动活动肢体无反应
1	低张力	被动活动肢体反应减弱
2	正常	被动活动肢体反应正常
3	轻、中度增高	被动活动肢体有阻力反应
4	重度增高	被动活动肢体有持续性阻力反应

2. **肌痉挛的分级** 目前多采用改良 Ashworth 痉挛量表进行评定。评定时，受检者宜采用仰卧位，检查者分别使其上、下肢关节做被动运动，按所感受的阻力来分级评定，见表 3-5。

表 3-5 改良 Ashworth 痉挛量表

级别	评定标准
0 级	肌张力不增加，被动活动患侧肢体在整个 ROM 内均无阻力
1 级	肌张力稍微增加，被动活动患侧肢体到 ROM 之末时出现轻微阻力
1+ 级	肌张力轻度增加，被动活动患侧肢体在 ROM 后 50% 范围内突然出现卡住，并在此后的被动活动中均有较小的阻力
2 级	肌张力较明显增加，被动活动患侧肢体在通过 ROM 的大部分时，阻力均明显增加，但受累部分仍能较容易地活动
3 级	肌张力严重增加，被动活动患侧肢体在整个 ROM 内均有阻力，活动比较困难
4 级	僵直，患侧肢体僵硬，被动活动十分困难

注：ROM 指关节活动范围（range of motion）

（四）肌张力评定的注意事项

除了神经肌肉反射弧上的病变可能导致肌张力的变化外，肌腱的挛缩、关节的强硬等都会影响肌张力的检查。肌张力的检查必须在温暖的环境和舒适的体位中进行，当受检者肌张力过高时，检查者应用柔和的语言嘱其尽量放松。检查者活动患者肢体时，应使其以不同速度和幅度来回活动，并对两侧肌张力进行比较。

知识链接 ....

肌张力评价方法的研究进展

肌张力评定对于疾病的诊断、病变部位的判断、制订康复治疗计划和预测康复疗效均有重要的参考价值，除了经典的 Ashworth 量表和改良 Ashworth 量表外，在评估痉挛状态方面，还有 Tardieu 量表和改良 Tardieu 量表，是结合被动运动检查来测量和比较重力作用下慢速和快速被动牵张过程中的肌肉反应，可以区分神经因素和生物力学因素在被动运动阻力中的贡献，可作为辅助工具用于决定治疗方案及治疗效果评价。此外综合痉挛量表或临床痉挛指数（composite spasticity scale/clinical spasticity index，CSS/CSI）、Penn 痉挛频率量表（spasm frequency scales，SFS）、Fugl-Meyer 运动功能量表等都可综合应用于临床实践之中。在定量评价中，H 反射、F 波及表面肌电图等神经电生理学方法和等速测试评定、肌张力测定仪等力学评价也在科学研究中得到应用，随着临床技术的不断进步，人工智能与机器人的不断发展，肌电信号、弹性超声等检查设备提供的数据使多种技术与患者自身的功能反馈相结合，更能够反映肌张力改变对于患者的综合影响，并对治疗效果做出详细的反馈。

资料来源：张心培，刘楠，周谋望，等.肌张力评定方法的研究进展[J].中国康复医学杂志，2021，36（7）：873-880.

三、关节活动范围测量

（一）定义

关节活动范围（range of motion，ROM）是指关节的运动弧度或关节的远端向近端运动，远端骨所达到的最终位置与开始位置之间的夹角，即远端骨所移动的度数，可分为主动关节活动范围和被动关节活动范围。评定关节活动范围对于判断病因、评估关节活动障碍的程度、制订康复治疗计划、评定治疗效果有重要作用，是康复评定的重要内容之一。

（二）测量工具

1. **通用量角器** 由一个圆形的刻度盘和固定臂、移动臂构成。固定臂与刻度盘相连，不能移动；移动臂的一端与刻度盘的中心相连，可以移动（图 3-2）。通用量角器主要用于四肢关节活动范围的测量。

2. **电子角度计** 固定臂和移动臂为 2 个电子压力传感器，刻度盘为液晶显示器。电子角度计测量的准确程度优于通用量角器，且重复性好，使用方便。

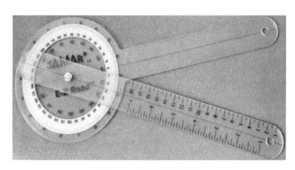

图 3-2 通用量角器

3. **指关节量角器** 为小型半圆形量角器，半圆形的刻度盘和固定臂相连为一体，不能移动；移动臂与半圆形刻度盘相连，可以移动（图 3-3）。指关节量角器适用于手指关节活动范围的测量。

4. **脊柱活动量角器** 用于测量脊柱屈、伸的活动范围，也可用于脊柱侧弯的测量（图 3-4）。

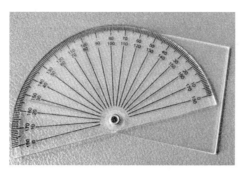

图 3-3 指关节量角器

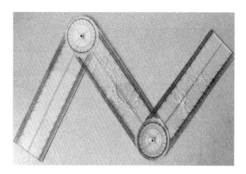

图 3-4 脊柱活动量角器

（三）测量方法

1. **通用量角器测量** 量角器的轴心与关节中心一致，固定臂与关节近端的长轴一致，移动臂与关节远端的长轴一致。关节活动时，固定臂不动，移动臂随着关节远端肢体的移动而移动，移动臂移动终末所显示出的弧度即为该关节的活动范围。

2. **电子角度计测量** 将固定臂和移动臂的电子压力传感器与肢体的长轴重叠，用双面胶将其固定在肢体表面，此时液晶显示器显示出来的数字即为该关节的活动范围。

3. **指关节活动范围测量** 可应用指关节量角器、直尺或两脚规测量。

4. **脊柱活动范围测量** 可通过脊柱活动量角器测量背部活动范围或用皮尺测量指尖与地面距离。

（四）主要关节 ROM 的测量方法

肩关节、肘关节、腕关节、髋关节等主要关节 ROM 的测量方法详见表 3-6。

表 3-6 主要关节 ROM 的测量方法

关节	运动	量角器放置方法				正常参考值
		体位	轴心	固定臂	移动臂	
肩关节	屈、伸	坐或立位，臂置于体侧，肘伸直	肩峰	与腋中线平行	与肱骨纵轴平行	屈 0°~180° 伸 0°~50°
	外展	坐和站位，臂置于体侧，肘伸直	肩峰	与身体中线平行	与肱骨纵轴平行	0°~180°
	内、外旋	仰卧，肩外展 90°，肘屈 90°	鹰嘴	与腋中线平行	与前臂纵轴平行	各 0°~90°
肘关节	屈、伸	仰卧或坐或立位，臂取解剖位	肱骨外上髁	与肱骨纵轴平行	与桡骨纵轴平行	0°~150°
腕关节	屈、伸	坐或站位，前臂完全旋前	尺骨茎突	与前臂纵轴平行	与第二掌骨纵轴平行	屈 0°~90° 伸 0°~70°
	尺、桡侧偏移或外展	坐位，屈肘，前旋前，腕中立位	腕背侧中点	前臂背侧中线	第三掌骨纵轴	桡偏 0°~25° 尺偏 0°~55°
髋关节	屈	仰卧或侧卧，对侧下肢伸直	股骨大转子	与身体纵轴平行	与股骨纵轴平行	0°~125°
	伸	侧卧，被测下肢在上	股骨大转子	与身体纵轴平行	与股骨纵轴平行	0°~15°
	内收、外展	仰卧	髂前上棘	左右髂前上棘连线的垂直线	髂前上棘至髌骨中心的连线	各 0°~45°

关节	运动	量角器放置方法				正常参考值
		体位	轴心	固定臂	移动臂	
髋关节	内旋、外旋	仰卧，两小腿于床缘外下垂	髌骨下端	与地面垂直	与胫骨纵轴平行	各 0°~45°
膝关节	屈、伸	俯卧、侧卧或坐在椅子边缘	股骨外踝	与股骨纵轴平行	与胫骨纵轴平行	屈 0°~150° 伸 0°
踝关节	背屈、跖屈	仰卧，踝处于中立位	腓骨纵轴线与足外缘交叉处	与腓骨纵轴平行	与第五跖骨纵轴平行	背屈 0°~20° 跖屈 0°~45°
	内翻 外翻	俯卧，足位于床缘外	踝后方两踝中点	小腿后纵轴	轴心与足跟中点连线	内翻 0°~35° 外翻 0°~25°

（五）注意事项

确定 ROM 的起始位置，通常以解剖位为 0° 起始点，采取正确的测量体位，严格按操作规范进行测试，以保证测量结果准确、可靠。根据所测关节位置和大小的不同，选择合适的量角器。关节存在活动障碍时，主动关节活动范围和被动关节活动范围均应测量，并分别记录，以分析关节活动受限的原因。在测量受累关节的活动范围前，应先测量对侧相应关节的活动范围。

四、平衡与协调能力评定

（一）平衡能力评定

1. **定义** 平衡（balance）是指身体保持一种姿势及在运动或受到外力作用时自动调整并维持姿势的能力。

2. **分类** 平衡可分为静态平衡和动态平衡。静态平衡是指人体处于某种特定的姿势时保持稳定的状态；动态平衡包括自动态平衡和他动态平衡。自动态平衡是指人体在进行各种自主运动时能重新获得稳定状态的能力，如由坐到站或由站到坐的姿势转换；他动态平衡是指人体对外力作用产生反应，建立新的稳定状态的能力，如被推或拉。静态平衡是动态平衡的基础，没有静态平衡的稳定，就没有动态平衡的发展。

3. **支撑面与平衡的关系** 支撑面是指人体在各种体位下（卧、坐、站立、行走）所依靠的接触面。人体站立时的支撑面为两足及两足之间的面积。支撑面的改变直接影响着维持平衡的能力，支撑面大，体位稳定性好，则容易维持平衡；反之，随着支撑面的变小，身体重心的提高，体位的稳定就需要较强的平衡功能来维持，如坐位比立位更稳定。

4. **人体平衡的维持机制** 保持平衡需要三个环节的参与：感觉输入、中枢整合和运动控制。

（1）感觉输入：与平衡有关的感觉系统主要有视觉系统、躯体感觉系统和前庭系统，在躯体感觉系统和视觉系统正常的情况下，前庭系统控制人体重心位置的作用很小，只有在躯体感觉和视觉信息输入均不起作用时，前庭系统的感觉输入才在维持平衡中变得至关重要。正常时视觉系统感知周围环境中物体的运动，以及眼睛和头部的视空间定位；当平衡受到干扰或破坏时，颈部肌肉收缩使头保持向上直立位，并保持视线水平，从而使身体保持或恢复原来的平衡。正常人与支撑面相接触的皮肤的触压觉感受器感知体重分布和重心位置的信息，肌肉、关节及肌腱等处的本体感受器感知支撑面面积、硬度、稳定性、空间定位及运动方向等信息，通过深感觉传导通路向上传递。

（2）中枢整合：三种与平衡有关的感觉系统感知到的信息在脊髓、前庭核、内侧纵束、脑干网状结构、小脑及大脑皮质等多级平衡神经中枢中进行迅速整合加工，下达运动指令。

（3）运动控制：运动系统接收中枢下达的运动指令，以不同的协同运动模式控制姿势变化，将身体重心调整到原来的范围内，或重新建立新的平衡。当平衡发生变化时，人体通过三种调节机制或姿势性协同运动模式来应变，包括踝调节机制、髋调节机制及跨步调节机制。①踝调节机制，是指人体站在一个坚固和较大的支撑面上，受到一个较小的外界干扰时，身体重心以踝关节为轴进行前后转动或摆动，以调整重心，保持身体的稳定；②髋调节机制，是指正常人站立在小于双足的支撑面上（如横木），受到一个较大的外界干扰时，机体将以髋关节为轴，通过躯干的屈伸来调整身体重心和保持平衡；③跨步调节机制，是指当外界干扰过大，重心走出其稳定极限时，人体将启动跨步调节机制，自动向用力方向跨出一步，来重新建立身体重心支撑点，以免跌倒。

5. **目的和适应证** 评定平衡能力的目的是判断是否存在平衡功能障碍，分析引起平衡功能障碍的原因，确定是否需要治疗，评价治疗效果，预测患者可能发生跌倒的危险性。其主要适应证有：

（1）中枢神经系统损害患者，如脑卒中、脑外伤、小脑疾病、脑性瘫痪、脊髓损伤、帕金森病、多发性硬化等患者。

（2）骨科疾病或损伤患者，如骨折及骨关节疾病、关节置换、颈椎病、周围神经损伤、各种运动损伤等患者。

（3）耳鼻喉科疾病患者，如各种眩晕症者。

（4）其他人群，如老年人、运动员、飞行员等。

6. **评定方法** 平衡功能评定方法包括主观评定和客观评定。主观评定以观察法和量表法为主，客观评定多用平衡测试仪评定。

（1）观察法：观察评定对象能否保持坐位或站立位平衡，以及在活动状态下能否保持平衡。观察法简单粗略，可以对具有平衡功能障碍的患者进行初步筛查。

（2）量表法：目前国内临床上常用的各类平衡能力评定量表包括 Berg 平衡量表（Berg balance scale，BBS）、"站起 - 走"计时测试（the timed "up & go" test，TUGT）量表、10 m 步行测试（10 meter walk test，10MWT）量表等。BBS 包括了站起、坐下、独立站立、闭眼站立、上臂前伸、转身一周、双足交替踏台阶、单腿站立等静态与动态平衡的 14 个项目，满分 56 分，低于 40 分预示有摔倒的危险。该方法只评定患者在原地坐位与站位的平衡功能，缺少行走时的动态平衡功能，适合病程超过 90 天的患者。TUGT 为测试受试者从座椅站起，向前走 3 m 后折返回来的时间，以及在行走中的动态平衡情况。TUGT 常用于临床患者跌倒的筛查，该方法缺乏具体时间参考值，且未能考虑患者是否穿戴踝 - 足矫形器（AFO）支具与使用助行器等的平衡功能。10MWT 虽然可用于测试患者直线步行速度，但不能测试患者在小空间范围内的转向能力，以及跨越低矮障碍物的能力。

其他方法还有用于脑卒中偏瘫患者的 Fugl-Meyer 平衡功能测试、运动功能评估量表、平衡功能测试等。在平衡能力评定中应结合患者的病程、认知水平和患者损伤后的平衡功能综合分析，有针对性地综合应用这些测试方法。

科研小提示

四方格移步测试（FSST）可以很好地检查患者在小空间范围内快速移动的情况，同时能更好地观测患者下肢廓清障碍能力。

（3）平衡测试仪法：采用压力传感器和电子计算机技术，可以实时记录分析反映身体摇摆情况的数据，并将结果以数据及图的形式显示，反映平衡功能，还可以通过视觉反馈进行平衡训练。

（二）协调能力评定

1. **定义** 协调（coordination）是指人体完成平滑、准确、有控制的运动的能力，同时协调还必须要有适当的速度、距离、方向、节奏和肌力来配合进行。协调功能的产生需要功能完整的深感觉、前庭、小脑和锥体外系的参与，其中小脑对协调运动起着重要的作用。

2. **分类** 协调与平衡密切相关。协调功能障碍又称共济失调，根据中枢神经中不同病变部位分为四类，见表3-7。

表3-7 共济失调分类

类型	表现	评价方法
小脑共济失调	以四肢与躯干失调为主，出现辨距不良、动作不稳、蹒跚步态、肌张力降低、姿势或体位维持困难	指鼻试验、跟膝胫试验、步态观察
大脑共济失调	表现为较轻的体位性平衡障碍、步态不稳、向后或向一侧倒，病理反射阳性，有精神症状	指鼻试验、跟膝胫试验、病理征检查
感觉性共济失调	以深感觉障碍为主，表现为迈步不知远近，落地不知深浅、抬足过高、跨步宽大、踏地加重，需要视觉补偿，看着地走路，闭目或黑夜步行易跌倒	闭目难立征检查
前庭性共济失调	平衡障碍。站立或步行时躯体向病侧倒，摇晃不稳，直线行走时更加明显，伴有眩晕、呕吐，眼球正常	内耳变温试验

3. **评定方法** 评定协调能力主要是判断患者有无协调功能障碍，为制订治疗方案提供依据，评定方法主要是观察受试者在完成指定动作的过程中有无异常。常用的评定方法见表3-8。

表3-8 协调能力评定方法

协调评价	具体方法
指鼻试验	指示患者用自己的示指触及自己的鼻尖
对指试验	指示患者用自己的示指触及另一只手的示指指尖
轮替试验	患者双手张开，一手向上，一手向下，交替运动，也可以一只手在另一侧手背上交替转动
跟膝胫试验	患者仰卧，抬起一侧下肢，先将足跟放在对侧下肢的膝盖上，再沿着胫骨前缘向下推移
旋前旋后试验	患者取坐位，双手放在大腿上，快速旋转前臂

上述检查主要观察患者动作完成是否直接、准确，时间是否正常，在完成过程中有无辨距不良、震颤或僵硬，增加速度或闭眼时有无异常。评定时注意两侧对比。

五、步态分析

（一）定义

步行（walking）是指通过双足的交互动作移行机体的人类特征性活动。步态（gait）是人类步行的行为特征。步态分析（gait analysis）是研究步行规律的检查方法，旨在通过生物力学和运动学手段，揭示步态异常的关键环节和影响因素，从而指导康复评估和治疗，也有助于疾病的临床诊断、疗效评估、机制研究等。

正常步行并不需要思考，然而步行的控制十分复杂，包括中枢命令、身体平衡和协调控制，涉及下肢各关节和肌肉的协同运动，也与上肢和躯干的姿态有关。步态还涉及人的行为习惯，受职业、教育、年龄、性别的影响，也受各种疾病的影响。任何环节的失调都可能影响步行和步态，而异常也有可能被代偿或掩盖。步行障碍是对病、伤、残者日常生活活动影响较大的功能障碍之一，也是病、伤、残者最迫切需要恢复的功能障碍。

（二）正常步态

1. 正常步态参数

（1）步态周期（gait cycle）：人行走时一侧足跟着地到该侧足跟再次着地的过程被称为一个步态周期，单位通常为秒（s）。一般成人的步态周期为1~1.32秒。根据下肢在步行时的空间位置将步态周期分为支撑期和摆动期。支撑期是在步行中足与地面始终有接触的阶段，占步行周期的60%。支撑期开始于足跟首次触地，经过承重反应、地面反作用力的调整、足跟抬起，结束于足跟离地。摆动期开始于足廓清地面、屈髋带动屈膝，加速肢体向前摆动，结束于下肢前向运动减速，足落地之前，占整个步态周期的40%。

（2）步长（step length）：行走时一侧足跟着地到紧接着的对侧足跟着地所行进的距离称为步长，又称单步长，单位通常为厘米（cm）。健康人平地行走时，一般步长为50~80 cm。个体步长的差异主要与腿长有关，腿长者步长也大。

（3）步幅（stride length）：行走时，由一侧足跟着地到该侧足跟再次着地所行进的距离称为步幅，又称跨步长，单位为厘米（cm），通常是步长的2倍。

（4）步宽（stride width）：在行走中左、右两足间的距离称为步宽，通常以足跟中点为测量参考点，单位通常为厘米（cm），健康人步宽为8±3.5 cm。

（5）足角（foot angle）：在行走中前进的方向与足的长轴所形成的夹角称为足角，健康人约为6.75°。

（6）步频（cadence）：行走中每分钟迈出的步数称为步频，又称步调，单位通常为步/分。健康人通常步频是95~125步/分。

（7）步速（walking velocity）：行走时单位时间内在行进的方向上整体移动的直线距离称为步速，即行走速度，单位通常为米/分（m/min）。一般健康人行走的速度为65~95 m/min，也可以用步行10 m所需的时间来计算。

2. 正常周期中的肌群活动 步行的动力主要来源于下肢及躯干的肌肉作用，在一个步行周期中，肌肉活动具有保持平衡、吸收震荡、加速、减速和推动肢体运动的功能。步态异常通常与肌肉活动的异常有密切关系（表3-9），因此分析肌肉的功能是步态分析的重要组成部分。

表3-9 正常步态周期中主要肌肉的作用

肌肉	步行周期
腓肠肌和比目鱼肌	踝跖屈，支撑期首次触地、支撑期承重到足跟抬起
臀大肌	大腿后伸，摆动期下肢前向运动减速，支撑期首次触地到承重
腘绳肌	屈膝，摆动期中后期，支撑期首次触地到承重反应结束
髂腰肌和股内收肌	屈髋，大腿内收，足离地至抬起
股四头肌	伸膝，首次触地到承重，足离地至抬起，摆动期下肢前向运动减速，准备触地
胫前肌	踝背屈，首次触地至承重反应结束

（三）步态分析方法

步态分析分为临床分析和实验室分析两个方面。临床分析多用观察法和测量法，实验室分析需要借助步态分析仪。

1. 观察法 一种定性分析的方法。让患者按习惯的方式来回行走，观察者从不同方向

（正、背、侧面）观察，注意患者全身姿势和下肢各关节的活动，通过检查表或简要描述的方式记录步态周期中存在的问题；此外，还可以让患者变速、慢速、快速、随意放松步行，分别观察有无异常。步行中，可以让患者停下，转身行走、上下楼梯或斜坡和绕过障碍物，坐下和站起，原地踏步或原地站立，闭眼站立等。用助行器行走的患者只要有可能，应分别使用、不使用助行器行走。

2. **测量法** 一种简单定量的步态分析方法。可以测定时间参数，即让患者在规定距离的道路上行走，用秒表计时，实测行走距离不少于 10 m，两端应至少再加 2~3 m 以便受试者起步加速和减速停下；也可以测定距离参数，常用足印法，即用滑石粉或墨水，使患者行走时能在规定走道上或地面铺的白纸上留下足印，测试距离至少 6 m，每侧足不少于 3 个连续足印，以便分析左右两侧各步态参数。

3. **步行能力评定** 一种相对精细的和半定量评定方法，常用 Hoffer 步行能力分级、Holden 步行功能分类进行评定（表 3-10、表 3-11）。

表 3-10 Hoffer 步行能力分级

分级	评定标准
Ⅰ 不能步行	完全不能步行
Ⅱ 非功能性步行	借助膝 - 踝 - 足矫形器（KAFO）、手杖等能在室内行走，又称治疗性步行
Ⅲ 家庭性步行	借助踝 - 足矫形器（AFO）、手杖等可在室内行走自如，但在室外不能长时间行走
Ⅳ 社区性步行	借助 AFO、手杖或独立可在室外和社区内行走、散步，以及可去公园、诊所、购物等，但时间不能持久，如需要离开社区长时间步行时仍需坐轮椅

表 3-11 Holden 步行功能分类

级别	表现
0 级：无功能	患者不能行走，需轮椅或 2 人协助才能行走
Ⅰ 级：需大量持续性的帮助	需使用双拐或需要 1 人连续不断地搀扶才能行走及保持平衡
Ⅱ 级：需少量帮助	能行走但平衡不佳，不安全，需 1 人在旁给予持续或间断的接触身体的帮助或需使用膝 - 踝 - 足矫形器（KAFO）、踝 - 足矫形器（AFO）、单拐、手杖等以保持平衡和保证安全
Ⅲ 级：需监护或言语指导	能行走，但不正常或不够安全，需 1 人监护或用言语指导，但不接触身体
Ⅳ 级：平地上独立	在平地上能独立行走，但在上下斜坡、在不平的地面上行走或上下楼梯时仍有困难，需他人帮助或监护
Ⅴ 级：完全独立	在任何地方都能独立行走

科研小提示

功能性步态评价（functional gait assessment，FGA）可以预测帕金森病患者跌倒情况，当患者 FGA ≤ 18 分时，其未来 6 个月内可能发生跌倒。

4. **实验室步态分析** 主要是对步态进行动力学分析，常用的有：①同步摄像分析，指在 4~8 m 的步行通道的周围设置 2~6 台摄像机，同时记录受试者步行图像，并采用同步慢放的方式，对受试者的动作进行分解观察和分析。②三维数字化分析，指通过 2~6 台数字化检测仪或特殊摄像机连续获取受试者步行时关节标记物的信号，通过计算机转换为数字信号，分析受试者的三维运动特征。输出结果包括：数字化重建的三维步态、各关节三维角度变化、速率和时相。③动态肌电图分析，指在步行状态下同步检测多块肌肉的电活动，可以鉴别是原发性神经肌肉功能障碍导致的步态异常，还是骨关节功能障碍和继发性肌肉活动异常引发的步行障碍。

（四）常见异常步态

1. 中枢神经系统损伤步态

（1）偏瘫步态：多见于各种原因所致的脑损伤。由于下肢伸肌紧张导致步态周期中髋、膝关节痉挛，膝不能屈曲，髋内旋，踝不能背屈并内翻。行走时患侧腿摆动相向前迈步时下肢由外侧回旋向前，故又称划圈步态。

（2）截瘫步态：多见于脊髓损伤。T_1 以下截瘫患者，通过训练，借助手杖、支具等可达到功能性步行，但截瘫较重患者，双下肢可因肌张力高而始终保持伸直状态，行走时可出现剪刀步，甚至足着地时伴有踝阵挛，而使行走更感困难，又称交叉步或剪刀步。

（3）脑性瘫痪步态：见于脑性瘫痪。由于髋内收肌痉挛，导致行走中两膝常互相摩擦，步态不稳，呈剪刀步或交叉步。

（4）蹒跚步态：见于小脑损伤导致的共济失调。行走时摇晃不稳，不能走直线，状如醉汉，又称酩酊步态。

（5）慌张步态：见于帕金森病或基底节病变。行走时上肢缺乏摆动动作，步幅短小，并出现阵发性加速，不能随意停止或转向，称慌张步态或前冲步态。

2. 肌肉无力步态

（1）臀大肌无力：由于伸髋肌群无力，行走时躯干用力后仰，重力线通过髋关节后方以维持被动伸髋，并控制躯干的惯性向前，形成仰胸凸肚的姿态。

（2）臀中肌无力：由于髋外展肌群无力，不能维持髋的侧向稳定，行走时上身向患侧弯曲，重力线通过髋关节的外侧，依靠内收肌来保持侧方稳定，并防止对侧髋下沉，带动对侧下肢摆动，如果双侧臀中肌均无力，步行时上身左右摇摆，形如鸭子走步，又称鸭步。

（3）股四头肌无力：由于伸膝肌无力，行走时患腿在支撑期不能保持伸膝稳定，上身前倾，重力线通过膝关节的前方，使膝被动伸直，有时患者通过稍屈髋来加强臀肌及股后肌群的张力，使股骨下端后摆，帮助被动伸膝，如果同时合并伸髋肌无力，患者则需要俯身向前，用手按压大腿使膝伸直。

（4）胫前肌无力：由于踝背伸肌无力，患侧下肢在摆动期呈现足下垂，患者通过增加屈髋和屈膝来防止足尖拖地，又称跨门槛步或跨栏步。

3. 其他原因引起的异常步态

（1）短腿步态：如一侧下肢缩短超过 2.5 cm 时，患腿支撑期可见同侧骨盆及肩下沉，摆动期则有患足下垂。

（2）疼痛步态：当各种原因引起患腿负重时疼痛，患者尽量缩短患腿的支撑期，使对侧下肢跳跃式摆动前进，步长缩短，又称短促步。

随堂测 3-1

（梁红霞）

第二节 心肺功能评定

心功能评定可以对各种心脏病的严重程度做出评定，以判断预后，指导心脏疾病的康复，评定患者运动的安全性及康复效果。肺功能评定可以对呼吸生理状况做出质与量的评估，以明确肺功能障碍的程度及类型，判断康复疗效，制订康复护理计划。运动可诱发心血管异常反应，常用运动试验对心功能进行评定。

一、心功能评定

（一）概述

1. **心功能容量** 心功能容量（functional capacity，FC）又称心脏有氧能力，其单位是代谢当量（metabolic equivalent of energy，MET），一个代谢当量是指机体在坐位休息时，摄氧 3.5 ml/（kg·min）。心功能容量是指在有氧运动范围内，机体所能完成的最大运动时的 MET 值，是与最大耗氧量相当的 MET 值，即心功能容量是机体进行最大强度活动时的耗氧量，但其单位常以 MET 来表示。据研究，正常人的心功能容量为 17.6–0.13× 年龄（岁）（MET），对于有冠状动脉粥样硬化性心脏病（简称冠心病）危险的人，其心功能容量（FC）降至 12.0–0.08× 年龄（岁）（MET），即同为 60 岁，健康人和有冠心病危险的人的 FC 分别为 9.8 MET 和 7.2 MET，见表 3-12。

表 3-12　各种心功能状态时的代谢当量及可以进行的活动

心功能	MET	可以进行的活动
Ⅰ级	≥ 7	携带 10.90 kg 重物连续上 8 级台阶；携带 36.32 kg 重物进行铲雪等活动或滑雪、篮球、回力球、手球、足球等运动；慢跑或走（速度为 8.045 km/h）
Ⅱ级	≥ 5，< 7	携带 10.90 kg 以下的重物上 8 级台阶；性生活；养花种草类型的工作；步行（速度为 6.436 km/h）
Ⅲ级	≥ 2，< 5	徒手走下 8 级台阶；可以自己淋浴、换床单、拖地、擦窗；步行（速度为 4.023 km/h）；打保龄球、连续穿衣
Ⅴ级	< 2	不能进行上述活动

2. **心功能分级** 目前主要采用美国纽约心脏病学会（NYHA）提出的一项分级方案，主要是根据患者自觉的活动能力将心功能划分为四级，见表 3-13。

表 3-13　心脏功能分级（NYHA）

功能分级	临床情况	持续 - 间歇活动的能量消耗（kcal/min）	最大代谢当量（MET）
Ⅰ	患有心脏病，其体力活动不受限制。一般体力活动不引起疲劳、心悸、呼吸困难或心绞痛	4.0~6.0	6.5
Ⅱ	患有心脏病，其体力活动稍受限制。休息时感到舒适，一般体力活动时，引起疲劳、心悸、呼吸困难或心绞痛	3.0~4.0	4.5
Ⅲ	患有心脏病，其体力活动大受限制。休息时感到舒适，较一般体力活动轻时，即可引起疲劳、心悸、呼吸困难或心绞痛	2.0~3.0	3.0
Ⅳ	患有心脏病，不能从事任何体力活动。在休息时也有心功能不全或心绞痛症状，任何体力活动均可使症状加重	1.0~2.0	1.5

（二）心电运动试验

1. **定义** 心电运动试验又称递增负荷运动试验，是让患者利用定量准确的心功能检测仪进行负荷递增运动的同时进行心电、血压、脉搏的测定，直至患者出现预定的终止运动的指征为止，以测定患者心功能容量的方法。

2. **目的**

（1）冠心病的早期诊断：具有较高的灵敏性（60%~80%）和特异性（71%~97%）。主要通

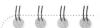

过运动增加心脏负荷和心肌耗氧量，根据心电图 ST 段偏移情况诊断冠心病。

（2）鉴定心律失常：运动中诱发或加剧心律失常往往提示为器质性心脏病，应注意休息，避免运动，并及时调整康复训练计划和强度；运动中心律失常减少或消失提示属于良性心律失常，并非一定要限制运动和日常生活。

（3）鉴定呼吸困难或胸闷的性质：如果在心电运动试验中诱发呼吸困难或胸闷，多属于器质性疾病。

（4）判定冠状动脉病变的严重程度及预后：心电运动试验中发生心肌缺血的运动负荷越低、心肌耗氧水平越低、ST 段下移程度越大，则说明冠状动脉病变也越严重，预后也越差。

（5）确定患者进行运动的危险性：低水平心电运动试验中诱发心肌缺血、心绞痛、严重心律失常、心力衰竭症状等，均提示患者进行运动的危险性大。

（6）评定康复治疗效果：从心电运动试验中获得心脏电活动和血流动力学参数，结合运动超声心动图和气体代谢等指标，来判断冠状动脉病变的程度、心功能和预后，为患者制订合理的运动处方，通过重复进行运动试验，根据患者对运动耐受程度的变化，评定康复治疗效果。

（7）其他：根据心电运动试验的反应，协助患者选择必要的治疗，如手术适应证。

3. 种类

（1）按所用设备分类：包括活动平板试验、踏车运动试验、手摇车运动试验和台阶试验。

1）活动平板试验：患者按预先设计的运动方案，在能自动调节坡度和速度（运动强度）的活动平板上进行走 - 跑运动，逐渐增加心率和心脏负荷，最终达到预期的运动目标。优点是接近日常活动生理状态，可以逐步增加负荷量，诊断的敏感性和特异性较高，在运动中可以连续监测心电变化，安全性好。活动平板改良 Bruce 方案见表 3-14。

表 3-14　活动平板改良 Bruce 方案

分级	速度（km/h）	坡度（%）	时间（min）	代谢当量（MET）
0	2.7	0	3	1.7
1/2	2.7	5	3	2.9
1	2.7	10	3	4.7
2	4.0	12	3	7.1
3	5.5	14	3	10.2
4	6.8	16	3	13.5
5	8.0	18	3	13.5
6	8.9	20	3	20.4
7	9.7	22	3	23.8

2）踏车运动试验：是指坐位或卧位下，在固定的功率车上进行运动，可增加踏车阻力，调整运动负荷。WHO 推荐的运动试验方案见表 3-15。

表 3-15　WHO 推荐的运动试验方案

分级	运动负荷 [（kg·m）/min]		运动时间（min）
	男	女	
1	300	200	3
2	600	400	3

续表

分级	运动负荷 [（kg·m）/min]		运动时间（min）
	男	女	
3	900	600	3
4	1200	800	3
5	1500	1000	3
6	1800	1200	3
7	2100	1400	3

3）手摇车运动试验：原理与踏车运动相似，只是将下肢踏车改为上肢摇车。此试验适用于下肢功能障碍者。

4）台阶试验：一种简便易行的评定心功能的方法。试验中的运动负荷是由台阶高度、运动节律、运动时间组成，按年龄、性别、体重和肺活量不同，评价指标不同。台阶试验指数值越大，心血管系统的功能水平越高。严重心血管疾病患者禁忌进行台阶试验。

（2）按终止试验的运动强度分类：包括极量运动试验、亚（次）极量运动试验、症状限制性运动试验和低水平运动试验。

1）极量运动试验（maximal exercise testing）：指运动强度到达极致或主观最大运动强度的试验。可按患者的性别和年龄推算出预计最大心率（220– 年龄）作为终止试验的标准。极量运动试验适用于健康的青年人和运动员，以测定个体最大运动能力、最大心率和最大摄氧量。

2）亚（次）极量运动试验（submaximal exercise testing）：指运动至亚极量心率，即按年龄预计最大心率（220– 年龄）的 85%~90%，或达到参照值（195– 年龄）时结束试验。亚（次）极量运动试验适用于测定非心脏病患者的心功能和体力活动能力。服用某些药物如 β 受体阻断药及抗高血压药的患者，由于这些药物会影响安静心率和运动心率，因此不宜采用预计的亚极量心率作为终止试验的标准。

3）症状限制性运动试验（symptom limited exercise testing）：指运动进行至出现必须停止运动的指征为止。症状限制性运动试验终点的指征：①出现呼吸急促或困难、胸闷、胸痛、心绞痛、极度疲劳、下肢疼挛、严重跛行、身体摇晃、步态不稳、头晕、耳鸣、恶心、意识不清、面部有痛苦表情、面色苍白、发绀、出冷汗等症状和体征。②运动负荷增加时收缩压不升高反而下降，低于安静时收缩压 10 mmHg 以上；运动负荷增加时收缩压上升，超过 220~250 mmHg 以上；运动负荷增加时舒张压上升，超过 110~120 mmHg 以上；或舒张压上升超过安静时 15~20 mmHg 以上。③运动负荷不变或增加时，心率不增加，甚至下降超过 10 次 / 分；④心电图显示 ST 段下降或上升超过或等于 1 mm；出现严重心律失常，如异位心动过速，频发、多源或成对出现的期前收缩，R 在 T 上（R-on-T），心房颤动，心房扑动，心室扑动，心室颤动，Ⅱ度以上房室传导阻滞或窦房传导阻滞，完全性束支传导阻滞等。⑤患者要求停止运动；⑥仪器故障等。试验室内应备有急救药品和设备，并对出现的严重并发症及时处理。

4）低水平运动试验（low level exercise testing）：指运动至特定的、低水平的靶心率、血压和运动强度为止，即运动中最高心率达到 130~140 次 / 分，或安静时增加 20 次 / 分；最高血压达 160 mmHg，或与安静时比增加 20~40 mmHg；运动强度达到 3~4 MET 作为终止试验的标准。此试验目的在于检测从事轻度活动及日常生活活动的耐受能力，用于诊断冠心病、评估心功能和体力活动能力，作为住院评价、制订运动处方等的依据。

二、肺功能评定

呼吸的生理功能是进行气体交换。肺循环和肺泡之间的气体交换称为外呼吸，指外界空气与血液之间的气体交换过程，即通过呼吸运动与血液循环，肺泡内的空气与肺部毛细血管内的静脉血之间不断地进行气体交换，静脉血吸收氧，排出二氧化碳，变成含氧丰富的动脉血的过程。体循环和组织细胞之间的气体交换称为内呼吸。内呼吸过程中，氧由毛细血管血液进入组织液，二氧化碳则由组织液进入毛细血管血液。肺功能评价的主要目的是了解呼吸功能障碍的类型和严重程度，动态观察患者的呼吸功能状况，指导患者进行呼吸功能训练。

（一）气促程度分级

根据患者在体力活动中气促的程度对呼吸功能做出初步评定，见表 3-16。

表 3-16 气促程度分级

功能分级	判定标准
0	日常生活能力和正常人无区别
1	一般劳动较正常人容易出现气促
2	登楼、上坡时出现气促
3	慢走 100 m 以内即感到气促
4	讲话、穿衣等轻微动作便感到气促
5	安静时就有气促，不能平卧

（二）肺容积和肺容量的测定

肺容积包括潮气量、补吸气量、补呼气量和残气量四种基本容积，它们互不重叠，全部相加等于肺的最大容量。根据患者在体力活动中气促的程度对呼吸功能做出初步评定。

1. **潮气量（tidal volume，TV）** 指平静呼吸时每次呼出或吸入的气量，正常值为 500 ml。

2. **深吸气量（inspiratory capacity，IC）** 指从平静呼气末做最大吸气时所能吸入的气量，是潮气量和补吸气量之和。IC 是衡量最大通气潜力的一个重要指标，正常成年男性为2600 ml，女性为 1900 ml，占肺活量的 75%。深吸气量减少，提示限制性通气功能障碍，如胸廓、胸膜、肺组织和呼吸肌等的病变。

3. **补吸气量（inspiratory reserve volume，IRV）** 指平静吸气末再尽力吸气所能吸入的气量。正常成年男性为 910 ml。

4. **肺活量（lung volume，LV）** 指最大吸气后从肺内所能呼出的最大气量，是潮气量、补吸气量和补呼气量之和。正常成年男性约为 3500 ml，女性约为 2500 ml。肺活量是反映通气功能的基本指标，阻塞性通气功能障碍时，肺活量可正常或轻度降低，而限制性通气障碍时，肺活量明显降低。

5. **功能残气量（functional residual capacity，FRC）** 指平静呼气末尚存留于肺内的气量，是残气量和补呼气量之和。正常成年人约为 2500 ml。临床中的检测方法是让患者在 5000 ml 纯氧中呼吸 7 分钟，根据氧吸收情况计算而得。功能残气量增加，表示平静呼气后肺泡充气过度，见于肺弹性减退、气道阻塞等疾病；功能残气量减少见于肺间质纤维化、肺切除术后。

6. **肺总（容）量（total lung capacity，TLC）** 指肺能容纳气体的总量，是肺活量和残气量之和。正常成年男性约为 5000 ml，女性约为 3500 ml。肺总量增加见于阻塞性肺疾病，如肺气肿等；肺总量减少见于限制性肺疾患，如弥漫性肺间质性纤维化。

（三）通气功能测定

1. **每分钟静息通气量（minute ventilation，VE）** 指平静呼吸时每分钟进或出肺的气体总量。VE= 呼吸频率 × 潮气量。平静呼吸时，成人呼吸频率如每分钟 12 次，潮气量为 500 ml，则每分钟静息通气量为 6 L。

2. **最大通气量**（maximal ventilatory volume，MVV） 指尽力做深快呼吸时，每分钟所能吸入或呼出的最大气量。它反映单位时间内充分发挥全部通气能力所能达到的通气量，是估计一个人能进行多大运动量的生理指标。测定时，一般只测量 10 秒或者 15 秒的最深最快的呼出或吸入气量，再换成每分钟的，一般可达 70~120 L。

3. **用力肺活量**（forced vital capacity，FVC） 指尽力最大吸气后，尽力尽快呼气所能呼出的最大气量。该指标是指将测定肺活量的气体用最快速呼出的能力。其中，开始呼气第一秒内的呼出气量为第一秒用力呼气量（forced expiratory volume in one second，FEV$_1$），通气功能常以 FEV$_1$/FVC（%）表示。正常人 3 秒内可将肺活量全部呼出，第一秒、第二秒、第三秒所呼出气量各占 FVC 百分率的正常值分别为 83%、96%、99%。FEV$_1$ 的正常值男性为（3179±117）ml，女性为（2314±48）ml。FEV$_1$/FVC（%）正常为 >80%，低于 80% 表明气道阻塞性通气障碍的存在。

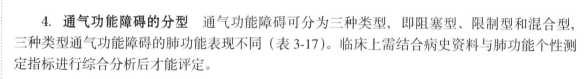

知识链接

呼吸功能障碍患者的全面评估

详细全面的评估可以为呼吸功能障碍患者制订科学的康复护理方案，也为健康管理提供重要的依据，因此评估的内容应该包括病史、体格检查（生命体征、身高、体重、呼吸模式、辅助呼吸机的使用、胸部检查）、完整肺功能检查、症状评估、呼吸困难评估、疲劳评估（疲劳严重程度量表）、肌肉骨骼及运动能力评估（包括衰弱、握力、步态、平衡、跌倒风险）、疼痛评估、日常生活活动（ADL）评估、营养评估、社会心理评估、生活质量评估等，全面的评估是确定个体化康复护理方案的重要组成部分，从而保证患者康复效率的最大化和康复风险的最低化，以保证安全有效的康复和护理实践。

随堂测 3-2

4. **通气功能障碍的分型** 通气功能障碍可分为三种类型，即阻塞型、限制型和混合型，三种类型通气功能障碍的肺功能表现不同（表 3-17）。临床上需结合病史资料与肺功能个性测定指标进行综合分析后才能评定。

表 3-17 三种类型通气功能障碍的肺功能表现

肺功能	项目	阻塞型	限制型	混合型
肺容量	肺活量（VC）	正常或下降	明显下降	下降
	功能残气量（FRC）	明显下降	明显下降	不一定
	肺总（容）量（TLC）	正常或上升	明显下降	不一定
	残气量/肺总量（RV/TLC）	上升	不一定	不一定
通气功能	用力肺活量（FVC）	正常或下降	明显下降	明显下降
	第一秒用力呼气量（FEV$_1$）	明显下降	下降	明显下降
	通气功能（FEV$_1$/FVC）	明显下降	正常或上升	正常或下降
	最大通气量（MVV）	明显下降	下降	明显下降
	最大呼气中期流速（MMEF）	明显下降	下降	明显下降

（梁红霞）

第三节　感知与认知功能评定

一、感知功能评定

（一）概述

人体对于客观世界的认识包括感知和认知两个过程。感知是感觉和知觉的合称，是指将视、听、触等感觉信息综合为有含义的认识。其中感觉是大脑对当前直接作用于感觉器官的客观事物的个别属性的反映，包括触觉、听觉、视觉、味觉、嗅觉、运动觉、位置觉。知觉是大脑对感觉器官所得到的信息进行分析和综合所形成的客观事物的整体形式的反映。因此说，感觉是客观的，知觉是主观的。

（二）感觉功能评定

人体主要的感觉有躯体感觉（包括浅感觉、深感觉和复合感觉）、特殊感觉（视觉、听觉、嗅觉、味觉）和内脏感觉等。躯体感觉检查包括：浅感觉检查、深感觉检查和复合感觉检查。通过感觉功能评定，可以进行定位诊断，判断感觉障碍的分布、性质、程度，也可以防止意外伤害。

1. 浅感觉检查

（1）触觉：用一束棉絮或棉签在患者皮肤上轻轻划过，有毛发处可轻触其毛发，嘱患者说出感受接触的次数。

（2）痛觉：用针尖轻刺患者检查部位的皮肤，询问患者有无疼痛的感觉，两侧对比。

（3）温度觉：用盛有冷水（5~10 ℃）及热水（40~45 ℃）的两试管交替接触患者皮肤，让其辨出冷、热感觉。正常人能辨别出相差 10 ℃的温度。

2. 深感觉检查

（1）运动觉：患者闭目，检查者轻轻夹住患者的手指或足趾两侧，上下运动 5° 左右，让患者说出移动的方向。

（2）位置觉：患者闭目，检查者将患者一侧肢体摆成某一姿势，让患者说出肢体摆放位置，或用另一肢体模仿。

（3）振动觉：将音叉置于患者骨突起部位或关节上（如内踝、外踝、膝盖、胫骨等），询问患者有无振动感觉和持续时间，判断两侧有无差别。

3. 复合感觉检查

（1）两点辨别觉：患者闭目，检查者以钝角两脚规的 1 或 2 点交替刺激患者皮肤上的两点，检查患者有无能力辨别，再逐渐缩小两脚间距，直到患者感觉为一点为止。正常身体各部位辨别两点的能力不尽一致：指尖掌侧为 2~8 mm，手背为 2~3 cm，躯干为 6~7 cm。检查时观察两侧是否对称。

（2）图形觉：患者闭目，检查者用笔或竹签在其皮肤上画图形（方形、圆形、三角形等）或写一些简单的数字（1、2、3 等），让患者分辨。左、右分别测试，以观察患者能否在闭目的情况下正确判断。

（3）实体觉：患者闭目，检查者让其用单手触摸熟悉的物体，如钢笔、纽扣等，嘱其说出物体的大小、形状、硬度、轻重及名称。左、右分别测试。

4. 感觉评定注意事项

（1）评定前让患者了解检查的方法和意义，以取得合作。

（2）评定时患者的精神状态应当良好，意识清楚，检查的部位应充分暴露。

（3）评定时患者宜闭目，切忌暗示性提问，以免影响患者的判断；检查顺序从感觉障碍区至正常区，先查患侧，后查健侧。

（4）评定时要注意左右侧、远近侧的对比。

（三）知觉障碍评定

感觉是知觉的基础，没有感觉就没有知觉。但知觉不是感觉的简单组合，它与个体的知识、经验密切相关。知觉障碍是指患者对客观事物能够认知，但对其部分属性，如大小比例、形状结构或时间空间的动静关系产生错误的知觉体验，主要表现为失认症和失用症。

1. **失认症评定**　失认症（agnosia）是指患者在无感觉障碍、智力减退、意识模糊、注意力不集中等情况下丧失了对物品、人、声音、形状或者气味的感知能力。

（1）单侧忽略：指脑损伤患者各种初级感觉正常，不能对大脑损伤灶对侧身体或空间呈现的刺激做出反应。评定方法常采用线段二等分试验、字母删除测试、临摹试验和双侧同时刺激检查。

（2）躯体失认：指对身体部位、位置、各部位相邻关系及与周围物体关系的认识障碍，多见于优势大脑半球的损害。主要包括躯体部位失认、左右分辨困难、单侧忽略、手指失认和疾病失认。检查方法有身体部位识别及命名测试、手指识别及命名测试、拼图、画人像、动作模仿、左右分辨、双手操作、线段二等分试验、字母删除测试、临摹试验、空间表象试验等。

（3）视觉失认：指在没有以失语症为首的语言障碍、智力障碍、视觉障碍等情况下，不能认知、肯定眼前的视觉对象为何物的一种状态。患者可以看到眼前的客观实体，却不知是什么，不知其特质内容（如形状、材质、用途等），即不能识别视觉刺激的意义。检查方法有形态辨别，辨认、挑选物品，图片辨别，涂颜色试验，相片辨认等。

（4）听觉失认：指听力保留，但对所能听到的原本知道的声音的意义不能辨识和肯定的一种状态。这里的声音是指言语音或有意义的非言语音。检查方法有无意义声音配对、声源匹配、音乐匹配等。

（5）触觉失认：指在触觉、温度觉、本体感觉及注意力均无障碍的情况下，患者闭眼的前提下不能通过触摸来辨识从前早已熟悉的物体的意义，如不能命名、不能说明该物品的用途等。检查方法有对物品的质觉、形态、实体的辨认等测验。

2. **失用症评定**　失用症（apraxia）是指由于中枢神经损伤后，在运动、感觉、反射均无障碍的情况下，不能按指令完成原先已学会的动作，即在临床所能诊断的限度内没有麻痹、肌张力异常、共济失调、不随意运动、肌力障碍、理解障碍等情况下，不能按要求完成有目的的运动，不能正确地运用后天习得的技能完成活动。

（1）意念性失用：指无法正常使用日常惯用的物品，其特点为对复杂精细的动作失去应有的正确观念，以致各种基本动作的逻辑次序紊乱，患者只能完成一套动作的一些分解动作，但不能将各个组成部分合乎逻辑地连贯结合为一套完整的动作。例如，知道物体是何物但不会使用、系列动作完成障碍等。评定方法可用日常用具使用试验、活动逻辑试验。

（2）意念运动性失用：言语命令或视觉模仿的动作实现困难，其特点为无意识下能做到的动作，而随意时完成困难，如让患者刷牙时能自动去刷牙，但口头指示其刷牙，却不能完成。评定方法常采用模仿动作试验、口头命令动作试验。

（3）运动性失用：双侧或一侧运动区及其纤维或胼胝体前部病变，引起对侧肢体尤其是上肢远端的运动障碍。一般简单动作无困难，表现为动作笨拙，失去执行精巧、熟练动作的能力，患者被动执行口令、模仿及主动自发动作仅限于上肢远端，如患者不能书写、系衣扣和弹琴等。

（4）穿衣失用：日常穿衣能力丧失，衣服的各个部分与患者身体各部位空间关系障碍。评定方法是给玩具娃娃穿衣或患者给自己穿衣。

（5）结构性失用：将物体构件组合成一定形状的能力障碍，主要类型有物体构成障碍和身体构成障碍。评定方法有画空心十字试验、火柴棒拼图试验、砌积木试验、拼图案试验、几何图形临摹试验。

（6）步行失用：是指患者不能启动迈步动作，但可以越过障碍物，如遇楼梯可以迈步上行。

二、认知功能评定

（一）概述

认知是指人脑在对客观事物的认识过程中，对感觉输入信息的获取、编码、操作和使用的过程，是输入、输出之间发生的内部心理过程，这一过程包括直觉、注意、记忆及思维等。某种原因引起的脑损伤可导致不同形式和程度的认知功能障碍，影响患者的生活活动能力，一般包括注意力、记忆力、思维能力的障碍。

（二）认知功能评定方法

认知功能评定主要是对意识状态、智商和记忆能力等功能进行评定，认知功能的检测受到患者交流能力的影响。所以评价时首先用一些简单量表进行筛查试验，然后再进行认知功能的检测。

知识链接

大脑病变部位与认知障碍的关系

认知的结构基础是大脑皮质。大脑皮质由主区和辅助区组成，对事物的观察、分析与判断及对躯体运用的协调均由主区控制，但主区完成这些功能依赖辅助区对行为和智能进行高层次的整合。从总体来看，人体大脑左半球专管语言能力，如语言、阅读、书写，也涉及数学能力和分析能力；右半球专管非词语性的，以形象而不是以词语进行思维，主管与空间合成概念有关的能力，如空间认知与旋律等。

大脑病变部位不同产生的认知障碍各异，例如：①病变在额叶，可产生记忆、注意和智能方面的障碍；②病变在顶叶，可产生空间辨别障碍、失用症、躯体失认症、忽略症和体像障碍；③病变在枕叶，可产生视觉失认症和皮质盲；④病变在颞叶，可产生听觉理解和短期记忆障碍；⑤广泛的大脑皮质损伤，可出现全面的智能减退并且容易痴呆。

1. Rancho Los Amigos 认知功能评定量表　由 Rancho Los Amigos 医疗中心建立的认知功能评定量表，是对神经行为恢复阶段的评估（表 3-18）。

表 3-18　Rancho Los Amigos 认知功能评定量表

分级	特点	认知与行为表现
Ⅰ级	没有反应	患者处于深昏迷，对任何刺激完全无反应
Ⅱ级	一般反应	患者对无特定方式的刺激呈现不协调和无目的的反应，与出现的刺激无关
Ⅲ级	局部反应	患者对特殊刺激起反应，但反应与刺激不协调，反应直接与刺激的类型有关，以不协调延迟方式（如闭着眼睛或握着手）执行简单命令
Ⅳ级	烦躁反应	患者处于躁动状态，行为古怪，毫无目的，不能辨别人与物，不能配合治疗，词语常与环境不相干或不恰当，可以出现虚构症，无选择性注意，缺乏短期和长期的回忆

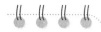

续表

分级	特点	认知与行为表现
V级	错乱反应	患者能对简单命令产生相当一致的反应，但随着命令复杂性增加或缺乏外在结构，反应呈无目的性、随机性或零碎性；对环境可表现出总体上的注意，但精力涣散，缺乏特殊注意能力，用词常常不恰当并且是闲谈，记忆严重障碍常显示出使用对象不当；可以完成以前结构性的学习任务，如借助帮助可完成自理活动，在监护下可完成进食，但不能学习新信息
VI级	适当反应	患者表现出与目的有关的行为，但要依赖外界的传入与指导，遵从简单的指令，过去的记忆比现在的记忆更深更详细
VII级	自主反应	患者在医院和家中表现恰当，能自主进行日常生活活动，很少有差错，但比较机械，对活动回忆肤浅，能进行新的活动，但速度慢，借助结构能够启动社会或娱乐性活动，判断力仍有障碍
VIII级	有目的反应	患者能够回忆并且整合过去和最近的事件，对环境有认识和反应，能进行新的学习，一旦学习活动展开，不需要监视，但仍未完全恢复到发病前的能力，如抽象思维，对应激的耐受性，对紧急或不寻常情况的判断等

2. **痴呆筛选量表** 简易精神状态检查量表（mini-mental status examination，MMSE）由 Folstein 等于 1975 年编制，是当前国际上非常具有影响力的标准化智力状态检测工具之一（表 3-19）。

表 3-19 简易精神状态检查量表

项目	对	错	项目	对	错
1. 今年是哪一年？	1	0	16. 86-7=？	1	0
2. 现在是什么季节？	1	0	17. 79-7=？	1	0
3. 现在是几月？	1	0	18. 72-7=？	1	0
4. 今天是星期几？	1	0	19. 辨认物品：铅笔	1	0
5. 今天是几号？	1	0	20. 复述：四十四只石狮子	1	0
6. 你现在在哪个省？	1	0	21. 按卡片指令做动作（闭眼睛）	1	0
7. 你现在是在哪个市？	1	0	22. 口头指令：用右手拿纸	1	0
8. 你现在在哪个医院？	1	0	23. 口头指令：将纸对折	1	0
9. 你现在在哪个楼层？	1	0	24. 口头指令：将纸放在大腿上	1	0
10. 你现在在哪个病床？	1	0	25. 说一完整的句子	1	0
11. 复述：皮球	1	0	26. 回忆复述过的物品：皮球	1	0
12. 复述：国旗	1	0	27. 回忆复述过的物品：国旗	1	0
13. 复述：树木	1	0	28. 回忆复述过的物品：树木	1	0
14. 100-7=？	1	0	29. 辨认物品：手表	1	0
15. 93-7=？	1	0	30. 按样画图	1	0

注：文盲 ≤ 17 分，小学文化程度者 ≤ 20 分，中学以上文化程度者 ≤ 24 分，可考虑为痴呆

3. **Loewenstein 作业治疗认知评定（LOTCA）** 该法最先是用于脑损伤患者的认知评定，在康复医学科一般用于脑血管病、脑外伤和中枢神经系统发育障碍等疾病导致的认知障碍检测。该方法简便、实用、可靠，评定的目的更侧重于对以后的治疗进行指导。其内容分为定向检查、视知觉检查、空间知觉检查、动作运用检查、视运动组织检查和思维操作检查。测量时间为 30~40 分钟，也可分 2~3 次完成（表 3-20）。

随堂测 3-3

表 3-20 Loewenstein 作业治疗认知评定量表

测试项	分数								备注
	高							低	
定向									
1. 地点定向（OP）	1	2	3	4	5	6	7	8	
2. 时间定向（OT）	1	2	3	4	5	6	7	8	
视知觉									
3. 物体识别（OI）	1	2	3	4					
4. 形状识别能力（SI）	1	2	3	4					
5. 图形重叠识别（OF）	1	2	3	4					
6. 物体一致性识别（OC）	1	2	3	4					
空间知觉									
7. 身体方向（SP1）	1	2	3	4					
8. 与周围物体的空间关系（SP2）	1	2	3	4					
9. 图片中的空间关系（SP3）	1	2	3	4					
动作运用									
10. 动作模仿（P1）	1	2	3	4					
11. 物品使用（P2）	1	2	3	4					
12. 象征性动作（P3）	1	2	3	4					
视运动组织									
13. 重复绘制几何图形（GF）	1	2	3	4					
14. 重复绘制二维图形（TM）	1	2	3	4					
15. 插孔拼图（PC）	1	2	3	4					
16. 彩色方块拼图（CB）	1	2	3	4					
17. 无色方块拼图（PB）	1	2	3	4					
18. 碎图复原（RP）	1	2	3	4					
19. 画钟（DC）	1	2	3	4					
思维操作									
20. 物品分类（CA）	1	2	3	4	5				
21. Riska 无组织的图形分类（RU）	1	2	3	4	5				
22. Riska 有组织的图形分类（RS）	1	2	3	4	5				
23. 图片排序 A（PS1）	1	2	3	4					
24. 图片排序 B（PS2）	1	2	3	4					
25. 几何图形排序推理（GS）	1	2	3	4					
26. 逻辑问题（LQ）	1	2	3	4					

知识链接

神经心理测验中的辩证思维

神经心理测验是诊断认知障碍的主要工具。按照一定的程序实施认知障碍的评估可以起到事半功倍的效果，但每一评价工具均有其局限性和片面性，因此面对复杂的认知

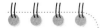

功能评价应善于分析不同认知障碍的类型，找准重点，从而提高评价结果的科学性和准确性。神经心理测验程序包括筛查、特异性检查、成套测验及功能活动检查。①筛查：粗查患者是否存在认知障碍，临床常用敏感性较高的简易精神状态检查量表（MMSE）和蒙特利尔认知评估量表（MoCA）。②特异性检查：该检查主要是进一步确定特定领域的认知障碍。持续作业测试、划消测试用于注意障碍评定；言语短时、长时记忆评定可采用加利福尼亚言语学习测试；非言语记忆测定可采用 Rey-Osterrieth 复杂图形测试；执行功能障碍可采用威斯康星卡片分类测验和言语流畅度检查。③成套测验：主要应用于认知某一领域的系统评价，洛文斯顿认知成套测验（LOTCA）常用于知觉功能检查、韦氏成人记忆量表、Rivermead 行为记忆测试用于记忆障碍的检查。④功能活动检查：直接观察患者 ADL 的表现情况而评定患者某一领域的认知障碍，如日常注意测验（test of everyday attention，TEA）。

（袁　群）

第四节　语言功能评定

一、语言障碍类型

言语（speech）是人们通过相应的神经肌肉活动，运用语言材料和语法规律来表达思想的工具，即说话的能力。语言是一种交流工具，它由语音、词汇和语法所构成的符号系统组成。除了口语交流外，还包括用书面、手势和表情表达信息的交流形式。人类的言语行为由三部分组成：认知能力、对符号系统的识别和运用、交流的态度。认知指知觉、注意、记忆、思维。

语言障碍（language disorder）是指在口语和非口语的过程中，词语的应用出现障碍。表现为在形成语言的各个环节中，如听、说、读、写中某一个或多个部分受损导致的交流障碍。美国语言听力协会（American Speech Language Hearing Association）将语言障碍分为失语症、构音障碍、言语失用、言语错乱及广泛智力损伤性言语五个类型。

1. **失语症（aphasia）** 指由脑损伤引起的已经获得的语言功能受损或丧失，即非痴呆、聋或发音器官功能障碍所致，与智力损伤不成比例的理解和运用言语符号能力的损伤。失语症多见于脑血管意外或脑外伤患者。

2. **构音障碍（dysarthria）** 指由于神经系统损害导致言语肌肉本身和（或）中枢对言语肌肉的控制紊乱而引起的一组发音障碍。患者通常听觉理解正常并能正确选择词汇，而表现为发音和言语不清，重者甚至不能闭合嘴唇、完全不能讲话或丧失发声能力。

3. **言语失用** 指由脑损伤引起，由于随意发音时言语肌肉位置的安排和运动次序方面的紊乱而造成的发音障碍。

4. **言语错乱** 指由脑损伤引起，以失定向、记忆缺陷、思维损伤、言语混乱但句法正常为特征的言语损伤。在自言自语中常有离题和虚构。

5. **广泛智力损伤性言语** 指伴发于痴呆的所有言语形式的效率降低，其损伤程度与智力的损伤成正比。

二、失语症评定

（一）失语的常见原因

造成失语的最常见原因是脑卒中，还有颅脑损伤、脑部肿瘤、脑组织炎症、阿尔茨海默病等。失语症的表现形式取决于脑损害的部位，损害部位不同，临床表现各异。需要注意的是，由于智力减退，意识障碍，听觉、视觉、书写等感觉和运动器官损害引起的语言、阅读和书写障碍不属于失语症的范畴。

（二）失语症的常见症状

1. **听觉理解障碍** 指对口语的理解能力减低或丧失，包括语义理解障碍（指患者能辨认语音，但不明词义）和语音辨认障碍（有听到声音，但不能辨认，给人一种似乎听不见的感觉），常表现为答非所问、复述困难等。

2. **口语表达障碍** 指语言流畅度和韵律的障碍，流畅度以每分钟说出多少个词来表示。每分钟少于 50 个词为非流畅型口语。

3. **阅读障碍** 包括朗读障碍和文字理解障碍，表现为患者不能朗读，但可理解文字的意思；或能够正确朗读，但不理解文字的意思；或既不能朗读，也不能理解文字的意思。

4. **书写障碍** 表现为书写不能、书写障碍、镜像书写、书写过多、惰性书写、错误语法。

（三）失语症的分类

临床常根据损伤部位与失语症的特点对失语症进行分类，常见失语症类型及特征见表 3-21。

表 3-21　常见失语症类型及特征

名称	病灶	自发言语	口语理解	复述	命名	阅读	书写
运动性失语（Broca 失语）	优势侧额下回后部皮质或皮质下	不流利	部分障碍	差	部分或全部障碍	朗读困难，理解好	中度差
感觉性失语（Wernicke 失语）	优势侧颞上回后 1/3 及其周围	流利，错乱	完全障碍	差	部分或全部障碍	朗读困难，理解差	差
传导性失语	优势侧颞叶峡部、岛叶皮质下的弓状束和联络纤维	流利，错乱	几乎正常	很差	常有严重障碍	朗读困难，理解好	中度差
命名性失语	优势侧颞枕，顶结合区	流利	正常	正常	完全障碍	稍差或正常	轻度障碍
经皮质运动性失语	优势侧额叶内侧面运动辅助区，或额叶弥散性损害	不流利，费力	正常	正常	部分障碍	部分障碍	中度差
经皮质感觉性失语	优势侧颞顶分水岭区，主要累及角回和颞叶后下部	流利、言语错乱	严重障碍	正常	部分障碍	严重障碍	差
完全性失语	颈内动脉或大脑中动脉分布区	不流利	完全障碍	完全障碍	完全障碍	完全障碍	差

（四）失语症的评定方法

目前公认的失语症的评定方法很多，可根据实际情况选择应用。

1. **波士顿诊断性失语检查（Boston diagnostic aphasia examination，BDAE）** 是目前最常使用的检查方法，由 17 个分测验组成，分为 5 个大项目，包括会话和自发性言语、听觉理

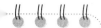

解、口语表达、书面语言理解、书写；此检查能全面详细地检验语言能力，但检查需要的时间较长。

2. **西方失语成套试验（western aphasia battery，WAB）** 是 Kertesz 根据 BDAE 修改缩短制定的，于 1982 年发表，根据流畅度、听理解和复述三项指标将常见失语进行分类，其流程思路清晰，检查时间只需 1 小时，且可按需要评出失语商（AQ）、皮质商（CQ）、操作商（PQ），因而此试验日益受到欢迎。

3. **汉语标准失语症检查** 亦称中国康复研究中心失语症检查法（CRRCAE），只适合成人失语症患者。

4. **汉语失语成套测验（aphasia battery of Chinese，ABC）** 包括自发谈话、复述、命名、理解、阅读、书写、结构与视空间、运用和计算九大项目，并有具体评分标准。此测验于 1988 年开始用于临床，也是目前国内较常用的失语症检查方法之一。

> **科研小提示**
>
> 神经性言语障碍评估是一套符合中国语言及文化特点的言语障碍评估方法，可应用于不同类型的神经性言语障碍的评价。

三、构音障碍评定

构音障碍（dysarthria）是由于发音器官神经肌肉的器质性病变而引起发音器官的肌肉无力、肌张力异常，以及运动不协调等，产生发声、发音、共鸣、韵律等言语运动控制障碍。患者通常听觉理解正常并能正确选择词汇和按语法排列，但在说话时，轻者发音、言语不清，重者完全不能讲话或丧失发声能力。

（一）构音障碍的分类

根据神经系统损害的部位和言语受损程度不同可将构音障碍分为六种类型（表 3-22）。

表 3-22　构音障碍的分类和言语特征

分类	运动障碍的性质	言语特征
弛缓型（周围性运动障碍）	弛缓性瘫痪、肌肉萎缩、舌肌震颤	呼吸音、鼻音重、辅音不准、语句短促
痉挛型（中枢性运动障碍）	痉挛性瘫痪、运动缓慢、活动范围受限	发音增强及说话费力、中断、元音、辅音不准，鼻音重
共济失调型（小脑系统障碍）	运动不协调、运动迟缓、肌张力低下	韵律失常为主，发音中断明显，不规则的言语中断，初始发声困难、声音大，重音和语调异常
运动过少型（锥体外系障碍）	运动缓慢、活动范围受限	单音调，单音量，重音少，有呼吸音或失声现象
运动过多型（锥体外系障碍）	异常的不随意运动	元音、辅音歪曲，变调，音量变化过度和声音终止，产生费力音
混合型（运动系统的多重障碍）	痉挛型与弛缓型混合，痉挛型、弛缓型与共济失调型混合	各种症状的混合

（二）构音障碍的评定方法

构音障碍的评定涉及发音器官的神经反射、运动功能及言语功能障碍。通过询问家属和观察患者的咳嗽反射、吞咽动作和流涎情况来判断反射是否正常。观察患者平静呼吸、口唇在静止和发音时的位置，颌、软腭、喉和舌在静止状态和发音时的动作是否异常。通过患者读字和会话情况，评定患者发音、语速和口腔动作是否有异常。评定时分别对构音器官和构音两部分进行评定。

1. 构音器官的评定

（1）呼吸情况：呼吸类型，次数，最长呼气时间，能否出现快吸气。

（2）喉功能：最长发音时间，音质、音调和音量情况及音调和音量匹配情况。

（3）面部功能：左右是否对称，是否有痉挛、流涎等异常情况。

（4）口部肌肉功能：口唇是否能够闭合及力量如何，口角是否对称。

（5）腭咽机制：软腭运动情况，扁桃体是否正常，是否存在鼻漏气及口漏气，呕吐反射情况。

（6）舌功能：舌运动及灵活性。

（7）下颌：咀嚼功能及下颌反应是否正常。

2. 构音的评定

（1）会话：通过会话观察患者是否可以发声、讲话，有无气息音、鼻音、震颤等，一般需录音 5 分钟。

（2）单词检查：有 50 个单词卡片和与之相对应的 50 张图片，检查时首先向患者出示图片，让其命名，不能自述可采用复述引出，做出正确、置换、省略、歪曲等标记，记录发音的性质和部位，如送气、鼻音等。

（3）音节复述检查：设计共 112 个常用的音节，检查者说一个音节后让患者复述，标记方法同单词检查。

（4）文章水平检查：观察患者的音调、音量、韵律、呼吸运用，记录方法同单词检查。

（5）构音类似运动：选用代表性的 15 个音（f、b、p、m、s、x、sh、r、d、t、n、l、g、k、h）的构音类似运动，检查者示范，患者模仿，用"能"与"不能"标记。

此外，依靠现代化的仪器设备，如鼻流量计、纤维喉镜、电子喉镜、电声门图、肌电图等可对患者说话时发音器官的情况进行直接观察，对各种声学参数进行适时分析。

（袁　群）

随堂测 3-4

第五节　吞咽障碍评定

一、概述

案例 3-1

　　患者老刘，男，于 2020 年 10 月 30 日晨起时，跌倒在地，排尿、排便失禁，含糊不清的呼喊引来了老伴，遂将其送至医院。完善头颅 MRI+DWI 示左侧基底节及放射冠病灶，诊断为"急性脑梗死"，于 2020 年 11 月 20 日入我科。护士详细询问家属得知，老刘 17 年前突发脑出血，遗留左侧肢体乏力，生活可自理；高血压病史 20 年，糖尿病病史 25 年，有心房颤动病史，未规律服药，未定期就诊检查；饮食方面未控制，喜欢重口味食物，近半个月有肺部感染病史，未治愈，发病以来经口进食，进食及饮水期间有呛咳，进食量减少，体重减轻；此次发病时无头晕、剧烈头痛、恶心、呕吐等不适。查体：神志清楚，精神差，T 37.8℃，P 110次/分，R 20次/分，BP 172/105 mmHg，SPO_2 92%。左侧肢体肌力4级，右侧肢体肌力3级，双侧口颜面感觉减退，口腔卫生差，有较多痰痂，舌头活动范围降低，有较多黄黏痰，右侧脸颊可见食物残留，下颌力量不足。

请回答：

1. 该患者吞咽障碍发生在哪个时期？
2. 如何进行吞咽功能评定？

（一）吞咽障碍的定义

吞咽障碍（dysphagia）是指由于下颌、双唇、舌、软腭、咽喉、食管等器官结构和（或）功能受损，不能安全有效地把食物输送到胃内的过程。

（二）吞咽障碍的分期

1. **认知期**　指认识摄取食物的性状、温度、味道等，从而决定进食的速度和一口量的阶段。意识水平低下的患者见到食物可无反应。

2. **准备期**　指摄入食物，完成咀嚼并形成食团，使食物适合吞咽，为吞咽食物做准备的阶段。

3. **口腔期**　指从舌推进食团向后运动开始到食团进入咽部之前的过程。

4. **咽期**　指食团从口咽部到通过食管上括约肌进入食管的阶段。这是吞咽的非自主阶段，一旦开始，必须完成，个体无法在吞咽过程中随时终止。这个阶段，食团"强行进入"咽，并向下传送，直到进入食管。如果是液体食物，则咽阶段紧随口阶段，如果是固体食物，则食物聚集在口咽部5~10秒之后方可进入咽阶段。

5. **食管期**　指食团通过食管上1/3处平滑肌和横纹肌的收缩产生的蠕动波，以及食管下2/3平滑肌收缩将食团送入胃内的阶段，该期不受吞咽中枢控制。

（三）吞咽障碍临床表现

1. **准备期吞咽障碍**　表现为食物或液体从口中漏出或流出，唇闭合无力，食物堆积在口腔前部或一侧，食团形成困难。口腔期表现为流涎，舌无力，食物含在口中，反复咀嚼不咽下。咽期表现为呛咳、鼻腔反流或作呕、反酸，咽部梗阻感，不能吐出口或咽内的分泌物，进食过程中出现呼吸异常，吞咽后声音嘶哑、湿性发音，需频繁清理口咽腔等。

2. **食管性吞咽障碍**　其特征性主诉包括胸痛、胸部堵塞感、延迟反流胃内容物、慢性胃灼热感，进食后呕吐、鼻腔反流等。

3. **吞咽障碍的并发症**　包括误吸、吸入性肺炎、营养不良、心理与社会交往障碍等。

二、吞咽障碍评定方法

吞咽功能评定的目的是了解是否存在吞咽障碍及吞咽障碍的类型、严重程度、预后，分析吞咽障碍的原因，制订治疗方案，预防并发症，评定康复治疗效果。评估前应先征求患者及家属同意，协助患者取舒适体位，评估时观察患者反应，有无疲劳、不适等，及时休息、处理，适时鼓励，评估后协助擦干净口唇液体。若一次不能完成评估，可分次进行。

（一）初步筛查

询问患者既往存在哪些可能造成吞咽障碍的疾病史，如脑卒中、颅脑外伤、脑部肿瘤、头颈部手术等；本次发病后患者有无吞咽方面的主诉；了解患者目前的进食方式、进餐时长、食物类型和营养状态的变化，进食过程中的异常表现，有无原因不明的发热或吸入性肺炎。如果患者存在意识障碍，不能配合询问，可以询问患者的家属或照顾者。评估患者的意识状态和头部抬高的姿势。

（二）问卷筛查

使用进食评估问卷调查工具 -10（EAT-10）进行问卷筛查，适用于已有饮水和进食经历的患者。EAT-10 总分≥ 3 为异常（表 3-23）。

目的：为识别吞咽障碍高风险人群，对症状严重性、生活质量和治疗有效性进行结局测量。

表 3-23　进食评估问卷调查工具 -10（EAT-10）

项目	评分标准				
	0（没有）	1（轻度）	2（中度）	3（重度）	4（严重）
1. 我的吞咽问题已经使我的体重减轻					
2. 我的吞咽问题影响到我在外就餐					
3. 吞咽液体费力					
4. 吞咽固体食物费力					
5. 吞咽药片（丸）费力					
6. 吞咽时有疼痛					
7. 我的吞咽问题影响我享用食物时的感觉					
8. 我吞咽时有食物卡在喉咙里的感觉					
9. 我吃东西时会咳嗽					
10. 我吞咽时感到紧张					

（三）吞咽功能评估

1. **咽反射的评估**　用棉签触碰硬腭与软腭的交界处或软腭与悬雍垂的下缘（图 3-5）。触碰会引起软腭向上、向后运动，但咽壁不会有反应，也不会造成呕吐反应。

2. **呕吐反射评估**　用棉签触碰舌面或用喉镜触碰舌根、咽后壁，触碰后观察是否能引起整个咽后壁和软腭强劲而对称的收缩。若咽后壁收缩不对称，可怀疑有单侧吞咽无力。

3. **咳嗽反射评估**　方法为用手指快速按压胸骨上窝处或环状软骨下软骨环间，观察患者是否即刻咳嗽及咳嗽的力量（图 3-6）。咳嗽反射是由于气管、咽黏膜受刺激而出现的一种应激性咳嗽反应。观察患者自主咳嗽及受刺激后的咳嗽反应，如果咳嗽反射减弱或消失，导致咽及气管内的有害刺激物误吸，容易产生吸入性肺炎。

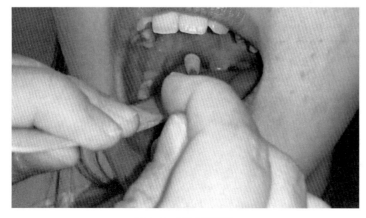

图 3-5　咽反射评估

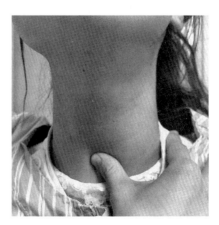

图 3-6　咳嗽反射评估

（四）口颜面功能评估

口颜面功能评估方法如下。面部观察：有无口角歪斜、眼睑下垂等；口腔内部观察：舌、软腭等器官有无萎缩、缺失，舌有无震颤，口腔卫生情况等；下颌的运动及抗阻评估；唇、颊部的运动及抗阻评估：观察口角有无流涎，流涎的量，唇角外展、缩唇、闭唇鼓腮时唇的运动；舌的运动及抗阻评估：观察静止时舌的位置，伸舌、舌向左右两边摆动、舌环转动等的运动及抗阻情况，舌的敏感度，有无感觉过敏、减退或缺失。

（五）反复唾液吞咽测试

反复唾液吞咽测试是一种评估反复吞咽能力的方法，反复吞咽能力与误吸的相关性高。患者取坐位或半坐位，检查者将示指与中指分别放在患者的舌骨及甲状软骨处，嘱患者反复吞咽，观察在 30 秒内患者吞咽的次数和喉结上抬幅度。若难以启动吞咽，可在舌面上注入约 1 ml 水再吞咽。正常人 30 秒内完成 5~8 次，高龄患者 30 秒内完成 3 次即可。喉上下移动幅度 >2 cm 为正常（图 3-7、图 3-8）。

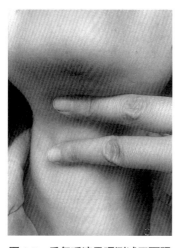

图 3-7　反复唾液吞咽测试正面照

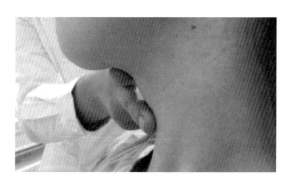

图 3-8　反复唾液吞咽测试侧面照

（六）洼田饮水试验

首先确定患者意识清楚并能够按照指令完成试验，躯干稳定性良好，颈部能够前屈，以防发生误咽和呛咳，出现坠积性肺炎。

方法：患者取坐位，先让患者依次喝下 2~3 汤匙水，如无问题，再让患者像平常一样喝30 ml 水，观察并记录饮水时间、吞咽次数、有无呛咳、饮水状况等。多个文献报道洼田饮水试验不能够准确预测隐性误吸，但因其具有简单、方便、易操作、容易被护士掌握等优点，仍是临床最常用的吞咽障碍诊断评估工具（表 3-24）。

表 3-24　洼田饮水试验分级及判断标准

分级		标准	结果判断
Ⅰ级	Ⅰa	5 秒内 1 次喝完，无呛咳	正常
	Ⅰb	5 秒以上 1 次喝完，无呛咳	可疑吞咽障碍
Ⅱ级		分 2 次以上喝完，无呛咳	
Ⅲ级		能 1 次喝完，但有呛咳	吞咽障碍
Ⅳ级		分 2 次以上喝完，且有呛咳	
Ⅴ级		常常呛住，难以全部喝完	

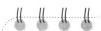

（七）容积－黏度吞咽功能测试

容积-黏度吞咽功能测试（V-VST）作为一种筛查方法，可辅助早期识别存在吞咽障碍危险因素的患者，可从安全性和有效性两个方面评估吞咽功能。安全性是指患者摄食期间避免呼吸道并发症风险的能力。有效性是指患者摄取使其营养和水合状态良好所需热量、营养和水分的能力。

方法：患者取坐位，戴上血氧饱和度仪，把用增稠剂调配成的不同浓度的液体，依次为中稠、低稠、高稠，5 ml、10 ml、20 ml 分别让患者吞咽（图 3-9），从安全性及有效性两方面对患者进行评估（表 3-25）。

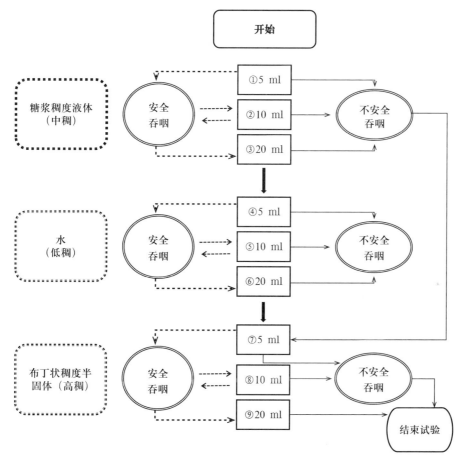

图 3-9 V-VST 流程图

表 3-25 V-VST 测试安全性、有效性指征及结果

安全性指征	结果提示	有效性指征	结果提示
咳嗽	提示部分食团已经通过声带到达呼吸道，发生了误吸	唇部闭合	闭合不完全，可能导致部分食团漏出
音质变化	声音变得湿润或微弱，提示发生了渗漏或误吸	口腔残留	提示舌的运送能力受损，导致低效吞咽
血氧饱和度下降	较基础血氧饱和度下降 3%，提示发生了误吸	分次吞咽	降低摄取的有效性
		咽部残留	提示咽部食团清除能力受损

若出现安全性方面的指征，提示患者可能存在误吸，有导致呼吸系统并发症的相关风险。

根据安全性方面指征，可判断是否要增加稠度继续测试，或结束测试。若出现有效性方面的指征，提示患者可能未摄取足够的营养和水分，可能导致营养不良和脱水等相关风险。V-VST测试结果的评估及建议见表3-26。

表 3-26　V-VST 测试结果的评估及建议

指征	结果判断	建议
不伴安全性或有效性受损	无口咽性吞咽障碍	不受限
伴有效性受损，不伴安全性受损	口咽性吞咽障碍	不出现有效性问题前提下，选择最低稠度和最高容积的液体
伴安全性受损（伴或不伴相关有效性问题）	口咽性吞咽障碍	能够安全吞咽时液体的稠度，安全性一致前提下，尽可能选择高容积液体

科研小提示

对重症有气管切开患者入科后当天即进行染料试验，在误吸诊断方面与吞咽造影检查（VFSS）比较差异无显著性意义，值得推广。

知识链接

染 料 试 验

对于气管切开患者，床边做染料试验，可以筛查是否有误吸。方法：给患者进食一定量的蓝色染料（一种无毒的蓝色食物色素）的混合物，吞咽后将气管套管的气囊放气，通过气管套管深部吸痰以吸除黏附在气囊或气囊上方的分泌物。然后再次深部吸痰，观察气道中是否有蓝染食物。该方法用绿色食物色素也可。

（八）仪器检查

1. **吞咽造影检查**　指在 X 线透视下，针对口、咽、喉、食管的吞咽运动所进行的特殊造影。该检查可以在过程中进行点片或录像来记录所看到的影像，并加以分析，是检查口咽性吞咽功能最常用的方法。具体方法是在 X 线透视的条件下，让患者吞咽不同质地食物（稀流质、浓流质、糊状、固体），从小剂量开始，观察食物由口腔通过咽到食管的整个运动过程。

2. **软管喉镜吞咽检查**　又称纤维喉镜吞咽功能评估（FEES），使用软管喉镜进入患者口咽部和下咽部，观察会厌、会厌谷、舌根、咽壁、喉、杓状软骨、声带等咽及喉的解剖结构和功能状态，如梨状陷窝的唾液存留情况等，观察声道、咽喉部吞咽通道的变化，以及其与吞咽、发音、呼吸的关系。

3. **咽腔测压检查**　使用带有环周压力感应器的固体测压管对吞咽过程进行检查，压力传感器将感受到的信息传导到电子计算机进行整合及分析，得到咽收缩峰值压及时间、食管上段括约肌静息压、松弛率及松弛时间。根据数据，分析有无异常的括约肌开放、括约肌的阻力和咽推进力。

4. **表面肌电图检查**　将电极贴于吞咽活动肌群的表面，包括腭咽肌、腭舌肌、舌后方肌群、舌骨肌、颏舌肌等，检测吞咽肌群活动的生物电信号。

5. **其他检查**　放射性核素扫描检查和超声检查也可用于吞咽功能评定。放射性核素扫描检查可对吞咽的有效性和吸入量做定量分析，观察到不同病因所致的吞咽障碍的吞咽模式。超

声检查可对不同吞咽时间食物残留情况进行定性分析，尤其对发现舌的异常运动有明显的优越性，因此常用于儿童患者中。

（李　娟）

第六节　心理评定

一、概述

> **案例 3-2**
>
> 　　患者，男，22 岁，自从高三考入大学后，郁郁寡欢已经 4 年了。他总是对身边的人和事都不感兴趣，时常心烦意乱，学习吃力，对未来也毫无信心，和同学相处不融洽，看见同学们凑在一起说话也会觉得烦躁。最近几个月，出现了失眠、焦虑、神疲乏力，有时还感到气短、心悸、胸闷，心情极为痛苦烦闷，情绪低落，自觉前途渺茫，不止一次考虑从阳台上跳下去。
>
> 　　请回答：
> 　　1. 该患者是否出现了心理问题？
> 　　2. 心理评定的方法有哪些？

　　心理评定是运用访谈、调查、心理测量、观察和实验室检查等方法对患者的心理和行为进行系统评定的过程，其中心理测量是可以被量化的评估方法，一般主张多种方法结合以达到比较好的评估效果。在康复医学中常用的几种心理评定方法包括智力测验、人格测验和情绪测验。

知识链接

临床心理评估中的治疗性评估

　　治疗性评估（therapeutic assessment，TA）是指在尊重、支持、平等、共情、理解、温和、协作的氛围下，运用评估工具和技术，借助评估人员与被评估者之间的人际互动，积极反馈，最大化促进被评估者积极转变的一种半结构评估方法。治疗性评估关注互动因素给临床实践者的启发，推进心理评估人员重视评估过程的人际互动及双方主观经验，较之传统的心理评估，发挥并强化了该过程的治疗作用。从心理评估到心理治疗，通常是连续进行的，治疗性评估为更大程度提高心理健康服务的效果、更好地促进被评估者转变、提高临床干预效果提供了思路。

　　资料来源：李小平，师彬彬，吴志国，等．临床心理评估中的治疗性评估 [J]．中国心理卫生杂志，2021，35（2）：102-107.

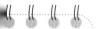

二、心理评定的方法

（一）智力测验

智力也称智能，是指人认识、理解客观事物并运用知识、经验等解决问题的能力，包括观察力、理解力、记忆力、思维能力等。智力测验是通过测验的方式衡量个体智力水平高低的一种科学方法。智力测验的结果一般用智商表示。常用的测验量表如下。

1. 韦氏智力量表 由美国心理学家韦克斯勒编制的一组智力测验量表，是国际上通用的权威性智力测验量表。共有三套：韦氏成人智力量表、韦氏儿童智力量表、韦氏幼儿智力量表。我国心理学家在 20 世纪对韦氏智力量表进行了修订，适合于 16 岁以上的成人，即韦氏成人智力量表（表 3-27）。

表 3-27　韦氏成人智力量表

类别	测试项目和内容	所测能力
言语测试	知识：29 个题目，包括历史、地理、天文等	知识、兴趣范围和长时记忆等能力
	领悟：14 个题目，涉及社会风俗、价值观、成语等	对社会的适应程度，尤其是对伦理道德的判断能力
	算术：14 个心算，要计时	对数的概念和操作（加、减、乘、除）能力、注意力及解决问题的能力
	相似性：念 13 对词给患者听，要求说出每对词的相似性	抽象和概括能力
	数字广度：念一组数字给患者听，要求顺背 3~12 位数，倒背 2~10 位数	瞬时记忆和注意力
	词汇：念 40 个词汇给患者听，要求在词汇表上指出并说明其含义	词语理解和表达词义的能力
操作测试	数字符号：阿拉伯数字 1~9 各配一符号，要求患者给测验表上 90 个无顺序的数字配上相应的符号，限时 90 秒	手 - 眼协调能力、注意记住能力和操作速度
	画图填充：21 个图画，都缺失一个重要部分，要求说出缺失什么并指出缺失部分	视觉辨认能力、对组成物件要素的认识能力及扫视后迅速抓住缺点的能力
	木块图案：要求患者用 9 块红白两色的立方形木块按照木块测验图卡片组合成图案，共 7 个	辨认空间关系的能力、视觉分析综合能力
	图片排列：把说明一个故事的一组图片打乱顺序后给患者看，要求摆成应有的顺序，共 8 组	逻辑联想能力、判断部分与整体的关系能力、思维灵活性
	图形拼凑：把人体、头像等图形的碎片给患者，要求拼成完整的图形，共 4 个	想象力、抓住事物线索的能力、手 - 眼协调能力

2. 斯坦福 - 比奈智力量表 由斯坦福大学推孟（Terman）在比奈 - 西蒙量表基础上修订的衡量个体智力水平的量表。此量表包括 30 个项目，既有对较低级的感知觉方面的测量，也有对比较高级的判断、推理、理解等方面的测量。

（二）人格测验

人格是指一个人比较稳定的心理活动特点的总和，它代表着个体对现实的稳定态度和与之相应的习惯化的行为方式，包括性格、兴趣、爱好、气质、价值观等。人格测验则是测量个体在一定情境下经常表现出来的典型行为和情感反应，评定方法大致可分为两类：问卷法和投射法，临床常用问卷法进行人格评定。常用的测验量表如下。

1. 艾森克人格问卷（EPQ） 一种自陈量表，有成人版和少年版两种形式，各包括 4 个量表：E——内外向；N——神经质，又称情绪性；P——精神质，又称倔强、讲求实际；L——

谎造或自身隐蔽。经艾森克等人的因素分析计算，前 3 个量表代表人格结构的 3 种维度，它们是彼此独立的，L 则是效度量表，代表假托的人格特质，也表现社会性朴实、幼稚的水平。

2. **明尼苏达多相人格问卷（MMPI）**　由美国明尼苏达大学心理学家哈兹威与精神科医生麦今利编制的自我报告式的个性量表。中国科学院心理研究所宋维真等于 20 世纪 80 年代对 MMPI 进行修订，在广泛试用的基础上，探索出适合我国国情的人格调查表。

（三）情绪测验

情绪是个体对外界刺激的主观的有意识的体验和感受，具有心理和生理反应的特征。情绪是无法直接观测的内在的感受，但能够通过其外显的行为或生理变化来进行推断。残疾可使人的情绪发生很大变化，残疾患者常出现焦虑、抑郁，甚至悲观失望。

1. **焦虑**　指一种缺乏明显客观原因的内心不安或无根据的恐惧，是人们遇到某些事情如挑战、困难或危险时出现的一种正常的情绪反应。焦虑通常情况下与精神打击及可能造成的威胁或危险相联系，主观表现为感到紧张、不愉快，甚至痛苦以至于难以自制，严重时会伴有自主神经系统功能的变化或失调。焦虑程度常用汉密尔顿焦虑量表（Hamilton anxiety scale，HAMA）及焦虑自评量表（self-rating anxiety scale，SAS）进行评定。HAMA 每个项目为 5 级评分：0 分为无症状；1 分为症状轻微；2 分为有肯定的症状，但不影响生活活动；3 分为症状重，需处理，已经影响生活活动；4 分为症状极重，严重影响生活活动。总分 ≥ 29 分，可能为严重焦虑；总分 ≥ 21 分，肯定有明显焦虑；总分 ≥ 14 分，肯定有焦虑；总分 ≥ 7 分，可能有焦虑；总分 < 7 分，无焦虑症状。HAMA 评定方法见表 3-28。

表 3-28　汉密尔顿焦虑量表

项目	分数	说明
1. 焦虑心境	0　1　2　3　4	担心、担忧，感到有最坏的事情要发生，容易激惹
2. 紧张	0　1　2　3　4	紧张感，易疲劳，不能放松，易哭，颤抖，感到不安
3. 害怕	0　1　2　3　4	害怕黑暗、陌生人、独处、动物、乘车或旅行及人多的场合
4. 失眠	0　1　2　3　4	难以入睡，易醒，睡眠不深，多梦，梦魇，夜惊，醒后感疲倦
5. 认知功能	0　1　2　3　4	或称记忆、注意障碍。注意力不能集中，记忆力差
6. 抑郁心境	0　1　2　3　4	丧失兴趣，对以往爱好缺乏快感，忧郁，早醒，昼轻夜重
7. 肌肉系统症状	0　1　2　3　4	肌肉酸痛，活动不灵活，肌肉抽动，肢体抽动，牙齿打战，声音发抖
8. 感觉系统症状	0　1　2　3　4	视物模糊，发冷发热，软弱无力，浑身刺痛
9. 心血管系统症状	0　1　2　3　4	心动过速，心悸，胸痛，血管跳动感，昏倒感，期前收缩
10. 呼吸系统症状	0　1　2　3　4	胸闷，窒息感，叹息，呼吸困难
11. 胃肠道症状	0　1　2　3　4	吞咽困难，嗳气，消化不良，肠动感，肠鸣，腹泻，体重减轻，便秘
12. 生殖泌尿系统症状	0　1　2　3　4	尿频、尿急、停经、性冷淡、过早射精、勃起不能、阳痿
13. 自主神经症状	0　1　2　3　4	口干、潮红、苍白、易出汗，起"鸡皮疙瘩"，紧张性头痛，毛发竖立
14. 会谈时行为表现	0　1　2　3　4	紧张，不能松弛，忐忑不安，咬手指，紧握拳，摸弄手帕，面肌抽动，不停顿足，手发抖，皱眉，表情僵硬，肌张力高，叹息样呼吸，面色苍白；吞咽，呃逆，安静时心率快，呼吸过快（20 次 / 分以上），腱反射亢进，震颤，瞳孔放大，眼睑跳动，易出汗，眼球突出

随堂测 3-6

2. **抑郁** 指显著而持久的情绪低落，包括忧郁、悲观、缺少主动语言、自责、食欲减退，甚至有自杀念头或行为等，常用汉密尔顿抑郁量表（Hamilton depression scale，HAMD）及抑郁自评量表（self-rating depression scale，SDS）进行评定。汉密尔顿抑郁量表是临床评定抑郁状态时最常用的量表，其方法简单，标准明确，便于掌握。HAMD 每个项目为 5 级评分：0 分为无症状；1 分为轻度；2 分为中度；3 分为重度；4 分为极重度；少数项目为 3 级评分：0 分为无症状；1 分为轻中度；2 分为重度。总分＜7 分为无抑郁；7 ～ 17 分为轻度抑郁；18 ～ 24 分为中度抑郁；＞ 24 分为重度抑郁。HAMD 评定方法见表 3-29。

表 3-29 汉密尔顿抑郁量表（HAMD）

项目	分数	项目	分数
1. 抑郁情绪	0 1 2 3 4	13. 全身症状	0 1 2
2. 有罪感	0 1 2 3 4	14. 性症状（如性欲丧失、月经紊乱）	0 1 2
3. 自杀	0 1 2 3 4	15. 疑病	0 1 2 3 4
4. 入睡困难（初段失眠）	0 1 2	16. 体重减轻	0 1 2
5. 睡眠不深（中段失眠）	0 1 2	17. 自知力	0 1 2
6. 早醒（末段失眠）	0 1 2	18. 日夜变化 A：早 B：晚	0 1 2 0 1 2
7. 工作和兴趣	0 1 2 3 4	19. 人格解体或现实解体	0 1 2 3 4
8. 阻滞（思维和言语缓慢，注意力不集中，主动性减退）	0 1 2 3 4	20. 偏执症状	0 1 2 3 4
9. 激越	0 1 2 3 4	21. 强迫症状（指强迫思维和强迫行为）	0 1 2 3 4
10. 精神性焦虑	0 1 2 3 4	22. 能力减退感	0 1 2 3 4
11. 躯体性焦虑	0 1 2 3 4	23. 绝望感	0 1 2 3 4
12. 胃肠道症状	0 1 2	24. 自卑感	0 1 2 3 4

（李 娟）

第七节 疼痛评定

一、概述

1986 年国际疼痛学会将疼痛定义为"一种与实际的或潜在的损害有关的不愉快的情绪体验"。这一定义概括了主观感受和客观因素，即疼痛是由多因素如躯体、行为、心理、认知造成的。慢性疼痛常伴有精神、心理的改变。

二、疼痛分类

疼痛可以按照性质、部位及持续时间等分类。

1. 按疼痛的性质分类

（1）刺痛：又称第一痛（锐痛、快痛）。人体对刺痛的主观感受是痛觉迅速产生，迅速消失，疼痛部位明确，常伴有受刺激肢体的保护性反射，下意识躲避，一般无明显的不良情绪反应。

（2）灼痛：又称第二痛（弥散痛、钝痛）。人体对灼痛的主观体验是痛觉缓慢产生，缓慢消失，往往难以忍受，疼痛部位不明确，多伴有自主神经症状及强烈的情绪反应。

（3）酸痛：又称第三痛。人体对酸痛的主观体验是疼痛形成缓慢，部位广泛，无法指出疼痛的具体部位，疼痛难以描述，常伴有内脏与躯体反应和较强的情绪反应。

（4）放射痛：指患者除感觉患病部位的局部疼痛外，还可以出现远离病变部位体表或深部组织的疼痛，多是由于周围神经根病变引起，表现为疼痛沿着受累神经走行，向其远端支配的区域传导。在临床上，很多疾病都是以放射痛为首发症状或主要症状，如腰椎间盘突出症。

（5）牵涉痛：指某些内脏疼痛往往会引起远隔的体表部位感觉疼痛或痛觉过敏的现象，如阑尾炎可引起脐周围或上腹部疼痛，心肌缺血或梗死引起心前区、左肩和左上臂尺侧发生疼痛，胆囊病变可在右肩区出现疼痛。

2. **按疼痛的部位分类**

（1）躯体性疼痛：传出神经被激活的结果，但无周围神经及中枢神经的损伤，表现为疼痛部位明确，如头痛、牙痛、胸痛、腹痛等。

（2）内脏性疼痛：内脏感受伤害的神经被激活的结果，表现为深部刺痛，并伴有痉挛的感觉，如神经系统的疼痛、心血管系统的疼痛、血液系统的疼痛、消化系统的疼痛、泌尿系统的疼痛等。

3. **按疼痛的持续时间分类**

（1）短暂性疼痛：一过性疼痛。

（2）急性疼痛：发病急，持续时间短，在短时间内或经过处理就会消失。

（3）亚急性疼痛：疼痛介于急性疼痛和慢性疼痛之间，这一过程也可被视为疼痛可以完全被治愈的最后机会。

（4）慢性疼痛：疼痛的持续时间长或间断发作，其发病缓慢是由于急性疼痛因多种原因而延续。国际疼痛学会认为疼痛持续 3 个月即可诊断为慢性疼痛。由于慢性疼痛的原因不同，临床上宏观地将其分为癌性疼痛和非癌性疼痛两大类。

（5）再发性疼痛：一种间隔较长、一段时间后再发作的"孤立"的疼痛模式，它常常是在慢性病理基础上的急性发作，是不连续的急性发作重复。

三、疼痛评定方法

疼痛的评定包括评定疼痛的部位、程度、性质，治疗疼痛的反应，精神痛苦程度，患者对疼痛的感受程度等。常用的评定方法有数字分级评分法、视觉模拟评分法、口述描绘评分法、Wong-Baker 面部表情评分量表法、疼痛问卷表法。

1. **数字分级评分法（numerical rating scale，NRS）** 此评分法是一种用数字直观地表达疼痛的方法，用 0~10 代表不同程度的疼痛，让患者自己圈出一个最能代表其疼痛程度的数字，0 为无痛，1~3 为轻度疼痛（疼痛不影响睡眠），4~6 为中度疼痛，7~9 为重度疼痛（不能入睡或者睡眠中痛醒），10 为剧痛（图 3-10）。这是一种简单、有效和最为常用的评价方法，但缺点是分度不精确，有时患者难以对自己的疼痛定位，不能用于没有数字概念的患儿。

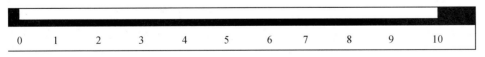

0　1　2　3　4　5　6　7　8　9　10

图 3-10　疼痛程度数字分级评分法（NRS）

2. **视觉模拟评分法（visual analogue scales，VAS）** 在无痛与极痛之间画一条 10 cm 长的水平线或垂直线，不做数字、词语或其他标记，以免影响评估结果。一端代表无痛，另一端代表极痛，让患者指出在线上最能反映自己疼痛程度之处。评估者根据患者指的位置估计患者的疼痛程度（图3-11）。其优点是更为直观，患者易于理解和表达，已成为应用最广和简单、有效的疼痛评定方法。不足之处是精确度稍差，部分患者包括老年人和文化教育程度低的患者使用此评分法可能有困难。

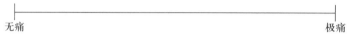

无痛　　　　　　　　　　　　　　　　　　　　　　　　　　　　极痛

图3-11　疼痛程度视觉模拟评分法（VAS）

3. **口述描绘评分法（verbal rating scale，VRS）**　常用六级评分法（VRS-6），此方法多用于头痛的定量测定，也用于对疼痛患者的对比研究。用疼痛对行为的影响来表达疼痛度，贴近患者的生活，有一定的客观性，便于理解，也适合于出院后随访。VRS-6疼痛分为六级：无疼痛为1分；有疼痛但常被忽视为2分；有疼痛，无法忽视，不干扰日常生活为3分；有疼痛，无法忽视，干扰注意力为4分；有疼痛，无法忽视，所有日常活动都受影响，但能完成基本生理需求，如进食和排便等为5分；存在剧烈疼痛，无法忽视，所有日常活动都受影响，需休息和卧床休息为6分。

4. **Wong-Baker面部表情评分量表法（Wong-Baker faces pain rating scale）**　用6种面部表情，从微笑至悲伤至哭泣来表达疼痛程度（图3-12）。此法适合任何年龄，没有特定的文化背景或性别要求，易于掌握，不需任何附加设备，对于急性疼痛者、老年人、表达能力丧失者特别适用。

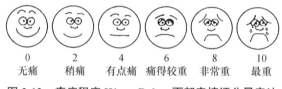

0	2	4	6	8	10
无痛	稍痛	有点痛	痛得较重	非常重	最重

图3-12　疼痛程度Wong-Baker面部表情评分量表法

5. **疼痛问卷表法**

（1）麦吉尔疼痛问卷表（McGill pain questionnaire，MPQ）：MPQ是从生理及心理学角度，将疼痛的性质分为感觉、情绪与评价三维结构，各制成一个分量表。将其包括的78个词汇分为3大类20个组，其中的3大类分别指：①感觉类，包括疼痛的时间、空间、压力、温度等特点；②情感类，包括描述与疼痛相关的紧张、自主感受和恐惧等；③评价类，包括一组评价疼痛强度的词。检测者根据患者的感觉程度，对每一个词的强度按照1~5级给予评定。

（2）简明疼痛问卷表（brief pain questionnaire，BPQ）：BPQ是将感觉、情感和评价这3类因素分别量化，包括有关疼痛原因、疼痛性质、对生活的影响、疼痛的部位等描述词，以及NRS（0~10级）描述疼痛程度，从多方面进行评价。

随堂测3-7

> **┃┃ 知识链接 ▶**
>
> ### 危重症患者疼痛观察工具
>
> 患者的主诉是评估疼痛的"金标准"。高达70%的重症监护患者有中度到重度的疼痛体验，但是由于气管插管、意识水平下降、镇静与麻醉药物的使用，不能提供主诉的疼痛，观察性疼痛评估便成了评估疼痛可信的、可靠的方法。重症监护疼痛观察工具（critical care pain observation tool，CPOT）信、效度较好，可操作性强，是应用较为广

泛的客观疼痛评估工具。该量表只有1个行为维度，4个测量条目：面部表情、肢体活动、通气顺应性（插管患者）或发声（未插管患者）、肌肉紧张度。根据患者的行为反应，每个条目赋予0~2分，总分0~8分，总分越高，说明患者的疼痛越严重。

资料来源：余倩，杨富，方芳.危重症患者疼痛观察工具的研究进展[J].解放军护理杂志，2021，38（8）：72-74.

（樊惠颖）

第八节　排泄障碍评定

一、排尿障碍评定

《国际功能、残疾和健康分类》（ICF）中将排尿功能定义为尿液从膀胱中排泄出的功能。神经源性排尿障碍在康复临床中最常见。神经源性排尿障碍是指控制膀胱和尿道的中枢或周围神经发生病变引起的排尿功能障碍。

（一）膀胱、尿道的神经支配

1. **大脑支配中枢**　大脑皮质、基底神经核、脑干网状结构等对排尿均有控制调节作用。如果排尿部分或完全失去随意性控制，就会出现膀胱无抑制性收缩。

2. **脊髓支配中枢**　包括交感神经、副交感神经和躯体运动神经。储尿期交感神经兴奋，膀胱逼尿肌松弛，尿道内括约肌收缩；排尿期副交感神经兴奋，膀胱逼尿肌收缩，尿道内括约肌松弛，使膀胱排空。储尿期尿道周围横纹肌保持强直性收缩，排尿期尿道周围横纹肌及尿道外括约肌松弛。

3. **周围神经**　包括盆神经、腹下神经和阴部神经。盆神经主要为副交感神经，腹下神经为交感神经，阴部神经为躯体神经。

（二）神经源性排尿障碍的特点

1. **上运动神经元损伤**　指发生在颈髓、胸髓及腰髓的损伤，引起痉挛性神经源性膀胱，由于膀胱处于痉挛性收缩的状态，膀胱容量往往少于300 ml，而膀胱内的压力比较高，患者会有不自主排尿的症状。

2. **下运动神经元损伤**　指发生在骶髓和马尾神经的损伤，引起松弛性神经源性膀胱，由于膀胱肌肉失去收缩能力，尿液积存在膀胱中，使膀胱不断充盈，当充盈到一定程度时部分尿液由尿道溢出。

（三）神经源性排尿障碍的分类

神经源性排尿障碍目前有多种分类方法，以尿流动力学为基础制定的Wein分类法（表3-30）因较实用而在临床应用广泛。

表 3-30　Wein 分类

临床表现	病变部位	尿流动力学特点
尿失禁	由膀胱引起	膀胱逼尿肌无抑制性收缩，膀胱容量减少，膀胱顺应性降低，逼尿肌正常（由认知、运动等原因引起）
	由尿道出口引起	膀胱颈功能不全，尿道外括约肌松弛

续表

临床表现	病变部位	尿流动力学特点
尿潴留	由膀胱引起	神经源性逼尿肌松弛，肌源性逼尿肌松弛，膀胱容量增大，顺应性增加，膀胱逼尿肌正常（由认知、运动等原因引起）
	由尿道出口引起	机械性因素，尿道内括约肌功能性梗阻，尿道外括约肌功能性梗阻
潴留和失禁混合	由膀胱引起	无抑制性收缩合并膀胱逼尿肌活动下降

（四）神经源性排尿障碍的评定方法

依据《神经源性膀胱护理实践指南》（2017年版），神经源性排尿障碍的评定应包括病史采集、体格检查、辅助检查、尿流动力学检查。

1. **病史采集** ①有无遗传及先天性病史，如先天性脊柱裂、脊膜膨出等发育不良疾病。②是否有中枢或外周神经系统损伤及疾病史，如脑卒中、脊髓损伤、马尾神经损伤、帕金森病、腰椎间盘突出症等。③既往治疗史，如神经系统手术史、泌尿系统或盆腔手术史、外伤史等；用药史，如抗胆碱药、α受体阻断药等；是否已接受膀胱相关治疗与干预，目前的膀胱管理方法，如挤压排尿、留置尿管等。④有无血尿、尿频、尿急、尿痛及发热等。⑤代谢性疾病史，如糖尿病（可导致外周神经损伤），询问病史时需要了解血糖治疗及控制情况。⑥社会及心理方面，如生活环境、日常生活饮食习惯等。

2. **体格检查** 除一般体格检查外还应重视神经系统检查，尤其是会阴部鞍区感觉及反射和盆底功能检查。

3. **辅助检查** 包括尿细菌培养、内镜检查、泌尿系统超声、膀胱尿道造影、肾功能检查。上尿路泌尿系统 MR 成像或 CT 三维重建成像可以显示肾盂输尿管积水扩张程度及迂曲状态，也能显示肾皮质的损害程度。

4. **尿流动力学检查**

（1）24小时排尿日记：记录排尿次数、出现失禁的次数、排尿间隔时间及排尿量、伴随症状及程度、饮水量、尿垫使用情况等，了解排尿功能障碍的类型和严重程度。

（2）尿流率测定：尿流率是指单位时间内自尿道外口排出的尿量（ml/s），主要反映排尿过程中逼尿肌与尿道括约肌相互作用的结果，即下尿路的总体功能情况。

（3）膀胱压力容积测定：包括膀胱内压、直肠内压（腹压）及逼尿肌压（膀胱内压减去直肠内压）。

（4）尿道压力分布测试：主要包括最大尿道压、最大尿道闭合压、尿道功能长度等参数。

（5）复合尿动力学检查：该检查可为排尿功能障碍性疾病的诊断、治疗方法的选择及疗效评定提供客观依据，可客观反映逼尿肌、尿道内外括约肌的功能状态及其在储尿、排尿过程中的相互作用。

（6）膀胱括约肌肌电图：了解尿道外括约肌的功能状态，是确定尿道肌肉是否出现神经支配异常的可靠检查。如果肌电图出现下列情况，应考虑为不稳定性尿道：①排尿时括约肌肌电活动不消失或消失不全，应考虑为逼尿肌-括约肌协同失调；②膀胱充盈过程中出现括约肌肌电活动自发性下降或消失，患者出现不自主漏尿。

（7）影像尿流动力学检查：在膀胱测压显示和记录尿动力学参数的同时显示和摄录 X 线透视或 B 超下的下尿路动态变化图形，是诊断、评估神经源性排尿障碍的金标准。

二、排便障碍评定

《国际功能、残疾和健康分类》（ICF）将排便功能定义为以粪便形式将废弃物从直肠中排出体外的功能。临床常见的排便功能障碍有便秘、腹泻、排便次数异常、括约肌功能失禁。神经源性排便障碍是由于支配肠道的中枢或周围神经结构受损或功能紊乱导致的排便障碍，多见于脊髓损伤。

（一）排便的生理过程

正常人直肠肠腔通常并无粪便。当肠蠕动将粪便推入直肠时刺激直肠壁内的感受器发生冲动，经盆神经和腹下神经传至脊髓腰骶段的初级排便中枢，同时上传到大脑皮质，引起便意和排便反射，通过盆神经传出冲动，使降结肠、乙状结肠和直肠收缩，肛门内括约肌扩张；同时，阴部神经冲动减少，肛门外括约肌舒张；此外，支配腹肌和膈肌的神经兴奋，腹肌、膈肌收缩，腹内压增加，使粪便排出。

（二）神经源性排便障碍的临床分型

1. **反射性直肠** 即上运动神经源性直肠，指当直肠充盈刺激直肠黏膜时引起反射性松弛，即反射性排便。原因是骶反射中枢以上脊髓的运动神经元及感觉通路受损，有完整的低反射弧存在，直肠功能是属于反射性的，常见于四肢瘫痪、多发性硬化、血管性疾病及脊髓空洞症患者。

2. **弛缓性直肠** 表现为大便硬结、便秘、大便潴留，是由于脊髓或周围神经损伤致使骶反射弧受损，肠道蠕动减少，肠内容物推进缓慢，水分过度吸收。

（三）常用的评估方法

1. **病史采集** ①有无神经系统疾病、胃肠道疾病等影响胃肠功能的病史；②有无服用引起排便异常或辅助排便的药物；③有无家族便秘史及精神疾病史；④目前的排便习惯、排便情况、排便感觉及相关症状等。

2. **肛门指诊** 肛门指诊是一个基本而简单的检查，可以排除痔疮、肛门狭窄、便血等器质性疾病。通过检查患者模拟排便和缩紧肛门的动作，对其肛门直肠肌肉的力量及协调与否有一个评估。

3. **肛门直肠测压** 肛门直肠测压是一个最常用的检查，可测定肛门内、外括约肌的功能，以及直肠壁的感觉功能和顺应性等。常用的方法是将气囊或灌注式测压导管置入肛管、直肠内，通过压力转换器将信号传导到生理测压仪或电子计算机。测定内容包括：肛门括约肌的静息压、最大收缩压、收缩时限，直肠顺应性，肛门直肠抑制反射，模拟排便时压力变化，直肠感知阈值、最大容量阈值等。

4. **盆底肌电图检查** 用于了解肛门内外括约肌、耻骨直肠肌的功能，区分肌肉功能的异常是由于神经源性损害、肌源性损害还是混合性损害。

5. **纤维结肠镜检查** 用于排除大肠器质性疾病，通过排粪造影观察肛管直肠形态及排粪过程、速度和粪便排空率，并可用于评估肛门直肠功能紊乱，但因花费昂贵、缺乏统一的诊断标准，限制了其应用范围。

随堂测 3-8

（樊惠颖）

第九节 活动能力和生存质量评定

一、日常生活活动能力评定

（一）日常生活活动定义

日常生活活动（activities of daily living，ADL）是指人们在每日生活中，为了照料自己的衣、食、住、行，保持个人卫生和独立的社区活动所必需的一系列基本活动。其内容包括运动

（床上运动、轮椅上运动和转移、室内或室外行走、公共或私人交通工具的使用）、自理（进食、更衣、如厕、洗漱、修饰等）、交流（打电话、阅读、书写、使用电脑、识别环境标志等）及家务活动（购物、备餐、洗衣、使用家具）等。

ADL 能力评定对判定患者能否独立生活及独立的程度、判定预后、制订和修订治疗计划、评价治疗效果、安排出院或就业都十分重要。

（二）日常生活活动分类

日常生活活动可分为基本或躯体日常生活活动（basic or physical activities of daily living，BADL）和工具性日常生活活动（instrumental activities of daily living，IADL）两类。

1. **基本或躯体日常生活活动**　指每日生活中与穿衣、进食、保持个人卫生等自理活动，以及与坐、站、行走等身体活动有关的基本活动，以粗大的运动功能为主。

2. **工具性日常生活活动**　指人们在社区中独立生活所需的较高级的关键性技能，如家务杂事、炊事、采购、骑车或驾车、处理个人事务等，大多需借助工具进行，以精细的运动功能为主。

（三）日常生活活动能力评定方法

ADL 能力评定包括 BADL 能力评定和 IADL 能力评定。BADL 能力评定常用巴塞尔指数（Barthel index，Barthel 指数）、Katz 指数、Kenny 指数、功能独立性评定量表（functional independence measurement，FIM）等；IADL 能力评定常用功能活动问卷（functional activities questionnaire，FAQ）、Frenchay 活动指数等。

1. **Barthel 指数**　由美国 Mahoney 和 Barthel 于 1965 年设计并应用于临床，其评定方法简单，可信度和灵敏度高，不仅可用来评定患者治疗前后的功能状态，也可预测治疗效果、住院时间和预后。Barthel 指数总分 100 分，60 分以上者为良，生活基本自理；40~60 分者为中度残疾，有功能障碍，生活需要帮助；20~40 分者为重度残疾，生活依赖明显；20 分以下者为完全残疾，生活完全依赖（表 3-31）。

表 3-31　Barthel 指数评定表

ADL 项目	评分			
	自理	较小帮助	较大帮助	完全依赖
进食	10	5	0	0
洗澡	5	0	0	0
修饰（洗脸、梳头、刷牙、刮脸）	5	0	0	0
穿衣（包括系鞋带）	10	5	0	0
控制排便（包括擦、穿衣、冲水）	10	5	0	0
控制排尿	10	5	0	0
如厕	10	5	0	0
床椅转移	15	10	5	0
行走（平地 45 m）	15	10	5	0
上下楼梯	10	5	0	0

注：0 分指患者在任何帮助下都不能达到说明的标准。①排便控制：10 分指能控制，如果需要，能使用灌肠剂或栓剂；5 分指偶尔失控或需要灌肠剂或栓剂帮助。②排尿控制：10 分指能控制，如果使用便具，要能照护；5 分指偶尔失控或需借助便具。③行走：15 分指独立行走 45 m，可能使用助行器（不包括带轮子步行器）；10 分指在帮助下走 45 m；5 分指用轮椅行走 45 m

Barthel 指数由于评定等级较少，相邻等级之间的分数值差别较大，评分不够精确，因而后有学者对其进行了改良，形成了改良 Barthel 指数（modified Barthel index，MBI），评定项目和每项的评分值不变，而将评分等级进一步细化（表 3-32）。

表 3-32　改良 Barthel 指数评定表

ADL 项目	评分				
	完全依赖	较大帮助	中等帮助	最小帮助	完全独立
进食	0	2	5	8	10
洗澡	0	1	3	4	5
修饰（洗脸、梳头、刷牙、刮脸）	0	1	3	4	5
穿衣（包括系鞋带）	0	2	5	8	10
控制排便（包括擦、穿衣、冲水）	0	2	5	8	10
控制排尿	0	2	5	8	10
如厕	0	2	5	8	10
床椅转移	0	3	8	12	15
行走（平地 45 m）	0	3	8	12	15
使用轮椅	0	1	3	5	5
上下楼梯	0	2	5	8	10

注：只有在行走评定为完全依赖时，才评定轮椅使用

改良 Barthel 指数评定标准：①完全依赖，指完全依赖别人完成整项活动。②较大帮助，指某种程度上参与，但在整个活动中（一半以上）需要别人提供协助才能完成。③中等帮助，指能参与大部分活动，但在某些过程中（一半以下）需要别人提供协助。④最小帮助，指除了准备和收拾时需要协助，可以独立完成整项活动，或进行活动时需要别人从旁监督或提示，以保证安全。⑤完全独立，指可以独立完成整项活动，而不需要别人的监督、提示或协助。

2. **功能独立性评定量表**　是一个用于比较康复结局的常用的测量量表，共有 18 个项目，其中 13 个身体方面的项目，5 个认知方面的项目。每个项目计分为 1~7 分，最高分为 126 分（运动功能评分 91 分，认知功能评分 35 分），最低分为 18 分。126 分为完全独立；108~125 分为基本独立；90~107 分为有条件的独立或极轻度依赖；72~89 分为轻度依赖；54~71 分为中度依赖；36~53 分为重度依赖；19~35 分为极重度依赖；18 分为完全依赖（表 3-33）。

表 3-33　功能独立性评定量表（FIM）

方面	项目
自理能力	1. 进食；2. 梳洗修饰；3. 洗澡；4. 穿上衣；5. 穿裤子；6. 上厕所
括约肌控制	7. 排尿管理；8. 排便管理
转移	9. 床椅间转移；10. 转移至厕所；11. 转移至浴盆或淋浴室
行走	12. 步行或轮椅；13. 上下楼梯
交流	14. 理解；15. 表达
社会认知	16. 社会交往；17. 解决问题；18. 记忆

3. 功能活动问卷 由 Pfeffer 于 1982 年提出，于 1984 年进行了修订。FAQ 评定分值越高表明障碍程度越重，正常标准为 <5 分，≥5 分为异常（表 3-34）。

表 3-34　功能活动问卷（FAQ）

项目	正常或从未做过，但能做（0 分）	困难，但可单独完成或从未做过（1 分）	需要帮助（2 分）	完全依赖他人（3 分）
每月平衡收支的能力，算账的能力				
工作能力				
能否到商店买衣服，杂物和家庭用品				
有无爱好，会不会下棋和打扑克				
会不会做简单的事情，如泡茶等				
会不会准备饭菜				
能否了解最近发生的事件（时事）				
能否参加讨论和了解电视、书和杂志的内容				
能否记住约会时间、家庭节目和吃药				
能否拜访邻居、自己乘公共汽车				

4. Frenchay 活动指数 Frenchay 活动指数主要用于社区脑卒中患者的评定，共有 15 个项目，每个项目均为 0~3 分，分数越高表示病情越轻。

二、生存质量评定方法

（一）定义

生存质量（quality of life，QOL）是个体的主观评价，是指不同文化和价值体系中的个体对与他们的目标、期望、标准及所关心的事情有关的生存状况的体验。

（二）生存质量评定方法

生存质量评定适用于健康人群和意识清醒、能自己完成或在评定者的帮助下完成量表填写的非健康人群。常用的评定方法有访谈法、自我报告法、观察法和量表评定法，临床上多采用生存质量测定量表评定，如健康状况调查问卷（the MOS item short from health survey，SF-36）、世界卫生组织生存质量测定量表（WHO quality of life with 100 quesitons，WHO QOL-100）、世界卫生组织生存质量测定简表（WHO quality of life-BREF，WHO QOL-BREF）等。

1. SF-36 量表 又称健康调查简表，是美国医学局研究组开发的一个普适性测定量表。评定内容包括躯体功能、躯体角色、躯体疼痛、总体健康状况、活力、社会功能、情绪角色和心理卫生 8 个领域，具体内容见表 3-35。

随堂测 3-9

表 3-35　SF-36 量表

项目	评价标准
1. 总体来讲，您的健康状况是	①非常好 ②很好 ③好 ④一般 ⑤差（得分依次为 5、4、3、2、1）
2. 跟 1 年以前比您觉得自己的健康状况是	①比 1 年前好多了 ②好一些 ③差不多 ④差一些 ⑤差多了（得分依次为 5、4、3、2、1）
健康和日常活动	
3. 以下这些问题都和日常活动有关。请您想一想，您的健康状况是否限制了这些活动？如果有限制，程度如何？	
（1）重体力活动，如跑步、举重、参加剧烈活动等	①限制很大 ②有些限制 ③毫无限制（得分依次为 1、2、3）

续表

项目	评价标准
（2）适度的活动，如移动一张桌子、扫地、打太极拳、做简单体操等	①限制很大 ②有些限制 ③毫无限制（得分依次为 1、2、3）
（3）手提日用品，如买菜、购物等	①限制很大 ②有些限制 ③毫无限制（得分依次为 1、2、3）
（4）上几层楼梯	①限制很大 ②有些限制 ③毫无限制（得分依次为 1、2、3）
（5）上 1 层楼梯	①限制很大 ②有些限制 ③毫无限制（得分依次为 1、2、3）
（6）弯腰、屈膝、下蹲	①限制很大 ②有些限制 ③毫无限制（得分依次为 1、2、3）
（7）步行 1500 m 以上的路程	①限制很大 ②有些限制 ③毫无限制（得分依次为 1、2、3）
（8）步行 1000 m 的路程	①限制很大 ②有些限制 ③毫无限制（得分依次为 1、2、3）
（9）步行 100 m 的路程	①限制很大 ②有些限制 ③毫无限制（得分依次为 1、2、3）
（10）自己洗澡、穿衣	①限制很大 ②有些限制 ③毫无限制（得分依次为 1、2、3）
4. 在过去 4 个星期里，您的工作和日常生活有无因为身体健康的原因出现以下这些问题？	
（1）减少了工作或其他活动时间	①是 ②不是（得分依次为 1、2）
（2）本来想要做的事情只能完成一部分	①是 ②不是（得分依次为 1、2）
（3）想要干的工作或活动种类受到限制	①是 ②不是（得分依次为 1、2）
（4）完成工作或其他活动困难增多（如需要额外的努力）	①是 ②不是（得分依次为 1、2）
5. 在过去 4 个星期里，您的工作和日常生活有无因为情绪的原因（如压抑或忧郁）而出现以下这些问题？	
（1）减少了工作或活动时间	①是 ②不是（得分依次为 1、2）
（2）本来想要做的事情只能完成一部分	①是 ②不是（得分依次为 1、2）
（3）干事情不如平时仔细	①是 ②不是（得分依次为 1、2）
6. 在过去 4 个星期里，您的健康或情绪不好在多大程度上影响了您与家人、朋友、邻居或集体的正常社会交往？	①完全没有影响 ②有一点影响 ③中等影响 ④影响很大 ⑤影响非常大（得分依次为 5、4、3、2、1）
7. 在过去 4 个星期里，您有身体疼痛吗？	①完全没有疼痛 ②稍微有一点疼痛 ③有一点疼痛 ④中等疼痛 ⑤严重疼痛 ⑥很严重疼痛（得分依次为 6、5、4、3、2、1）
8. 在过去 4 个星期里，您身体的疼痛影响您的工作和家务吗？	①完全没有影响，②有一点影响 ③中等影响 ④影响很大 ⑤影响非常大（得分依次为 5、4、3、2、1）
您的感觉	
9. 以下这些问题是关于 1 个月里您自己的感觉，对每一条问题所说的事情，您的情况是什么样的？	
（1）您觉得生活充实	①所有的时间 ②大部分时间 ③比较多时间 ④一部分时间 ⑤小部分时间 ⑥没有这种感觉（得分依次为 6、5、4、3、2、1）
（2）您是一个敏感的人	①所有的时间 ②大部分时间 ③比较多时间 ④一部分时间 ⑤小部分时间 ⑥没有这种感觉（得分依次为 1、2、3、4、5、6）
（3）您的情绪非常不好，什么事都不能使您高兴起来	①所有的时间 ②大部分时间 ③比较多时间 ④一部分时间 ⑤小部分时间 ⑥没有这种感觉（得分依次为 1、2、3、4、5、6）
（4）您的心里很平静	①所有的时间 ②大部分时间 ③比较多时间 ④一部分时间 ⑤小部分时间 ⑥没有这种感觉（得分依次为 6、5、4、3、2、1）
（5）您做事精力充沛	①所有的时间 ②大部分时间 ③比较多时间 ④一部分时间 ⑤小部分时间 ⑥没有这种感觉（得分依次为 6、5、4、3、2、1）
（6）您的情绪低落	①所有的时间 ②大部分时间 ③比较多时间 ④一部分时间 ⑤小部分时间 ⑥没有这种感觉（得分依次为 1、2、3、4、5、6）
（7）您觉得筋疲力尽	①所有的时间 ②大部分时间 ③比较多时间 ④一部分时间 ⑤小部分时间 ⑥没有这种感觉（得分依次为 1、2、3、4、5、6）

项目	评价标准
（8）您是个快乐的人	①所有的时间 ②大部分时间 ③比较多时间 ④一部分时间 ⑤小部分时间 ⑥没有这种感觉（得分依次为 6、5、4、3、2、1）
（9）您感觉厌烦	①所有的时间 ②大部分时间 ③比较多时间 ④一部分时间 ⑤小部分时间 ⑥没有这种感觉（得分依次为 1、2、3、4、5、6）
10. 不健康影响了您的社会活动（如走亲访友）	①所有的时间 ②大部分时间 ③比较多时间 ④一部分时间 ⑤小部分时间 ⑥没有这种感觉（得分依次为 1、2、3、4、5、6）
总体健康状况	
11. 请看下列每一条问题，哪一种答案最符合您的情况？	
（1）我好像比别人容易生病	①绝对正确 ②大部分正确 ③不能确定 ④大部分错误 ⑤绝对错误（得分依次为 1、2、3、4、5）
（2）我跟周围人一样健康	①绝对正确 ②大部分正确 ③不能确定 ④大部分错误 ⑤绝对错误（得分依次为 5、4、3、2、1）
（3）我认为我的健康状况在变坏	①绝对正确 ②大部分正确 ③不能确定 ④大部分错误 ⑤绝对错误（得分依次为 1、2、3、4、5）
（4）我的健康状况非常好	①绝对正确 ②大部分正确 ③不能确定 ④大部分错误 ⑤绝对错误（得分依次为 5、4、3、2、1）

注：得分越高，所代表的功能损害越轻，生活质量越好

2. **WHO QOL-BREF 量表** 此量表是在 WHO QOL-100 基础上研制的简化量表。评定内容包含生理、心理、社会关系和周围环境四个领域，共有 24 个条目（表 3-36）。

表 3-36 WHO QOL-BREF 量表的结构

Ⅰ生理领域	Ⅲ社会关系领域
1. 疼痛与不适	14. 个人领域
2. 精力与疲倦	15. 所需社会支持的满意程度
3. 睡眠与休息	16. 性生活
4. 走动能力	Ⅳ环境领域
5. 日常生活活动能力	17. 社会安全保障
6. 对药物及医疗手段的依赖性	18. 住房环境
7. 工作能力	19. 经济来源
Ⅱ心理领域	20. 医疗服务与社会保障：获取途径与质量
8. 积极感受	21. 获取新信息、知识、技能的机会
9. 思想、学习、记忆和注意力	22. 休闲娱乐活动的参与机会与参与程度
10. 自尊	23. 环境条件（污染、噪声、交通、气候）
11. 对身体和相貌的感觉	24. 交通条件
12. 消极感受	总的健康状况与生存质量
13. 精神支柱	

（樊惠颖）

小　结

　　本章讲述了运动功能、心肺功能、感觉功能、感知与认知功能、语言功能、吞咽功能、心理、疼痛、排泄障碍、活动能力和生存质量评定。通过评定，可以加深患者对自身疾病和活动能力的了解，帮助患者制定合适的治疗目标，增强信心，提高治疗的依从性。全面、系统、准确的评定，可弥补病史和一般临床检查的不足，容易早期发现问题，制订出更为全面合适的康复目标和康复治疗计划，保证康复治疗的质量。学习过程中应重点掌握各种评定方法，能够与患者进行平等沟通，形成严谨求实、医者仁心的职业素养。

思考题

1. 简述改良 Ashworth 痉挛分级法及标准。

2. 简述通气功能的测定指标。

3. 如何区别意念性失用、运动性失用及意念运动性失用？

4. 简述浅感觉检查的方法。

5. 失语症与构音障碍有何不同？

6. 简述洼田饮水试验方法。

7. 简述 V-VST 测试方法。

8. 简述神经源性排尿障碍和神经源性排便障碍的常用评定方法。

9. 简述日常生活活动能力的定义及分类。

10. 患者，男，60 岁，冠状动脉粥样硬化性心脏病史 10 年，高血压病史 20 年，近 1 个月余自觉活动后呼吸困难而住院治疗。诊断为冠心病、心力衰竭。经治疗症状减轻，但上楼仍感呼吸困难，在医院帮助护工进行种花种草的工作后无任何不适，无心绞痛发作。为使患者早日康复，医生考虑行心脏康复训练。问题：

（1）该患者目前心功能为几级？

（2）对于该患者进行心电运动试验的目的有哪些？

常用康复治疗技术

导学目标

通过本章内容的学习，学生应能够：

基本目标

1. 列举运动治疗、作业治疗、言语治疗的分类和治疗原则。

2. 陈述关节活动度训练、呼吸训练、平衡协调训练、ADL 训练的方法。

3. 比较各种理疗方法的治疗原理和治疗作用。

4. 归纳神经生理学疗法的核心理论及认知与知觉功能训练内容与方法。

5. 解释失语症和构音障碍的训练方法。

6. 举例说明运动疗法、作业治疗、语言疗法在不同疾病中的应用。

7. 识别手杖、腋杖、矫形器的适用范围及基本类型。

8. 说明偏瘫、脊髓损伤患者对轮椅类型的选择，以及辅助器具在病、伤、残者康复中的使用。

发展目标

1. 能够结合患者的不同运动障碍制订运动处方，选择具有针对性的理疗方法。

2. 应用各种作业治疗技术对丧失自理能力的患者进行康复治疗。

3. 归纳失语症的分类并制订针对性的康复护理方案。

4. 依据不同的疾病患者选择合适的辅助器具。

思政目标

康复治疗中应具有医者仁心的职业素养，具有精益求精、不断创新的职业态度。

第一节　物理治疗

物理治疗（physical therapy，PT）是指应用各种物理因素作用于人体以预防、治疗及处理因疾病或伤害所造成的躯体功能障碍的一门技术，通常包括运动治疗和物理因子治疗。

一、运动治疗

（一）概述

1. **定义**　运动治疗（therapeutic exercise）指以生物力学和人体发育学为基础，通过主动和被动运动，采用改善、代偿和替代的方式，改变运动组织（骨骼、肌肉、关节、韧带等）的循环和代谢，促进神经肌肉的功能，提高肌力、耐力、关节活动范围、心肺功能和平衡功能，减轻异常压力或施加必要的治疗压力，缓解躯体畸形和功能障碍。

2. 分类

（1）生物力学技术：常用的有关节活动训练、关节松动术、肌力训练、耐力训练、牵张训练、协调性训练、平衡训练、呼吸训练、心肺功能训练、牵引疗法、医疗体操、步态训练、移乘训练。

（2）神经生理学技术：常用的有 Brunnstrom 技术、Bobath 技术、Rood 技术、本体感觉促进技术（proprioceptive neuromuscular facilitation，PNF）、引导式教育。

（3）功能导向技术：常用的有运动再学习技术、镜像训练、强制性运动训练。

（4）代偿和替代：常用的有假肢、矫形器、辅助工具、能量节约技术。

（5）其他技术：随着机械工程学和计算机在康复医学领域的不断应用，康复机器人、经颅磁刺激、经颅直流电刺激、虚拟现实治疗技术等新技术也在临床得到普遍应用。

3. 基本原则

（1）因人而异：根据患者疾病情况、功能障碍的特点和康复需求等制订康复目标和方案，并根据治疗进展及时修订方案。

（2）循序渐进：逐步建立应激适应性，康复计划的安排符合量变到质变的积累过程，动作复杂性由易到难，运作组合由简到繁，运动时间由短到长，运动强度应该由小到大，休息次数和时间由多到少、由长到短，重复次数由少到多。

（3）持之以恒：康复训练需要持续一定的时间，停止训练则效应将逐步消退。因此康复训练需要积极配合，坚持不懈，甚至持续终生。

（4）主动参与：患者积极主动参与，才能获得最佳的康复效果。有研究显示，患者的主动参与性能影响其运动功能的预后。

（5）全面锻炼：患者的功能障碍涉及多组织、多器官、多系统，因此康复目标也应包括职业、心理、教育、娱乐等多方面。

案例 4-1A

王某，男，56 岁，高血压病史 10 年，3 周前因突发脑梗死入院，左侧上下肢瘫痪。最近患者自述左肩部疼痛，活动时疼痛加重，关节被动活动范围为：肩关节前屈 165°，后伸 40°，旋前旋后 20°，外展 150°。

请回答：

该患者应怎样选择关节活动训练？

（二）运动治疗的主要方法

1. 关节活动训练（range of motion training） 指通过患者的主动和被动运动，以及治疗者的牵引和手法治疗，改善和维持关节活动范围的治疗方法；用于预防制动时（长期卧床、瘫痪、固定）发生的关节挛缩，以及骨关节外伤和疾病导致的关节活动障碍等。

（1）被动运动：用外力牵拉和移动功能障碍的关节，或由他人进行关节被动活动。

（2）主动运动：患者通过医疗体操和借助器械进行主动关节活动。由于主动运动由患者主动完成，所以其安全性好，同时有训练肌力的作用。缺点是训练强度小，对于严重关节活动受限的患者效果不佳。

（3）手法牵引：由治疗者沿关节活动方向进行牵拉。

（4）器械牵引：利用器械施加牵引力或推拉力。

（5）悬吊训练：利用滑轮、绳索和固定带，悬吊治疗肢体进行摆动活动，也可利用健肢带动患肢活动。

（6）持续性被动活动（continuous passive motion，CPM）：采用CPM机使被治疗的关节以缓慢的速度，在限定的范围内进行长时间的持续活动，目前广泛应用于关节手术后的早期活动。

2. 牵伸训练（stretching exercise） 是对肌肉和韧带进行牵伸延长的康复方法，用于治疗肌痉挛，肌腱、韧带或关节囊挛缩、痉挛性疼痛等。牵伸也有助于刺激肌梭，调整和提高肌张力，加强肌肉收缩力。

3. 肌力训练

案例 4-1B

王某经4周的康复训练，左肩关节活动范围已经改善，疼痛消失。但左侧上肢肌力2级，左侧下肢肌力3级，站立10分钟左右即感疲劳，呼吸22次/分，心率100次/分。

请回答：

1. 怎样为该患者制订肌力训练处方？
2. 该患者是否应配合进行全身耐力训练？

（1）被动运动：采用被动或电刺激的方式诱发肌肉收缩，以预防肌肉萎缩和关节粘连，为主动运动做准备。被动运动适用于肢体瘫痪，肌力0~1级无法运动者。

（2）助力运动：借助外力辅助和患者主动肌肉收缩共同完成的肢体活动。外力包括器械（如滑轮和滑板）、他人或健侧肢体帮助。助力运动是被动运动向主动运动的过渡形式，适用于肌力1~2级的患者。

（3）主动运动：指患者主动独立完成、无外力辅助的肢体活动，以增强肌力，改善关节功能活动、心肺功能和全身状况，适用于肌力3级的患者。

（4）抗阻运动：指患者进行对抗阻力的活动。阻力来自器械或他人，以提高肌力和肌肉耐力，适用于肌力4~5级的患者。抗阻运动在形式上介于静力性与动力性运动之间，多数日常活动的性质与之相似。体位转化的过程常由静力性收缩启动，动力性收缩主导实施过程，最后以静力性收缩完成。在强调肌肉耐力和力量的综合训练方面，抗阻运动是比较好的方式。

4. 全身耐力训练 全身耐力指进行全身运动的持续能力，全身耐力的决定因素是机体有氧代谢的能力，取决于心肺功能和骨骼肌代谢能力，所以常把全身耐力训练称为有氧训练；主要根据患者的临床和功能状况评估结果，以处方形式为患者安排运动治疗方案，又称为运动处方；基本内容包括运动方式、运动量和训练程序。

（1）运动方式：常用的方式包括步行、健身跑、游泳、骑自行车、划船、滑雪、跳绳、登山等。

（2）运动量：指运动过程中所做的功或消耗的能量，基本要素包括强度、时间和频度。①运动强度：指单位时间内的运动量，常用吸氧量（VO_2）、代谢当量（MET）和心率来表示。训练时将基本目标强度称为靶强度。一般选择50%~80%的VO_2 max的强度作为靶强度。MET与VO_2相关，是运动强度的相对指标，没有个体差异，不受血管活性药物的影响，靶强度一般为50%~80% MET。心率和运动强度之间存在线性关系，靶心率一般为

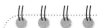

最大心率的 70%~85%。②运动时间：除去准备活动和整理活动外，靶强度的运动时间为 15~40 分钟。运动时间与运动强度成反比。在特定运动总量的前提下，运动强度越大，所需要的时间越短。在没有医学监护的条件下，一般采用减小运动强度和延长时间的方法，提高训练安全性。③运动频度：一般为每天或隔天 1 次（3~5 次 / 周），运动频度少于 2 次 / 周效果不佳。

（3）训练程序：指每次训练的安排。通常将一次训练课分为三部分：准备活动、训练运动和整理运动。①准备活动：指在训练运动之前进行的活动，逐渐增加运动强度以提高肌肉、肌腱和心肺组织对即将进行的较大强度运动的适应和准备，防止因突然的运动应激导致肌肉损伤和心血管意外。强度一般为训练运动的 1/2 左右，时间 5~10 分钟，方式包括医疗体操、关节活动、肌肉牵张、呼吸练习或小强度的有氧训练。②训练运动：指达到靶强度的训练。一般为 15~40 分钟，是耐力运动的核心部分。根据训练安排的特征可以分为持续训练、间断训练和循环训练。③整理运动：指靶强度运动训练后进行较低强度的训练，以使肌体从剧烈运动应激逐步 "冷却" 到正常状态，其强度、方法和时间与准备活动相似。

5. **呼吸训练（breath training）**　是保证呼吸道通畅、提高呼吸肌功能、促进排痰和痰液引流、改善肺和支气管组织血液代谢、加强气体交换效率的锻炼方法。

（1）腹式呼吸训练：指强调膈肌呼吸为主的方法，以改善异常呼吸模式，用于慢性支气管炎肺气肿患者。患者取卧位或坐位，腹部放松，用双手置于腹部，经鼻缓慢深吸气，吸气时腹部隆起，双手随腹部膨隆而向外扩张。呼气时缩唇将气缓慢吹出，同时双手逐渐向内加压，以增加腹内压，促进横膈上抬，把气体尽量呼出；也可将两手放置于肋弓，在呼气时加压以缩小胸廓，促进气体排出。呼气与吸气的时间比例大致为 2：1。

（2）局部呼吸训练：指在胸部加压的呼吸方法。治疗者或患者把手放于需加强部位，在吸气时施加压力，用于增加胸部局部的呼吸能力。

（3）抗阻呼气法：指在呼气时施加阻力的方法，适用于慢性阻塞性肺气肿患者，以增加气道阻力，减少或防止气道在呼气时塌陷，改善呼气过程，可以采用缩唇呼气（吹笛样呼气）、吹瓶呼气、吹球呼气和发音呼气等。

6. **平衡训练（balance training）**　是维持和发展平衡功能的锻炼方法，用于脑损伤、脊髓损伤、外周神经损伤、骨关节疾病患者，还可用于内耳病变患者等。基本原则如下：

（1）从最稳定的体位逐步过渡到最不稳定的体位，即从静态平衡（Ⅰ级平衡）训练开始，过渡到自动态平衡（Ⅱ级平衡），再过渡到他动态平衡（Ⅲ级平衡）。

（2）逐步缩小人体支撑面积和提高身体重心，在保持稳定性的前提下，逐步增加头颈和躯干运动，从睁眼训练逐步过渡到闭眼训练。

（3）训练时注意患者安全，避免意外摔伤。

7. **协调训练（coordination training）**　是指恢复准确、平稳、高效的运动能力的锻炼方法，即利用残存部分的感觉，以及利用视觉、听觉和触觉来促进随意运动的控制能力。协调训练主要用于深感觉障碍，小脑性、前庭性和大脑性运动失调，震颤麻痹等疾病的康复治疗。协调训练开始时在睁眼的状态下进行，待功能改善后根据具体情况将训练项目改为闭眼状态下进行，以增加训练难度。训练要点见表 4-1。

表 4-1　协调训练

训练项目	具体方法
上肢协调训练	轮替动作练习、指鼻练习、对指练习、敲桌练习、节律性动作练习和手眼协调练习
下肢协调训练	交替屈髋、交替伸膝、坐位交替踏步、交替拍地
整体协调训练	原地踏步走、原地高抬腿跑、跳绳、踢毽子等

8. **牵引治疗（traction）** 是将牵拉力施加于患者颈部或腰部，以减轻或去除体重对椎间盘的压力、松解粘连、缓解肌肉痉挛等症状的治疗方法，临床上用于治疗颈、腰椎间盘突出症和神经压迫，纠正关节挛缩等。常用牵引方法有滑轮牵引、电动牵引、手法牵引、倒立牵引、自动牵引等。临床上常根据牵引部位，分为颈椎牵引、腰椎牵引和关节牵引等。

9. **步行训练**

> **案例 4-1C**
>
> 　　王某住院康复进入第 6 周，坐位平衡Ⅲ级，站位平衡Ⅱ级，左侧上肢肌力 3 级，左侧下肢肌力 4 级，左侧上肢 Ashworth 分级Ⅱ级，左侧下肢 Ashworth 分级 1^+ 级，髋、膝、踝有一定的屈伸运动，站位踝背屈不足。
> 　　请回答：
> 　　1. 该患者分解动作训练的步骤有哪些？
> 　　2. 该患者平衡杠步态训练的方法有哪些？

（1）分解动作训练：先完成站立平衡训练，患者达到 2~3 级平衡后，进行身体重心转移训练、原地向前后和两侧移步的训练；开始以健腿支撑，患腿进行重心转移和台阶训练；然后以患腿支撑，健腿进行上述训练。

（2）平行杠步行训练：分解动作完成后，开始在平行杠内进行步行训练。平行杠内训练非常稳定、安全，因此有利于患者克服心理恐惧。训练的基本步态见表 4-2。

表 4-2　平行杠步行训练

步态	适用的患者	具体方法
四点步	严重瘫痪或双侧下肢瘫痪	健侧手先向前伸出扶杠，患侧下肢向前迈步，患侧手再向前扶杠，最后健侧下肢跟上。如果是双侧下肢障碍，则可根据此原则，选择任意的启动动作
三点步	偏瘫或单侧下肢障碍	先身体前倾，将双手向前扶杠，然后患侧下肢向前，最后健侧下肢跟上
二点步	一侧下肢骨折或外伤，轻度单瘫	右手和左下肢先向前，然后左手和右下肢跟上
摆至步	脊髓损伤	双手向前，然后双下肢同时向前；两下肢向前落在双手支撑的同一平面，比较安全
摆过步	脊髓损伤	在上述方法的基础上，身体落在双手支撑面的前面，速度较快

（3）扶拐步行训练：扶拐步行训练和平行杠步行训练的方式基本一致，区别在于用拐的方式。拐杖又分为单拐和双拐，单拐包括手杖、腋杖、肘杖、四脚拐等。拐杖不如平行杠稳定，因此需经过适当的训练，才可安全有效地应用。对偏瘫或单侧下肢功能障碍的患者，持拐一般为健侧手，先出拐，再由患腿向前迈，然后是健腿跟上。对于两下肢障碍的患者则需要用双拐。上肢控制能力不佳的患者不能扶拐步行。

（4）独立步行训练：患者在下肢支撑能力达到 100% 体重，同时站立平衡功能达到Ⅲ级时，可以开始独立步行训练。训练步骤是先分解动作，然后综合训练，最后增加行走距离、速度和地面的复杂性。

10. **神经生理学疗法** 神经生理学疗法是以神经生理学和神经发育学为理论基础，促进中枢性瘫痪患者的运动功能的恢复，通过促进和抑制的方法调节肌张力，促进肌肉随意收缩的能

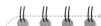

力。常用的有 Bobath 技术、Brunnstrom 技术、Rood 技术、本体感觉促进技术等。

（1）Bobath 技术：通过控制关键点，运用反射性抑制模式，利用生理或病理反射，调节肌肉的收缩反应。各种功能性技能的建立都是以姿势控制、翻正反应、平衡反应和保护性反应，以及伸手、抓握和松开等基本模式为基础。治疗中枢性瘫痪的关键是控制异常运动模式，因此通过姿势与运动的基本模式，诱发出非随意反应，从而达到调节肌张力或引出所需要运动的目的。该技术普遍应用于脑性瘫痪和偏瘫患者。

（2）Brunnstrom 技术：该技术的核心为中枢神经兴奋扩散原理，瘫痪早期利用协同运动和反射模式作为促进模式，诱发肢体的运动反应，再从异常模式中促进正常运动成分的分离，最终脱离异常模式，形成正常模式，恢复运动控制能力。主要用于评估和治疗成年偏瘫患者。

（3）Rood 技术：该技术又称多感觉刺激技术，由美国物理治疗师和作业治疗师 Margaret Rood 创立。Rood 对脑损伤患者康复的主要贡献在于强调选用可控制的感觉刺激，按照个体的发育顺序，通过应用某些动作引出有目的的反应。基本技术与手法包括触觉刺激、温度刺激、牵拉肌肉、轻叩肌腱或肌腹、挤压、特殊感觉刺激、远端固定、近端活动等。

（4）本体感觉促进技术（proprioceptive neuromuscular facilitation，PNF）：通过刺激人体本体感受器，来激活和募集最大数量的运动肌纤维参与活动，促进瘫痪肌肉收缩，同时通过调整感觉神经的兴奋性以改变肌肉的张力，缓解肌痉挛。其解剖学基础为螺旋或对角线运动是正常动作发育的最后阶段，这是因为所有的对角线模式中总有旋转的成分，而旋转是肢体发挥正常功能所不可缺少的，如洗脸、梳头、吃饭、行走。对角线运动都越过中线，也利于身体双侧运动的发展。

知识链接

NJF 技术

神经肌肉关节促进法（neuromuscular joint facil-itation，NJF）于 2009 年由霍明等通过临床研究提出，该技术将神经肌肉促进技术与关节松动技术有机结合，优势互补，目前已经应用于脑卒中患者及骨关节系统的颈椎病、肩周炎、膝关节骨性关节炎、膝关节前交叉韧带重建术后的治疗中，该技术通过皮肤刺激、肌牵张、牵拉、挤压、抗阻等手法刺激关节囊内（关节囊、韧带、骨、关节软骨）、囊外（皮肤、肌肉、肌腱、神经）因素，同时治疗神经、肌肉、关节。该技术在改善关节活动范围的同时进一步强化关节周围深层小肌群的运动，从而提高关节稳定性和活动性。

资料来源：唐成莉，白定群.神经肌肉关节促进法在康复治疗中的研究进展 [J]. 中国实用神经疾病杂志，2019，22（9）：1040-1044.

11. **运动再学习技术**（motor relearning program，MRP）　是由澳大利亚学者 Janet H. Cart 等提出的一种运动疗法，是把中枢神经损伤后运动功能恢复训练视为再学习或再训练的过程；主要以运动科学、生物力学、神经生理学、行为科学等为理论依据，以作业或功能活动为导向，强调患者主观参与和认知的重要性，按照科学的运动学习方法对患者进行再教育，以恢复其运动功能的一种方法。运动再学习技术主张通过多种反馈，如视、听、体位、皮肤、手的引导等来强化训练效果，充分利用反馈在运动控制中的作用。运动再学习技术的操作包含了上肢功能、从仰卧到床边坐起、坐位平衡、站起与坐下、站立平衡、行走等日常生活活动的 6 项基本功能，采用基本动作分析、软组织牵伸、诱发肌肉活动、功能性活动、力量训练、优化运动技巧并将训练转移到真实的生活环境中。

12. 现代康复新技术 随着康复医学的快速发展及智能康复新理念的融入，近20年来康复治疗新技术不断涌现，科学研究硕果累累，经过研究已经证实镜像疗法、生物反馈疗法、强制诱导运动训练、神经肌肉电刺激、康复机器人、经颅磁刺激技术、虚拟现实技术等可以促进患者躯体功能的恢复。

科研小提示

改良强制诱导运动疗法和手 - 臂双侧强化训练是在功能性任务中诱导患肢主动参与的强化训练，能有效改善痉挛型偏瘫儿童的上肢功能。

二、物理因子治疗

物理因子治疗是利用人工或自然界物理因素作用于人体，调整血液循环，改善营养代谢，提高免疫功能，调节神经系统功能，促进组织修复，达到预防和治疗疾病的方法。

案例 4-2

患者刘某，男，71 岁，因下楼时不慎跌倒造成右侧尺桡骨骨折，右侧前臂疼痛、不能活动。入院查体：体温 37℃，脉搏 100 次 / 分，血压 90/60 mmHg，右前臂肿胀、短缩，局部有压痛，可触及骨擦感。行内固定手术后 3 周，患者诉前臂疼痛，医生换药时发现，伤口周围及前臂肿胀。

请回答：
1. 促进骨折愈合的理疗项目有哪些？
2. 缓解疼痛肿胀的理疗项目有哪些？
3. 预防肌肉萎缩的理疗项目有哪些？

（一）直流电疗法

1. **定义** 直流电是一种方向不随时间变化的电流，用直流电治疗疾病的方法称为直流电疗法（galvanization）。

2. **治疗作用**

（1）对神经系统功能的影响：改善和调节脑治疗部位的血液循环，对中枢神经系统、自主神经系统等均能引起兴奋或抑制作用。

（2）抗炎作用：直流电有改善局部血液循环的作用，能促进炎性产物的排出。阳极可用于治疗水肿；阴极可治疗慢性炎症、溃疡；还可用于治疗神经、关节、肌肉、血管等方面的炎症。

（3）促进骨折愈合：用微弱直流电阴极刺激骨折处，有加速骨折愈合的作用。其机制可能是在直流电的电解作用下，使阴极下组织内环境发生低氧、偏碱和高钙，有利于促进骨质生长。

（4）治疗冠心病：微弱直流电置于心前区，阴极置于背后，治疗冠心病效果良好，微弱直流电接近生物电的电流强度，刺激心脏皮肤反射区，反射性地调节冠状动脉的舒缩功能。

（5）治疗静脉血栓：较大电流强度直流电可促使静脉血栓机化、退缩，离开阳极，退向阴极，使血管重新开放。

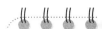

（6）治癌作用：改变肿瘤组织的微环境，促使肿瘤变性坏死。

3. 适应证与禁忌证

（1）适应证：浅静脉血栓、营养不良性溃疡、骨折延迟愈合、冠心病、癌症等。

（2）禁忌证：恶性肿瘤（局部电化学疗法除外）、高热、昏迷、活动性出血、心力衰竭、妊娠、急性化脓性炎症、急性湿疹、局部皮肤破损、安装心脏起搏器、直流电过敏等。

（二）直流电药物离子导入疗法

1. 定义 用直流电将药物中的离子导入体内进行治疗疾病的方法称直流电药物离子导入疗法。

2. 治疗作用 直流电药物离子导入疗法兼有直流电和导入药物的综合作用。其优点是局部浅表组织浓度较高，作用持续时间长，导入的是药物有效成分；缺点是导入药量少。

3. 适应证与禁忌证

（1）适应证：临床应用范围广泛，是直流电疗法和所导入药物的适应证的相加，如神经炎、周围神经损伤、慢性溃疡、伤口和窦道、慢性前列腺炎、慢性盆腔炎、血栓性静脉炎、瘢痕粘连、角膜混浊、骨折等。

（2）禁忌证：同直流电疗法，以及导入药物过敏者。

（三）低频电疗法

1. 定义 应用频率 1000 Hz 以下的各种脉冲电流治疗疾病的方法称低频电疗法。

2. 治疗作用 低频电疗法具有兴奋神经肌肉、镇痛作用，改善血液循环和抗炎消肿等作用。

3. 分类 常用的低频电疗法包括神经肌肉电刺激（neuromuscular electrical stimulation，NMES）、功能性电刺激（functional electrical stimulation，FES）、经皮电刺激神经（transcutaneous electrical nerve stimulation，TENS）等。

（1）神经肌肉电刺激：指应用低频脉冲电流刺激神经肌肉以治疗疾病的方法，又称电体操疗法（electrogymnastic therapy）。对失神经支配的肌肉进行合适的电刺激，可以引起肌肉收缩，改善血液循环及营养代谢，延缓肌肉萎缩，防止纤维化和挛缩，能促进神经再生，恢复神经传导功能。①适应证：下运动神经元损伤所致的弛缓性瘫痪、失用性肌萎缩者。②禁忌证：上运动神经元损伤引起的痉挛性瘫痪、安装心脏起搏器者。

科研小提示

盆底低频神经肌肉电刺激治疗能有效降低中重度宫腔粘连患者术后复发率，从而提高妊娠率。

（2）功能性电刺激：指用低频电流刺激丧失功能或功能不全的器官或肢体，以其所产生的即时效应来替代或纠正器官或肢体的功能的治疗方法。

功能性电刺激多用于中枢性瘫痪。当上运动神经元受损时，下运动神经元通路存在，有应激功能，但由于失去来自中枢的运动信号，肢体不能产生随意运动。如给予适当的电刺激，可产生相应的肌肉收缩，用以补偿所丧失的肢体运动。同时电刺激通过传入神经，经脊髓传到中枢，对促进肢体功能重建及心理状态的恢复有作用。①适应证：脑卒中，脊髓损伤，脑性瘫痪后的下肢、上肢运动功能障碍，马尾或脊髓损伤后的排尿功能障碍，脊柱侧弯，多发性硬化等。②禁忌证：安装心脏起搏器、意识不清、骨关节挛缩畸形、下运动神经元受损、神经应激性不正常等。

（3）经皮电刺激神经：指通过皮肤将特定的低频脉冲电流输入人体，以刺激神经，达到镇痛目的的治疗方法。

研究认为，TENS 的治疗作用是关闭了疼痛传入的闸门，从而缓解了疼痛症状。一定的低频脉冲电流刺激，可能激活了脑内的内源性吗啡样多肽能神经元，引起内源性吗啡样多肽释放而产生镇痛效果。除镇痛外，对局部血液循环也有一定的促进作用。①适应证：各种急慢性疼痛，如头痛、偏头痛、神经痛、灼性神经痛、幻肢痛、颈椎痛、关节痛、腹痛、牙痛、腰痛、胃痛、痛经、软组织或关节急性扭伤、损伤所致肿痛、术后痛、产痛、癌痛等，也可用以治疗骨折后骨连接不良。②禁忌证：安装心脏起搏器、刺激颈动脉窦、早孕妇女的腰和下腹部、局部感觉缺失和对电过敏等。

科研小提示

对侧控制型功能性电刺激可以改善脑卒中偏瘫患者的踝足运动功能，有利于提高患者步行能力。

（四）中频电疗法

1. 定义 应用 1~100 kHz 的脉冲电流治疗疾病的方法称中频电疗法（medium frequency electrotherapy，MFE），包括干扰电疗法、音频电疗法、调制中频电疗法。

2. 治疗作用

（1）镇痛作用：经中频电疗法治疗 10~15 分钟后，皮肤痛阈明显增高，临床治疗显示有良好的镇痛作用，尤其是低频调制的中频电流作用最明显。

（2）促进血液循环：50~100 Hz 的低频调制中频电流，有明显的促进局部血液和淋巴循环的作用，可使皮肤温度上升，小动脉和毛细血管扩张，开放的毛细血管数目增多，血流速度和血流量增加。

（3）对骨骼肌的作用：中频电流通过刺激运动神经和肌肉，引起正常骨骼肌和失神经肌肉收缩，具有锻炼骨骼、肌肉和防止肌肉萎缩的作用。

（4）软化瘢痕：中频电刺激能扩大细胞与组织的间隙，使粘连的结缔组织纤维、肌纤维、神经纤维活动而后得到分离，从而起到软化瘢痕和松解粘连的作用。

3. 分类

（1）干扰电疗法（interferential therapy）：以两组频率相差 0~100 Hz 的中频正弦交流电流交叉输入人体，在人体内电流交叉处形成干扰场，产生差频 0~100 Hz 的低频调制的中频电流，即干扰电流。以这种干扰电流治疗疾病的方法称干扰电疗法。1~10 Hz 差频电流可提高平滑肌和横纹肌的张力；50~100 Hz 差频电流有明显的促进局部血液循环的作用；90~100 Hz 差频电流具有镇痛作用。①适应证：坐骨神经痛、关节疾病、骨折、软组织损伤、软组织及内脏纤维增生、粘连、平滑肌张力低下、肌无力、肌萎缩、雷诺病及早期闭塞性动脉内膜炎等。②禁忌证：急性炎症、出血倾向、孕妇下腹部、局部有金属异物、严重心脏病等。

（2）音频电疗法（audiofrequency current therapy）：应用 1~20 kHz 音频段的等幅正弦电流治疗疾病的方法称为音频电疗法。该疗法具有镇痛、促进局部血液循环及营养、软化瘢痕、松解粘连、消炎散结、提高细胞膜的通透性、调节神经系统功能的作用。①适应证：外伤或术后软组织粘连，纤维结缔组织增生、肥厚、机化，神经痛，慢性炎症。②禁忌证：同低频电疗法。

（3）调制中频电疗法（modulated medium frequency electrotherapy）：调制中频电具有低频电与中频电两种电流各自的特点和治疗作用，其作用深，人体易于接受，可以克服机体对电流的适应性。调制中频电疗法的主要治疗作用有：镇痛，促进局部组织血液循环，促进淋巴回

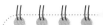

流；引起肌肉收缩，可提高平滑肌的肌力；兴奋神经肌肉，防止肌肉萎缩；增加平滑肌张力，调节自主神经系统的功能。其适应证和禁忌证同低、中频电疗法。

科研小提示

对脊髓损伤患者下肢采用间歇调制波单次刺激能使单位时间内心脏射血量升高，从而预防下肢深静脉血栓。

（五）高频电疗法

案例 4-3

患者，女，29 岁，3 年前体检时发现附件包块，每年定期进行彩超复查，包块呈渐进性增大，1 个月前来我院复查，彩超提示"右侧附件区见大小约 65 mm×43 mm 混合型包块，形态欠规则"，进一步检查后行右侧卵巢囊肿切除术。术后 1 周，患者体温 38.1℃，阴道有黏液脓性分泌物，尿频、尿痛，右下腹部坠胀，触之有手掌大小包块，质硬，彩超提示盆腔炎。

请回答：

1. 该病例能否采用高频电进行治疗？
2. 其治疗的原理是什么？治疗作用有哪些？

1. **定义**　应用高频电流（大于 100 kHz）治疗疾病的方法称高频电疗法（high frequency electrotherapy）。

2. **治疗作用**

（1）无电解作用：高频电流是交流电，是一种正负交替变化的电流，在正半周内，离子向一个方向移动，负半周内，离子又向反方向移动，所以，高频电流不产生电解作用。

（2）对神经肌肉组织无兴奋作用：高频电流频率很高，在正常情况下，无论通过多少个周期，一般均不引起神经肌肉兴奋而产生收缩反应。

（3）热效应和非热效应：中等以上剂量的高频电流主要产生热效应，其治疗作用如下。①镇痛作用：高频电流降低感觉神经的兴奋性，干扰痛冲动传导；缓解肌痉挛性疼痛；使血液循环增强，渗出物及致痛物质吸收，组织张力下降。②改善血液循环：热作用可以使血管、淋巴管扩张，血流加快，组织细胞的通透性升高，改善组织的营养代谢。③抗炎：血液循环改善，可增强免疫功能，促进慢性炎症消散（温热作用会促进肿胀和渗出增加，不适用于急性炎症）。④治疗癌症：大剂量高频电流可对肿瘤组织进行选择性加热，起到治疗作用。⑤其他作用：降低肌肉张力及加速组织生长修复。

小剂量及脉冲高频电流的治疗作用为非热效应，又称高频电磁振荡效应。使用无热量高频电流治疗，虽无热感，但机体组织仍会产生一系列明显的生物效应，对急性炎症产生抗炎作用，促进神经组织与肉芽组织再生。

高频电治疗时电极可离开皮肤，在低、中频电治疗时，电极必须与皮肤紧密接触，否则电流不能通入人体。

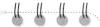
3. 分类

（1）短波、超短波疗法：应用短波电流治疗疾病的方法称短波疗法（shortwave therapy）。应用超短波电流治疗疾病的方法称超短波疗法（ultrashortwave therapy）。短波疗法及超短波疗法具有高频电疗共有的生物学效应及治疗作用。中等以上剂量的短波及超短波电流具有明显温热效应，小剂量的脉冲短波、超短波电流主要产生非热效应。两种疗法作用相似，但超短波作用更深。①适应证：皮下组织、骨关节、胸腔、盆腔内脏器官和五官的感染，关节软组织扭伤、神经炎、神经痛，关节炎、颈椎病、肩周炎、腰背筋膜炎，急性肾衰竭，恶性肿瘤（大剂量）。②禁忌证：恶性肿瘤（Ⅰ~Ⅲ级剂量）、妊娠、出血倾向、心肺衰竭、安装心脏起搏器及金属异物者。

（2）微波疗法（microwave therapy）：用微波电流治疗疾病的方法称微波疗法。微波疗法又分为分米波疗法（decimeter wave therapy）、厘米波疗法（centimeter wave therapy）和毫米波疗法（millimeter wave therapy）。分米波、厘米波克服了短波和超短波共有的皮下脂肪过热的缺点，使较深肌层产生显著的热作用。①适应证：微波疗法适用于炎症性浸润、软组织损伤、伤口溃疡、关节炎、坐骨神经痛等；分米波、厘米波高热疗法适用于体表及体腔内的恶性肿瘤，如皮肤癌、乳腺癌、恶性淋巴瘤、宫颈癌、直肠癌等；凝固疗法适用于体表赘生物治疗及经内腔镜治疗胃出血、胃息肉、鼻息肉、宫颈炎等。②禁忌证：与短波、超短波疗法相似，但微波禁用于眼部，分米波、厘米波禁用于阴囊及小儿骨骺部。

（六）超声波疗法

1. 定义　超声波是指频率在 2 kHz 以上，不能引起正常人听觉反应的机械振动波。常用的频率一般为 800~1000 kHz。

2. 治疗作用

（1）镇痛：神经系统具有对超声波敏感的特性，小剂量的超声波对神经系统有抑制作用，可使神经的传导速度减慢，从而具有明显的镇痛作用。

（2）改善皮肤感觉异常：超声波可使皮肤发热充血，皮肤的血液循环加快，可以改善皮肤麻木等感觉异常。

（3）解除肌肉痉挛：超声波可有效解除肌肉痉挛，使肌肉放松，达到减轻肌肉及软组织疼痛的目的。

（4）其他：超声波可使胃肠道蠕动增加，胃肠分泌增加；可使心脏的冠状动脉扩张，改善心肌的血液供应；可使肾血管扩张，增加肾血流量。

3. 适应证和禁忌证

（1）适应证：软组织扭、挫伤及劳损，瘢痕组织、注射后硬结、冻伤、乳腺炎、肢体溃疡、颈椎病、肩关节周围炎、腱鞘疾病（狭窄或囊肿）、骨关节病、脊柱炎、腰椎间盘突出症、骨折、前列腺炎、冠心病、肋间神经痛、雷诺病、带状疱疹、硬皮病、颞颌关节功能紊乱症、输卵管闭塞等。

（2）禁忌证：活动性肺结核，严重支气管扩张，化脓性炎症，持续性高热，出血倾向，消化道大面积溃疡，孕妇的腹和腰骶部，小儿骨骺，放射线或同位素治疗期间及随后的半年内，恶性肿瘤（超声治癌技术除外），皮肤破溃等。

（七）光疗法

　　1. **定义**　光疗法（light therapy）是利用阳光或人工光线（红外线、紫外线、可见光、激光）防治疾病和促进机体康复的方法。

　　2. **分类**

　　（1）红外线疗法（infrared therapy）：应用红外线治疗疾病的方法称为红外线疗法。红外线可分为两段：波长 0.76~1.5 μm 的波段为远红外线（长波红外线），波长 1.5~400 μm 的波段为近红外线（短波红外线）。①治疗作用：其基础原理是温热效应，具有改善血液循环，促进吸收，缓解痉挛，消散慢性炎症及镇痛等作用。②适应证：软组织扭、挫伤恢复期，肌纤维组织炎、关节炎，神经痛，软组织炎症感染吸收期，伤口愈合迟缓，慢性溃疡，压疮，烧伤，冻伤，肌痉挛，关节纤维性挛缩等。③禁忌证：有出血倾向、高热、活动性肺结核、恶性肿瘤、急性化脓性炎症、急性扭伤早期、闭塞性脉管炎、重度动脉硬化、局部感觉或循环障碍。

　　（2）紫外线疗法（ultraviolet therapy）：应用紫外线防治疾病的方法称为紫外线疗法。①治疗作用：抗炎，加速组织再生，镇痛，脱敏，预防和治疗佝偻病、骨软骨病，加强免疫功能。②适应证：治疗急性化脓性炎症如疖、痈、急性蜂窝织炎、急性乳腺炎、丹毒、急性淋巴（腺）管炎、急性静脉炎，以及某些非化脓性急性炎症如肌炎、腱鞘炎；伤口及慢性溃疡；急性风湿性关节炎、肌炎；神经（根）炎及一些皮肤病如玫瑰糠疹、带状疱疹、脓疱状皮炎等；全身无红斑量紫外线常用于预防和治疗佝偻病、长期卧床造成的骨质疏松、流行性感冒（简称流感）、伤风感冒等。③禁忌证：大面积红斑量紫外线照射活动性肺结核、血小板减少性紫癜、血友病、恶性肿瘤、急性肾炎或其他肾病伴有重度肾功能不全、急性心肌炎，以及对紫外线过敏的一些皮肤病如急性泛发性湿疹、光过敏症、红斑狼疮的活动期等。

　　（八）磁疗法

　　1. **定义**　磁疗法（magnetotherapy）是利用磁场作用于机体或穴位的外治法。

　　2. **治疗作用**

　　（1）镇痛：磁疗能促进血液循环，改善组织营养，因而可以克服由缺铁、缺氧、炎性渗出、肿胀压迫神经末梢和致痛物质聚集等引起的疼痛。

　　（2）抗炎消肿：磁场可以使局部血液循环加强，组织通透性改善，有利于渗出物的消散、吸收。

　　（3）降压降脂：磁场能加强大脑皮质的抑制过程，对自主神经有调节作用，使机体微循环功能加强，可引起血压下降。磁场能使胆固醇的碳氢长链变成短链，成为多结晶中心，因此有降血脂作用。

（4）镇静：磁疗对经络和神经、体液等都有一定的调节作用，可改善睡眠。

（5）抑制肿瘤：磁疗对良性和恶性肿瘤均有一定的抑制作用。

3. 适应证和禁忌证

（1）适应证：高血压、风湿性关节炎、冠心病、肠炎、胃炎、慢性气管炎、三叉神经痛、神经性头痛、神经衰弱、扭挫伤、腱鞘囊肿、肩周炎、静脉炎、肾结石、输尿管结石、外耳道疖肿、神经性耳鸣、鼻炎、睑腺炎（麦粒肿）、带状疱疹、痛经、臀部注射硬结、瘢痕等。

（2）禁忌证：血小板 $4.0 \times 10^9/L$ 以下，危重患者如急性心肌梗死、急腹症、大出血等，体质极度衰弱、高热、不能耐受磁疗不良反应者，孕妇下腹部，安装心脏起搏器者。

（九）生物反馈疗法

1. 定义　生物反馈疗法是利用现代生理科学仪器，通过人体内生理或病理信息的自身反馈，使患者经过特殊训练后，进行有意识的"意念"控制和心理训练，从而消除病理过程、恢复身心健康的新型心理治疗方法。

2. 适应证和禁忌证

（1）适应证：神经系统功能性病变与某些器质性病变所引起的局部肌肉痉挛，抽动，麻痹，如嚼肌痉挛、痉挛性斜颈、磨牙、面肌抽动与瘫痪、口吃、遗尿症、大便失禁等；焦虑症、恐惧症，以及与精神紧张有关的一些身心疾病；紧张性头痛、血管性头痛；高血压、心律失常；其他如雷诺病、消化性溃疡、哮喘、性功能障碍等，还可缓解紧张、焦虑、抑郁状态，治疗失眠。

（2）禁忌证：不愿接受训练者，变态人格不能合作者；5岁以下儿童，智力缺陷者，精神分裂急性期；严重心脏病患者，心肌梗死前期或发作期间，复杂的心律失常者；青光眼或治疗中出现眼压升高者；训练中出现血压升高、头痛、头晕、恶心、呕吐、失眠、妄想或具有精神症者。

随堂测 4-1

科研小提示

全身震动改善脑卒中患肢血液循环，肌电生物反馈引发脑卒中患肢肌肉反复收缩，二者结合可实现神经功能再塑。

（齐丽娜）

第二节　作业治疗

一、概述

案例 4-5A

患者肖某，女，59岁，脑梗死后2个月，左侧上肢 Brunnstrom 分级为4级，左侧下肢 Brunnstrom 分级为5级，患者情绪低落，对康复护士制订的训练项目消极对待，对家务劳动和日常生活如购物、买菜等不愿参与。

请回答：

1. 根据患者的功能障碍情况应制订哪些作业治疗？

2. 该患者应采用哪类作业治疗？

（一）概念

作业治疗（occupational therapy，OT）指应用有目的的、经过选择的作业活动，对由于躯体上、精神上、发育上有功能障碍或残疾，以致不同程度地丧失生活自理和劳动能力的患者，进行评价、治疗和训练的过程，是一种康复治疗方法；其目的是使患者最大限度地恢复或提高独立生活和劳动能力，更好地回归家庭与社会。

（二）治疗目的

1. 维持现有功能，最大限度发挥残存功能。

2. 提高日常生活活动的自理能力。

3. 为患者设计及制作与日常生活活动有关的各种自助器具。

4. 提供职业前训练。

5. 强化患者的自信心，辅助心理治疗。

（三）治疗原则

在制订作业治疗方案时需要根据患者的功能障碍确立作业治疗目标，同时还要结合患者身体基本状态、本人的愿望和所处环境等因素，选择其能力范围内可以完成的作业治疗方法。

1. 选择作业治疗的内容和方法需与治疗目标相一致。

（1）恢复实用功能目标。

（2）恢复辅助功能目标。

（3）获得功能目标。

（4）发挥代偿功能目标。

2. 根据患者的愿望和兴趣选择作业活动。

3. 选择患者能完成 80% 以上的作业活动。

4. 作业治疗在考虑局部效果时要注意对全身功能的影响。

5. 作业治疗的选择需与患者所处的环境条件相结合。根据患者的残疾和环境评定，采取相应的作业治疗，训练患者适应所处的生活环境，同时进行适当的环境改建，方便患者的生活自立。例如，对于截瘫患者，要训练其使用轮椅进行移乘的技能；同时对住宅和相应设施进行必要改造，如将床、椅高度降低，门加宽，卫生间加扶手等。

二、作业治疗分类

（一）按作业功能分类的治疗技术

1. 生活技能训练。生活技能含义较为广泛，它既包括与患者日常生活密切相关的一些基本生活技能，又包括与患者回归社会相关的一些高级生活技能，相当于基本日常活动能力和工具性日常活动能力。生活技能训练的成功与否取决于本人、家庭成员、亲朋好友、医护人员及社区服务人员等之间的相互理解、配合和支持，取决于患者主观愿望和客观条件。

2. 工作和职业技能训练。

3. 文娱活动训练，主要包括娱乐及游戏活动的评定与治疗。

4. 辅助工具和自助器具的使用。

5. 教育及咨询。

6. 环境改造技术。

（二）按照作业技能分类的治疗技术

1. 感知技能训练，包括感觉再训练、感觉敏感性训练、感知觉训练、感觉替代训练。

2. 运动技能训练，包括改善肌力和肌张力训练、维持关节活动范围训练、运动协调性和灵活性训练、平衡训练、身体转移训练。

3. 认知技能训练，包括定向能力训练、注意力训练、提高醒觉能力训练、抽象思维能力训练、学习能力训练、记忆能力训练、社交能力训练、改善自知力训练。

4. 语言和吞咽技能训练。

5. 心理社会技能训练。

三、作业治疗方法

案例 4-5 B

为患者肖某进行康复护理评价时，康复护士发现患者注意力不集中，向患者出示 4 张日常生活的卡片，5 秒后嘱患者回忆，患者只能说出最后出示的 1 张卡片的内容；给患者 1 包茶叶、1 个杯子、1 杯水，嘱其做沏茶动作，患者不能完成。

请回答：

1. 该患者出现了什么情况？

2. 如何进行作业治疗？

（一）日常生活活动（ADL）能力训练

1. **运动与转移训练**

（1）床上移动训练：床上活动是 ADL 中一个极其重要的活动，其训练包括床上翻身、（单、双）桥式运动、左右移动、坐位平衡、床上起坐、上下床运动。

（2）室内运动训练：包括步行训练，上下楼梯训练，借助助行器、轮椅训练等。

（3）室外运动训练：让患者了解室外环境如观察路面、斜坡、台阶及障碍物；识别路标、指示牌、安全标志；训练自我保护的意识和方法，如安全跌倒与爬起的技术。

2. **自理能力及个人卫生训练**

（1）穿脱衣服训练：训练患者穿脱衣、裤、鞋、袜等。

（2）进食用餐训练：主要是训练使用各种餐具，如持匙、用勺、用筷、端碗、送食物进口等。

（3）个人卫生训练：先训练梳洗、剃须、剪指甲、整容、化妆品的使用；再训练如厕、排尿控制、排便控制及便后处理、洗澡等。

（4）家务活动训练：家务活动形式非常丰富，包括做饭、洗菜、切菜、烹调、洗涮餐具、使用炊具、洗衣、熨烫衣物、铺床、清洁卫生、购物、家庭经济管理、照料小孩等。

（二）治疗性作业活动

治疗性作业活动指经过精心选择的、具有针对性的作业活动，其目的是维持和提高患者的功能、预防功能障碍或残疾的加重、提高患者的生活质量。

1. **改善躯体功能**

（1）减轻疼痛和缓解症状：加热黏土作业；温热箱内进行棋类游戏、牌类游戏；绘画、书法练习、泥塑作业、音乐欣赏等。

（2）改善 ROM：挂线作业、捶打作业、穿梭作业、制陶作业、泥塑作业、练习篮球、练习乒乓球、练习舞蹈、绘画作业、书法作业、橡皮泥作业、编织作业、纺织作业等。

（3）增强肌力：木工作业、金工作业、练习飞镖、制陶作业、泥塑作业、练习投篮、练习舞蹈、粉碎黏土作业、拉经线作业等。

（4）增强身体耐力：练习篮球、练习舞蹈、练习足球、郊游作业、爬山作业、木工作业、金工作业、制陶作业、泥塑作业、绘画作业、书法练习、轮椅竞技、园艺作业、缝纫作业等。

（5）改善手的灵活性：编织作业、折纸作业、镶嵌作业、绘画作业、书法作业、泥塑作业、棋类游戏、牌类游戏等。

（6）改善平衡：练习套圈、练习滚球、推独轮车、练习篮球、练习舞蹈、练习足球、练习飞镖、投掷游戏等。

（7）改善协调性：砂磨板作业、拉锯作业、拧铁丝作业、编织作业、园艺作业、镶嵌作业、塑型作业、黏土造型作业、练习篮球、练习舞蹈、练习足球等。

（8）促进感觉恢复：利用不同材料进行的手工艺制作、棋类游戏、牌类游戏等。

（9）提高 ADL 能力：ADL 训练、穿衣比赛、家务活动等。

2. 改善心理功能

（1）调节精神和转移注意力：欣赏音乐、棋类游戏、牌类游戏、绘画作业、书法作业、泥塑作业、编织作业、折纸作业、镶嵌作业、手工艺作业（扎花、插花、贝壳造型）、电子游戏、养金鱼、玩游戏、进行社交活动等。

（2）镇静安定、减轻烦躁：进行简单、重复性的作业，如分拣作业、针织作业、刺绣作业、编织作业、简单纺织作业和弹奏或倾听优美轻柔、节奏缓慢的乐曲，避免应用红、紫、褐等刺激性颜色。

（3）调节情绪、宣泄明显的过激情绪：木工作业、捶打作业、剪纸作业、除草作业、锯木作业、掘土作业、砍木作业、剪枝作业、剪图作业、剪开布料（缝衣）、剪开皮革（制作使用）、练习乒乓球、练习羽毛球、练习排球、练习网球、练习桌球等。

（4）增强独立感，建立信心：如绘画作业、书法作业、泥塑作业、编织作业、折纸作业、镶嵌作业、手工艺制作等。

（5）提高成就感、满足感：如木工作业、金工作业、制陶作业、泥塑作业、绘画作业、书法作业、编织作业、折纸作业、镶嵌作业、手工艺制作等可生产出产品的作业。

（6）减轻罪责感（精神状况）：协助清洁、保养作业疗法室及设备，简单的（不需要想象力）手工劳动如打结作业、磨砂作业、户外劳动等。

（7）改善认知、知觉功能：棋类游戏、牌类游戏、电子游戏、绘画作业、书法作业、欣赏音乐等。

3. 提高职业能力

（1）提高劳动技能：木工作业、金工作业、打字作业、编织作业、手工艺制作、园艺活动等。

（2）提高职业适应能力：棋类游戏、牌类游戏、球类游戏、社交活动等集体性活动。

（3）增强患者再就业信心：通过木工作业、金工作业、制陶作业、泥塑作业、绘画作业、书法作业、编织作业、折纸作业、镶嵌作业、手工艺制作等治疗性作业活动生产出产品，可增强患者再就业的信心。

4. 改善社会能力

（1）改善社会交往和人际关系：如园艺活动、棋类活动、牌类活动、欣赏音乐等。

（2）促进重返社会：通过生产性活动、竞技性活动、游戏性活动等可促进患者适应社会环境，利于他们早日重返社会。

（三）认知与知觉功能训练

1. 注意力

（1）选择使注意力集中的作业活动，如删字练习、击鼓传球游戏等。

（2）做患者感兴趣的某些活动使其集中精力，如听故事、猜谜、看电视等。

（3）在有外界干扰如有说话声、音乐声的环境中完成某项活动，或与他人边交谈边进行活

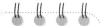

动，以提高集中注意的稳定性及分散注意的合理分配。

2. 记忆障碍

（1）朗诵法：反复地朗诵需要记住的信息。

（2）提示法：用活动信息的第一个字母或首个词句来提醒记忆。

（3）叙述法：将需要记住的信息融合到一个故事里，当患者表达故事情节时，记忆信息不断地被叙述出来。

（4）印象法：在患者的大脑中产生一个印象帮助记忆。

（5）建立常规的日常生活活动程序：定时吃饭、睡觉，相同的穿衣顺序，物品分类、规律摆放。

（6）辅助法：利用标签、清单、写日记、填写表格记录活动安排，制订活动时间表，利用手表闹钟提醒等。

3. 定向力

（1）提问法：提出问题，让患者回答，如今天是星期几？你在什么地方？如患者回答不出，再告知患者答案，让患者重复。

（2）背诵法：教患者背诵具有时间概念的词句，如春、夏、秋、冬等，将顺序倒着背或提问，以加强时间概念。

（3）带患者到不同地方参观，游览中治疗师给予患者提示，之后再带患者多次身处其境，让患者指出所在地。

（4）请患者家属、朋友与患者交谈，让患者根据其相貌、衣着、声音来识别对方是何人，与自己的血缘关系或社会关系、称谓等。

4. 解决问题能力

（1）选择一项功能活动，如吃饭、洗澡、穿衣、购物等，与患者共同讨论，决定活动步骤和方法。然后让患者自己确定另一活动的计划，治疗者给予补充、纠正，得到患者同意后再执行。

（2）提出一些难题，让患者分析、判断，提出解决问题的方法和步骤。

（3）推理训练，如讲一段故事情节，让患者设想几种结局；或讲出某个事件的结果，让患者分析几种可能的原因和条件。

（4）参与家庭管理，如经济预算、小孩的照料、家庭社交活动安排等。

5. 失认症

（1）视觉失认：进行各种识别训练，如让物体失认者反复识别常用品、必需品；有面容失认者，反复用家人、亲属、名人的照片借助语言提示，让患者进行辨识；对颜色失认者用色卡进行命名和辨别颜色的练习。

（2）触觉失认：用粗糙的物品沿患者的手指向指尖移动进行触觉刺激；用手掌握锥形体进行压力刺激；闭目用手感觉和分辨不同质地的材料，注意力集中在体会物品特征上，进行辨识训练；利用视觉或健手的感觉帮助患肢进行感知，重视对物品的形状、材料、温度等特质的体验。

（3）听觉失认：闭上眼睛，听录音机中传出的动物叫声或其他响声，然后在画有动物的图片上指出声音由谁发出，如有误应及时给予指正，直到分清各种声源；在嘈杂的声响中给予特定的声音，让患者听后说出发声的次数，重复进行；进行按门铃、拨打电话、观看雷雨气象及看电视等功能活动，随时向患者提出问题，给予纠正和补充；指导患者利用其他感官进行代偿，如把门铃附加闪灯等。

（4）单侧忽略：视觉搜索训练以促进对忽略侧的视觉搜索，提高对忽略侧的注意为目的，是临床常用的训练方法；在日常生活中尽量给予忽略侧各种感觉刺激；提醒进食时勿忘忽略侧

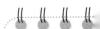

的食物，穿衣、修饰时使用姿势镜；把忽略侧的轮椅车闸加长并做上标记，忽略侧脚托涂上颜色或做标记等。

6. 失用症

（1）运动性失用：进行特定的作业活动前先给肢体以本体感觉、触觉、运动觉刺激，如制动轮椅训练前可给肢体进行活动。

（2）意念运动性失用：意念运动性失用者往往能够较好地完成粗大的全身性活动。训练时不宜将活动分解，训练前先让患者进行想象或观摩，即让患者在头脑中想象流畅、精确和协调的运动模式，然后再进行尝试。在治疗前及治疗中给患肢以触觉、本体感觉和运动觉刺激，加强正常模式和运动计划的输出。对于动作笨拙和动作异常者尽量不用语言来纠正，而应握住患者的手帮助其完成，并随动作的改善逐渐减少辅助量。

（3）意念性失用：①故事图片排序训练，摆放 5 张图片，要求患者按正确的顺序排列起来组成一段故事，并逐渐增加故事情节的复杂性；②日常生活中的系列动作训练，如泡茶后喝茶，把泡茶和喝茶分解为若干步骤进行练习，逐步串联起来完成一整套系列动作。

（4）结构性失用：①复制几何图形，从简单的平面设计（如正方形、三角形）开始，逐步向复杂设计过渡（如连接点状图或虚线图，将平面图加工成立体图等）；②用积木复制结构，从简单的三块积木设计开始，逐渐增加积木数量及设计难度；③用火柴棍、木钉盘进行复制练习，从简单的图形或物品开始，逐渐增加难度；④ ADL 训练，如叠衣服、摆餐具、组装家具、裁剪衣服等。

（5）穿衣失用：教会患者对各类衣服的辨别，分清衣服的各个部位及它们与身体某个部位的相应关系；按照穿衣的方法和步骤每天进行练习。

7. 躯体构图障碍

（1）左右分辨障碍：佩戴标志物如戒指、手镯、手表，或在衣袖和鞋上贴彩色胶带以帮助患者区别左右；反复使用包含左右的口令或进行与左右有关的活动。

（2）躯体失认：强化患者对身体各部分及其相互间关系的认识，可以练习人体拼图，按指令做动作，或呼出指定身体部位名称等。

（3）手指失认：进行手指辨认训练，或进行与手指功能相关的 ADL 训练，如使用勺子进食、更衣训练等。

（四）感觉统合训练

感觉统合理论（sensory integration theory）是由 Ayres A. J 于 1972 年系统地提出的。该理论认为感觉统合是将人体器官各部分感觉信息输入组合起来，经大脑统合作用，对身体内外知觉做出反应；只有经过感觉统合，神经系统的不同部分才能协调整体工作，使个体与环境顺利接触。感觉统合训练主要基于儿童的神经发育的需要，引导其对感觉刺激做出适应性反应，其目的是促进大脑发育成熟，使大脑能有效地处理来自环境与身体的感觉信息，继而做出与环境相适应的反应，最终帮助儿童提高专注力、组织能力、学习能力。感觉统合训练的关键期是7 岁以前，在此期间，人类大脑的可塑性最强。

1. 滑板

（1）俯卧旋转：让儿童俯卧在滑板上，双手交叉控制方向带动滑板和身体进行原地旋转，左右交替（旋转时手不过中线，避免引起头晕），旋转的次数逐渐增加至 100 次以上，可增强前庭觉的适应性。

（2）过隧道：用积木围成一条曲折变化的通道，让儿童俯卧在滑板上，顺着通道的方向逐步前进，可在通道的一端设置目标物（彩色气球、毛绒玩具等），规定其拿到一定数目后即给予奖励，激发儿童兴趣，增强本体感觉。

（3）火车厢接龙：用积木围成一条曲折变化的通道，让多名儿童俯卧在滑板上，排成长龙，后面的儿童双手抓握前一儿童的双腿，由第一个儿童带领，顺着通道的方向前进。此训练适用于触觉防御或迟钝的儿童。

（4）双人推球比赛：让儿童俯卧在滑板上，两人一组，进行水平推球、接球的活动，可增强眼球控制能力，改善视听觉的统合。

2. 滑梯

（1）俯卧滑梯取物：将滑板放在滑梯顶端的平台上，让儿童俯卧在滑板上，头、手在前，脚在后，由指导者协助其轻轻推动滑板，使滑板由滑梯上自然滑下，要求儿童在下滑的过程中抓取目标物，可提高儿童的注意力、注视能力、辨距能力和协调能力。

（2）俯卧逆行上滑梯：在滑梯的上端固定一条绳子，让儿童俯卧在滑板上，双手抓握绳子，交替向前移动，直至滑梯的顶端，可增强儿童空间认知和肌肉协同收缩能力，强化平衡及自我保护能力。

3. 大笼球 可提供丰富的触觉刺激。

（1）俯卧大笼球：让儿童俯卧在大笼球上，指导者握其双足，将两腿平举，并做轻微的前后推拉和左右转动，可以训练儿童的前庭觉功能。

（2）大笼球压滚游戏：让儿童俯卧或仰躺在地板上，指导者将笼球置于其身体上，慢慢地将球前后左右滚动，或轻轻挤压。

4. 球池 改善触觉防御功能。

（1）进入球池：让儿童以自己的方式进入球池，可轻轻跨入或用力跳入。

（2）藏身其中：让儿童慢慢坐下或躺下，将身体全部藏入球池中，接受球的挤压，加强对全身触觉系统的刺激和锻炼。

（3）球池中运动：①在球池中转动手、脚，划动四肢或翻转身体，摆动头部、颈部，在此状态下，调整身体的重力感信息；②站在球池中，做踏步运动或跳跃运动，并设置一目标地，让儿童以某种规定的动作（站着走、蹲着走、爬行、单脚跳、双脚跳）或沿某条规定的路径达到目标地；③在球池中藏一种或几种不同质地或大小的物体，让儿童寻找；④在球池中做飞机起飞、火车开动、太空人漫步、抛接球等游戏，以强化动作企划能力。

（4）球池综合游戏：可强化前庭功能、身体协调能力及脑干功能。在球池旁边放置高约1 m的台子，上方悬挂1个球，让儿童登上高台，由高台上跳下，先用手击打吊球，再跳入球池中。

5. 羊角球 可增强眼球控制能力。让儿童坐在球上，双手紧握手把，身体前屈，用力下压，借助球的弹力向前跳动，可促进其双侧姿势的统合，提高动作企划能力。跳动时，指导者可在前方设置彩色旋转的目标物，嘱其追视。

6. 时光隧道 可增强手、肘、肩、膝等部位的固有感觉输入，加强前庭体系的刺激和调整。尤其适用于本体感不佳，触觉防御或迟钝的儿童。

（1）让儿童头在前、脚在后，匍匐进入并通过隧道，再令儿童采用脚在前、头在后的方式通过隧道。指导者应提醒儿童手脚和身体的协调运用。

（2）在隧道内放置许多物品，要求儿童通过隧道并将目标物取出。

（3）在儿童通过隧道的过程中，轻轻转动隧道，增加难度。

7. 袋鼠跳 可强化前庭固有感觉，促进手足协调和本体感觉的发展。儿童站在袋中，双手提起袋边，双脚同时向前跳，逐渐加大跳跃的幅度，改变跳跃的方向。根据儿童的体能情况，每天训练5~10次，每次跳跃6 m距离。

8. 平衡木 可强化双侧肢体的平衡反应和视觉运动协调性。

（1）将两组平衡木排成一排，让儿童在平衡木上踏步前进；可让其外展双臂，或双手抱球进行活动。

（2）将两组平衡木排成平行的两排，让儿童双脚各踏一条平衡木前进。

（3）将高低不等的平衡木交替排列成一条曲折的通道，中间可留有一定距离的空当，让儿童徒手或抱球通过。

（五）辅助器具的应用

1. 自助具

（1）进食自助具：轻便餐具、曲柄调羹、吸附垫、盘圈、弹簧木筷、双耳杯、持杯器等。

（2）穿衣自助具：纽扣器、穿衣钩、穿袜器、长柄鞋拔等。

（3）个人卫生自助具：长柄梳、长柄刷、牙膏固定器、台式指甲钳、淋浴凳、浴缸板等。

（4）用厕自助具：马桶增高垫、马桶座椅、便后擦拭器等。

（5）家务活动自助具：开瓶器、改良刀柄、砧板、拾物器等。

（6）书写阅读自助具：握笔器、翻页器、书架、轮椅板。

2. 助行器

（1）各种拐杖如手拐、腋拐、肘拐、前臂拐等的选配及使用训练。

（2）轮椅及助行架的选配及使用训练，如各种参数的选择训练、轮椅转移训练、轮椅技巧训练等。

（3）特殊功能辅助器具如助听器、语言训练器、导盲器等的选配及使用训练。

3. 假肢与矫形器

（1）根据患者的具体情况进行选配，并提出有关意见或建议。

（2）对穿戴机械假手者应训练其动作的协调性。对穿戴下肢假肢者应先进行负重与平衡训练，再进行平地行走和上下台阶训练。

（六）职业咨询和职业训练

1. 职业咨询 根据患者原有的技能、专长与兴趣、目前的身心功能状况及未来工作条件，提出有关就业的意见和建议。

2. 职业训练 针对未来工作的需要，对患者进行相关技能、认知、心理方面的训练。

知识链接

老龄化背景下中国作业治疗发展的新契机

国家统计局 2019 年初发布的人口统计数据表明，截至 2018 年底，我国 65 岁及以上的老年人约为 1.67 亿人。到 2050 年该数据将达到 3.59 亿，老龄人口占总人口的比例将增至 26.3%，日益严重的老龄化问题凸显。

老年人受到各种健康问题的困扰。2015 年，国务院办公厅发布《关于推进分级诊疗制度建设的指导意见》指出："基层医疗卫生机构和康复医院、护理院等为诊断明确、病情稳定的慢性病患者、康复期患者、老年病患者、晚期肿瘤患者等提供治疗、康复、护理服务。"同时还指出："基层医疗卫生机构可以与二级以上医院、慢性病医疗机构等协同，为慢性病、老年病等患者提供老年护理、家庭护理、社区护理、互助护理、家庭病床、医疗康复等服务。充分发挥不同举办主体医疗机构在分工协作机制中的作用。"在分级诊疗体系的大背景下，基层医疗机构承担的职能主要是预后的护理和康复，其中一个重要的方面就是作业治疗。

未来的工作中，通过广泛的调研，明确庞大的老年群体对作业治疗的需求特征和支

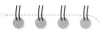

付意愿，从而可以比较精确地估计作业治疗服务的需求量和潜在的产业价值。明确了需求方的信息，各级政府和高校就会有的放矢，制定相应政策，增加设施投入和教育投入，以拥有足够数量的作业治疗场所和作业治疗师，做到既能满足需求，又不至于因为过度投入而产生浪费。

资料来源：姜山，王英，王慧.人口老龄化背景下作业治疗在中国发展面临的机遇与挑战 [J].中国康复理论与实践，2020，26（2）：237-241.

（七）新技术在作业治疗中的应用

随着科技的快速发展，智能化、可视化的作业治疗新技术已经在临床广泛应用，主要包括虚拟现实（virtual reality，VR）技术、上肢机器人技术及远程认知康复技术。

1. 虚拟现实技术　利用计算机的专业软硬件和外围设备，形成逼真的视觉、听觉、触觉、嗅觉反馈，患者在虚拟世界和现实环境中进行体验和交互作用，增加了患者训练的趣味性，可用于日常活动模拟环境训练、上肢功能及手功能训练、娱乐休闲活动训练、治疗性活动训练、精神心理治疗和社交技巧训练等。

2. 上肢康复机器人　偏瘫患者上肢功能康复训练常使用外骨骼式上肢康复机器人，可帮助脑卒中偏瘫患者完成部分或全部分离运动的训练，使运动更为精确。临床上采用机器手臂为肌力较差的上肢提供重力补偿，为上肢肌力 3 级以上的肌力训练提供阻力，还可进行特定关节的单独训练或多个关节的复合训练。机器人辅助训练过程中，由于视、听觉的实时反馈，使患者及时看到自己的成绩，提高作业治疗的依从性，通过多种感觉的刺激和游戏还可改善患者的认知和情绪。

3. 远程认知康复　也称在线康复（online rehabilitation），是应用电脑交流和信息技术，改善患者的功能障碍，从而支持患者生活独立。这种线上康复服务交流包括远程监测（remote monitoring）、教育（education）、环境控制（environmental control）、社区接入（community access）、评估与再训练（assessment and retraining），通过电子信息和交流技术，按照参与者及实施场所的不同在一定距离传送医疗康复服务，主要模式包括：①家庭远程康复模式；②远程指导的家庭康复模式；③社区远程康复模式；④远程指导的社区康复模式。可以通过电脑评估与训练软件改善患者的注意力、记忆力、视空间能力、功能性语言交流能力、执行功能和解决问题能力。认知康复软件包括认知、感知、教育、功能性技能训练、社区生活技能等内容。如 Rivermead 行为记忆检查、行为忽略测验（behaviour inattention test，BIT）等均可通过线上对患者进行评估；也可通过远程教育康复将一些功能性活动编成软件、制成网页在互联网上发布，供患者及其家属模仿练习；也可用于基层社区专业人员继续教育。

（齐丽娜）

随堂测 4-2

第三节 言语治疗

一、概述

（一）言语治疗的定义

言语治疗（speech therapy）又称言语训练或言语再学习，是指通过各种手段对有言语障碍的患者进行针对性治疗，从而改善患者的交流能力，是由专业人员对各类言语障碍者进行治疗和矫正的一门技术。

（二）言语障碍的治疗途径

1. **训练和指导** 这是言语治疗的核心，包括促进听力理解、增强口语表达的能力、恢复或改善构音功能、提高言语清晰度等。根据训练计划指导患者及家属进行家庭训练，还包括对重症患者的家属和患儿的家长进行训练和注意事项的指导。

2. **手法介入** 对一些言语障碍的患者可以利用针灸、推拿等方法帮助其改善言语障碍，特别适用于运动性构音障碍，尤其是重症患者，也适用于重度神经性吞咽障碍患者。

3. **辅助器具** 为了补偿言语功能受限，有时需要装配必要的辅助器具，如重度运动性构音障碍腭咽肌闭合不全患者，可以为其戴上腭托，以改善鼻音化构音。

4. **替代方式** 如果重度言语障碍难以达到正常的交流水平，则考虑使用替代交流，如采用手势语、交流板和言语交流器等。

5. **手术** 对于唇腭裂患者可采用手术修补或成形术，咽喉部有肿瘤的患者可手术切除。

（三）言语治疗的条件和要求

1. **训练场所的选择** 可选择在床边治疗或在言语治疗室治疗。治疗时应尽量避免视觉和听觉上的干扰。训练室应有隔音设施，治疗环境整洁、舒适、安静。成人房间不要太大，房间面积一般在 10 m² 左右。儿童训练室应宽敞明亮，适合儿童心理特点，形式多样。

2. **训练的形式** 可以进行一对一训练，也可将不同病情的患者分成小组进行团队治疗，还可制订详细的训练计划，进行自主训练和家庭训练。

3. **训练周期** 每日训练时间、次数和强度应以患者能耐受和感兴趣为前提。每周训练3~5次，每天1~2次，每次30~60分钟。患者训练时可有家属陪同，但依赖性较强的患者尽量不要有家属陪同。

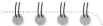

4. 训练工具 可准备录音机、歌曲或会话发音磁带、纸、笔、自制卡片、图片、报纸及日常生活用品等作为训练工具。

（四）言语障碍的治疗原则

1. 早期发现、早期治疗 言语治疗开始得越早，效果越好，一般在患者病情稳定1周后开始治疗。

2. 及时评定 言语治疗前应进行全面的语言和言语功能评定，并接受必要的临床检查。了解言语障碍的程度和类型，制订有针对性的治疗方案，边治疗边评定，并根据评定结果调整治疗方案。

3. 循序渐进 言语训练应由简单到复杂，训练难度逐步增加。如患者听、说、读、写均有障碍时，应先进行听理解训练。训练的重点应放在日常交流上。治疗内容和时间安排适当，防止患者产生疲劳而影响训练效果。

4. 及时进行反馈 每次训练应使患者做出反应，对于正确的反应要强化，对于错误的反应不要反复纠正，以免造成患者紧张而出现过多的错误。

5. 患者主动参与 言语治疗是训练者与患者之间互动的过程，需要患者及家属的积极配合和主动参与。

二、言语障碍的训练方法

言语治疗的对象是存在各类言语障碍的成人和儿童，包括失语症患者、构音障碍患者、儿童言语发育迟滞患者、发声障碍患者和口吃患者等。

（一）失语症的康复训练

1. 语音训练

（1）口腔动作：患者照镜子看自己的口腔动作，是否与治疗者做的口腔动作一样，反复进行模仿。

（2）口腔动作配合发音：患者模仿治疗者发音，包括汉语拼音的声母、韵母和四声。

上述练习除了照镜子和看治疗者的口形外，还可以画口形图，告诉患者舌的位置、唇和齿的位置，以及气流的方向和大小。

2. 听理解训练

（1）单词辨别：每次出示3个常用物品的图片，治疗者先说出1个物品名称，让患者指出相应的物品图片，逐渐增加至说出2个名称，让患者指出相应的物品图片。

（2）词语理解：每次出示3个常用物品的图片，治疗者说出其中1个物品的功能或所属范畴，患者听后指出；也可用情景画或让患者按指令执行动作进行听理解训练。

3. 口语表达训练 从最简单的数字、诗词、儿歌或歌曲开始让患者自动地、机械地从嘴里发出声音。因为这些是小时候就学到的，记忆深刻且失语后仍能保留的部分，很适合用来进行口语表达的最初训练。还可让患者做词语练习，如鼓励患者使用反义词、关联词、惯用语进行口头表达。

4. 句子、短文的复述 将单词图片与对应的文字卡片相配，给患者出示一组卡片，治疗者先描述，后让患者复述。反复练习，直到患者可以不费力地自然跟着复述。最后用以上所用的单词，同其他词语组合成简单的句子或短文反复练习。

5. 自发口语的练习

（1）看动作画，让其用口语说明。

（2）看情景画，鼓励患者自由叙述。

（3）叙述某日某事。

（4）谚语叙述。

（5）叙述身边事物等。

6. **阅读理解及朗读训练**

（1）视觉认知：摆出几张图片，将相应的文字让患者看过，进行组合练习，逐步增加。

（2）听觉认知：将单词的文字卡片按组摆出，患者听治疗师读1个词后指出相应的文字卡片，再用文字卡片进行2个以上单词的保持练习。

（3）单词朗读：出示单词卡片，反复读给患者听，然后鼓励一起朗读，最后让其自己朗读。

（4）句子、短文理解和朗读：用句子或短文卡片，让患者指出相应的情景画与相应实物；用"是""不是"回答提问；利用句子或短文卡片，按单词朗读的要领练习，由慢速逐渐接近正常。反复练习，渐增难度。

（5）篇章的朗读：从报纸的纪事、小说、故事中选出患者感兴趣的内容，同声朗读，开始就以接近普通速度进行，即使患者跟不上也不要刻意等待，不纠正，数次后就鼓励其自己读。尽量选择有趣的读物反复练习，每日坚持，以提高朗读的流畅性。

7. **书写训练**

（1）单词的听写：使用单词文字卡片，让患者书写文字卡片上的单词，再让患者看相应的图片，同时听写单词，最后不看卡片，听写该单词。

（2）句子、短文的听写：使用有句子、短文的文字卡片，从简单的短句逐渐进展到复杂的长句。

（3）自发书写练习：患者看物品图片，写出单词；看动作图片，写出叙述性短句；看情景图片，写出叙述性短文，或写日记、给朋友写信。

（二）脑卒中后常见失语症的治疗

1. **运动性失语（Broca 失语）** 口语表达障碍为其突出特点，听理解相对较好，伴有复述、命名、书写障碍。病变主要累及优势半球 Broca 区（额下回后部）词语中枢。此种失语症的治疗以构音表达和文字阅读训练为主，还有发音训练、口形模仿训练、口语发音训练、图片发音训练。训练时用短而清楚的句子，说话的速度比正常缓慢，使患者可以直接答"是"或"不是"。此类失语症康复治疗效果较好。

2. **感觉性失语（Wernicke 失语）** 此类失语症患者听理解障碍突出，表现为语量多，发音清晰，语调正确，短语长短正确，但缺乏实质词。患者常答非所问，虽滔滔不绝地说，却与检查者的提问毫无关系。病变位于优势半球 Wernicke 区（颞上回后部）的听觉中枢，导致听词语印象部分或全部丧失，表现为理解、复述障碍。可采用听力训练（声音刺激，如听音乐、听广播，或旋律语调治疗）、词语听觉辨认（出示实物图片或词卡，让患者回答，由易到难，从物品名称到物品功能及属性）、记忆训练（让患者按顺序回忆有关的事和物，如果回答正确，增加难度，反复练习，增强记忆力）、视觉训练（如给患者送去一杯水、牙膏、牙刷，然后讲"刷刷牙"，看患者是否执行口令，来刺激视觉的理解）。此类失语症患者在康复训练后恢复较差。

3. **传导性失语** 言语感觉中枢到言语运动中枢之间的损害，表现为流畅不能达意的自发言语，口语复述相当困难，听理解正常或轻度障碍，命名、阅读较困难，书写紊乱，单词拼写错误很多。训练方法有独白表达训练，会话交流训练，复读字、词、短句训练。

4. **命名性失语** 也称健忘性失语，指以命名不能为主要症状的失语。病灶可在优势半球的不同部位，但如起病后急性期即表现出典型的命名性失语特点，则病灶大多在优势侧颞中回后部或颞枕结合区，患者口语表达表现为找词困难，缺乏实质词，常以描述物品功能代替说不出的词，赘语和空话比较多。其训练方法一般以口语、命名、文字等训练为主。在治疗时可配合相应的动作，使患者产生兴趣，加深对该词的记忆。

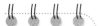

5. 完全性失语　表现为所有语言功能均严重障碍或几乎完全丧失。其治疗重点应建立在听理解和文字理解上，把手势语作为主要的交流手段。所有语言功能严重障碍或重度失语患者，均可用手势与语言结合刺激法，在开始训练时利用表情 - 手势 - 语言的结合进行交流。

科研小提示

　　重复经颅磁刺激联合计算机辅助治疗对慢性期脑卒中后失语实施 1 个月的干预，可以提高失语患者的语言流畅性和信息量评分。

（三）构音障碍的康复训练

1. 松弛训练　痉挛型构音障碍的患者，往往有咽喉肌群紧张，同时肢体肌肉张力也增高，通过放松肢体的一系列运动可使其达到松弛状态。患者取放松体位，闭目，精力集中于放松体位的部位。运动时间应适当长一些，使肌群达到更进一步松弛。渐进性松弛可使患者注意到肌群的紧张和松弛状态，体验松弛感，这样患者才能够评价自己的反应。根据患者的肢体功能状态可采取卧位或坐位，精力集中，闭目。第一次运动时间一般为 15~20 分钟，当患者对运动熟悉后，可缩短时间。

2. 呼吸训练　呼吸气流的量和呼吸气流的控制是正确发声的基础，如果不改善呼吸控制能力就不可能改善发声，注意呼吸控制可降低咽喉部的肌紧张，同时把紧张转移到腹肌和膈肌，而腹肌和膈肌能够承受这种压力和紧张并且不影响发声。呼吸功能和气流的控制也是语调、重音和节奏的先决条件。建立规则的可控制的呼吸能为发声、发音动作和节奏练习打下坚实的基础。训练时间根据个人需要、患者的耐受性决定，有的患者采用 5 分钟呼吸训练即可，而有的患者可进行 15~20 分钟。

3. 口面与发音器官训练　训练唇的张开、闭合、前突、缩拢，舌的前伸、后缩、上抬、摆动及环转等运动。训练时可用矫正镜，使患者能及时纠正动作。

4. 发音训练　当患者对口唇有一定的控制能力后，可先做无声的构音训练，再引出靶音。发音原则先从元音开始训练，然后训练发辅音，辅音先从双唇音开始如 b[b]、p[p]、m[m]，然后再将辅音与元音相结合，最后过渡到句子的训练。

知识链接

励 - 协夫曼言语治疗

　　励 - 协夫曼言语治疗（Lee-Silverman voice treatment，LSVT）是一种针对帕金森病患者言语障碍的治疗方法，也是我国目前常用的针对发音响度训练的方法之一。LSVT主要治疗目标为增加患者说话响度，协调患者内在提示和自我感知能力，保持合适的声带张力和闭合能力，以帮助患者恢复良好的音质，更好地融入社会交流中。此外，该治疗方法还可以帮助提高患者的发声功能、语速功能、言语清晰度等功能。

　　资料来源：李咏雪，谭茗丹，范豪，等 . 励 - 协夫曼言语治疗对中国帕金森病患者言语功能的影响 [J]. 中华物理医学与康复杂志，2020，42（3）：245-248.

5. 鼻音控制训练　应重点加强软腭肌的力量。

（1）"推撑"法：两只手放在桌子上或墙上用力推；两手掌相对推开同时发 ao[au] 音，或发 ba、da、ka 来加强软腭的力量。

（2）引导气流法：可以通过吹气球、吹蜡烛、吹喇叭等，使气流最大量地通过口腔发出，减少鼻漏气。

（3）克服费力音训练：可以通过打哈欠让患者在发音的开始放松声带肌群。咀嚼训练也可以使声带放松和产生适当的肌肉张力，训练患者在咀嚼时发声。

（4）克服气息音的训练：应用"推撑"法促进声带的内收，也可以利用发元音 + 辅音的方法来加强声带的内收，进而促进发音。

6. 韵律训练　构音障碍的患者多数存在韵律异常。治疗师也可以用手在桌子上轻轻敲击节拍，令患者随节拍进行训练；也可利用节拍器进行控制速度的练习。

7. 替代言语交流方法的训练　对于重度构音障碍的患者，由于言语运动功能的严重损害，可选择设置替代言语交流的一些方法并予以训练，如采用图画板、词板、句子板、手势语、交流板、交流手册和电脑交流装置等。

> **科研小提示**
>
> 采用听觉辨别训练对儿童构音障碍的患者进行训练 1 个月，可以更好地提高构音障碍患儿的言语康复效果。

（许丽雅）

随堂测 4-3

第四节　康复辅助技术

辅助技术（assistive technology，AT）是一类对有功能障碍者及老年人进行功能代偿，以发挥其最大潜能，促进生活独立的多种技术和服务的总称。在康复辅助技术中常用的康复训练类辅助器具如下。

一、矫形器

（一）定义

矫形器（orthosis）又称支具，是用于人体四肢、躯干等部位，通过力的作用以预防、矫正畸形，治疗骨骼、关节、肌肉和神经系统疾病，并补偿其功能的器械。

（二）分类

按装配部位不同可将矫形器分为上肢矫形器、下肢矫形器、脊柱矫形器。

1. 上肢矫形器　包括手部矫形器、腕关节矫形器、肘关节矫形器、肩关节矫形器、肩肘腕矫形器、肩肘腕手矫形器等，主要用于补偿失去的肌力，扶持麻痹的肢体，保持或固定肢体于功能位，提供牵引力以防止挛缩，预防或矫正畸形。上肢矫形器基本上可分为两类，即固定性（静止性）上肢矫形器和功能性（能动性）上肢矫形器。

2. 下肢矫形器　包括足部矫形器、踝足矫形器、膝关节矫形器、膝踝足矫形器、髋关节矫形器、髋膝踝足矫形器等，主要用于固定病变关节，预防或矫正畸形，代偿失去的肌肉功能，改善步态，减免肢体承重，促进骨折愈合和早期功能恢复。下肢矫形器按其功能可分为限制性下肢矫形器、免荷性下肢矫形器和矫正性下肢矫形器三类。

3. 脊柱矫形器　包括颈部矫形器、颈胸部矫形器、颈胸腰骶部矫形器、胸腰骶部矫形器、腰骶部矫形器、骶髂部矫形器等，主要用于限制脊柱运动，稳定病变关节，减轻疼痛，减小椎体承重，促进病变愈合，保护麻痹的肌肉，预防和矫正畸形。按照其功能，脊柱矫形器可分为固定性脊柱矫形器和矫正性脊柱矫形器两大类。

二、假肢

（一）定义

假肢（artificial limb）又称为义肢，是用于替代整体或部分缺失或缺陷肢体的体外使用装置。其作用为弥补肢体缺陷，代偿已丧失的肢体功能。

（二）分类

1. 上肢假肢 使用上肢假肢的目的主要是改善上肢外观形象，并利用残存功能或借助外力代替部分上肢功能。

对于上肢截肢者，上肢假肢是功能代偿的主要装置。上肢假肢按截肢部位可分为假手指、掌部假肢、离断假肢、前臂假肢、肘离断假肢、上臂假肢、肩离断假肢；按动力来源可分为自身动力源假手与外部动力源假手；按手的使用目的分为功能手、装饰手、工具手。临床常用的上肢假肢有以下几种。

（1）功能手：有手的外表和基本功能，动力源自自身关节运动，分随意开手式、随意闭手式两类。目前国内多使用随意开手式功能手。

（2）装饰手：为弥补肢体外观缺陷而设计制作的，只起到装饰及平衡身体作用。

（3）工具手：为了从事专业性劳动或日常生活而设计、制造的，由残肢接受腔、悬吊装置、工具连接器和专用工具构成，没有手的外形，但较实用。

（4）外部动力源假手：分为电动手、气功手两类。

2. 下肢假肢 使用下肢假肢的目的是为了保持双下肢等长，支持体重和行走。常用的下肢假肢有以下几种。

（1）部分足假肢：凡残肢末端承重功能良好者，以皮革、橡胶、塑料海绵配置套状假肢即可，凡末端承重功能不良者，则制成髌韧带能承重的塑料踝足矫形器式的套状假足，以改善承重功能。

（2）赛姆假肢：赛姆截肢术后残肢末端有良好的承重功能，锤状残肢也利于悬吊，因此外观、功能良好。

（3）小腿假肢：包括髌韧带承重式、包膝式、踝部插楔式小腿假肢。

（4）大腿假肢：大腿假肢多用塑料制成，其特点是接受腔为全面接触吸着式接受腔，近年出现软透明接受腔和坐骨包容式接受腔，可以更适合运动解剖要求和保证良好的坐骨承重，新型大腿假肢的膝关节有承重自锁机构，气压或液压摆阻尼调节装置，可帮助截肢者自行调节步行速度。

（5）膝离断假肢：结构近似大腿假肢，特点是残肢末端承重，依靠髁部大部位悬吊，功能要比一般的大腿假肢好。

（6）髋离断假肢：适用于半骨盆切除、髋关节离断和大腿残肢过短者（会阴下 5 cm 以内），多用加拿大式髋离断假肢。除半骨盆切除者由于承重功能较差外，一般髋离断假肢仍可为截肢者提供较好的步行、骑车功能。

知识链接

假肢使用者并发症的预防

患者在假肢佩戴的过程中，除了要学习如何使用假肢，还要注意预防残端皮肤病、异位骨化、肌肉骨骼疾病、残肢痛、多汗症等并发症，所以需要长期的社区医疗保健和康复服务。因此，康复护理人员要注意对患者后期的并发症的护理，对患者进行健康教育、定期随访等，这对患者后期并发症的预防及康复效果的提高至关重要。

资料来源：林梦，任黎.假肢使用者主要并发症及康复护理对策 [J]. 中国康复医学杂志，2021，36（4）：469-473.

三、助行器

案例 4-7

患者，男，48 岁，汉族，未婚，某建筑公司职工，在工作期间不慎从高处坠落，导致其脊柱骨折，造成 L3—L4 脊髓损伤，经临床手术治疗病情稳定后转入康复治疗科接受后期治疗。康复评定结果显示，美国脊髓损伤协会（ASIA）损伤分级评级为 D 级，髋屈肌群、膝伸肌群肌力左、右侧均为Ⅲ级，其余关键肌为Ⅳ～Ⅴ级。目前暂无关节挛缩出现。

请回答：

该患者早期若要进行步行训练，应选择何种助行器？

（一）定义

助行器（walking aids）是一种能够辅助人体支撑体重、保持平衡和行走的辅助器具，也可称为步行器、步行架或步行辅助器。

知识链接

助行器助力生命潜力的挑战

生命在于运动，这对躯体功能障碍者来说也尤为重要。一些脑卒中患者、脊髓损伤患者、截肢患者等，可依据其自身功能特点选择合适的助行器，帮助其完成合适的体育项目。各种形式的体育活动为躯体功能障碍者与现实世界之间架起了桥梁，使他们能与社会广泛接触，参加集体活动，养成时间观念，使其感受到个人在社会中的价值和地位，获得满足感和自尊感，这样有利于消除忧郁感和自卑感，能够治愈精神创伤。这是一项利用药物治疗也难以达到的良好的康复手段。

"联合国人权奖"获得者邓朴方说：躯体功能障碍者的体育运动从一开始，就具有特殊意义。它超越缺陷，通过意志、技能、体能的较量，向生命的潜能挑战，展示人的创造力和价值。同时促进康复，陶冶情操，增强生活信心和勇气，推动平等参与。

（二）手杖

手杖主要用于增加步行时的支撑面，以减缓下肢或是身体骨骼结构所必须承担的负荷。一般以健侧手使用手杖时，可以减少患侧下肢所承受的重量达 20%~25%，可分担患者脚部的载重，减少因下肢肌肉无力所产生的跛行现象。

1. **单脚手杖** 只有 1 个支撑点，适用于下肢功能轻度障碍者、步行不稳者、轻度偏瘫患者和老年人。但要求使用者上肢要有一定的支撑力，手部要有一定的握力（图 4-1）。

2. **多脚手杖** 有 3 个或 4 个支撑点，多脚手杖的支撑面积大，稳定性能好，但上下台阶和楼梯不方便，适用于使用单脚手杖不安全者、平衡功能欠佳者等（图 4-2）。

手杖长度的确定方法：站立位测量时，大转子的高度即为手杖的长度及把手的位置。

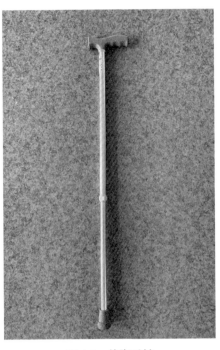

图 4-1　单脚手杖

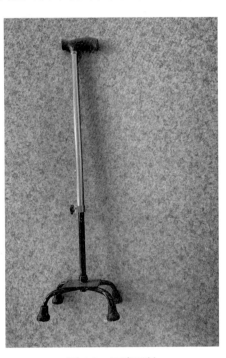

图 4-2　四脚手杖

（三）拐杖

拐杖具有较好保持身体平衡和减轻下肢承重的作用，适用于单侧下肢无力而不能部分或完全负重的情况，如下肢骨折、截瘫、双下肢功能不全。不能用左、右腿交替迈步者可使用腋杖（图 4-3）和手肘拐杖（图 4-4），对于手腕和手指不能用力者，如风湿性关节炎患者常使用前臂拐杖。

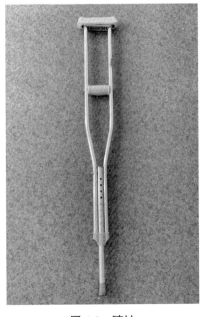

图 4-3　腋杖

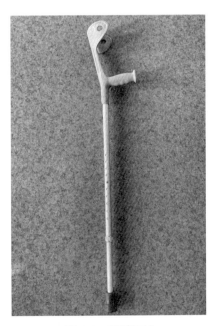

图 4-4　手肘拐杖

腋杖长度的确定方法：站立位时，身长减去 41 cm 为腋杖全长，站立位时大转子的高度即为把手的位置；仰卧位时，患者上肢放松置于身体两侧，将腋杖轻轻贴近腋窝，在小趾外侧 15 cm 与足底平齐处为腋杖适宜长度，肘关节屈曲约 30°，腕关节背伸时的掌侧面为把手位置。

（四）助行架

助行架（walking frame）是另外一种常见的助行器。一般用铝合金材料制成，是一种三边形（前面和左右两侧）的金属框架，重量很轻，主要包括标准型、两轮型、三轮型、四轮型、交互型、助行台式行走架。助行架的作用是借助上肢的力量保持立位身体平衡、支撑体重、训练行走、增强肌力。其支撑面积较大、稳定性好、安全。

助行架的适用范围及使用方法如下。

1. **标准型**　又称 Zimmer 架，无脚轮，手柄和支脚提供支撑的步行辅助用具（图 4-5）。常用来减轻一侧下肢的负荷，如下肢损伤或骨折不允许负重时，可利用助行架进行免负荷步行训练。

2. **交互型**　体积较小，无轮脚，可调高度。使用时先向前移动一侧，然后再移动另一侧向前，如此来回交替移动前进。适用于立位平衡差，下肢肌力差的患者或老年人，其优点是灵活方便。

3. **前方两轮型**　适用于下肢功能障碍，且不能抬起助行架步行的患者，此时前轮着地，提起步行器后脚向前推即可行走。

4. **助行台式**　与以上三种不同，助行台式行走架有四个轮，移动容易；不用手握操纵，而是将前臂平放于垫圈上前进。此种行走架适用于步行不稳的老年人，但使用时要注意保持身体与地面垂直，以防摔倒。

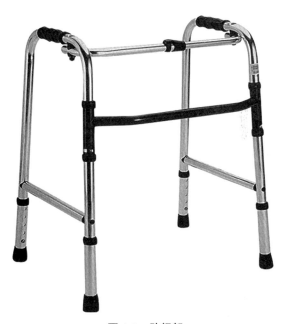

图 4-5　助行架

四、轮椅

轮椅（wheel chair）是康复的重要工具之一，它不仅是肢体伤残者的代步工具，更重要的是进行身体锻炼和参与社会活动的辅助工具。

（一）分类

1. 按驱动方式分为手动轮椅、电动轮椅。

2. 按构造分为折叠式轮椅、固定式轮椅。

3. 按使用的对象分为成人轮椅、儿童轮椅、幼儿轮椅。

4. 按用途分为普通轮椅、偏瘫用轮椅、截瘫用轮椅、竞技轮椅等。

（二）参数测量

1. **座席宽度**　测量坐位时两臀间或两股之间的距离，再加 5 cm，即坐下以后两边各有 2.5 cm 的空隙。座席过窄，上下轮椅比较困难，臀部及大腿组织会受到压迫；座席过宽，则不易坐稳，操纵轮椅不方便，双肢易疲劳，进出大门也有困难。

2. **座席深度**　测量坐位时臀部向后最突出处至小腿腓肠肌间的水平距离减 5 cm。若座席过短，体重将主要落在坐骨上，易造成局部受压过多；若座席过长，会压迫腘窝部，影响局部的血液循环，并易刺激该部位皮肤。对大腿较短或有髋、膝屈曲挛缩的患者，则使用短座席较好。

3. 座席高度 坐位下膝关节屈曲90°，足底着地，测量腘窝至地面的高度。座席太高，轮椅不能入桌旁；座席太低，则坐骨承受重量过大。

4. 脚托高度 脚托高度与座席高度有关。为了安全，脚托与地面应至少保持5 cm的距离。

5. 靠背高度 靠背越高，越稳定，靠背越低，上身及上肢的活动范围就越大。低靠背：测量坐面至腋窝的距离（一臂或两臂向前平伸），将此结果减10 cm；高靠背：测量坐面至肩部或后枕部的实际距离。

6. 扶手高度 坐位时，上臂垂直，前臂平放于扶手上，测量椅面至前臂下缘的高度，加2.5 cm。适当的扶手高度有助于保持正确的身体姿势和平衡，并可使上肢放置在舒适的位置上。扶手过高，上臂被迫上抬，易感疲劳；扶手过低，则需要上身前倾才能维持平衡，不仅容易疲劳，也会影响呼吸。

7. 轮椅全高 手推把上缘至地面的高度，一般为93 cm。

（三）轮椅的选择

1. 偏瘫患者 一般可选择单侧驱动的轮椅。平衡功能较好者可选用低座席的标准轮椅（图4-6）。在轮椅上安装可拆卸式的腿托或脚托，以便健侧足充分着地，髋、膝、踝保持90°。可增配轮椅桌，有利于患者进食及手功能训练。

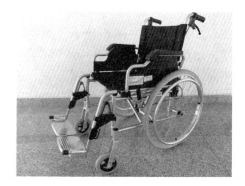

图4-6 轮椅

2. 脊髓损伤患者

（1）截瘫患者：要注重选择质轻、驱动和活动性能好的轮椅。轮椅单侧或双侧扶手选择可拆卸式，以便于移乘；或选择轮椅靠背能够向后倾倒或折叠，以便降低靠背高度，增加转身的活动范围。可装配脚踝绑带和脚跟环以解决下肢痉挛带来的不稳定问题。

（2）四肢瘫患者：损伤平面不同，对轮椅的选择也不同。C_4以上损伤的患者需要颌控或气控轮椅。C_5以下损伤患者选择手控轮椅。选择高靠背或加装头托、可倾斜式的轮椅。手圈应具有较大的摩擦力，如手圈带有突出物等。骶尾部减压困难，需要配有透气性较好的防压疮垫。

3. 下肢伤残者 需要根据患者的病情安装腿架，选择屈膝角度，特别是对于膝关节交叉韧带修复术后的患者，屈膝角度的调适显得尤为重要。截肢患者乘坐轮椅时的重心会相对靠后，因此在选择轮椅时，要考虑轮椅的稳定性，如加装倾翻轮、后轮后置，以及将座高降低等，对于膝下截肢者，使用带有上抬腿靠的轮椅，以预防膝关节挛缩。

4. 年老体弱行动不便者 年老体弱者一般只需使用普通标准轮椅用来代步转移及增加活动范围、锻炼其体能。可在靠背后面配置一个购物袋或拐杖存储器便于日常生活需要。

5. 脑性瘫痪患者 对于脑性瘫痪患儿应根据其年龄、体型选择合适的儿童轮椅。脑性瘫痪患儿的轮椅除了有转移的功能外，还需考虑维持患儿在轮椅中的正常姿势，需减轻或不加重其痉挛模式。

随堂测4-4

知识链接

轮椅冠军黄丽莎

黄丽莎为中国国家轮椅竞速队队员，1岁时她因患脊髓灰质炎导致下肢瘫痪。4岁

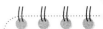

的妹妹黄丽静用柔弱的肩膀将姐姐背起来，成了她的双腿，一背就是7年，姐妹两个骨肉情深。黄丽莎16岁时，她与轮椅竞速体育项目结缘，成为河北省残疾人运动队的一名队员，用手臂的力量推动轮椅前行。室外训练非常艰苦，每天训练5小时，共40 km，相当于一个马拉松全程距离，无论刮风下雨，她都咬牙坚持训练，她以超乎常人的毅力，靠着一双手每天完成一个马拉松全程，每当累得想睡觉时她就会想起妹妹背着她的弱小身影，为家乡和祖国赢得更多荣誉成了她始终坚持的梦想。经过刻苦训练，2016年黄丽莎代表国家在里约残奥会上赢得金牌，在其他国际、国内大赛中也取得了骄人的成绩，为家乡和祖国争得无数荣誉。

（许丽雅）

小　结

运动治疗通常分为生物力学技术、神经生理学技术、代偿和替代三类。物理因子治疗包括电疗（直流电、低频、中频、高频）、超声波疗法、光疗、磁疗、生物反馈疗法。作业治疗的目的是使患者最大限度地恢复或提高独立生活和劳动能力，更好地回归家庭与社会，常用的技术有日常生活活动训练、治疗性作业活动、认知与知觉功能训练、感觉统合训练、辅助器具的应用、职业咨询和职业训练。言语治疗原则为早期发现、早期治疗，及时评定，循序渐进，及时反馈，患者主动参与，言语障碍训练的方法包括失语症的康复训练和构音障碍的康复训练。矫形器是用于替代整体或部分缺失或缺陷肢体的体外使用装置，其作用为弥补肢体缺陷，代偿丧失的肢体功能。助行器能够辅助人体支撑体重、保持平衡和行走，主要包括手杖、拐杖和助行架。轮椅各部件的参数测量及不同患者的轮椅选择要求不同。

思考题

1. 简述平衡训练的方法。
2. 简述腹式呼吸训练的方法。
3. 试从应用和治疗作用等方面比较低频、中频、高频电疗法的异同。
4. 简述意念运动性失用的作业治疗。
5. 简述意念性失用的作业治疗。
6. 运动性失语的症状特点及训练方法有哪些？
7. 感觉性失语的症状特点及训练方法有哪些？
8. 简述矫形器的基本功能。
9. 简述偏瘫患者的轮椅选择要求。

康复护理技术

第五章

导学目标

通过本章内容的学习，学生应能够：

基本目标

1. 描述体位摆放、体位转移、体位引流与排痰技术和 ADL 的定义、目的及作用。
2. 说明体位摆放、体位转移、体位引流与排痰技术和 ADL 能力训练的要点及流程。
3. 举例说明体位摆放、体位转移、体位引流与排痰技术和 ADL 能力训练的方法。
4. 识别吞咽障碍的病因和临床分型。
5. 运用吞咽障碍的康复护理评价实行康复护理操作。
6. 列举病、伤、残者心理变化阶段及心理特点并说明心理康复的方法。
7. 识别神经源性膀胱、神经源性肠道的定义、分类及主要功能障碍。
8. 举例说明膀胱管理技术和膀胱训练技术的临床应用。

发展目标

1. 归纳体位引流与排痰技术、吞咽训练、心理康复的要点，制订优选方案，具有解决复杂问题的能力。
2. 分析神经源性膀胱和神经源性肠道的康复护理技术，制订特异性、综合性康复护理方案。
3. 寻找有价值的康复护理新技术，判断其应用范围，形成循证护理思维。

思政目标

具有团队合作精神和良好的沟通能力，保证康复护理实践安全有效。

第一节　体位摆放

一、体位摆放

案例 5-1A

患者，男，61 岁，突然出现左侧肢体无力，行走不能，门诊以"缺血性脑梗死"收入院治疗。既往史有高血压 8 年，冠心病病史 4 年。入院后进行了溶栓治疗和脑细胞保

第五章数字资源

护药常规治疗，目前患者神志清楚，病情稳定。查体：左侧肢体瘫痪、左侧偏身痛觉减退，左侧巴宾斯基征阳性。

请回答：

1. 根据患者情况应选择哪种适合病情的体位？
2. 选择这种体位的目的是什么？

（一）定义

体位（position）是指人体所保持的某种姿势或位置，是为了达到治疗、护理及康复的目的所采取并保持的预防并发症的姿势或位置，是康复护理的专门技术。康复护士应根据疾病或康复的需要，指导并协助患者摆放正确舒适的体位。临床常用的体位包括良肢位（good-limbposition）、功能位（functional position）、烧伤患者的抗挛缩体位（contractures resistance position）。

1. **良肢位** 为了保持肢体的良好功能而将其摆放于一种体位或姿势，是从治疗护理的角度出发而设计的一种临时性体位。良肢位摆放是脑损伤患者早期最基础的治疗，对预防压疮、抑制痉挛模式、预防肩关节半脱位、早期诱发分离运动等均能起到良好的作用。

2. **功能位** 指能使肢体发挥最大功能的体位。当肢体处于某个位置能够很快地做出不同动作，这个体位即称为功能位。当关节功能不能完全恢复时，则必须保证其最有效、最起码的活动范围。

3. **抗挛缩体位** 深度烧伤患者烧伤区的皮肤可皱缩、变形，从而影响功能。抗挛缩体位是指与所烧伤部位的软组织的收缩方向相反的放置体位。

（二）体位摆放的目的

1. 预防或减轻痉挛或挛缩畸形。
2. 保持躯干和肢体的良好功能状态。
3. 早期预防并发症的发生。

二、体位摆放技术

案例 5-1B

该患者经 3 天神经内科常规治疗，神经系统症状和体征稳定无进展，现左侧上肢肌力 0 级，左侧下肢肌力 2 级，Ashworth 分级为 1 级，腱反射减弱，右侧肌力、肌张力均正常。

请回答：

1. 哪种良肢位的摆放对患者肢体功能恢复的益处最大？
2. 采取这种体位的优势及摆放要点有哪些？

（一）良肢位的摆放

良肢位是脑卒中患者早期抗痉挛的重要措施之一，又称抗痉挛体位，能够使偏瘫患者的肩部保持相对稳固，有效预防上肢屈肌、下肢伸肌痉挛模式，也是预防病理性运动模式的常用方法。脑损伤后偏瘫患者在急性期，患侧肢体不能主动活动，肌张力低下，往往会造成肩关节的稳定性下降，关节周围软组织损伤，引发肩部疼痛或半脱位。在恢复期，偏瘫侧上肢屈肌痉挛占优势，下肢伸肌痉挛占优势，长时间痉挛会造成关节挛缩等并发症。尽早进行良肢位的摆放可预防和减少肩关节脱位的发生，增加肩关节活动范围。临床常采用患侧卧位、健侧卧位、仰卧位、床上坐位和俯卧位的体位摆放。

1. **患侧卧位**　患侧在下方、健侧在上方的卧位称为患侧卧位。在偏瘫患者的康复训练中，患侧卧位是最重要的体位，为首选体位。此体位有利于患侧躯干的整体伸展，增加患侧的本体感觉刺激，可以减少痉挛的发生，而且不影响健侧肢体的自主活动。

摆放方法：采取患侧卧位时，患者头部下方放置 10~12 cm 软枕，头部居中；嘱患者躯干略向后旋，并用枕头支撑后背。患侧上肢肩关节尽量前屈80°~100°，并将患肩拉出以防受压和后缩；患侧肘关节伸直，前臂旋后，腕关节轻度背伸，五指伸展，掌心向上，手中禁止放置任何物品，以免诱发抓握反射而强化手部屈曲痉挛。患侧髋关节伸展，膝关节微屈，踝关节置于 0° 位（腓骨与第五趾骨夹角90°），以防发生足下垂。健侧上肢自然放置于体侧，避免放于胸前，以防带动整个躯干前倾而使患侧肩胛骨后缩。健侧下肢应充分屈髋屈膝，越过患侧下肢并在其下方垫一长软枕支撑，保持稳定（图 5-1）。

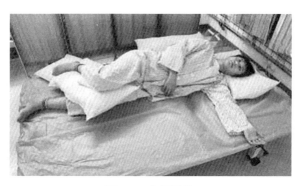

图 5-1　患侧卧位

科研小提示

　　良肢位摆放管理有利于脑卒中痉挛患者的肌力恢复，能有效改善患者的神经功能及肢体功能。

2. **健侧卧位**　健侧在下方、患侧在上方的卧位称为健侧卧位。该卧位是患者最舒适的卧位，将患侧肢体置于抗痉挛体位，避免患侧肩关节直接受压，减少患侧肩关节的损伤，而且可防止压疮发生，促进患侧胸式呼吸，但同时也限制了健肢的自主活动。

摆放方法：将高度适宜的软枕置于患者头下；使患侧肩关节前屈约100°，肘、腕、指各个关节伸展并放于软枕上，掌心向下。患侧膝关节下方垫一软枕，并屈曲90°，注意避免患侧踝关节内翻悬在软枕边缘，以防造成足内翻下垂。健侧肢体自然舒适放置（图 5-2）。

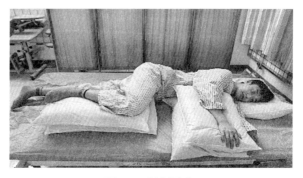

图 5-2　健侧卧位

3. **仰卧位**　此体位由于受到紧张性颈反射的影响而容易诱发异常反射活动，从而强化患者上肢的屈肌痉挛和下肢的伸肌痉挛，应尽量少用或与其他体位交替使用。

摆放方法：将一软枕放在患者头部下方，高度不宜太高，以胸椎不出现屈曲为宜；患侧肩胛骨下置一薄软垫，以防止其肩胛骨后缩。患侧上臂外旋并外展约20°，肘、腕、指关节伸展，掌心朝下，再置一软枕垫于整个患侧上肢下方。患侧髋部下垫软枕，使髋关节呈内旋，并于患侧臀部及整个大腿外侧下方置一软枕，以防下肢外旋。若下肢伸直，应避免用枕头在膝下或小腿下支撑。双足置于中立位，且足底避免放置任何物品，以免发生伸肌反射（图5-3）。

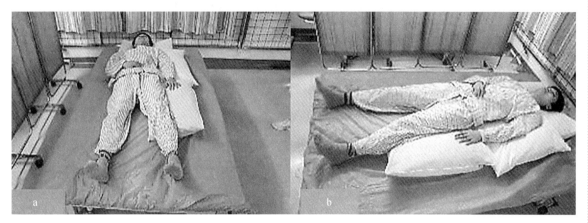

图 5-3　仰卧位

知识链接

凹槽式功能枕

　　早期良肢位摆放对大脑的可塑性有一定的影响，可促进相关神经元的轴突发芽，形成新的轴突，通过反复训练，使这些轴突建立起正常功能的新网络，实现神经功能重新组合，抑制异常的低位中枢所控制的运动，使其轴突链处于受抑制的状态，从而避免肢体痉挛。良肢位摆放借助凹槽式功能枕，使得该操作一次性完成，有固定且防止动作变形的作用。凹槽枕不易变形，透气好，可提升患者舒适感，易取得患者和家属配合。

　　资料来源：廖婵娟，韦仕菊，黄凤枝. 凹槽式功能枕在急性脑卒中患者良肢位摆放中的应用效果 [J]. 护理研究，2019，33（2）：345-347.

---

4. **床上坐位**　在病情允许的情况下，鼓励患者尽早床上坐起。但床上坐位时患者不能保持躯干直立，容易出现半卧位姿势，加重躯干屈曲和下肢的伸肌痉挛。因此应尽量避免或少使用此体位。

摆放方法：可用多个软枕将患者背部垫牢，使脊柱伸展直立，达到端正坐位，再用一软枕将患侧前臂及手掌垫起；头部无须支持固定，以利于患者主动控制头部；有条件者，可给予一个横过床的可调桌，桌上放一软枕，使患者双上肢放在软枕上。如患者卧床时间较长，在坐起之前，应先进行适应性训练。先慢慢将床头摇至30°，并维持15~30分钟，2~3天未出现明显异常反应者即可增加角度，一般每次增加5°，如此逐渐将床摇至90°。如果患者坐起时出现头晕、心率加快、面色苍白等，应立即将床摇平，以防止发生直立性低血压（图5-4）。

5. **俯卧位**　俯卧位适用于背部、骶部、髋部等出现压疮的患者。由于俯卧位对心肺压迫明显，影响呼吸，且不利于患者活动，因此，一般不采用此体位。

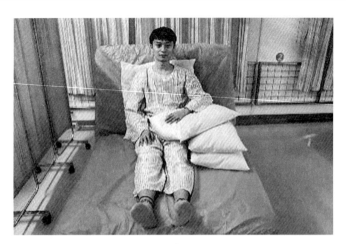

图 5-4　床上坐位

（二）功能位的摆放

骨关节疾病患者的体位主要是功能位，功能位有利于恢复肢体日常生活活动能力，如进食、梳洗、行走等，即使发生挛缩或僵直，只要做出最小努力即可获得最基本的功能。临床上常采用绷带、石膏、矫形支具、夹板等将肢体固定于功能位。

1. **上肢功能位**　肩关节屈曲 45°，外展 60°（无内、外旋）；肘关节屈曲 90°（前臂中立位无旋前或旋后）；腕关节背伸 30°~45° 并稍内收（即稍尺侧屈）；各掌指关节和指间关节稍屈曲，由示指至小指屈曲度有规律递增；拇指在对掌中间位（在掌平面前方，其掌指关节半屈曲，指间关节轻微屈曲）（图 5-5）。

2. **下肢功能位**　髋关节伸直，无内、外旋，膝稍屈曲 20°~30°，踝关节背屈处于 90°（图 5-6）。

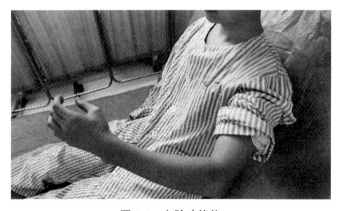

图 5-5　上肢功能位

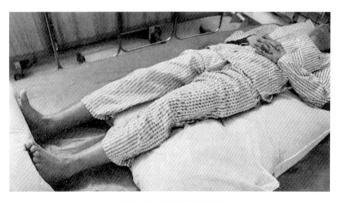

图 5-6　下肢功能位

随堂测 5-1

（三）抗挛缩体位的摆放

烧伤患者常因疼痛等不适，长期采取屈曲和内收的舒适体位，从而导致肢体出现不同程度的挛缩和畸形，而抗挛缩体位是与烧伤部位软组织收缩方向相反的体位，是烧伤患者应保持的正确体位。烧伤急性期，正确的体位摆放可减轻水肿，防止挛缩和畸形，维持关节活动范围，使受损伤的功能获得代偿。不同的烧伤部位，体位摆放不同，必要时可用矫形器协助。

（安德连）

第二节　体位转移

一、概述

案例 5-2A

患者，女，58 岁，体重 80 kg，3 天前因左侧肢体无力，言语不清、左侧面瘫入院，查体：左侧上肢肌力 1 级，左侧下肢肌力 2 级，左侧面部眼裂以下面肌瘫痪，左侧巴宾斯基征阳性，脑 CT 检查为右侧基底节区脑梗死。经过 1 周的综合治疗后，患者意识清楚，生命体征平稳，病情逐渐稳定。患者家属每次协助其在床上翻身、坐起时都显得非常吃力，患者也很着急。

请回答：

1. 根据患者的病情应该采用哪一种体位转移方法？

2. 床上翻身、床-轮椅转移的主要技术要点有哪些？

（一）定义

体位转移（position shift）是指人体从一种姿势转移到另一种姿势的过程，主要包括床上转移、卧-坐位转移、坐-立位转移和坐位之间转移。对于长期卧床患者而言，定期体位转移可促进血液循环，防止发生坠积性肺炎、压疮、深静脉血栓、关节挛缩等并发症。

（二）分类

体位转移一般分为三大类。

1. **独立转移**　指患者独立完成、不需要他人帮助的转移。

2. **辅助转移**　指由治疗师或护士协助患者完成转移的方法。

3. **被动转移**　即搬运，是指由于瘫痪程度较重，患者不能对抗自身重力完成独立转移及辅助转移，而完全需要用外力将患者整个身体抬起，完成从一个地方到另一个地方的转移。被动转移分为人工搬运和机械搬运。

（三）体位转移的原则

1. 若患者能独立进行体位转移，尽量不要提供帮助，当少量帮助能够使患者完成转移时，则不要给予大量帮助，而被动转移则为最后选择的转移方法。

2. 患者瘫痪较重或有认知障碍时，不要勉强患者进行独立转移训练。

3. 在转移距离过远、依靠一个人力量难以完成转移或转移次数较频繁时，可使用升降机。

二、转移技术

（一）独立转移技术

独立转移（independent transfer）要求两个相互转移的平面高度应尽可能相等，两平面支撑物应稳定，两平面质地应有一定硬度，距离应适中，保证转移安全。在进行独立转移训练之前，患者应学会利用体重进行转移的技巧和方法。当多种转移方法可供选择时，首选最容易、最安全的方法。

1. 床上翻身

（1）患者仰卧，患侧上肢外展位，头部向患侧旋转并屈曲，健侧上肢向患侧前伸，同时健侧下肢向患侧摆动完成翻身。

（2）由仰卧位到患侧卧位：患者仰卧，双侧髋、膝关节屈曲，肘关节伸直，双手手指交叉，患手拇指置于健手拇指之上（Bobath 握手）（图 5-7a），上举上肢至肩关节屈曲约 90°，屈膝，健侧上肢带动患侧上肢（图 5-7b），健侧下肢推动床面翻向患侧（图 5-7c）。

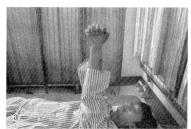 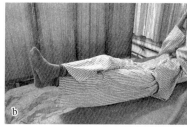 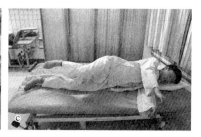

图 5-7　独立由仰卧位到患侧卧位翻身法

（3）由仰卧位到健侧卧位：患者仰卧，健足伸向患足下方，双手 Bobath 握手前屈 90°（图 5-8a），通过健侧上、下肢的带动，完成健侧翻身（图 5-8b、c）。

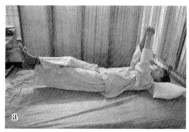 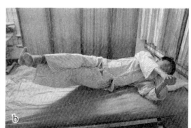 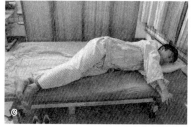

图 5-8　独立由仰卧位到健侧卧位翻身法

2. 床上移动　患者仰卧，健足伸向患足下方，然后用健腿抬起患腿向左（右）移动；健手握住患手固定在胸前；用健足和肩部支撑起臀部，同时将臀部向左（右）侧移动；臀部完成移动后，再以健腿和臀部为支点，将肩、头向相同方向移动。

3. 床边坐位（卧 – 坐转移）

（1）从健侧坐起：患者健侧卧位，用健腿将患腿拖移至床缘下，避免双下肢交叉；用健侧前臂支撑躯干，头、颈和躯干随之向上方侧屈；健侧肘部支撑床面，逐渐使躯干直立（图 5-9）。

（2）从患侧坐起：患者患侧卧位，健腿推动患腿，健腿帮助患腿向床缘移动，直至双腿都移至床缘下；用健手将患臂放于胸前，从而在患侧床面为健手提供支撑点；头、颈和躯干向上方侧屈；健手越过胸前和患臂支撑于患侧床面，侧屈起身，慢慢坐起（图 5-10）。

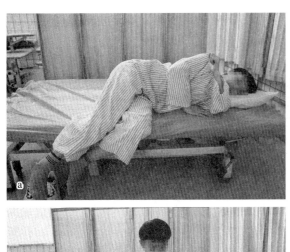
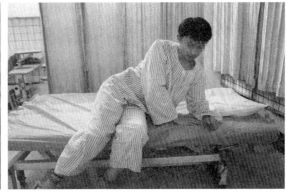
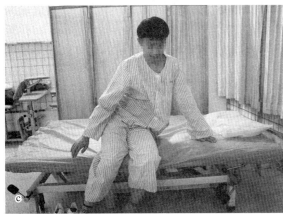
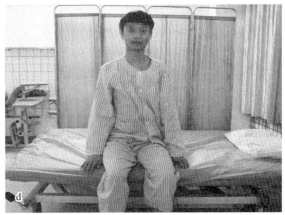

图 5-9 独立从健侧坐起

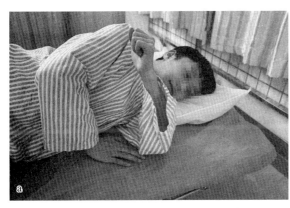
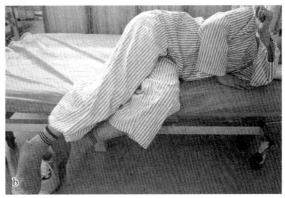

图 5-10 独立从患侧坐起

（3）由床边坐位到卧位：①从患侧躺下。患者床边坐位，健手将患手放在大腿上；健侧上肢从身体前方横过，健手支撑于患侧髋部旁的床面上；患者将健腿伸至患腿下方，帮助其上抬至床面上；当双腿都上抬至床上后，再慢慢将患侧身体放低，最后躺在床上。②从健侧躺下。患者床边坐位，健手将患手放在大腿上，健腿伸至患腿后方；躯干向健侧缓慢倾斜，健侧肘部支撑于床面，同时健腿帮助患腿上抬至床面；当双腿都上抬于床面后，慢慢将身体逐渐放低，直至躺在床上，最后借助健足和健肘的支撑力量，使臀部逐渐向后移至床中央。

4. 坐位 - 立位转移

（1）坐位到立位转移：患者坐在床边，双足分开与肩同宽，两足平放在地面上，两足跟比两膝稍靠后，有利于患腿负重和防止健腿代偿；患者双手 Bobath 握手，两臂前伸；躯干向前倾，身体重心前移，使患侧下肢充分负重；肩部超过膝部，臀部离开床面，双膝前移，双腿同时向下用力慢慢站直。患者立位时，双腿负重相等。

（2）立位到坐位转移：患者背面朝床站立，体重平均分布于两腿，双手 Bobath 握手，双臂向前伸；躯干前倾的同时，保持脊柱伸直，两膝前移、屈膝、屈髋；臀部、髋部慢慢向后、向下移动，直至坐于床上。

5. **坐位之间转移** 坐位之间的转移要求患者达到基本坐位平衡条件，即双足、双膝并拢、屈髋、躯干伸直，双腿平均负重，肩与髋部基本保持在同一垂直面上，使头居于两肩之间从而到达身体平衡的目的。

（1）椅-椅（椅轮-椅）转移：最常用的坐位转移方法。在转移过程中，患者无须完全站起来。掌握此技术，患者可以完成由椅到床、坐厕、浴盆等的转移。对使用轮椅的患者而言，不仅方便了日常生活，也提高了其生活质量。

1）轮椅-椅成角转移：两椅前缘之间的夹角为 30°~45°，移除两椅间的扶手，患者向轮椅前端移动，放好两足；靠近转移椅扶手后，一手握住转移椅的最远侧或扶手，另一手握住轮椅；两手支撑，随即将臀部移坐至转移椅上，调整两足间距以保持身体平衡；再将两脚及扶转移椅的手作为支撑点，慢慢转移到椅子上（图 5-11）。

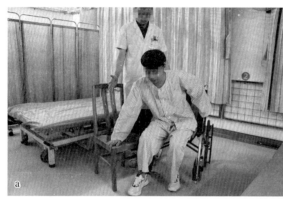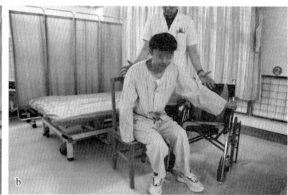

图 5-11 轮椅-椅成角转移

2）椅-椅侧方转移：两椅并排放置，移除两椅中间的扶手；患者躯干向转移椅方向侧斜，一手握住该椅远侧扶手或边缘，另一手则握住所坐椅扶手，再将两足移至两椅中间；两手支撑，臀部从所坐椅横过至转移椅上；调整两足姿势，缓慢坐下（图 5-12）。

3）椅-椅滑板转移：适用于两椅平面高度不同或两椅间有一定距离的转移。为增加安全性，滑板转移最好从健侧进行。先将两椅并排放置，移除两椅间的扶手；滑板放在两椅之间并固定稳妥，防止滑脱；患者从所坐椅一端的滑板移至转移椅上，随后健手握住转移椅边缘或扶手，帮助患腿完成转移；最后调整舒适坐位，去掉滑板（图 5-13）。

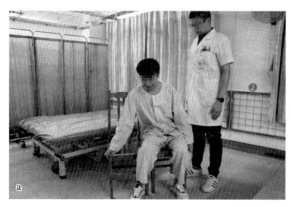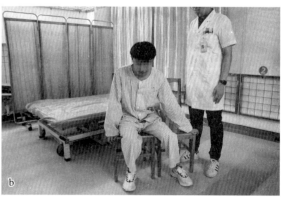

图 5-12 椅-椅侧方转移

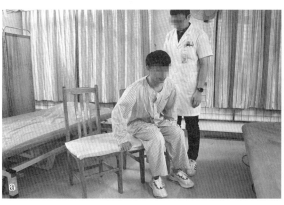
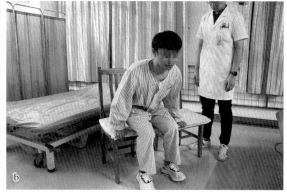

图 5-13　椅 - 椅滑板转移

4）椅 - 椅错车式转移：两椅处于相对、错开位；转移前，如果是轮椅应将脚踏板移除。使两椅尽量靠在一起；患者躯干向转移椅前倾，一手握住所坐椅扶手，另一手握住转移椅坐位后方；两手向下用力，支起臀部，转动身体，屈髋，缓慢坐下；调整两腿及臀部位置，保持舒适坐位（图 5-14）。

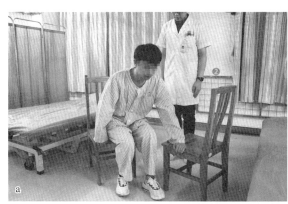
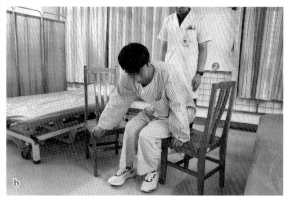

图 5-14　椅 - 椅错车式转移

（2）床 - 轮椅转移：患者坐于床边，双足平放在地面上。轮椅位于患者健侧，与床成 45°角制动，移除近床侧扶手，并收起该侧脚踏板；患者健手扶握轮椅远侧扶手，患手支撑于床面，患足稍靠后于健足；患者头、躯干前倾，健手向下用力支撑，抬起臀部，以双足为支点，旋转身体直至背靠住轮椅，缓慢坐下；调整双腿姿势，确保舒适坐位。

（二）辅助转移技术

案例 5-2B

患者已经临床治疗和康复训练 3 周，左侧上肢肌力 2 级，左侧下肢肌力 3 级，肌张力高。近期患者出现上呼吸道感染合并肺感染，持续发热 3 天。近 5 天来患者咳嗽、发热症状消失，但体质虚弱，今日去放射科进行头部和胸部复诊。

请回答：

1. 根据患者的病情是否需要辅助转移？

2. 床 - 轮椅辅助转移的主要技术要点有哪些？

1. 卧 – 坐位之间转移

（1）由卧位到床边坐位：患者取侧卧位，两膝屈曲；协助者先将患者双腿移至床边，然后一手托住位于患者身体下方的肩胛骨，另一手则按在位于上方的骨盆或两膝后方；让患者将头、颈和躯干向上侧屈，同时协助者一手抬起下方的肩部，另一手以骨盆为枢纽将两腿转移至床缘下，同时患者用健侧上肢支撑躯体以帮助坐起。

（2）由床边坐位到卧位：患者床边坐位，将患手放至大腿上，健腿伸至患腿后方，协助者站在患者患侧（如左侧），用右臂托住患者的颈部，右手扶住患者肩部；协助者两脚分开，双膝微屈，用左手托着患者的患腿向床面上抬，而右手托住患者肩部慢慢从患侧躺下，最后帮助其双腿抬至床上，患手外展于胸前；协助者走到床的另一边，患者用健手和健足向下用力支撑于床面，同时协助者将患者的髋部拉向床中央，最后调整好姿势，完成由床边向患侧卧位的转换（图 5-15）。

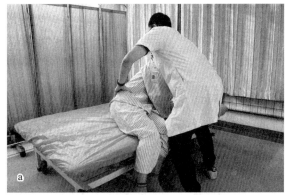
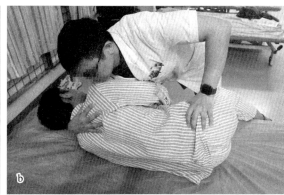
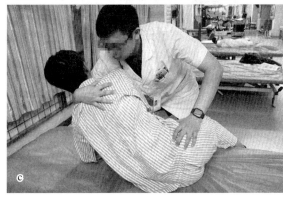
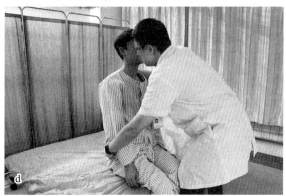

图 5-15 辅助坐位转移卧位法

2. 坐位 – 立位转移

（1）骨盆扶抱协助法：患者坐在床边或椅子前端，两足分开，平放于地面上，患足较健足稍偏后；患者 Bobath 握手，向前伸肘，协助者站在患侧，面向患者，用膝部顶住患者患膝，并指导其躯干尽量前倾，髋关节屈曲，将体重尽量向患腿转移，让患腿充分负重；协助者进一步指导患者将重心向双足前脚掌部转移；当患者伸髋伸膝时，协助者双手放于患者双侧臀部以协助其站立；站起后，患者双腿应平均负重，协助者可用膝顶住患者患膝以防止其无力支撑（图 5-16）。

（2）前臂扶抱协助法：协助者面向患者，两膝稍屈曲，一膝抵住患者患膝前方，双前臂置于患者两前臂下，双手则在患者双肘下托住患者；随着起立口令，协助者双手托住患者肘部向上抬，并指导患者以协助者双手为支撑点，屈肘，前臂向下用力支撑而站起（图 5-17）。

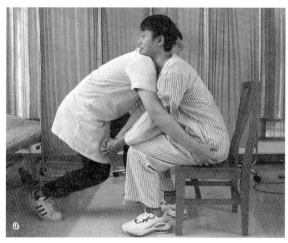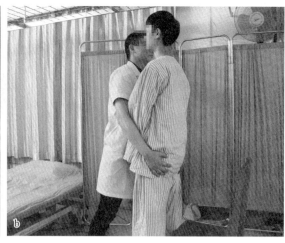

图 5-16 骨盆扶抱协助法

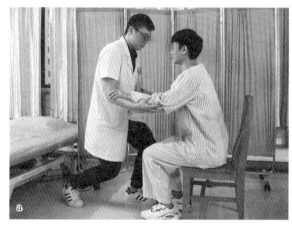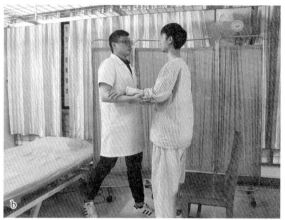

图 5-17 前臂扶抱协助法

（3）肩胛后扶抱协助法：患者 Bobath 握手，向前伸肘，将双手放置于两膝之间，协助者面向患者，用同侧膝部抵住患者患膝前方，双手掌放于患者肩胛骨后方，嘱患者随口令一同与协助者站起（图 5-18）。

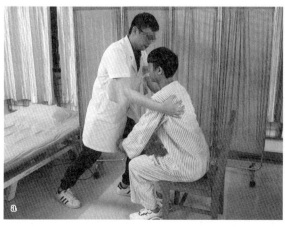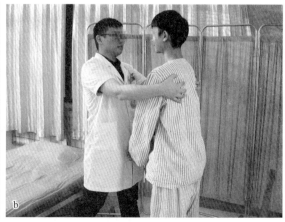

图 5-18 肩胛后扶抱协助法

（4）双人扶抱协助法：在患者体重较重或瘫痪程度较严重，一人协助无法完成站立时使用。两协助者分别站在患者两边，两人靠近患者的手臂绕过患者后背支撑，另外两手臂分别置于患者前臂下，握住患者的手，嘱患者身体前倾，双腿向下用力，在口令下缓慢站起（图 5-19）。

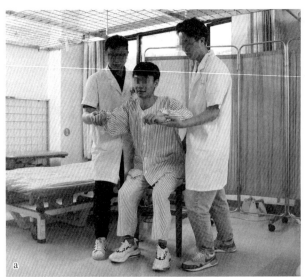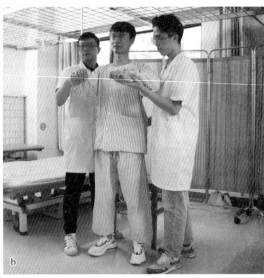

图 5-19 双人扶抱协助法

3. 床 – 轮椅转移

（1）方法一：患者取床边坐位，双足平放于地面上。轮椅放于患者健侧，与床成 45° 角并制动，移除近床侧扶手，收起近床侧脚踏板；协助者面朝患者站立，微屈双膝，脊柱挺直，双足放于患足两侧，用膝部在前面抵住患膝，防止患膝向外侧歪倒；协助者将患者患侧前臂放在自己的肩上，并嘱其抓住自己肩胛骨的内缘，然后用同侧手穿过患者患侧腋下抓在患侧肩胛骨上，另一只手则托住患者健侧上肢，使其躯干前倾。然后将患者的重心前移至脚，直至患者的臀部抬起；协助者引导患者转身坐于轮椅上。

（2）方法二：患者取床边坐位，双足平放于地面上。轮椅放于患者健侧，与床成 45° 角并制动，移除近床侧扶手，收起近床侧脚踏板；协助者站在患者患侧，同侧手通过互穿拇指握手法，握住患者患手，而另一手则托住患者患侧肘部；患者患足较健足稍后，健手握扶轮椅远侧扶手并以此为支撑点，同时患手用力拉住协助者的手起身，再以双足为支点转动身体直至背部靠住轮椅；协助者身体前倾，并屈膝半蹲，协助患者慢慢坐于轮椅上（图 5-20）。

4. 辅助转移注意事项
辅助转移中要求协助者与患者间要相互信任；协助者应熟知患者病情；转移前协助者做好必要的设施与空间准备；协助者应掌握基本辅助技巧；为保证转移过程安全，协助者需穿防滑鞋；协助者指令应简单易懂、简短明确；转移过程中，注意患者安全，避免擦伤碰撞；随着患者功能的逐渐恢复，应逐渐减少辅助。

协助转移是临床上常用的体位转移之一，护士应熟练掌握。

（三）被动转移技术

1. 人工搬运

（1）椅式搬运法：两协助者分别站于患者两侧，面朝患者背部，两脚前后分开，髋、膝微屈呈半蹲式；腰背挺直，一手扶抱患者背部，另一手则置于患者大腿靠近臀部下方相互握腕；患者将两臂分别环抱于两协助者的肩背部，躯干伸直；两扶抱者随口令同时站起，将患者搬运至预定目的地后缓缓放下。

椅式搬运握腕法包括单握腕法、双握腕法、指握腕法、双手握腕法（图 5-21）。

（2）穿臂搬运法　该法要求患者至少有一只手臂较有力。患者取坐位，两臂屈曲放于胸前，双手交叉。一位协助者站在患者后面，两手穿过患者腋下伸至其胸前并握住患者前臂，身体贴近患者背部。另一位协助者站在患者侧面，两手分别置于患者双腿的膝下和小腿下方，两人一同将患者抬起移至目的地（图 5-22）。

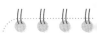

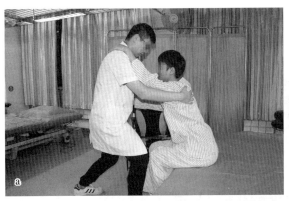

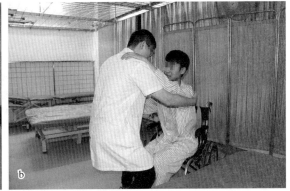

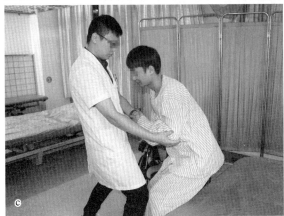

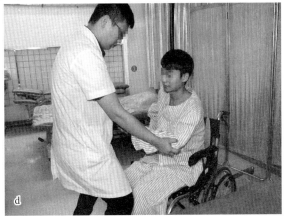

图 5-20 辅助床 - 轮椅转移法

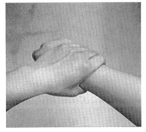

单握腕法

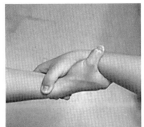

双握腕法

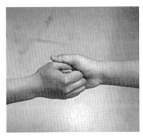

指握腕法

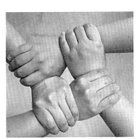

双手握腕法

图 5-21 椅式搬运握腕法

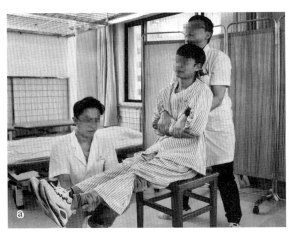

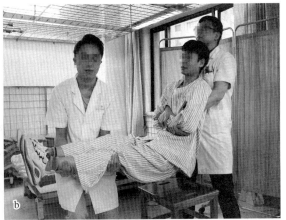

图 5-22 穿臂搬运法

随堂测 5-2

2. **机械搬运** 机械搬运分为固定升降机搬运和移动升降机搬运。机械搬运时，应根据患者的具体临床条件和残疾状况来选择最合适的升降机；因升降机最常用于卧室、浴室及卫生间的转移，故这些地方应有适当的门宽、进出通道及回旋空间。他人帮助操纵升降机时，要求帮助者能够正确使用升降机，及时发现故障、危险等情况。应定期对升降机的吊带、座套进行检查、维修。

（安德连）

第三节　呼吸与排痰技术

一、概述

案例 5-3

　　王先生，男，75 岁，患有慢性支气管炎，阻塞性肺气肿；3 天前受凉，因咳嗽、咳痰加重入院。入院查体：R 28 次 / 分，SPO_2 86%，血气分析：pH 7.28，PaO_2 50 mmHg，$PaCO_2$ 65 mmHg

　　请回答：

　　结合王先生的病情，如何指导其进行咳嗽与排痰训练？

（一）定义

临床上常将肺的呼吸训练称为呼吸功能训练（respiratory function exercise），是指通过各种训练增强肺通气功能，提高呼吸肌功能，纠正病理性呼吸模式，促进痰液排出；改善肺换气功能，促进肺与毛细血管气体交换；促进血液循环和组织换气，提高日常生活活动能力和社会交往能力。呼吸功能训练包括膈肌呼吸训练、重建腹式呼吸模式、呼吸肌练习、局部呼吸、缩唇呼吸、缓慢呼吸、胸腔松动练习、咳嗽、体位引流、全身训练及物理因子、电刺激等。

排痰技术（productive technology）又称气道分泌物去除技术，具有促进呼吸道分泌物排出、维持呼吸道通畅、减少反复感染的作用。排痰技术包括体位引流、有效咳嗽训练、辅助咳嗽技术、叩击、振动等。

（二）目的

呼吸与排痰技术可帮助患者保持呼吸道通畅，促进排痰，预防感染，改善患者的通气功能，促进肺膨胀，增加肺活量，预防肺部并发症。

二、常用技术

（一）有效咳嗽训练

有效咳嗽训练（effective cough training）是指导患者掌握有效咳嗽的正确方法的训练。咳嗽是防御性呼吸反射，当呼吸道黏膜感受器受到刺激时，可引起咳嗽反射，从而排出呼吸道内异物及分泌物等，达到清洁、保护和维持呼吸道通畅的作用。无效咳嗽只会增加患者的痛苦和消耗体力，加重呼吸困难及支气管痉挛。

操作方法：将患者安排在舒适和放松的环境中，指导患者取坐位或半卧位，屈膝，躯干前

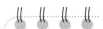

倾，双手抱膝或抱一软枕，并嘱患者缓慢深吸气后屏气 3 秒，快速打开声门，同时用力收腹，大声咳嗽，用力呼气所产生的快速气流有利于将分泌物清除出去。吸气时可连续咳嗽 3 声；停止咳嗽，缩唇将余气尽量排出。等平静呼吸片刻后，准备再次咳嗽。如深吸气可能诱发咳嗽，可尝试断续分次吸气，争取使肺泡充分膨胀，增加咳嗽效率。有效咳嗽的训练一般时间不宜过长，可在餐前半小时、早晨起床后或晚上睡前进行。

（二）体位引流

体位引流（postural drainage）是置患者于特殊体位，依靠重力作用将肺与支气管内积存的分泌物引流至大气管，再配合正确呼吸和咳痰，将痰液排出体外的方法。体位引流的原则是将病变部位置于高处，使引流支气管的开口向下。

1. **适应证**　因年老体弱、久病体虚、疼痛、胸部手术后等原因，不能有效咳出肺内分泌物者；慢性支气管炎、肺气肿等疾病患者发生急性呼吸道感染及急性肺脓肿痰量在 300~400 ml/d 且黏稠并位于气管末端者；潴留分泌物长期不能排清者，如支气管扩张；纤维镜、支气管镜、支气管造影检查等检查前的准备。

2. **禁忌证**　疼痛明显、严重呼吸困难、近期咯血、认知障碍或不合作者；近期脊柱损伤或脊柱不稳者；心肌梗死、心功能不全、肺栓塞、肺水肿、急性胸部外伤、出血性疾病等内外科急、重症患者。

3. **操作方法**

（1）排痰前准备：向患者解释体位引流的目的、方法及如何配合，做好患者心理护理，消除患者的紧张情绪；准备好体位引流用物。

（2）确定痰液的潴留部位：通过听诊、触诊、叩诊等方式判断，也可以借助 X 线直接判定痰液潴留的部位。

（3）摆放正确的引流体位：根据痰液潴留部位不同，帮助患者摆放相应引流体位，即将痰液的潴留部位置于高处，使次肺段向主支气管垂直引流。在摆放引流体位过程中，注意观察患者的反应及表情变化。

（4）体位引流方法：每次引流一个部位的时间一般为 5~10 分钟，如需进行多部位引流，则总时间不超过 30~45 分钟，以防止患者产生疲劳感；在进行体位引流时，应联合不同徒手操作技术（例如叩击、振动等），同时指导患者做深呼吸或者有效咳嗽训练以促进痰液的排出；引流频率视患者病情而定，一般为每天上午和下午各引流 1 次。痰量较多时，可增至每天 3~4 次。对于不能自行排痰者应及时应用吸引器吸痰。

4. **终止体位引流的标准**　胸部 X 线显示相对清晰；引流液的量每日少于 30 ml；患者 24~48 小时无发热；听诊时呼吸音正常或者接近正常。

5. **注意事项**

（1）体位引流期间应给予祛痰药并配合支气管湿化、超声雾化吸入、胸部扩张练习、呼吸控制等辅助措施，以及叩击、振动等胸部手法治疗，以助于排出痰液。

（2）由于夜间支气管纤毛运动减弱，分泌物容易在睡眠时潴留，所以体位引流宜安排在早晨清醒后。

（3）引流时间应安排在饭后 1~2 小时或饭前 1 小时，以防患者出现胃食管反流、恶心和呕吐等症状，禁止饭后立即行体位引流。

（4）在引流过程中，当患者出现头晕、心悸、气促、面色苍白、出冷汗、血压下降等症状时，应停止引流。

（5）在引流过程中，若引流液大量涌出，应注意防止窒息。

（三）辅助咳嗽技术

辅助咳嗽技术（assisted cough technique）主要适用于腹部肌肉无力，无法有效咳嗽的患者。患者坐在有靠背的椅子上或仰卧于硬板床上，面向护士，护士的手放在患者的肋骨下角处，指导患者做深吸气，并尽量屏住呼吸，当其准备咳嗽时，护士的手向胸腔内下方向用力推以帮助患者快速呼气，引起咳嗽。如患者痰液过多可配合吸痰器吸痰。

（四）叩击

叩击（percussion）有助于促使黏痰脱离支气管壁。操作者五指并拢，手背隆起，掌心空虚，手指弯曲，呈杯状（图 5-23），运用腕关节摆动在痰液潴留（引流）肺段胸壁部位进行有节律的快速叩击（80~100 次 / 分），从肺底自下而上，由外向内，每一部位叩击 2~5 分钟，叩击与体位引流相结合可增加排痰效果。对敏感的皮肤应避免直接刺激，可以让患者穿一件薄的柔软舒适的衣服，或者在裸露的身体上放一条舒适轻薄的毛巾；避免在骨突出部位、肋骨上下、脊柱或乳房区做叩击。因叩击的力量直接作用于胸壁，所以存在凝血障碍、肋骨骨折的患者禁用。

（五）振动

振动（vibration）是指操作者双手直接放在患者胸壁的皮肤上并给一定的压力（图 5-24），当患者在呼气时，给予快速、细小的压力振动，每次 30~60 秒，每一部位振动 5~7 次。振动法有助于促进纤毛系统清除分泌物，常用于叩击之后，禁忌证同叩击法。

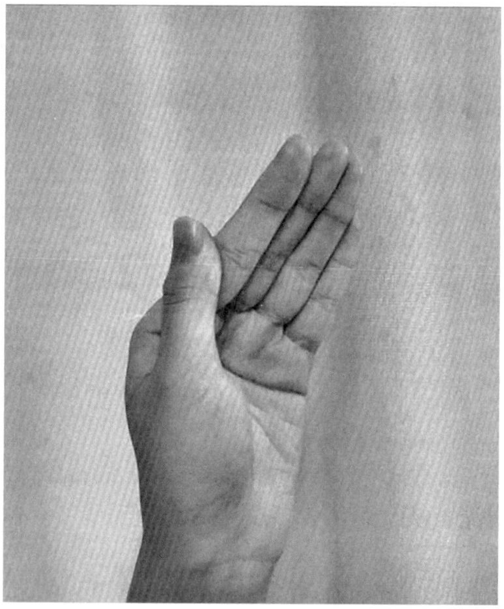

随堂测 5-3

图 5-23　叩击时杯状手

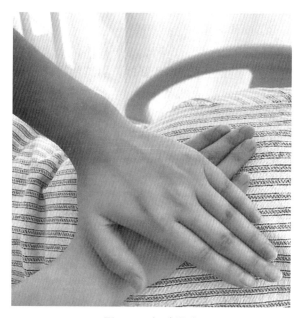

图 5-24　振动排痰

知识链接

呼吸操联合穴位按摩操作方法

1. 拍腕、拍肘呼吸运动　患者坐位，用鼻缓慢深吸气，屏息保持 5 秒，双手互相拍打手腕（太渊穴）及肘窝（尺泽穴）各 3 次，力度可逐渐加大，之后缩唇缓慢呼气。

2. 拍背呼吸运动　患者坐位，上身挺直，双手拍背部（定喘穴）。嘱患者用鼻缓慢深吸气，屏息保持 5 秒，双手拍背部 3 次，力度可逐渐加大，之后缩唇缓慢呼气，双手回位。

3. 桥式呼吸运动　患者卧位，双腿屈曲、双臂置于身体两侧，用力抬臀至最高点，屏息保持 3~5 秒。抬臀时吸气，回位时缩唇呼气。回位后休息 10 秒。

4. 抗阻呼吸运动　患者卧位，头部抬高 15°~30°。在患者上腹部放置 0.5~1.0 kg 重物如沙袋，进行腹式缩唇呼吸。经鼻深吸气将重物顶至最高，保持 2~3 秒，缩唇缓慢呼气，将重物放至最低。期间尽量保持胸部不动。

5. 穴位按摩　患者坐位，依次按摩双侧足三里、三阴交穴位。采取重按法，以患者感觉穴位处酸、麻、胀、重并能耐受为宜。

呼吸训练根据患者耐受程度每个动作练习 5~10 次，训练时间为 5~6 分钟，穴位按摩每穴 150 次，每次康复训练约 30 分钟，每周 5 次，根据患者功能改善情况确定训练的时长，训练前后评价心率、呼吸次数，保证患者训练的安全性。

资料来源：刘毛杰，庄淑梅，刘亚芹，等 . 呼吸操联合穴位按摩对老年尘肺病患者肺功能及运动能力的影响 [J]. 护理学杂，2021，36（9）：5-8.

（安德连）

第四节　吞咽训练

一、概述

案例 5-4

患者，男，67 岁，高血压病史 10 年，左侧脑出血病史 4 年，于 1 天前出现头晕，次日头晕加重，伴吞咽困难、呕吐，肢体抽搐伴神志不清 10 分钟入院。经 CT 检查，诊断为"右侧大脑中动脉脑梗死，脑干多发梗死灶"。给予脱水、降颅压、抗血小板聚集、改善脑循环、抗癫痫等一系列治疗后，目前患者肢体抽搐未发作，但患者左侧肢体活动轻度瘫痪，洼田饮水试验 3 级。

请回答：

1. 患者摄食训练的方法有哪些？

2. 该患者是否适合应用球囊扩张技术？

（一）定义

吞咽障碍（dysphagia，deglutition disorder，swallowing disorder）是指由于下颌、双唇、舌、软腭、咽喉、食管括约肌或食管的结构和（或）功能受损，不能安全有效地把食物正常送到胃内的一种临床表现。常见原因有：吞咽通道及邻近器官的损伤、炎症或肿瘤，脑卒中，脑外伤，中枢神经感染或脱髓鞘病等。

（二）分类

1. **结构性吞咽障碍**　指由口腔、咽、喉部、食管解剖结构异常所引起的吞咽障碍，如吞咽通道及邻近器官的炎症、损伤或肿瘤，头颈部的肿瘤，外伤手术或放射治疗等。

2. **神经性吞咽障碍**　指由神经性疾病所致的吞咽障碍，多为中枢神经系统及末梢神经系统功能障碍或肌肉病变等病理因素所致，包括中枢神经系统疾病、神经肌肉接头疾病和肌肉疾病等。

（三）临床评估

吞咽障碍临床评估的目的：确定吞咽障碍是否存在；提供吞咽障碍的解剖和生理学依据；确定患者有无误吸的危险因素，预防误吸的发生；明确是否需要改变营养方式，以改善营养状态；为进一步检查和治疗提供依据。其评估方法包括主观评估（主诉、病史询问、营养状态、心理问题等）、筛查（EAT-10）、饮水筛查试验、多伦多床旁吞咽筛查试验、染料测试、吞咽器官功能评估、颈部听诊、摄食评估、仪器评估（吞咽造影检查、软管喉内镜吞咽功能检查）、影像学检查等，见第三章第五节吞咽障碍评定。

（四）吞咽训练目的

通过吞咽训练可改善和恢复患者的吞咽功能，提高身体营养状况；增加进食安全性，降低食物误咽、误吸入肺的概率，减少因误吸导致的肺部感染；改善或恢复经口进食方式，尽早拔除鼻饲管、咽造瘘、食管造瘘、胃或空肠造瘘等；预防肌肉萎缩，提高吞咽反射灵活性；改善因不能经口进食所产生的心理恐惧与抑郁，增强患者的康复信心。

二、吞咽训练方法

案例 5-5

患者王先生，男，55 岁，经检查诊断为"延髓梗死"。患者入院后神志清楚，精神差，言语不清，鼻饲管饮食，口颜面检查不能配合。给予患者 2 ml 水，患者一直含在口中，吞咽启动延迟，吞咽后有呛咳。目前不能经口进食进水，可能存在误吸风险。

请回答：

1. 应怎样指导患者进行吞咽训练？
2. 训练时应注意哪些问题？

吞咽训练主要适应于脑卒中、颅脑外伤、帕金森病等神经系统疾病导致的神经源性吞咽障碍患者，包括基础训练和摄食训练。

（一）基础训练

基础训练又称间接训练，是针对与摄食 - 吞咽活动有关的器官所进行的功能训练。基础训练主要用于脑血管意外后早期患者自主进食前和中、重度摄食 - 吞咽障碍的患者进行摄食训练前的预备训练，主要包括局部肌肉运动控制训练、舌部运动训练、吞咽反射刺激训练、屏气 - 发声训练、呼吸训练和有效咳嗽训练等。

1. **局部肌肉运动控制训练**　指面部、口腔、腭部、咽部肌肉及下颌关节活动范围的运动训练。护士指导患者进行皱眉、闭眼、鼓腮、张口、闭口、微笑等表情动作训练，以改善面颊部肌肉的紧张度，促进其主动收缩功能的恢复。特别要注意咀嚼肌肌力、肌张力及下颌关节活动范围的训练。

2. **舌部运动训练**

（1）舌部被动运动：护士用纱布包住患者舌尖，用手牵拉舌头向各个方向伸展，有助于降低舌肌张力。

（2）舌部主动运动：护士指导患者进行舌前伸、后缩、向侧方顶颊部、在唇齿间卷动转圈及弹舌等主动运动，有利于提高舌运动的灵活性。

（3）舌部抗阻运动：护士指导患者将舌抵向脸颊后部，用手指指腹按压患者面颊某一部位，嘱其用舌顶推，以增强舌肌力。

3. **吞咽反射刺激训练**　一般采用冷刺激，可诱发和强化吞咽反射。首先将棉签置于碎冰块里进行快速降温，冰冻片刻后，用冰凉的棉棒轻轻在患者口内前咽弓处摩擦4~5次，以诱发和强化吞咽反射，从而触发患者进行吞咽动作。

4. **屏气－发声训练**　当食物进入咽喉部时，会厌会自动闭锁喉部，以防误吸，从而对呼吸道起到保护作用。因此可通过吸气屏住再发声强化这种保护作用。患者坐在椅子上，双手支撑于大腿两侧的椅面，做用力推压运动，同时屏气，胸廓固定，声门紧闭。然后突然松手，声门打开，呼气发声。此运动不仅可以训练声门闭锁功能，增强软腭肌力，而且还有助于去除残留于咽部侧隐窝的食物。

5. **呼吸训练和有效咳嗽训练**　进行早期呼吸训练和有效咳嗽训练有助于患者吞咽功能的恢复。护士可指导患者进行腹式呼吸和缩唇呼吸训练，强化训练患者进行有效咳嗽。通过强化提高呼吸系统的反应性，达到排出分泌物、预防误吸的目的。

（二）摄食训练

摄食训练又称直接训练，是实际进食活动的训练。只有当患者恢复吞咽反射后，才能尝试进行摄食训练。

1. **进食体位**　在进食前要详细进行吞咽功能的评估，确定患者能够维持躯干直立，头部可以前屈，咽反射存在，以免由于误吸造成吸入性肺炎。可根据患者身体状况、吞咽障碍的程度及饮食习惯，选择安全的有利于进食的体位。

（1）坐位：当病情允许时，应鼓励患者尽早坐起进食。进食时，让患者全身放松，头部稍前倾，颈部微弯曲，可用软枕垫于患者背后，使躯干挺直，患侧手放于餐桌上。（图5-25）

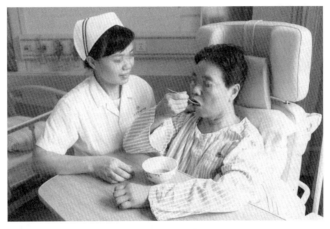

图 5-25　坐位进食体位

（2）半卧位：若患者不能坐起，可先取仰卧位，再将床头摇起，使患者躯干置于30°~60°，头部前屈，患侧颈部下方、肩部用小毛巾或软枕垫起，可防止食物误入气管，护士在患者的健侧。

2. **食物的性质和质地**　根据患者的饮食喜好、吞咽障碍程度，选择患者喜爱的、营养丰富且易消化的食物。所选食物应密度均匀，黏液适中而不易松散，柔软、易变形且爽滑，以利于通过口腔和咽部，而不易在黏膜上残留；温度以偏凉为宜，因为冷刺激能有效诱发和强化吞咽反射。在进食时，可将食物调成糊状，使食物易于形成团状，利于吞咽，如蛋羹、菜泥、浓汤等。

3. **一口量及喂食方法**　一口量即每次最适于吞咽的入口量，正常人约为20 ml，患者应先以3~4 ml开始，逐渐酌情增加。如果一口量过多，会导致食物从口中漏出或在咽部残留而引起误咽；但如果一口量过少，则会因刺激强度不够，而难以诱发吞咽反射。护士站在患者健侧，用薄而小的勺子进行喂食，并尽量把食物送至舌根部，利于患者吞咽；避免喂给患者固液混合的食物；喂食期间，护士及家属尽量不与患者说话，防止呛咳；成人每次进食量不宜超过300 ml；如果患者出现呛咳，应停止进食。进食后 30 分钟内，护士避免对患者进行翻身、叩背、吸痰等操作（抢救等特殊情况除外），并协助患者采取半坐卧位或坐位，以防反流、误吸的发生。

4. 吞咽方法

（1）空吞咽与进食吞咽交替进行：一次吞咽食团后，嘱患者再做几次空吞咽，确保口腔中无残留食物后，可再次进食；也可在进食吞咽后给患者喝少量水（1~2 ml），有助于清理口腔食物残渣，防止误吸。

（2）侧方吞咽：咽部两侧梨状隐窝最容易残留食物，指导患者分别向左、右侧转头，同时做吞咽动作，从而使同侧的梨状隐窝变窄，挤出残留食物。

（3）点头样吞咽：嘱患者在进行吞咽动作的同时，配合颈部尽量前屈、下颌内收，形似点头，此吞咽法有助于保护气道，减少食物残留。

科研小提示

摄食训练的方法结合基础训练有助于提高脑卒中患者吞咽功能，降低误吸风险，改善营养状况。

（三）导管球囊扩张技术

1. 定义 导管球囊扩张技术（catheter ballon dilation technique）是用适当型号导管球囊经鼻或口腔插入食管，在食管入口处，用分级注水或注气的方式充盈球囊，通过间歇性牵拉环咽肌，激活脑干与大脑的神经网络调控，恢复吞咽功能，主要应用于神经疾病导致的环咽肌功能障碍者（图 5-26）。

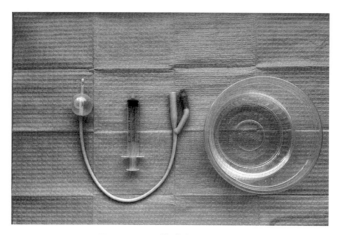

图 5-26 导管球囊扩张技术

2. 分类 导管球囊扩张技术通常按应用的手法分为主动导管球囊扩张技术和被动导管球囊扩张技术。

3. 适应证和禁忌证

（1）适应证：①神经系统疾病导致的环咽肌功能障碍、吞咽动作不协调；咽部感觉功能减退导致的吞咽反射延迟。②头颈部放射治疗导致环咽肌纤维化形成的狭窄；头颈癌术后瘢痕增生导致的食管狭窄。

（2）禁忌证：①鼻腔、口腔和咽部黏膜不完整或充血严重、出血者。②呕吐反射敏感或亢进者。③头颈部肿瘤复发者。

4. 操作步骤

（1）检查导管球囊：向导管球囊内注水或气 3~6 ml，观察球囊是否充盈，检查球囊的完整性。

（2）插管：经口腔或鼻腔插管，使导管球囊置于环咽肌下缘，确认导管球囊在环咽肌下方。

（3）标记和扩张基数测定：向球囊内注水 3~6 ml，轻轻上提导管球囊至食管上口，有"卡"住感时停止并做标记。逐级回抽球囊内的水，缓慢向上牵拉导管至球囊能轻松地滑出患者的环咽肌处，此时球囊内的水量就是扩张的基数。

（4）扩张：分为主动扩张和被动扩张。

1）主动扩张：从基数开始，每次增加 0.5~1 ml，逐级扩张，扩张时操作者指导患者做主动吞咽动作，同时轻轻缓慢向上牵拉导管，至球囊通过环咽肌狭窄处阻力锐减时，嘱助手迅速将球囊中的水抽出。此法主要应用于脑干损伤致环咽肌失弛缓者。

2）被动扩张：从基数开始，每次增加 0.5~1 ml，逐级扩张，扩张时操作者指导助手向球囊内注一定量的水，将导管球囊轻轻向上牵拉至环咽肌狭窄处，并保持在环咽肌狭窄处数秒后再轻轻地缓慢向上牵拉导管，至球囊通过环咽肌狭窄处阻力锐减时，嘱助手迅速将球囊中的水抽出。此法主要应用于鼻咽癌放疗术后良性狭窄和初接触扩张者。

5. 注意事项

（1）扩张前要做内镜检查，确认舌、软腭、咽及喉无进行性和器质性病变后才可操作。

（2）经鼻扩张，在插管前及扩张时可用 1% 丁卡因进行鼻腔局部黏膜麻醉。

（3）插管后一定要检查插管位是否正确。

（4）扩张时动作要轻柔，以免导致黏膜水肿、溃疡与出血。

随堂测 5-4

（四）电刺激

电刺激是利用低频电刺激咽部肌肉，增强吞咽肌群的力量，强化吞咽反射，从而改善脑损伤引起的吞咽障碍。常用的电刺激有神经肌肉电刺激、功能型电刺激、经皮神经电刺激。护士在治疗师协助下为吞咽障碍患者实施电刺激，其注意事项如下。

1. 为患者创造一个舒适轻松的进食环境，允许患者保持原有的进食习惯，如戴义齿、眼镜或助听器等。

2. 在吞咽训练早期，电刺激时间不宜过长，防止患者产生急躁情绪和疲劳感，可根据康复情况逐渐延长时间。

3. 严格掌握吞咽训练患者的病情，做好风险预测，防止误咽的发生。

4. 加强管理，预防交叉感染。

5. 指导患者家属掌握吞咽训练的方法、食物的选择、喂食的方法，以及并发症的预防和监测。

▌知识链接

导管球表扩张技术的应用

环咽肌控制性中枢及支配神经病变或传导通路损伤均可能发生环咽肌功能障碍，使环咽肌舒张困难，导致神经源性环咽肌失弛缓症，最常见于脑卒中，脑外伤次之，另有少部分见于其他颅内神经系统病变。治疗环咽肌失弛缓症的方法，目前在临床除吞咽电刺激疗法、间接训练法及直接训练法等传统康复手段外，窦祖林教授等创新性地应用了

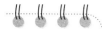

导管球囊扩张技术，通过牵拉与刺激脑干反射弧与大脑皮质控制系统，达到治疗作用，并且取得了很好的治疗效果。后续的临床研究进一步证实了导管球囊扩张技术能够使患者的吞咽功能得到明显改善。此项技术的应用方式、范围、适应证不断扩大，导管不仅可经鼻插入还可经口插入，既适用于成人也可用于儿童，对老年脑卒中患者环咽肌失弛缓性吞咽障碍也具有显著疗效。

科研小提示

对脑卒中后环咽肌失弛缓致吞咽功能障碍患者采用导管球囊扩张技术联合重复经颅磁刺激可改善脑卒中后的吞咽功能。

（安德连）

第五节　心理康复护理技术

一、概述

案例 5-6

患者，男，45 岁，采石工人，既往身体健康，1 个月前在工作中腰部被石头砸伤，现双下肢运动障碍，肌力 0 级，肌张力低、腱反射消失，第 5 腰椎平面以下感觉消失，排尿、排便障碍，留置导尿后，患者十分着急，将尿管拔除，自述"已变成废人，再也不能挣钱养家了"。康复训练期间，患者自认为康复治疗对其没有任何效果，训练时配合度较低，甚至拒绝训练，情绪低落，常常哭泣，不愿意与人接触，对事物丧失兴趣，出现睡眠障碍，食欲减退，对生活没有信心。

请回答：

1. 该患者处于病、伤、残后心理变化的哪个阶段？
2. 针对患者情况如何对其进行心理护理？

（一）定义

心理康复护理是指在康复护理过程中，护士运用心理学的理论和技术，以良好的人际关系为基础，通过各种方式或途径，给予患者积极的影响，以改变其不良的心理状态和行为，解决心理健康问题，促进患者的康复。

（二）病、伤、残者心理变化阶段

结合多年来对我国病、伤、残者的临床心理康复的实践，根据病、伤、残后患者在认知、情绪和行为等方面心理变化的特点，将病、伤、残后患者的心理变化分为无知期（ignorance）、震惊期（shock）、否认期（denial）、抑郁期（depressive reaction）、反对独立期（reaction against independence）、适应期（adaptation）六个不同的阶段。

1. **无知期**　患者在病、伤或残后，对自己的真实病情不了解，不关心具体治疗的细节，因而患者表现出来的异常情绪和行为是与病、伤或残疾程度无关的心理状态。此期持续时间从病、伤或残后至 3 个月不等，并不是每个人心理反应都经历此阶段。

2. **震惊期**　指患者听到或意识到自己伤病的严重程度后，在心理方面即刻出现情感上的麻木或休克状态的阶段。震惊期一般持续几秒到数天的时间。

3. **否认期**　指患者在经过震惊期打击之后，为避免出现更大的精神痛苦，很快对已经发生的事实，在心理上采取一种否认态度的阶段。否认期一般持续数周或数月的时间。

4. **抑郁期**　指患者意识到自己病情的严重性，心理防线彻底瓦解，在心理方面出现消极的情绪反应的阶段。患者常表现为心理越来越紧张，焦虑、压抑情绪加重，对自己的生活彻底失去信心等。抑郁期可持续数月或更长时间。

5. **反对独立期（承认期）**　指患者经过抑郁期后，情绪已趋于稳定，但行为上出现倒退，缺乏积极独立的谋生心态和行为的阶段。患者常表现为能被动接受自己的疾病或残障，但在生活上过多地依赖他人，以自我为中心，心理自卑，缺乏自信，有明显的社交恐惧，无回归社会的愿望等。反对独立期持续时间从数月到数年不等。

6. **适应期**　患者经过上述几个阶段后，在心理上不仅能接受疾病或残障，而且能很好地适应，并以一种积极的心态回归家庭和社会，建立起新的社会适应性行为。

（三）病、伤、残者的心理特点

1. **认知方面**　不同的身体缺陷表现出不同的认知能力和认知方式。

（1）先天性视力障碍者：由于缺乏视觉信息的输入，形成了善于思考的习惯，相应的抽象思维和逻辑思维就比较灵活，并且语言、听觉能力较强，记忆力比较好。

（2）听力及言语障碍者：在交往时主要靠手势，形象思维非常发达，逻辑思维和抽象思维相对受到影响，但视觉十分敏锐，对事物形象方面的想象力极为丰富。

（3）行为和人格偏执者：由于情绪不稳，情绪的自我调节和自我控制能力差，其思考问题容易脱离现实，带有浓重的幻想色彩，表现出明显的片面性。

2. **情感方面**

（1）孤独感：是病、伤、残者普遍存在的情感体验，由于生理和心理方面的某些缺陷，使其活动空间受限，且在许多场合受到歧视，阻碍了其与外界社会的接触，从而使其产生孤独感。

（2）自卑情绪：病、伤、残者在学习生活和就业等方面所遇到的困难远比普通人多，且难以得到足够的理解和帮助，甚至常受到厌弃与歧视，极易使其产生自卑情绪。

（3）敏感和自尊心强：易导致病、伤、残者对歧视的情绪反应强烈，有的以暴发式情感表现，有的则将深刻而持久的内心痛苦隐藏于心，表现为无助与自我否定。

（4）富有同情心：病、伤、残者由于自身的疾患，往往对同伴持有深厚的同情，这种同病相怜的情感使他们易结为有限的社会支持网络，甚至相互依恋。

3. **性格方面**　孤僻和自卑是病、伤、残者性格的普遍特点，不同的残疾种类又有其特殊的性格特点。

（1）视力障碍者：一般都比较内向、温文尔雅，内心世界丰富，情感体验深刻而含蓄，很少暴发式地外露情感，善思考探索。

（2）听力及言语障碍者：比较外向，情感反应比较强烈，豪爽耿直，看问题容易注重表面现象。

（3）肢体障碍者：主要表现为倔强和自我克制，具有极大的耐心和忍辱精神。

（4）智力障碍者：由于整体心理水平低下，难以形成较完整的性格特征。

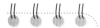

二、心理康复护理方法

（一）常用的心理康复方法

1. **心理支持疗法（psychological supporting therapy）** 当前应用比较广泛的疗法，是医务人员通过合理的劝导、启发、鼓励、同情、支持、保证说服、消除疑虑等交流方法，帮助患者认识问题、改善心境、提高信心，从而促进患者心身康复。此疗法特别适合病、伤、残者在抑郁焦虑、消极悲观时的心理治疗，是一种基础性的心理治疗。治疗程序包括倾听、解释、指导、保证，适于震惊、否认和抑郁期的患者。例如，护士可在康复评定的基础上，结合患者的实际情况对康复的效果做出契合实际的保证，给予患者信心。

2. **行为疗法（behavior therapy）** 又称条件反射治疗，主要理论基础是巴甫洛夫的经典条件反射原理，是以行为学习理论为指导，按一定的治疗程序来消除或纠正人们异常或不良行为的一种心理疗法。行为疗法强调患者的异常行为或生理功能可以通过条件反射作用即学习的方法来矫正或消除，或者以建立新的健康行为来替代。行为疗法有很多种，如放松疗法、代币法、厌恶疗法、系统脱敏疗法等。

（1）放松疗法：其核心是通过各种固定的训练程序，反复练习，达到全身放松。治疗方法是让患者靠在沙发上、双臂放于舒适位置。首先让患者握紧拳头，然后松开，咬紧牙关，然后松开，反复做几遍，让患者体会什么是松弛和紧张，在领会了紧张与松弛后，再进行全身各部位放松训练，如颈部放松训练，每次训练 20~30 分钟，每日 1 次，最终达到患者可随意放松。此疗法适用于紧张和焦虑状态的患者。

（2）代币法：又称奖励强化法，是根据操作性条件反射原理进行的。治疗方法是用漂亮的纸片和塑料片制成代币，当患者表现良好行为时，就给患者一个代币以鼓励，并坚持下去，使患者形成适应社会的良好行为。患者可用代币换取喜爱的物品，如糖果、食品等。此疗法适用于反对独立期的患者。

（3）厌恶疗法：将某些不愉快的刺激通过直接作用或间接想象，与患者需改变的行为症状联系起来，使其最终因感到厌恶而放弃这种行为，常用于治疗酒癖、性行为变态、强迫观念等。

（4）系统脱敏疗法：系统脱敏疗法的基本原则为交互抑制。治疗方法是让患者在舒适的环境中，全身松弛。首先治疗者向患者发出指令，让其想象恐怖的画面，然后将恐惧升级，随后进行松弛训练使其完全松弛，多次反复后，患者对引起恐惧或焦虑的事或物不再恐惧或焦虑，即完成一次脱敏，然后逐步升级，直到最高级。脱敏疗程需 8~10 次，每日 1 次或隔日 1 次，每次 30 分钟左右即可。此疗法适用于处于抑郁期并伴有严重恐惧、焦虑的患者。

3. **认知疗法（cognitive therapy）** 根据认知过程影响情感和行为的理论假设，通过认知和行为技术来改变患者不良认知的一类心理治疗方法称为认知疗法。治疗师要与患者共同找出这些适应不良的认知，并为患者提供学习或训练方式进行矫正，使者的认知更接近现实和实际。随着对不良认知的矫正，患者的心理障碍也逐步排除。

科研小提示

根据患者实际需要安排其亲属拍摄视频置入 VR 系统并设定互动模式，可改善老年脑卒中后抑郁患者的焦虑抑郁状况。

---

4. **森田疗法（Morita therapy）** 是日本学者森田正马创用的一种治疗神经症的心理疗法。森田认为神经症发生的基础是神经质，因此可以通过"保持原状，听其自然"的无视态度，使

情绪得以放松，使各种不良感受自消自灭，直至病愈。森田疗法多用于住院为主的成年患者，主要治疗强迫思维、疑病症、焦虑神经症和自主神经功能紊乱，也用于治疗某些心身疾病。

5. **生物反馈疗法（biofeedback therapy）**　是在电子仪器帮助下，将身体内部的生理过程、生物电活动加以放大，放大后的信息以视觉或听觉形式呈现出来，使主体得以了解自身的机体状态，并学会在一定程度上随意地控制和矫正不正常的生理变化。此疗法常用于紧张、焦虑、恐惧等心理问题的治疗和缓解。

（二）心理康复护理指导

1. **重视医源性因素的影响**　就医环境整洁舒适，医护人员技术娴熟，态度和蔼，都会对患者的心理活动产生积极的影响。医护人员要掌握患者的心理活动规律，了解患者的需求，满足其心理需要，重视医源性因素对康复进程的影响。

2. **良好的沟通营造积极的心理环境**　护理人员应在尊重患者的基础上主动与其交流，善于倾听，及时解决患者的疑问，同患者有效地进行情感和康复经验的交流，调动患者的主观能动性，从而激发其积极的心理状态。

3. **正确应用心理防御机制助患者树立信心**　护理人员可应用积极的心理防御机制帮助患者化解心理危机，帮助其树立信心、克服困难，从而最大限度地体现自身的社会价值。

4. **及时提供康复信息并给予社会支持**　对于需要功能代偿的残疾者可为其提供矫形器、假肢等信息；根据需要改造公共设施，方便其活动。这样可以稳定患者情绪，使其感受到来自社会的温暖。同时来自于家属、亲朋和社会各方面的支持与关爱对他们的身心康复也起到积极作用。

随堂测 5-5

（刘　昕）

第六节　神经源性膀胱的康复护理

一、概述

案例 5-7A

患者，男，35 岁，因"车祸后双下肢无力 3 个月余"收入院。现患者意识清楚，语言流利。查体：T_4 平面以下感觉缺失，双下肢运动不能，肌张力低，腱反射消失，球海绵体反射（−）。尿动力学检查结果显示：患者膀胱残余尿 240 ml，膀胱容量大于 500 ml，膀胱逼尿肌收缩不明显，尿流速度慢，膀胱充盈时有尿意。

请回答：

初步判断患者膀胱障碍属于哪种类型？

（一）定义

储尿和排尿均为反射活动，在中枢神经和周围神经（交感、副交感和躯体神经）的控制下协调完成。当神经系统损伤或疾病导致神经功能异常，引起膀胱的储存和排空机制发生障碍时，即发生神经源性膀胱。

（二）分类

1. **尿潴留** 膀胱内潴留大量尿液又不能自主排出，称为尿潴留。患者表现为下腹胀痛、排尿困难。体检时可见耻骨上膨隆，扪及囊样包块，叩诊为浊音。尿潴留的护理目标是促使膀胱排空，保护肾功能。

2. **尿失禁** 排尿失去控制，尿液不自主流出，称为尿失禁。尿失禁的护理目标是帮助患者解除痛苦，促使膀胱储尿，恢复膀胱功能。

3. **尿潴留与失禁混合** 由膀胱逼尿肌无抑制性收缩合并逼尿肌活动低下引起。

二、膀胱训练技术

案例 5-7B

　　该患者自入院后排尿、排便障碍，近 1 周来，患者出现下肢轻度水肿，行 B 超检查示双肾积水，体检发现肛门松弛，鞍区感觉减退，球海绵体反射（-），尿流动力学再次检查发现膀胱顺应性低及尿道压低，逼尿肌与括约肌协同失调，符合神经源性膀胱诊断。

　　请回答：

1. 该患者能否进行膀胱训练？
2. 采用什么方法解决患者的排尿障碍？

在康复护理中，应根据神经源性膀胱的类型制订患者的膀胱训练计划。膀胱护理技术包括各种膀胱管理方法、膀胱功能训练。

（一）**膀胱管理**

膀胱管理方法有间歇导尿（intermittent catheterization，IC）、经尿道留置导尿、耻骨上膀胱造瘘（suprapubic catheterization）。

1. **间歇导尿** 指不将导尿管留置于膀胱内，仅在需要时插入膀胱，排空后即拔除的技术。间歇导尿可使膀胱间歇性扩张，有利于保持膀胱容量和恢复膀胱的收缩功能。间歇导尿被国际尿控协会推荐为治疗神经源性膀胱功能障碍的首选方法，可分为无菌间歇导尿（sterile intermittent catheterization，SIC）及清洁间歇导尿（clean intermittent catheterization，CIC）。无菌间歇导尿是由护士完成的无菌操作下的间歇导尿。清洁间歇导尿是可由患者及家属在清洁情况下，定时将尿管经尿道插入膀胱，规律排空尿液的方法。

（1）操作方法：无菌间歇导尿方法在基础护理学中有详细说明，本书以介绍清洁间歇导尿为主。清洁间歇导尿操作步骤：①协助患者取舒适体位并注意保护其隐私，通常取半卧位或者坐位并将两腿分开。女患者双腿屈膝并双腿分开，足底对足底。②按照七步洗手法清洁双手。③导尿管的润滑和使用：如使用需要水化的清水涂层导尿，打开包装灌入温开水后，将包装袋悬挂在患者身旁或治疗车旁待用；如使用的是预润滑的即取即用型导尿管，将包装袋直接悬挂于患者身旁即可；如使用非涂层导尿管，将润滑剂涂抹于导尿管表面。④清洗尿道口和会阴，暴露尿道口，用消毒湿巾擦拭尿道口及周围皮肤。⑤再次洗手，采用零接触的方式插入导尿管。女性患者每次插入 4~6 cm，直至尿液开始流出，再插入 1~2 cm，以确保导尿管已完全进入膀胱；男患者握住阴茎使其与腹壁成 60° 角，慢慢将导尿管插入尿道 20~22 cm，至尿液开始流出后再插入 1~2 cm，以确保导尿管已完全进入膀胱。女患者自行插管时可在身前备一面镜子来确定尿道口位置，以免误插入阴道。引流尿液并记录尿量，拔出尿管。⑥当尿液停止流出时，将导尿管水平或向上反折前端并缓慢抽出。

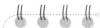

（2）间歇导尿时机和频率：间歇导尿应在患者病情稳定，饮水规律，不需要大量输液，无尿路感染、骶尾部压疮等并发症情况下进行。导尿频率取决于残余尿量，一般为4~6小时一次，每日导尿次数不应超过6次。随着患者自排尿量增多和膀胱内残余尿量的减少可逐步延长导尿的间隔时间，当每次残余尿量少于100 ml或为膀胱容量的20%以下时，即膀胱功能达到平衡后，方可停止导尿。

> **知识链接**
>
> ### 间歇导尿间隔时间对膀胱治疗效果的影响
>
> 清洁间歇导尿被国际尿控协会推荐为治疗神经源性膀胱功能障碍的首选方法，在临床上广泛使用，导尿间隔时间是影响治疗效果的关键。间隔时间过长，膀胱储尿过度，造成膀胱过度充盈膨胀，膀胱内压力较大，可导致膀胱血量减少和逼尿肌肌源性损害，进一步增加反流的风险；而间隔时间过短，频繁的尿管插入有增加泌尿系统感染的风险，而且膀胱没有得到有效的膀胱舒缩功能训练，影响膀胱功能的恢复和重建。
>
> 资料来源：胡英杰，陈晓敏，范春花，等.神经源性膀胱上尿路损害风险管理方案的构建[J].护理学杂志，2020，35（20）：18-21.

（3）饮水计划：饮水计划是患者在进行间歇导尿时需遵从的重要原则，可避免膀胱因不能排尿造成的过度膨胀。饮水计划包括：每日的饮水量应控制在1500~2000 ml，并于6：00~20：00时间段平均分配，每2小时不超过200 ml；睡前3小时应避免饮水；患者应避免饮用利尿性饮品，如茶、咖啡等，并避免食用引起口干的食物，如味精等；当服用抑制膀胱痉挛药物时可能有口干等不良反应，应指导患者不要大量饮水；及时准确记录每日进出量，每日进出量须保持平衡，并根据情况做出适当调整。

（4）注意事项：根据设定时间进行排尿，切勿等患者尿急时才排放尿液；指导患者严格遵守饮水计划；指导患者学会观察、记录尿液量、颜色、性状等；插入导尿管有困难或遇到阻力时，考虑尿道痉挛，应稍候几分钟，嘱患者放松并做深呼吸，待括约肌松弛再进行尝试，若无改善应前往医院接受诊治；在间歇性导尿初期，应每周监测尿常规。若有尿路感染征象，可适当增加饮水量，遵医嘱应用抗生素，不建议常规行膀胱冲洗。

> **知识链接**
>
> ### 自主神经反射异常
>
> 自主神经反射异常（autonomic dysreflexia）是伴有高血压的一种综合征，是由不受控制的交感神经系统反射亢进引起的，大部分发生在T_6水平以上的脊髓损伤患者，脊髓休克期结束，经常是损伤后2个月起发病，表现为突发血压升高、心动过缓、搏动性头痛、面色潮红、视物模糊、鼻塞等，有可能危及生命。尿潴留是导致自主神经反射异常的主要原因之一，因此，当患者出现以上临床表现和体征时，应当及时检查膀胱情况，及时排出尿液，缓解症状。

2. **经尿道留置导尿** 指经尿道将大小合适的导尿管用无菌操作方法插入患者膀胱并进行长时间留置以引流尿液的方法。此方法适用于早期需要大量输液的患者及无法实施间歇导尿的患者。

3. **耻骨上膀胱造瘘法** 指经由下腹部耻骨联合上缘部位穿刺进入膀胱，并放置导管将尿液引流到体外的方法，分为暂时性和永久性两种。

（1）目的：通过引流尿液而保持上尿路通畅，从而达到保护肾功能的目的；可减少尿道并发症，保持会阴部清洁。

（2）注意事项：保持导管的清洁及通畅；每日消毒造瘘口的皮肤，及时清除分泌物；集尿袋须置于膀胱或耻骨联合水平之下，以防止尿液反流；每日摄入水量 2500 ml 左右，避免膀胱内感染和结石形成；根据具体情况，每周更换集尿袋 1~2 次，每月更换引流管 1 次；造瘘管不宜持续放尿，一般每隔 2~3 小时放尿 1 次，以维持膀胱容量，避免逼尿肌失用性萎缩而引起膀胱挛缩。

科研小提示

基于目标控制的康复训练策略对脊髓损伤神经源性膀胱患者心理、生理康复具有重要的现实意义。

（二）膀胱功能训练

膀胱功能训练是利用学习理论及条件反射原理，通过患者主观意识或客观功能锻炼而改善其膀胱功能。主要方法有排尿习惯训练、排尿意识训练、反射性排尿训练、代偿性排尿训练、肛门牵张训练及盆底肌训练。训练时要循序渐进，每 2~5 小时训练一次，每次 10~15 分钟。

1. **排尿习惯训练** 此训练基于患者排尿规律，安排其如厕时间，间隔时间不少于 2 小时。这不仅可提醒患者进行定时排尿，还可保持患者会阴部皮肤的清洁干燥。

2. **排尿意识训练（意念排尿）** 对留置导尿管患者，可指导患者在每次排尿前 5 分钟，全身放松卧于床上，想象自己在安静宽敞的卫生间，听着潺潺水声，准备排尿，并试图自己排尿，然后由陪同人员缓缓放尿。

3. **反射性排尿训练** 在导尿前半小时刺激扳机点，如轻叩耻骨上区或大腿上 1/3 内侧、牵拉阴毛、挤压阴蒂（茎）或用手刺激肛门等诱发膀胱反射性收缩，产生排尿。

4. **代偿性排尿训练** Crede 按压法是用拳头在患者脐下 3 cm 处进行深压，并向其耻骨方向滚动，动作要轻柔，同时嘱患者增加腹压帮助排尿。Valsalva 屏气法则是嘱患者取坐位，身体前倾，屏气呼吸，增加腹压，向下做用力排便动作以排出尿液。此方法应严格按指征慎重选择，只适用于骶段以下神经病变无膀胱输尿管反流的患者，应在尿流动力学检查允许的前提下才能实行，并严密随访，观察上尿路的安全状态。由于辅助排尿可能导致膀胱压力超过安全范围，容易导致膀胱输尿管反流，导致上尿路损害，临床常不推荐常规使用，该类方法的禁忌证主要包括存在膀胱输尿管反流、膀胱出口梗阻等。

5. **肛门牵张训练** 适用于出现盆底肌痉挛的患者，方法是示指戴手套并涂抹液状石蜡后，用示指缓慢牵张肛门，使括约肌放松。

6. **盆底肌训练** 指患者有意识反复收缩盆底肌群，增强支持尿道、膀胱、直肠等的盆底肌肉力量，以增强控尿能力的训练。训练方法为患者在不收缩下肢、腹部及臀部肌肉的情况下自主收缩盆底肌肉（会阴及肛门括约肌），每次收缩维持 5~10 秒，10~20 次 / 组，每日 3 组。

三、膀胱功能训练注意事项

训练前须做好系统的评估，有条件者完成尿动力学检查、膀胱输尿管造影等检查以确定膀胱类型和安全训练方法。逼尿肌 - 括约肌不协同膀胱不适宜采用此训练，要避免因训练方法不当而引起尿液反流造成肾积水。行膀胱训练时要观察有无自主神经反射亢进的临床表现，并给予及时处理。在膀胱功能训练中禁止挤压膀胱。训练前告知患者训练目的，以提高其积极性；训练时要密切观察患者的反应及变化，有不良反应时停止训练，训练过程中要定时做好动态评估和相关记录。

（蒋　玮）

随堂测 5-6

第七节　神经源性肠道的康复护理

一、概述

> **案例 5-8A**
>
> 　　患者，男，50 岁，3 周前不慎从高处坠落。诊断：C_6 椎体粉碎性骨折。患者外伤后，四肢瘫痪，排尿、排便障碍，6~7 天排便 1 次。肛门指诊发现肛门括约肌紧张，肛管内粪便嵌塞，排便困难。
> 　　请回答：
> 　　1. 该患者肠道障碍属于哪种类型？
> 　　2. 怎样区别反射性大肠与弛缓性大肠？

（一）定义

神经源性肠道（neurogenic bowel）指支配肠道的中枢或者周围神经结构受损或功能紊乱所导致的排便功能障碍。

神经源性肠道常见于脊髓损伤、脑外伤、脑卒中、脑肿瘤、多发性硬化、肌萎缩性脊髓侧索硬化症、糖尿病等疾病。临床表现为大便失禁或粪便排空困难，导致患者饮食障碍、户外活动受限、精神压力增加等一系列问题，严重影响患者的生活质量。

（二）分类

1. **反射性大肠**　由上运动神经元病变所致。患者排便反射弧存在及中枢未受损伤，可通过反射自动排便，但缺乏主动控制能力，多表现为便秘。

2. **弛缓性大肠**　由下运动神经元病变所致，患者排便反射弧被破坏，无排便反射存在，表现为便秘和大便失禁。

> **知识链接**
>
> #### 反射性大肠与弛缓性大肠的区别
>
> 　　上运动神经元性肠道功能障碍（upper motor neuron bowel dysfunction，UMNBD）是脊髓圆锥以上平面的损伤，特点是排便低级反射中枢存在，通过排便反射使肠壁缓慢推进粪便，但肛门括约肌缺乏自主控制，出现结肠和肛门括约肌张力增加，导致便秘和粪便潴留。下运动神经元性肠道功能障碍（lower motor neuron bowel dysfunction，LMNBD）是脊髓圆锥或马尾神经损伤，表现为脊髓、结肠、直肠主导的正常排便功能

丧失，直肠顺应性降低和肠道蠕动缓慢，仅肌间内神经丛活动引起结肠节段性蠕动，肛门外括约肌功能丧失，造成大便失禁和便秘。

资料来源：庄维崧，彭娟娟，白子荣，等. 脊髓损伤神经源性肠道功能障碍康复干预进展 [J]. 中国康复医学杂志，2021，36（6）：743-747.

二、肠道康复训练技术

案例 5-8B

患者进一步诊断为 C_6 椎体粉碎性骨折、C_7 完全性脊髓损伤。患者住院 6 周，四肢瘫痪、球海绵体反射存在，排便不受控制，4 天排便 1 次，大便干结、硬，排便时间长，患者情绪急躁、易怒。

请回答：

针对该患者如何进行肠道康复训练？

（一）反射性大肠康复训练

临床上针对反射性大肠所采取的肠道康复训练技术有手指刺激、腹部按摩、肠道训练技术、药物指导，以及饮食与运动指导。

1. **手指刺激** 可诱发肛门直肠反射，促进结肠尤其是降结肠的蠕动，从而促进大肠内残存粪团的排出。具体做法：协助患者取左侧卧位后，示指或中指带指套并涂润滑油，缓慢插入患者肛门，沿着肠壁顺时针转动并缓慢牵伸肛管，每次持续 1 分钟，间隔 2 分钟后可以再进行。

如果患者肛门处有粪块堵塞，可先用手指将肛门处的粪块挖净，再进行手指刺激。在进行手指刺激过程中，需观察患者有无自主神经反射异常，患有冠心病或高血压者慎用。严重损伤或感染、神志不清或不配合、伴有全身感染或免疫力低下、有显著出血倾向的患者禁止使用。

2. **腹部按摩** 该方法简便可行，患者或家属可在护士指导下自行进行。腹部按摩可增强肠蠕动动力，减轻患者腹胀，增加排便次数，从而加速粪团的排出。具体做法：患者屈膝仰卧位以放松腹部，从升结肠开始自右向左顺时针方向，即按右下腹、右上腹、左上腹、左下腹的顺序进行环形按摩。每天 2~3 次，每次 5~10 分钟，以患者能耐受为宜。

3. **肠道功能训练** 包括模拟排便训练、盆底肌训练、腹肌训练等。

（1）模拟排便训练：每日定时进行模拟排便训练，可帮助患者形成定时排便的良好习惯。具体做法：在适当的排便环境下，患者所习惯的排便时间里（可在早餐后 30 分钟内）进行。指导患者采取适宜的排便体位（蹲位或者坐位），该体位可使肛门直肠角增大，利用重力作用使腹肌容易用力收缩而使粪便更容易排出。嘱患者深吸气，腹部用力，以模拟排便。

（2）盆底肌训练：可促进盆底肌功能恢复。具体做法：患者取坐位或仰卧位，双膝屈曲，臀部轻抬，收缩肛门及会阴部肌肉，腹部及大腿保持不动，每次持续 10 秒，持续 10 次，每天 3~5 次。

（3）腹肌训练：可增强腹肌收缩能力，提高排便时腹内压，从而促进粪便排出。常用方法有仰卧起坐、仰卧直腿抬高及臀桥练习等。

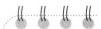

4. **药物指导** 常用通便剂，如开塞露、甘油等，可润滑肠壁，软化粪便，刺激肠蠕动，从而促进排便，缓解便秘。在药物效果不佳的情况下，可尝试小量不保留灌肠。

知识链接

肛门冲洗治疗

肛门冲洗是将导管插入直肠，向球囊充气以固定在直肠内，通过手动泵进行清水灌肠，排空灌肠液和粪便。肛门冲洗较广泛地应用于保守治疗无效时的替代治疗。已有研究证实，肛门冲洗能够减少患者肠道管理时间，缓解便秘症状与减少大便失禁次数，长期提高患者生存质量。但肛门冲洗可能会引起部分患者腹痛、肛周出血及肠穿孔，因此在使用肛门冲洗治疗前应对患者及家属进行相应操作培训与应急处理。

资料来源：庄维崧，彭娟娟，白子荣，等.脊髓损伤神经源性肠道功能障碍康复干预进展[J].中国康复医学杂志，2021，36（6）：743-747.

---

5. **饮食与运动指导** 指导患者多饮水，多进食粗膳食纤维食物，每天饮食中的纤维素含量不应少于 15 g；指导患者每日进行适当运动，坚持盆底肌及腹肌训练，以促进排便。

（二）弛缓性大肠康复训练

弛缓性大肠的康复训练技术包括手指挖便、肠道功能训练、肛周皮肤护理、饮食指导、电刺激等。

1. **手指挖便** 手指挖便可在腹部按摩后进行，以协助排便。护士示指或者中指带指套后，涂润滑油，缓慢插入患者肛门，由外及内挖出粪团，直至将直肠内粪便挖净。

2. **肠道功能训练** 患者可进行盆底肌功能训练和腹肌训练等，增强对排便的控制能力，同时多做排便习惯训练，帮助患者养成定时排便的习惯。

3. **肛周皮肤护理** 弛缓性大肠容易导致大便失禁，所以对弛缓性大肠的护理也包括肛周皮肤护理，预防可能发生的痔疮、肛裂、失禁性皮炎等并发症。保持床单被服干净，保证肛周臀部皮肤清洁干燥，注意观察有无破损。如果发现肛周发红浸渍，应及时涂氧化锌软膏，也可使用造口粉、造口膜等。

4. **饮食指导** 指导患者规律饮食，进食清淡易消化的食物，禁烟、酒，避免进食导致大便松散的食物。

5. **电刺激** 包括肛门外括约肌电极置入，可促进或抑制排便功能。

科研小提示

脊柱裂神经源性肠道功能障碍患者采用骶神经调控可有效改善患者的肠道功能。

（三）注意事项

1. 神经源性肠道功能障碍患者应尽早开始康复训练，充分利用脊髓损伤后尚存的反射群，通过手指直肠探查、手指定时辅助排便、腹部按摩、规范用药、正确的饮食指导，帮助患者建立胃大肠反射、直肠肛门反射，能及时保护残存肠道功能，有效防止便秘造成的肠道膨胀损伤肠壁牵张感受器。

2. 为患者提供主动的有预见性的肠道康复护理干预，能够避免肠道功能障碍的进一步加重，预防肠道并发症的发生，改善肠道整体状况。

随堂测 5-7

3. 手指直肠刺激易引发自主神经过反射，要注意监测患者的血压、体征。

4. 经常性灌肠使痔疮的发生率较高，还可导致灌肠依赖、肠穿孔、结肠炎、电解质紊乱等不良反应。因此，要注意观察患者的生命体征及预防并发症的发生。

5. 注意心理护理，康复过程中尊重患者人格，鼓励患者，帮助患者树立信心，减轻因排便异常带来的精神紧张和心理压力，以乐观的态度面对日常生活和工作中的排便处理。肠道恢复和排便训练是个长久的过程，需要毅力和耐心。护理人员应指导患者持之以恒，不要因为一时效果不佳而半途而废。

（蒋　玮）

第八节　日常生活活动能力训练

一、概述

案例 5-9

患者，男，55岁。3个月前患者从5 m高处摔下导致左侧肢体运动功能障碍，排便偶尔失禁，排尿失禁，穿衣及洗澡均需要他人协助，吃饭和如厕也需要部分帮助，能坐起，但是需要1人搀扶才能从床上移到轮椅上，平时以轮椅代步，不能上下楼梯。

请回答：

1. 怎样用 Barthel 量表对患者进行日常生活活动能力评价？
2. 如何对患者进行日常生活活动能力训练？

（一）定义

狭义的日常生活活动是指人们为了维持生存及适应生存环境，每天必须反复进行的、最基本的、最具有共同性的生活活动，包括衣、食、住、行、个人卫生等。广义的日常生活活动则指人们在家庭、工作和社区的一切活动，包括交流能力、安排生活能力和社会活动能力。

（二）内容

日常生活活动能力训练内容包括以下三个方面。

1. 体位转移能力　包括床上体位及活动能力、坐起及坐位平衡功能、站立及站位平衡功能。

2. 个人卫生及自理能力　包括以下三个方面。

（1）更衣：穿脱不同样式的上衣、裤子、袜子和鞋。

（2）个人卫生：如洗脸、洗手、刷牙、修饰、洗澡、排尿、排便及便后卫生。

（3）进餐：准备食物和使用餐具。

3. 行走及使用助行工具能力　包括室内外行走、上下楼梯及使用助行器。

（三）训练步骤

1. 评估功能状况　评价患者能完成和不能完成的日常生活活动，患者能否自己找出相应的解决方法；评价患者的整体情况，进行这些活动时是否安全。

2. 确定训练目标　训练的目标由患者提出或由患者和护士共同协商决定，提高患者参与度。

3. **选择训练方法** 根据患者不同的功能状况，选择适当的教学方法，可采用视听教学，充分利用文字、图片、视频、情景模拟等方法，也可按照运动学习的步骤分阶段实施操作。

二、训练方法

（一）个人卫生及自理能力训练

1. **更衣**

（1）穿、脱开身上衣：患者坐位，穿上衣时，利用健手穿上患肢袖子，然后健手将健侧衣袖从身后移至健手侧，并穿上健肢袖子，最后用健手整理下襟，拉拉链或者系扣子（图5-27）。脱上衣时，健手先将患肢袖子从肩部拉到肘部，然后将健肢从健侧袖中脱出，最后用健手将患肢袖子完全脱下（图5-28）。

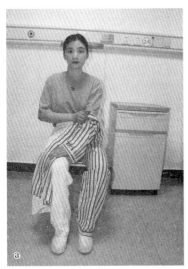
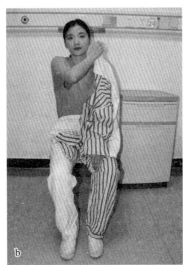
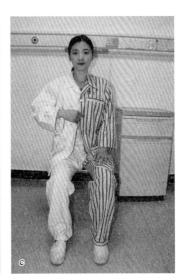

图 5-27 穿开身上衣

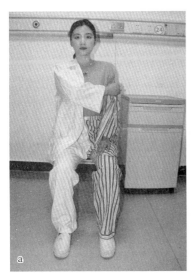
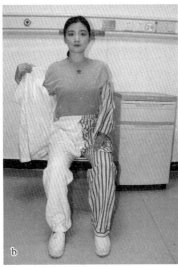
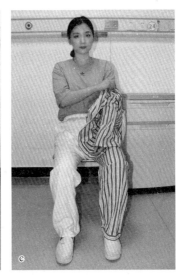

图 5-28 脱开身上衣

（2）穿、脱裤子：①坐位穿裤子：患者坐位，将患腿屈髋、屈膝放在健腿上，用健手先穿患侧，套上裤腿后拉到膝以下，再穿健侧，将裤子提至大腿上部站起，或坐位中心转移，用健手系好腰带（图5-29）。脱时与穿时相反。②长坐位穿裤子：取长坐位，先穿患腿再穿健腿，转为仰卧位，将裤子拉至髋部或腰部；拉上拉链，系上腰带（图5-30）。

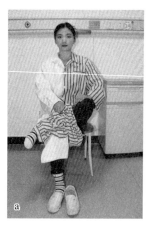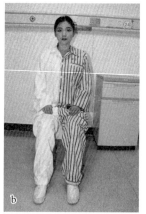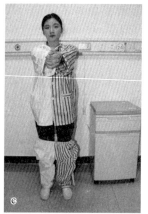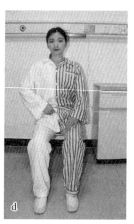

图 5-29　坐位穿裤子

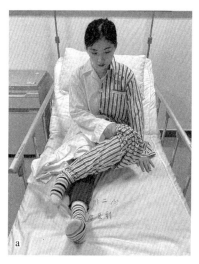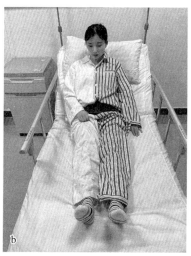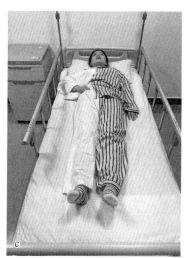

图 5-30　长坐位穿裤子

2. **个人卫生**

（1）洗脸：患者用健手持毛巾，然后将毛巾套在水龙头上拧干毛巾擦脸。

（2）洗手：患者用改造后的细毛刷（毛刷背后有两个吸盘）吸在洗手池壁上，用健手在毛刷上来回刷洗。擦健手时，可利用患肢弯曲的前臂和腹部夹住干毛巾，健手在毛巾上来回擦拭。

（3）刷牙：若患者患手尚存在少许功能，可利用患手持牙刷或使用固定带固定，健手挤牙膏，然后用健手刷牙。如果患手功能全无，可借助身体固定牙膏（如用膝盖夹住），用健手将盖旋开，刷牙由健手单独完成。

（4）洗澡：通常采取淋浴式，花洒下方靠墙位置放一沐浴椅，患者可坐在椅上洗浴，利用健手持毛巾擦洗前面，用带长柄的海绵刷擦洗后背。若患侧上肢肘关节以上有一定的控制能力，可将毛巾一侧缝上布套套于患臂上协助擦洗，将毛巾压在腿下或夹在患侧腋下，用健手拧干。为确保患者安全，可在墙上安置扶手，方便患者站起。

3. **进食**　根据患者的吞咽功能改变食物的硬度或黏稠度。患者取坐位，端正头、颈及身体的位置，以利于完成吞咽动作。可用叉、勺代替筷子，或者将餐具固定在手上，用健侧上肢辅助患侧上肢送食物入口。

知识链接

进食训练中吞咽姿势的调整

吞咽时，通过头颈等部位的姿势调整，可使吞咽通道的走向、腔径的大小和某些吞咽器官组成结构（如喉、舌、杓状软骨）的位置有所改变和移动，避免误吸和残留，消除呛咳等症状。此方法能保持患者的正常生理功能，不需要患者在吞咽时特别用力，适用于神经系统疾病（如脑卒中）、头颈部肿瘤术后等情况。采用吞咽姿势调整的方法，最好在吞咽造影检查时，先观察有效的吞咽姿势，然后再选取这种有效姿势进行训练。吞咽姿势调整一般仅作为暂时性使用的方法，逐步过渡到能以正常吞咽姿势进食后应停用。

资料来源：中国吞咽障碍康复评估与治疗专家共识组．中国吞咽障碍评估与治疗专家共识（2017年版）第二部分治疗与康复管理篇 [J]．中华物理医学与康复杂志，2018，40（1）：1-10.

（二）行走及使用助行工具能力训练

1. **室内外行走** 患者在保持坐位和站立位平衡的基础上，在医务工作者或者照护者的帮助、监督下进行步态训练。患者可先手扶平行杆练习，待稳定后进行室内外行走。

知识链接

步行机器人在偏瘫患者训练中的应用

徒手步行功能训练存在强度不够、效率低下、难以对患者步态做整体控制并形成正确模式重复训练等不足，在慢性期脑卒中偏瘫患者的训练中尤为明显。相较而言，机器人辅助康复训练不仅可对患肢施加精确的力与运动控制，详细记录治疗数据及图形，为临床康复医生提供客观、准确的治疗和评价参数，同时还可以保证训练效率和强度，实现长期、稳定的重复训练，有利于提高康复训练的效果。

资料来源：张旭，邱模炎，权范善，等．步行机器人训练对慢性期脑卒中偏瘫患者步行能力的影响 [J]．中华物理医学与康复杂志，2021，43（1）：30-33.

2. **上下楼梯** 原则是健肢先上，患肢先下。上楼梯时，用健足上第一个台阶：患者先把重心转移到患腿上，然后用健足上第一个台阶，健腿向前迈时，治疗者帮助患膝向前下方运动；下楼梯时，用患足下第一个台阶：患腿迈向下一台阶时，治疗者指导患者骨盆向前运动，同时防止患腿内收，当患足放在台阶上时，帮助患者重心前移而无膝过伸。

3. **助行器的使用** 助行器包括助行杖（手杖、腋杖）和助行架。

（1）适用人群：手杖适用于年老体弱、上肢和肩部肌力正常的偏瘫患者和单侧下肢瘫但平衡功能较佳者（图5-31）；腋杖适用于一侧下肢完全不能负重或仅能部分负重的患者，如截瘫、急性扭伤等（图5-32）；助行架适用于平衡功能和下肢功能较差的患者（图5-33）。

（2）训练方法：以腋杖为例，训练方法包括两点步、三点步和四点步。两点步：一侧腋杖和对侧腿同时迈出，两侧交替向前。三点步：双侧腋杖和患腿同时迈出→健腿迈出。三点步适用于一侧下肢功能障碍、患腿不能负重或只能部分负重的患者，如一侧下肢截肢、急性踝扭伤等。四点步：移动顺序为一侧腋杖→对侧腿→另一侧腋杖→另一侧腿（例如：迈左拐→迈右腿→迈右拐→迈左腿）。四点步接近于自然步行，稳定性好，速度较慢。

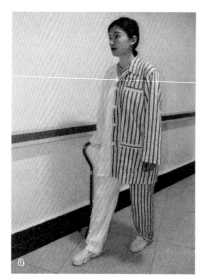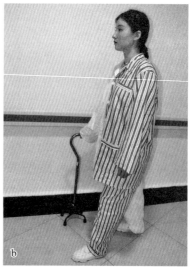

图 5-31　手杖的使用

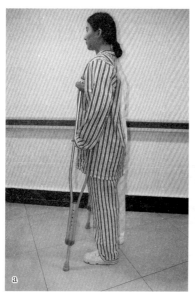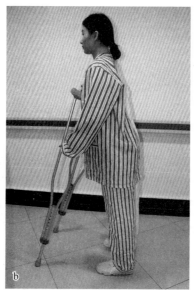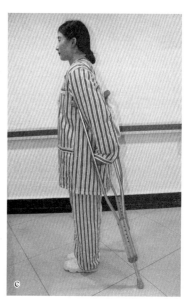

图 5-32　腋杖的使用

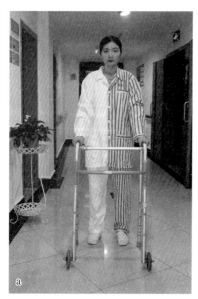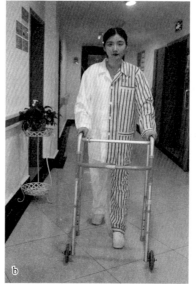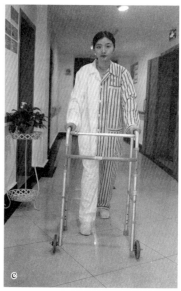

图 5-33　助行架的使用

科研小提示

　　使用多功能轮椅支撑面板能够有效降低脑卒中偏瘫患者肩关节半脱位发生率，提高偏瘫侧上肢运动功能。

（三）注意事项

　　1. 训练前，要评估患者 ADL 的能力和平衡功能，拟订训练计划，尽早开始，由易到难，重点突出，衣物穿脱动作的训练必须在掌握坐位平衡的条件下进行。

　　2. 在衣物选择上，应当选用大小、松紧、厚薄适宜，吸汗又便于穿脱的衣裤、鞋袜。纽扣、拉链、鞋带使用尼龙搭扣，裤带选用松紧带等，也可使用辅助用具，如纽扣牵引器、鞋拔等。

　　3. 保证患者安全是第一原则，训练时有专人保护，必要时对环境条件做适当改造。

　　4. 偏瘫患者在衣物穿脱顺序上应注意：穿衣时先穿患侧后穿健侧，脱衣时先脱健侧后脱患侧，对于有双上肢功能障碍者要给予一定的协助。

　　5. 合理安排训练内容，由易到难，并与患者的实际需要相结合。训练方法要灵活多变，尽可能发挥患者功能，经过训练仍无法独立完成 ADL 的患者，可借助辅助器具完成活动。

　　6. 护士应耐心、细心，并给予患者适当的肯定与赞扬，充分发挥患者的积极性。

（蒋　玮）

随堂测 5-8

小　结

　　体位摆放主要目的是预防或减轻痉挛或畸形的出现，使躯干和肢体保持在功能状态，康复护理中常用的体位摆放技术有良肢位、功能位、烧伤患者抗挛缩体位的摆放等。体位转移是指人体从一种姿势转移到另一种姿势的过程，分为三类：独立转移、辅助转移和被动转移。排痰技术目的是为了保持呼吸道通畅，促进排痰，预防感染，改善患者的通气功能，促进肺膨胀，增加肺活量，预防肺部并发症。吞咽障碍常见原因有吞咽通道及邻近器官的损伤、炎症或肿瘤、脑卒中、脑外伤、中枢神经感染或脱髓鞘病等。病、伤、残者心理变化分为无知期、震惊期、否认期、抑郁期、反对独立期和适应期六个不同的阶段，其心理特点表现在认知、情绪、性格等三个方面。神经源性膀胱功能障碍分为尿潴留与尿失禁，神经源性肠道包括反射性大肠和弛缓性大肠。ADL 的评定工具常用 Barthel 指数量表。

　　注意掌握不同类型功能障碍康复训练方法，培养团队合作精神和良好的沟通能力，保证康复护理实践安全有效。

思考题

　　1. 简述康复护理中常用的体位摆放技术及其作用。

　　2. 简述排痰技术的意义和主要方法。

　　3. 简述叩击法排痰的顺序及方法。

4. 简述医务人员如何通过行为疗法中的放松疗法为患者治疗。

5. 简述反射性大肠肠道管理的方法。

6. 王先生，男，65岁，2周前因脑梗死入院，现在已逐渐进入恢复期，患者虽然有吞咽反射，但还是存在吞咽障碍症状。家属进行喂食时，为了让患者顺利吞咽食物，将水和固体食物混合同时喂给患者，然而患者不断出现呛咳、不适，根本不能将食物吞咽入胃。家属向患者的康复护士小王请教问题所在及正确的喂食方法。如果你是护士小王，你会怎么向家属解释？你会如何正确指导家属？

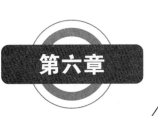

导学目标

通过本章内容的学习，学生应能够：

基本目标

1. 描述脑卒中、颅脑损伤、脑性瘫痪、帕金森病、阿尔茨海默病、脊髓损伤、周围神经病损的定义、病因、分类（分型）及临床特点。

2. 解释脑卒中、颅脑损伤、脑性瘫痪、帕金森病、阿尔茨海默病、脊髓损伤、周围神经病损的主要功能障碍。

3. 实施脑卒中、颅脑损伤、脑性瘫痪、帕金森病、阿尔茨海默病、脊髓损伤、周围神经病损的康复护理评估，制订康复护理目标及计划。

4. 运用综合性康复护理技术对脑卒中、颅脑损伤、脑性瘫痪、帕金森病、阿尔茨海默病、脊髓损伤、周围神经病损患者实施安全有效的康复护理训练。

发展目标

1. 准确分析脑卒中、颅脑损伤、脑性瘫痪、帕金森病、阿尔茨海默病、脊髓损伤、周围神经病损的功能障碍特点，能够正确评估功能障碍的范围和程度。

2. 归纳脑卒中、颅脑损伤、脑性瘫痪、帕金森病、阿尔茨海默病、脊髓损伤、周围神经病损的康复护理评估，制订特异性的康复护理方案。

思政目标

1. 尊重理解患者、具有同情心和合作精神，赞同爱业、敬业、专业的护理价值观。

2. 形成医者仁心、尚德精术的护理价值观；依从循证护理，客观、科学地应用康复护理新技术。

第一节 脑卒中

一、概述

（一）定义

脑卒中（stroke），又称脑血管意外（cerebral vascular accident，CVA），是各种原因引起的急性脑血管循环障碍导致的持续性（大于 24 小时）、局限性或弥漫性脑功能缺损的一组疾病的总称。

知识链接

打造高效智能化卒中防治通道

N Engl J Med 刊发的一项关于全球不同地区脑卒中发生风险的研究表明，我国是全球脑卒中发病风险最高的国家，居民脑卒中终身风险高达 39.3%，我国农村地区脑卒中负担尤为明显，北部和中部地区最重；新发脑卒中患者中的缺血性脑卒中约占 70%。为了应对脑卒中发病率逐年上升的情况，针对脑卒中这一危害人民健康的问题，国家卫生健康委员会脑卒中防治工程委员会早在 2015 年就启动了中国脑卒中防治规划，经过励精图治，力争 2020 年实现脑卒中发病率增长速度降到 5% 以下，心脑血管疾病死亡率下降 10%；到 2025 年，落实减少百万新发残疾工程。要不断提高脑卒中的诊疗质量，打造区域高效智能化"脑卒中黄金 1 小时救治圈"，充分利用 5G 技术、互联网、物联网等信息技术，达成"呼救、定位、上车即住院"的智能化卒中救治绿色通道，帮助卫生服务中心对社区居民、高危人群、脑卒中患者进行筛查、预防、治疗、康复，迎接脑卒中防治"拐点"的早日到来。

资料来源：① Feigin V L，Nguyen G，Cercy K，et al. Global，regional，and country-specific lifetime risks of stroke，1990 and 2016[J]. N Engl J Med，2018，379：2429-2437. ②《中国脑卒中防治报告 2019》编写组.《中国脑卒中防治报告 2019》概要［J］.中国脑血管病杂志，2020，17：272-281.③彭亚.区域卒中联盟建设 [J].第二军医大学学报，2022，43(1)：5-8.

（二）病因

1. **致病因素** 包括血管壁病变、血流动力学因素、血液成分异常和其他因素。

（1）血管壁病变：动脉粥样硬化、高血压性动脉硬化；结核、钩端螺旋体病和结缔组织病所致的动脉炎；血管损伤、外伤、穿刺、导管插入等导致的血管损伤；还有恶性肿瘤、毒物、药物引起的病损。

（2）血流动力学因素：心脏瓣膜病、心律失常、心肌病、心功能不全、高血压、血压急剧波动等。

（3）血液成分异常：脱水等所致的血液高黏状态；红细胞增多症、高纤维蛋白原血症；凝血机制异常、抗凝药物、血液疾病等。

（4）其他因素：脑血管受压、痉挛；静脉血栓脱落；癌细胞、寄生虫等栓子。

2. **危险因素**　包括可干预的因素（高血压、心脏病、糖尿病、高脂血症、血黏度增高、吸烟、酗酒、饮食因素等）和不可干预的因素（年龄、性别、种族和家族遗传性等）。早期积极干预危险因素可降低脑卒中的发生和发展。

（三）分类

1. **缺血性脑卒中**　约占所有脑卒中的 80%。缺血性脑卒中主要由于脑部动脉出现粥样硬化和血栓形成，使管腔狭窄甚至闭塞，导致局灶性急性脑供血不足；也可能由于固体、液体、气体等异物沿血液循环进入脑动脉或保证脑部供血的颈部动脉，造成血流阻断或血流量骤减而产生相应支配区域脑组织软化坏死。前者称为动脉硬化性血栓形成性脑梗死，后者称为脑栓塞。

2. **出血性脑卒中**　分为脑出血和蛛网膜下腔出血。出血量的多少决定脑卒中的严重程度。出血性脑卒中容易形成脑疝致患者死亡。

二、主要功能障碍

案例 6-1B

　　结合患者上述临床表现，入院后查体：BP 160/90 mmHg，心、肺正常。神智清楚，言语流利，智力正常，饮水偶有轻度呛咳，左鼻唇沟浅，左侧肢体肌力 0 级（Brunnstrum 分级为 1 级），肌张力低，腱反射稍弱，右侧正常。不能保持坐位。

　　请回答：

　　1. 该患者存在哪些功能障碍？

　　2. 需要进行哪些方面的康复护理评估？

（一）运动功能障碍

脑卒中后最常见、最严重的功能障碍是运动功能障碍，包括肌力低下、肌张力的降低或升高、平衡功能障碍和异常运动模式等。其中最主要的表现为一侧肢体不同程度的瘫痪或无力，即偏瘫，偏瘫肢体恢复的过程常经历软瘫期、痉挛期、恢复期和后遗症期。

（二）感觉功能障碍

脑卒中后约有 65% 的患者有不同程度和不同类型的感觉障碍，主要表现为痛觉、触觉、温度觉、运动觉、位置觉、实体觉和图形觉的减退或丧失。

（三）言语功能障碍

言语功能障碍是指口语、书面语、手势语等交流能力的缺陷。脑卒中后言语功能障碍的发病率高达 40%~50%，主要包括构音障碍和失语症两个方面。

1. **构音障碍**　表现为发音不准、吐字不清，语调及速率、节奏等异常。

2. **失语症**　表现为语言的表达和理解能力障碍、对文字的阅读和书写能力障碍。常见类型包括运动性失语、感觉性失语、命名性失语、传导性失语、经皮质失语和完全性失语等。

（四）摄食和吞咽功能障碍

摄食和吞咽功能障碍是脑卒中常见的并发症之一。脑卒中后由于中枢和周围神经损伤，使口腔周围肌群协调能力、摄食和吞咽运动控制失调，患者易发生吸入性肺炎，或因进食不足而出现营养不良、水和电解质紊乱。

（五）认知功能障碍

脑卒中后约有35%的患者出现认知障碍，主要表现为意识障碍、注意力障碍、记忆力障碍、判断问题障碍、智力障碍、失认症和失用症。

（六）心理障碍

脑卒中后有32%~46%的患者出现心理障碍，其主要表现为抑郁、焦躁、恐慌等心理问题。

（七）日常生活活动能力障碍

脑卒中患者由于运动功能、感觉功能、言语功能、摄食和吞咽功能、认知功能等多种功能障碍并存，导致日常生活活动能力低下或丧失。

三、康复护理评估

脑卒中患者在不同时期应针对其运动功能、感觉功能、言语功能、摄食和吞咽功能、认知功能、心理与日常生活活动能力等方面进行综合评定，以拟订个体化的康复护理计划。

（一）运动功能评估

运动功能评估主要是对运动模式、肌张力、肌肉协调能力、步态等进行评估，其评估的方法包括 Brunnstrom 评估法、Fugl-Meyer 运动功能评定、Carr-Shepherd 运动功能评定、Holden 步行功能分级、"站起-走"计时测试（TUGT）、功能独立性评定表等，其中 Brunnstrom 评估法可用于帮助制订康复治疗方案和预后评价，是常用的临床评估的方法。

1. Brunnstrom 评估法　此方法不仅能确定患者当时所处的恢复阶段，同时能监测病情变化、反映功能恢复情况。根据脑卒中疾病进展过程中的变化，Brunnstrom 评估法将手、上肢及下肢运动功能分为 6 个等级（表 6-1）。

表 6-1　Brunnstrom 评估法

分级	运动特点	上肢	手	下肢
1级	无任何运动	无任何运动	无任何运动	无任何运动
2级	引出联合反应、共同运动	仅出现协同运动模式	仅有极细微的屈曲	仅有极少的随意运动
3级	随意出现的共同运动	可随意发起协同运动	可有钩状抓握，但不能伸指	在坐和站立位上，有髋、膝、踝的协同性屈曲
4级	共同运动模式打破、开始出现分离运动	出现脱离协同运动的活动：肩0°，肘屈90°的条件下，前臂可旋前、旋后；肘伸直的情况下，肩可前屈90°；手臂可触及腰骶部	能侧捏及松开拇指，手指有半随意的小范围伸展	在坐位上，可屈膝90°以上，足可向后滑动。在足跟不离地的情况下踝能背屈
5级	肌张力逐渐恢复，有分离精细运动	出现相对独立于协同运动的活动：肘伸直时肩可外展90°；肘伸直，肩前屈30°~90°时，前臂可旋前、旋后；肘伸直，前臂中立位，上肢可举过头	可做球状和圆柱状抓握，手指同时伸展，但不能单独伸展	健腿站立位，患腿可先屈膝，后伸髋；伸膝时，踝可背屈
6级	运动接近正常水平	运动协调近于正常，手指指鼻无明显辨距不良，但速度比健侧慢（≤5秒）	所有抓握均能完成，但速度和准确性比健侧差	站立位可使髋外展到抬起该侧骨盆所达到范围；坐位膝伸直可内外旋下肢，合并足内外翻

2. 肌力、肌张力、平衡、步态等情况的评估 具体方法及标准见本书第三章第一节。

（二）感觉功能评估

脑卒中感觉功能评估主要是评估患者的痛觉、温度觉、触觉、运动觉、位置觉、实体觉和图形觉是否减退或丧失。由于脑卒中损伤部位不同，感觉障碍的表现各异（表6-2）。脑卒中感觉功能评估的目的在于了解患者感觉障碍的程度和部位，制订康复训练方案和评估康复效果，指导患者正确选用辅助用具，避免在日常生活活动中发生伤害事故。具体方法见本书第三章第三节。

表6-2 脑卒中不同部位损害与感觉障碍

损害部位	感觉障碍
脑干	
延髓外侧	损害脊髓丘脑束和三叉神经脊束、脊束核，引起对侧半身或同侧面部痛、温度觉缺失，为交叉性感觉障碍
脑桥上部、中部	对侧面部及偏身的深浅感觉障碍
丘脑	对侧深浅感觉缺失或减退，深感觉障碍重于浅感觉障碍，远端重于近端，上肢重于下肢，常伴有自发性疼痛，或感觉过敏或倒错
内囊	对侧偏身深、浅感觉障碍，并伴有对侧偏瘫或偏盲
大脑皮质	局部损伤导致对侧单肢出现复合性感觉或皮质感觉障碍，浅感觉正常或轻度障碍

（三）语言功能评估

脑卒中后言语功能障碍主要为构音障碍和失语。语言功能评估主要是通过听、说、读、写、使用通用的量表及仪器检查等方法，判断其性质、类型及程度，确定是否需要进行语言治疗，以及采取何种治疗及护理方法。具体方法见本书第三章第四节。

（四）摄食和吞咽功能评估

评估患者是否存在吞咽困难，有无伴随症状，如梗阻感、咽喉痛、鼻腔反流、胃食管反流、误咽等症状，并对其程度进行分级及量化等。具体方法见本书第三章第五节。

（五）认知功能评估

认知是脑的高级功能活动，是获取和理解信息，进行判断和决策的过程，包括知觉、注意、记忆、识别、理解、执行等功能。常用的评估方法有简易精神状态量表、神经行为认知状态测试、蒙特利尔认知评估量表等。具体方法见本书第三章第三节。

（六）心理评估

评估患者的心理状态，人际关系与环境适应能力，了解心理困扰相关问题，有无抑郁、焦虑、恐惧等心理障碍。具体方法见本书第三章第六节。

（七）日常生活活动能力评估

由于脑卒中患者存在运动功能、言语功能、感觉功能、认知功能等多种功能障碍，常导致日常生活活动基本动作和技巧能力的下降或丧失。具体方法见本书第三章第九节。

四、康复护理措施

案例 6-1C

该患者临床诊断为"右侧基底核区脑梗死"。入院后给予血管扩张药、降颅压药、抗血小板聚集药等进行治疗，发病以来无头痛、恶心、呕吐、意识障碍及排尿、排便障碍。入院后给予相应的康复护理、康复训练治疗。

请回答：
1. 该患者康复护理原则及目标是什么？
2. 对该患者应采取哪些康复护理措施？

（一）康复护理原则及目标

1. **康复护理原则**　早期进行康复护理干预，正确进行功能训练与指导，坚持持之以恒原则，合理安排饮食结构，预防疾病复发，加强疾病相关知识和日常生活指导。

2. **康复护理目标**

（1）短期目标：患者情绪稳定，焦虑程度减轻，未出现因活动受限引起的并发症，或能及时发现和处理并发症；能配合进行语言和肢体功能的康复训练，掌握进食的正常方法，维持正常的营养供给。

（2）长期目标：最大限度地恢复各项功能，防止失用综合征和误用综合征，减轻后遗症；充分发挥和强化残余功能，提高日常生活活动能力；回归社会，恢复社会参与能力。

（二）康复护理方法

根据患者功能水平评估结果，采取相应的措施与方法，预防并发症的发生，将损伤降低到最低程度。

1. **软瘫期的康复护理**　软瘫期指发病 1~3 周内（脑梗死 1 周左右，脑出血 2~3 周）。此期患者的临床特点为意识清楚或轻度意识障碍，生命体征平稳，肌力、肌张力、腱反射较低。可以早期介入康复护理，康复护理介入的时机为患者生命体征平稳，原发病的神经系统症状和体征 48~72 小时无变化。

（1）良肢位摆放：良肢位是一种抗痉缩体位，可以保护肩关节，防止肩关节半脱位，预防骨盆后倾和髋关节外展、外旋等异常病理模式，还可早期诱发分离运动，是脑卒中患者软瘫期重要的康复护理措施之一。偏瘫患者典型的痉挛模式为上肢屈曲模式（肩胛带下沉、肩胛骨后缩、肘关节屈曲、前臂旋前、腕关节掌屈、手指屈曲），下肢伸肌模式（髋关节外旋、膝关节伸直、足下垂内翻），早期床上正确体位的摆放，可预防或减轻痉挛模式的出现。

1）患侧卧位：有利于患侧肢体整体伸展，增加对患侧的感觉刺激，减少痉挛的发生，而且不影响健侧的正常使用。头部保持自然舒适，避免后伸，躯干略向后旋，后背垫一硬枕；患侧上肢要尽量前伸，将患肩拉出，避免肩部受压和肩胛骨后缩；肘关节伸直，前臂旋后，掌心向上；腕关节背伸，指关节伸展；患侧髋关节伸展，膝关节微曲；健侧上肢自然放置于体侧；健侧髋、膝关节屈曲，下垫一个较长软枕，踝背屈 90°（图 6-1）。患侧卧位时间不宜过长，应与健侧卧位交替使用。

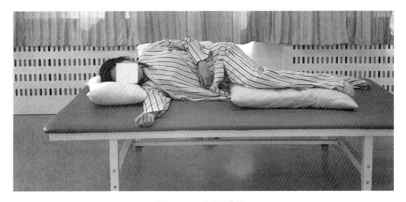

图 6-1　患侧卧位

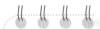

2）健侧卧位：患者最舒适的体位，是将患侧肢体置于抗挛缩体位，可防止压疮发生，促进患侧胸式呼吸。躯干保持完全侧卧位，即躯干与床面垂直，在躯干前后方各置一枕，以使躯干放松；患侧上肢充分前伸，肘、腕、指各个关节伸展，掌心向下，肩关节屈曲100°左右，患侧上肢下方及下肢髋、膝下方垫软枕，髋、膝关节自然屈曲，并防止踝关节内翻；健侧上肢保持自然舒适，健侧下肢髋、膝略微屈曲，自然放置（图6-2）。

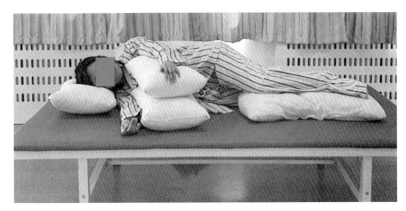

图 6-2　健侧卧位

3）仰卧位：该体位易引起原始反射，建议与其他体位交替使用。头放于枕上，中立位，枕头高度适当，以胸椎不出现屈曲为宜。患侧肩胛骨和骨盆下应垫薄枕，防止肩胛骨后缩，患侧上肢肩关节稍外展，肘、腕、指关节伸展，掌心向上；患侧下肢轻度屈髋、屈膝，足背屈90°，健侧肢体自然放置（图6-3）。避免半卧位，以免加重躯干屈曲和下肢伸展。

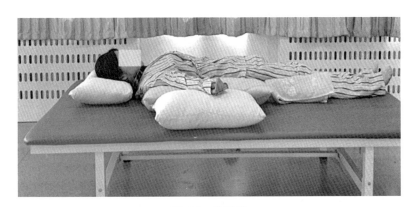

图 6-3　仰卧位

（2）肢体被动活动：病后3~4日患者病情稳定后，即可进行上下肢各关节全范围的被动运动。从健侧到患侧进行关节运动，运动顺序应从大关节到小关节循序渐进，动作要轻柔缓慢。重点进行肩关节外旋、外展和屈曲，肘关节伸展，腕和手指伸展，髋关节外展和伸展，膝关节伸展，足背屈和外翻。每天做2~3次，直到主动运动恢复。注意肩关节外展不超过90°。

（3）翻身训练：①被动向健侧翻身运动。首先移动上半部躯干，护理人员一手放于颈部下方，另一手放于患侧肩胛骨周围，将患者头部及上半部躯干转为侧卧位；再移动下半部躯干，一手放于患侧骨盆将其转向前方，另一手放于患侧膝关节的后方，将患侧下肢旋转并摆放于自然半屈曲位。②被动向患侧翻身运动。首先将患侧上肢放置于外展90°的位置，再嘱患者将其身体转向患侧，若患者体力较差或昏迷状态时，可采用向健侧翻身的方法帮助患者翻身。③主动向健侧翻身运动。患者仰卧位，采用Bobath握手（即双手手指交叉握，患侧手拇指置于健侧手拇指上方），伸肘，屈膝，健侧腿插入患侧腿下方。护理人员在患侧肩部给予支撑，使患者伸直交叉双手，举向上方，左右摆动，借助摆动的惯性顺势将身体翻向健侧。④主动向患侧翻身运动。患者仰卧位，采用 Bobath 握手，上肢伸展，健侧下肢屈曲。伸直交叉双手，举向上方，左右摆动，借助摆动的惯性顺势将身体翻向患侧。具体方法见第五章第二节。

（4）桥式运动：①双桥运动，适合于瘫痪较重的患者。方法：患者呈仰卧位，上肢放于身体两侧，协助患者双腿屈曲、双足踏床，主动抬高臀部并保持平衡，防止骨盆向健侧旋转，维持一段时间后慢慢放下（图 6-4）。②单桥运动。方法：当患者能顺利完成双桥运动后，健足可抬离床面，用患足踏床抬高臀部并保持平衡，维持 10 秒后慢慢地放下（图 6-5）。

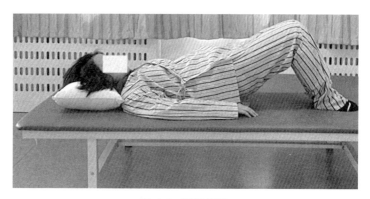

图 6-4　双桥运动

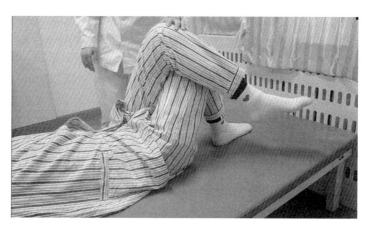

图 6-5　单桥运动

（5）坐位平衡训练：坐位平衡训练分为静态平衡训练、自动态平衡训练和他动态平衡训练。

2. **痉挛期的康复护理**　一般在软瘫期 2~3 周肢体的痉挛出现并逐渐加重，持续 3 个月左右。此期康复护理的目标是预防肌痉挛和控制异常的运动模式，促进分离运动的出现。

（1）卧位抗痉挛训练：早期可指导患者采用 Bobath 握手，上肢上举，使患侧肩胛骨向前，患肘伸直，有利于抑制上肢屈曲痉挛模式（图 6-6）。针对下肢可采用仰卧位，双腿屈曲，Bobath 握手抱住双膝，将头抬起，轻轻前后摆动使下肢更加屈曲（图 6-7）。此外，桥式运动也有利于抑制下肢伸肌痉挛。

（2）被动活动肩关节和肩胛带：患者仰卧，采用 Bobath 握手，用健手带动患手上举上肢，肘关节尽量伸直。此活动可帮助上肢运动功能的恢复，也可预防肩痛和肩关节挛缩。

（3）下肢控制能力训练：①屈髋、屈膝训练。患者仰卧位，护理人员一手握住患足踝部，足底支撑于床面保持背屈位，另一手扶持患侧膝关节，维持髋关节呈内收位，令患足不离开床面而移向头端，完成髋、膝关节屈曲，然后缓慢地伸直下肢，如此反复练习，也可在坐位下完成屈膝训练。②屈踝训练。患者仰卧，患足支撑在床上，护理人员用一只手向下压其踝关节，同时用另一只手将患者的足和足趾提至充分背屈并外翻位。

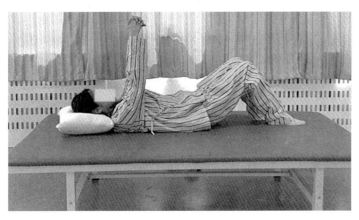

图 6-6 上肢 Bobath 握手

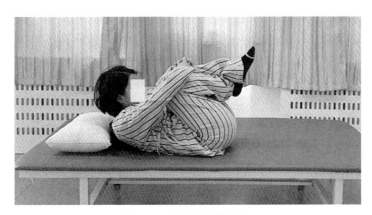

图 6-7 下肢抗痉挛模式

（4）坐位训练：①坐位耐力训练。开始坐起时可能发生体位性低血压，故应首先进行坐位耐力训练。坐起角度可先取 30°，坚持 30 分钟后，逐步过渡到 60°，直至最后 90°。如已能坐位坚持 30 分钟，则可进行床边坐起训练。②床边坐起训练。患者先侧移至床边，仰卧位，从患侧坐起时，将健腿插入患腿下，用健腿将患腿移于床边，使膝关节自然屈曲，然后头向上抬，躯干向患侧旋转，健手横过身体，在患侧用手推床支撑身体，把自己推至坐位，同时摆动健腿下床；必要时治疗人员将一手放于患者健侧肩部，另一只手放于其髋部协助。从健侧坐起时，先向健侧翻身，健侧上肢屈曲缩到身体下方，双腿远端垂于床边，头向患侧（上方）侧屈，用健侧上肢支撑身体慢慢坐起。

3. **恢复期康复护理** 恢复期早期由于肢体平衡功能减退，坐起后常不能保持良好的稳定状态，故恢复期应先进行平衡训练。

（1）平衡训练：平衡训练包括坐位平衡训练和立位平衡训练。

1）坐位平衡训练：①左右平衡训练。患者坐位，护理人员坐于其患侧，一手放于患者腋下，一手放于其健侧腰部，嘱患者头部保持直立，将重心移向患侧，再将重心逐渐向健侧转移，此时，护理人员一手抵住患者患侧腰部，另一只手压在患者同侧肩部，嘱患者尽量拉长健侧躯干，头部保持直立位。随着患者主动性逐渐增加，可相应减少辅助力量。②前后平衡训练。指导患者用双手拾起地面上的一物品或是双手向前伸，拿起桌上一物品；然后训练向后伸手取物品。

2）立位平衡训练：①起立训练。当患者下肢有一定负重能力时，即可开始从坐到站起的训练。其训练的要点是掌握重心的移动：嘱患者双足分开约一脚宽，Bobath 握手，双上肢伸展前伸，双腿均匀持重，慢慢站起，此时护理人员用双膝支撑患者的患侧膝部，双手置于患者臀部两侧，帮助患者重心前移，伸展髋关节并挺直躯干；坐下时动作相反。注意防止用健腿支撑站起的现象。

②站位平衡训练。让患者松开双手，上肢垂于体侧，护理人员逐渐减少支撑，让患者保持站位。注意站位时不能有膝过伸，当患者能单独站立后，让患者将重心逐渐移向患侧训练持重能力。

（2）步行训练：①步行前准备。先扶持患者进行站立位练习，再进行患肢前后摆动、踏步、屈膝、伸髋、患肢负重、双腿交替前后迈步，以及患肢平衡活动等。②扶助步行。护理人员站在患者偏瘫侧，一手握住患手，掌心向前，另一手从患侧腋下穿出，置于胸前，手背靠在胸前处，与患者一起缓慢向前步行；然后训练扶杖步行，再到徒手步行。③跨越障碍步行。随着患肢负重能力的提高，可进行复杂步态的训练，如高抬腿步、走直线、绕圈走、跨越障碍等，增加下肢力量（加上斜坡），训练步行稳定性和协调性。④上下楼梯训练。应遵照健腿先上、患腿先下的原则，保证患者安全。上楼梯时，护理人员站于患者患侧后方，一手控制患侧膝关节，另一手置于健侧腰部，协助患者转移重心至患侧，让健足先登上台阶，健肢支撑稳定后，重心充分前移，护理人员一手固定腰部，另一手协助患肢抬起，髋、膝关节屈曲，将患足置于高一层台阶，如此反复进行至独立上楼梯；下楼梯时，护理人员站在患者患侧，协助患者完成膝关节的屈曲及迈步。

（3）上肢控制能力训练：①前臂的旋前、旋后训练。患者取坐位，护理人员指导患者用患手翻动桌上的扑克牌，亦可在任何体位让患者转动手中的一件小物品。②肘的控制训练。患者取仰卧位，患肢上举，尽量伸直肘关节，然后缓慢屈肘，用手触摸自己的鼻、对侧耳和肩。③腕指伸展训练。指导患者双手交叉，手掌朝前，手背靠近胸前，然后尽量伸肘，举手过头，掌面向上，返回胸前，再向左、右各方向伸肘。④手的抓握训练。指导患者用患手反复进行张开、抓握或拿取物品及搭积木等练习，训练患者双手协同操作能力。

> **知识链接**
>
> **运动想象训练联合经颅直流电刺激对脑卒中偏瘫患者上肢功能的影响**
>
> 经颅直流电刺激（transcranial direct current stimulation，tDCS）在神经康复治疗中得到了广泛应用。tDCS 通过阳极增强患侧大脑皮质的兴奋性，通过阴极抑制健侧大脑半球的过度活跃，从而更好地激活患侧大脑运动神经元，是目前被认可的一项能提高脑卒中偏瘫肢体功能的新技术。运动想象疗法是指为了提高运动功能而进行的反复运动想象，没有任何运动输出，根据运动记忆在大脑中激活某一活动的特定区域，从而达到提高运动功能的目的。脑卒中偏瘫患者实施运动想象训练联合 tDCS 治疗，可进一步提高患者上肢运动功能，增强其肌肉力量。
>
> 资料来源：高政，杨婷，王晓菊，等 . 运动想象训练联合经颅直流电刺激对脑卒中偏瘫患者上肢功能的影响 [J]. 中华物理医学与康复杂志，2021，43（7）：611-614.

4. **言语功能障碍的康复护理** 脑卒中后主要的言语功能障碍包括构音障碍和失语症两个方面。通过交谈和观察，全面评价患者言语功能障碍的程度，同时加强心理疏导，增强其言语功能训练的信心，补充多种其他交流途径，改善实际交流能力。具体方法见本书第四章第三节。

5. **吞咽障碍的康复护理** 脑卒中昏迷最初 1~2 天禁食，待病情稳定后进行鼻饲。大部分患者仅在初期需要鼻饲，随着病情缓解，吞咽困难会有所改善，可尝试从口腔喂少许水，观察2~3 天，若患者无明显饮水呛咳，应除去胃管。早期进行吞咽训练，会改善吞咽困难，预防因吞咽障碍导致的误咽、营养不良等并发症。具体方法见本书第五章第四节。

6. **认知功能障碍的康复护理** 认知功能障碍常常给患者的生活和治疗带来许多困难，所以认知功能训练对患者的全面康复起着极其重要的作用，训练时一定要与患者的日常生活活动和解决实际问题的能力紧密配合。具体训练方法请参见本章第二节。

7. 心理和情感障碍的康复护理　脑卒中患者常出现抑郁及情感失控等不同程度的心理和情感障碍，应早期介入心理治疗。通过沟通，建立良好的护患关系才能有效进行心理疏导。重新调整患者对疾病的认识，通过心理支持疗法、放松技术、音乐疗法和认知行为干预，改变患者对疾病的认知态度。鼓励患者进行自我活动技巧的练习，模仿正面形象，自我校正错误行为，增加成就感，提高患者对现实的认知能力。

8. 日常生活活动能力的康复护理　脑卒中后可导致患者衣、食、住、行、个人卫生等基本动作和技巧能力下降或丧失。日常生活活动的训练早期即可开始，训练内容包括进食、穿脱衣裤鞋袜、个人卫生、床椅转移、洗澡等。为完成日常生活活动能力训练，可选用一些适用的装置，如便于进食的特殊器皿、改装的牙刷、各种形式的器皿，以及便于穿脱的衣服。具体训练指导方法请参见第五章第八节。

科研小提示

虚拟现实和增强现实等技术的发展为多模态步行训练提供了更加安全高效的方式。

五、康复护理指导

1. 正确用药指导　指导患者遵医嘱正确用药；耐心解释各类药物的不良反应及注意事项，出院后出现异常应及时就诊并定期随诊。

2. 构建良好的生活习惯　耐心向患者及家属讲解所患疾病相关知识、危险因素及预防方法，教育患者养成良好的生活习惯，合理饮食、控制体重、戒烟禁酒、睡眠充足，适当运动，劳逸结合，保持排便通畅，鼓励患者日常生活活动自理。

3. 自我康复　通过早期给予体位摆放及肢体训练，逐渐教会患者及家属自行操作，积极进行自我康复训练，最大限度发挥患者的潜能。

4. 定期随访　强调对患者的情感支持，定期随访，指导患者保持情绪稳定，避免不良情绪的刺激。培养良好的兴趣爱好，如下棋、写字、绘画、晨晚锻炼、打太极拳等。康复是一个漫长而艰苦的过程，要鼓励患者持之以恒，坚持不懈。

随堂测 6-1

（刘　宁）

第二节　颅脑损伤

一、概述

案例 6-2A

李某，男，32岁，已婚，在建筑工地不慎被砖块砸伤头部，随即进入昏迷状态。患者肢体伴有抽搐，右侧肢体瘫痪。查体：压眶可见睁眼反应，刺激肢体有回缩躲避反应。

请回答：

1. 该患者发生的情况属于哪种类型的颅脑损伤？
2. 此类型的颅脑损伤可能存在哪些潜在临床表现？

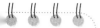

（一）定义

颅脑损伤（traumatic brain injury，TBI）又称脑外伤或头损伤，是指头部，尤其是脑组织受各种外力作用后，引起其结构及功能改变，导致较严重的神经功能缺损，表现为不同程度的意识障碍、记忆障碍、神经系统功能障碍等多种功能障碍，其中记忆障碍发病率近 100%。

（二）分类

1. **按损伤方式分类**　可分为闭合性颅脑损伤和开放性颅脑损伤。前者指头皮可有破裂，颅骨可有骨折，但脑组织不与外界相通，无脑脊液漏；后者不仅有头皮、颅骨、硬脑膜、脑组织的损伤，而且脑组织与外界相通，可伴脑脊液漏。

2. **按损伤病理机制分类**　可分为原发性颅脑损伤和继发性颅脑损伤。前者指在头部直接受到撞击后即可发生的损伤，如脑震荡、脑挫裂伤、弥漫性轴索损伤；后者是在原发性损伤的基础上而出现的一系列症状，如脑水肿、继发血肿、脑疝等。

3. **根据脑损伤部位分类**　可分为局部颅脑损伤和弥漫性颅脑损伤。局部颅脑损伤又分为挫伤、撕裂伤、血肿。弥漫性颅脑损伤是指外力作用后导致脑组织结构及功能发生严重而广泛的障碍，病情严重，可表现为深昏迷或植物状态，伴有广泛性的功能障碍。

4. **根据格拉斯哥昏迷量表的评定结果分类**　按损伤程度分为轻型、中型、重型颅脑损伤。

（三）流行病学

颅脑损伤是一类发病率高、病情急的疾病，占全身损伤的 15%~20%，仅次于四肢创伤。颅脑损伤常与身体其他部位的损伤复合存在，致残率及致死率均居首位。颅脑损伤可发生在各个年龄段，其中老年人的死亡率和致残率高于青少年。男女发病率之比约为 2：1，男性的死亡率是女性的 3~4 倍。

（四）病因

颅脑损伤主要见于交通事故、工伤事故、运动损伤、高空坠落、爆炸、跌倒、撞击和各种锐器伤、钝器伤、火器伤等，另外，分娩过程中婴儿颅脑损伤也偶有发生。

（五）临床表现

颅脑损伤因致病因素、损伤部位和就诊时间的不同，临床表现不一，但其具有共性。具体表现为意识障碍、头痛、呕吐、神经系统局灶症状和体征、眼部征象、生命体征变化、脑疝等。

二、主要功能障碍

案例 6-2B

　　结合上述临床表现，对该患者的入院诊断为"重型颅脑损伤"。经积极的对症治疗后，患者于 2 周后苏醒，查体可基本配合，但沟通困难，语速慢，认识家人，但记忆、计算、定向力等能力较差，生命体征平稳，右侧肢体瘫痪，肌力 2 级，肌张力高，左侧肢体肌力 5 级，肌张力正常。

　　请回答：

　　1. 该患者存在哪些功能障碍？

　　2. 如何对其进行护理评估？

（一）意识功能障碍

意识（consciousness）是大脑功能活动的综合表现，是机体对自身及周围环境的知觉状态。意识障碍（disorders of consciousness）是指机体对自身及周围环境缺乏反应的一种精神

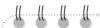

状态。临床上主要通过对患者的思维、反应、情感、计算能力、定向力、痛觉试验、瞳孔反射、吞咽反射、角膜反射等方面进行评估来判断患者意识障碍的程度。根据意识障碍程度可将其分为嗜睡、意识模糊、昏睡、谵妄、昏迷、类昏迷状态。部分颅脑损伤后伴意识障碍患者，经过治疗可完全恢复或恢复部分意识，但病情严重者可表现为持续性昏迷或植物状态。

（二）认知功能障碍

认知功能障碍是颅脑损伤后的重要功能障碍之一，其原因是颅脑损伤时常累及大脑皮质，主要表现为不能对事物进行正确的理解、认识和反应，出现记忆障碍（memory deficits）、注意力障碍（attention/concentration deficits）、听力理解异常、智力障碍、推理/判断障碍（reasoning/judgment problems）、执行能力障碍（executive function deficits）、沟通交流障碍（communication disorders）、空间辨别障碍等。

1. **记忆障碍** 是颅脑损伤后的常见症状，表现为近期记忆障碍，不能记住伤后发生的事情，但对以前的远期记忆影响不大，部分患者的记忆障碍可在颅脑损伤2年后出现。一部分患者经过治疗或可自行恢复，记忆力可有部分改善，但仍有大部分患者伴有记忆障碍，可严重影响患者的学习、工作及生活质量。

2. **注意力障碍** 指做一项工作时，不能持续注意，是颅脑损伤的常见后遗症。患者常可表现为对痛觉、触觉、视听觉、语言等刺激的反应时间延迟或反应性低，注意范围狭窄，注意持久性差，注意力不集中，转移注意力差，同一时间内接收多种信息的能力差。

3. **推理/判断障碍** 广泛性颅脑损伤可出现高水平的思维障碍，表现为分析和综合信息困难，抽象思维、推理能力降低，判断和解决问题能力差。

4. **执行能力障碍** 指进行有目标的活动时，有多个认知成分，但不能正常选择和执行。执行能力障碍常与注意力障碍和记忆障碍并存。

5. **沟通交流障碍** 是颅脑损伤的常见表现，主要为语言表达和理解障碍。早期可表现为组词困难，难以构成复杂的句子。语言表达与认知活动密切相关，较高级的语言障碍持续时间长，同时伴有思维障碍。例如，要表达情感时，思维逻辑差，一个主题不能产生多种思考，交流行为差。

（三）感知障碍

感知障碍是指在感觉输入系统正常的情况下，大脑皮质的特定区域对感觉刺激的认识和整合出现障碍。临床常可表现为躯体构图障碍、视空间关系障碍、失认症、失用症等。

（四）运动功能障碍

颅脑损伤患者由于受伤的原因、部位和病情严重程度等不同，运动功能障碍表现具有多样性，可因锥体束损害表现为偏瘫、单瘫、双侧瘫，也可出现帕金森综合征、共济失调、舞蹈样动作等锥体外系表现。部分患者可同时存在多种运动功能障碍。

（五）言语功能障碍

颅脑损伤可导致失语、构音障碍或言语失用等言语功能障碍，其中以失语症最为常见。失语症患者在语音的理解、形成及表达等方面的能力受限或丧失。

（六）吞咽功能障碍

颅脑损伤的患者常见吞咽障碍，临床表现为液体或固体食物进入口腔，吞下过程发生障碍或吞下时发生呛咳、哽噎，伴有此类障碍的患者由于摄食困难可导致营养不良、水和电解质紊乱等症状。另外，摄食和吞咽功能障碍还可以导致食物误吸，引起吸入性肺炎，可危及患者生命。

（七）行为障碍

颅脑损伤后除产生神经功能障碍外，在急性期还可出现谵妄、幻觉、狂躁不安和攻击破坏

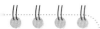

行为等。恢复期表现为各种妄想、幻觉、癫症样发作、人格改变和性格改变等。此种精神障碍因为具有器质性损害的病理基础，恢复困难，会影响康复治疗和效果。

（八）心理障碍

颅脑损伤患者因病情的轻重程度、不同阶段可有不同的心理表现。由于颅脑损伤属于急性病，患者无任何心理准备，患病后患者承受的打击是非常巨大的；另外，严重的颅脑损伤治疗费用比较高，患者承受的经济压力也是很大的。患者可表现为恐惧、焦虑、孤独、抑郁、睡眠障碍，严重者可有惊恐发作或精神病性症状；部分患者表现出对医护人员和家人依赖，出现退化行为。

三、康复护理评估

（一）损伤严重程度的评估

颅脑损伤患者损伤严重程度主要根据意识障碍程度与持续时间、创伤后遗忘（posttraumatic amnesia，PTA）的持续时间来确定。具体可以通过格拉斯哥昏迷量表（Glasgow coma scale，GCS）、盖尔维斯顿定向遗忘试验（Galveston orientation and amnesia test，GOAT）进行判断。

1. **格拉斯哥昏迷量表** 评分 3~5 分为特重度颅脑损伤，6~8 分为重度颅脑损伤，9~12 分为中度颅脑损伤，13~15 分为轻度颅脑损伤（表 6-3）。

表 6-3 格拉斯哥昏迷量表

内容	标准	评分
睁眼反应	自动睁眼	4
	听到言语、命令时睁眼	3
	刺痛时睁眼	2
	对任何刺激无睁眼	1
运动反应	能执行简单命令	6
	刺痛时能指出部位	5
	刺痛时肢体能正常回缩	4
	刺痛时躯体出现异常屈曲（去皮质状态）	3
	刺痛时躯体出现异常伸展（去大脑强直）	2
	对刺痛无任何运动反应	1
言语反应	回答正确	5
	回答错误	4
	用词不适当，但尚能理解含义	3
	言语难以理解	2
	无任何言语反应	1

2. **盖尔维斯顿定向遗忘试验** 创伤后遗忘是指颅脑损伤后记忆丧失到连续记忆恢复的时间。盖尔维斯顿定向遗忘试验主要通过向患者提问来了解患者连续记忆是否恢复。其总分为 100 分，75~100 分为正常，66~74 分为边缘，<66 分为异常。

（二）认知功能评估

1. **Rancho Los Amigos（RLA）认知功能评定量表** 是反映患者颅脑损伤后一般认知

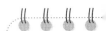

与行为状态的常用量表，此量表将认知功能分为 8 个等级，级别越高，认知功能越好。详见表 3-18。

2. 记忆功能评定

（1）韦氏记忆量表（Wechsler memory，WMS）：包括 10 项分测验，分别测量长时记忆、短时记忆和瞬时记忆。

（2）Rivermead 行为记忆测试（Rivermead behavioral memory test，RBMT）：包括 11 项测试，主要检测患者对具体行为的记忆。

3. 注意力功能评定　可以通过视跟踪、形态辨认、划消字母测试、听认字母测试、背诵数字、词辨认、声音辨认、在杂音背景中辨认词等方法对患者进行测评。

4. 执行功能评估　执行力是注意力、记忆力和运动等多项功能的综合表现，一般可通过启动能力评定、变换能力评定、解决问题能力评定和观察 ADL 能力来评估。另外，还可以使用一些量表，具体如下。

（1）韦氏成人智力量表（Wechsler adult intelligence scale，WAIS）：适用于 16 岁以上患者，包括 11 个分测验。

（2）简易精神状态检查量表（MMSE）：总分 30 分，根据患者的文化程度划分认知障碍的标准，一般中学文化≤ 24 分、小学文化≤ 20 分、文盲≤ 17 分。

（3）威斯康星卡片分类测验（Wisconsin card sorting test，WCST）：利用不同颜色、形状的卡片进行测验，测验项目包括：完成分类数、坚持性错误数、不能持续完成分类数、坚持性反应数、非坚持性反应数、完成第一个分类所需应答数、总错误数、概括力水平等。

（三）感知觉功能评估

颅脑损伤的患者多伴有感知觉功能障碍，可对患者的深感觉、浅感觉和复合感觉进行评定。对于失认症患者可通过让患者平分直线和看图说物进行判断。

（四）运动功能评估

运动功能的评估主要是对运动模式、肌张力、肌肉协调能力进行评估，可通过 Brunnstrom 评估法、Bobath 评估法、上田敏法、Fugl-Meyer 法、运动功能评定量表等方法来评定。

（五）言语功能评估

通过对患者的发音情况和各种语言形式的表达能力（如听、说、读、写和手势）的评定来评估患者的言语功能状态。

（六）其他功能评估

颅脑损伤患者还可能出现行为异常、情绪障碍、癫痫发作及脑神经损伤的相应功能障碍等，可以依据症状进行评估。

四、康复护理措施

案例 6-2C

该患者康复评价结果：GCS 为 12 分，GOAT 量表为 68 分，RLA 为 Ⅴ 级，上下肢 Brunnstrom 评估为 3 级，言语有时错乱。

请回答：

1. 该患者存在哪些功能障碍？

2. 如何对其进行护理评估？

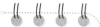

（一）康复护理目标

1. **短期目标**　①患者情绪稳定，焦虑程度减轻；②患者呼吸道保持通畅，呼吸平稳，无误吸发生；③患者营养状态维持良好；④患者的运动功能改善，活动能力提高；⑤患者的言语、认知功能改善。

2. **长期目标**　①预防并发症和合并症，减轻后遗症；②改善患者的各项功能，提高日常生活活动能力和生存质量，重返社会。

（二）康复护理方法

1. **急性期康复护理措施**

（1）保持呼吸道的通畅：深昏迷的患者取侧卧位或侧俯卧位，以利于口腔内分泌物排出；及时清除呼吸道分泌物、血液、脑脊液、呕吐物等；对于短期不能清醒者，必要时行气管插管或气管切开，使用呼吸机辅助呼吸。对气管插管或气管切开的患者要保持室内适宜的温度和湿度，湿化气道，同时使用抗菌药物防治呼吸道感染。

（2）改善营养状况：严重的分解代谢使乳酸堆积，可加重脑水肿，影响患者的康复。因此，应给予患者高蛋白质、高热量饮食，避免低蛋白血症，提高机体免疫力，促进创伤的恢复及神经组织修复和功能重建。早期可采用肠外营养，逐步过渡到肠内营养支持，同时保持水、电解质的平衡。当患者逐渐恢复主动进食活动功能时，鼓励和训练患者吞咽和咀嚼功能。

（3）定时翻身叩背：每 1~2 小时翻身叩背一次，防止局部因受压过久而发生压疮或坠积性肺炎，必要时可使用气垫床。翻身时护士应注意防止牵拉瘫痪的上肢，预防发生肩关节半脱位。

（4）早期康复训练：包括良肢位的摆放、被动活动、主动活动等。具体方法见本章第一节。

（5）促醒训练：可通过听觉刺激、视觉刺激、肢体运动觉、皮肤感觉刺激、针刺穴位和高压氧治疗等来帮助患者苏醒，恢复意识。

2. **恢复期的康复护理**

（1）运动功能障碍训练的康复护理：生命体征稳定、神志清醒的患者，要促使其尽早活动。颅脑损伤患者的运动功能障碍的康复护理与脑卒中所致相似。具体方法见本章第一节。

（2）认知功能障碍训练的康复护理

1）记忆训练：记忆是大脑对信息的接收、贮存及提取的过程。为改善记忆功能可按照医嘱给予患者尼莫地平或石杉碱甲（哈伯因）辅助治疗。在进行记忆功能训练时，注意进度要慢，训练要由简单到复杂，将记忆作业化整为零，然后逐步串接；每次训练的时间要短，开始要求记忆的信息量要少，信息呈现的时间要长，以后逐步增加信息量；患者取得成功时，要及时给予鼓励，增强患者的信心。

2）注意训练：注意是心理活动对一定事物的指向和集中。颅脑损伤患者往往不能注意或者不能集中足够的时间去处理一项活动任务，容易受到外界环境因素的干扰而分散精力。常用的训练方法有：①猜测游戏。取一个玻璃球和两个透明玻璃杯，护士在患者的注视下将一杯子扣在玻璃球上，让患者指出有球的杯子，反复进行无误后，改用不透明的杯子重复上述过程。②删除游戏。在纸上写几个大写的汉语拼音字母，如 A、O、E、Y、W、U，让患者指出指定的字母如 Y，成功之后改变字母的顺序再删除规定的字母，成功之后将字母写小些或增加字母的行数，或更多的字母再进行删除。③时间感训练。给患者一只秒表，要求按口令启动秒表，并于 10 s 停止；然后不让患者看表，启动秒表后 10 秒停止；以后将时间逐渐延长，到 2 分钟停止。

3）思维训练：思维是心理活动最复杂的形式，是认知过程的最高阶段，涉及推理、分析、综合、比较、抽象、概括等认知过程，这些过程往往在人们解决问题中有所表现。常用的训练方法有：①指出报纸中的信息。取一张当地报纸，让患者浏览后，首先问患者报纸首页的信息，如报纸的名称、大标题、日期等。回答无误后，再请他指出报纸中的分类信息，然后再寻找特殊信息，逐渐深入。②排列数字。给患者 3 张数字卡片，让他按数字由大到小的顺序排列好，然后每次给他一张数字卡片，让其根据数字大小插进已排好的 3 张卡片之间，正确无误后再给他另外几张数字卡片，问他其中有什么共同之处，如有些是奇数或偶数，有些互为倍数等。③分类。给患者一张列有 30 项物品名称的清单，要求按照物品的共性分类，如食物、衣服、书籍等，若不能进行，可给予帮助。训练成功后，可要求更细的分类，如将食物细分为肉制品、奶制品等，逐渐增加分类的难度。

（3）言语功能训练的康复护理：言语功能训练应尽可能早开始，具体方法见第四章第三节。

（4）日常生活活动能力训练：在患者病情稳定的前提下，尽早开始日常生活活动能力训练，以提高患者的自理能力。

3. 并发症的预防和护理 颅脑损伤患者在损伤急性期或者长期卧床可以引起多种并发症，包括颅内压增高、脑疝、压疮、失用综合征等，护士应密切观察患者的病情变化，并采取有效措施进行预防和治疗。

4. 心理护理 由于急性颅脑损伤发病急，病情重，患者往往处于高度紧张及恐惧之中，且颅脑损伤导致肢体功能障碍，需要他人照顾，患者心理面临巨大的打击和压力，常出现消沉、抑郁、悲观和焦虑，甚至会产生轻生的念头及其他异常行为。因此，应与患者多沟通交流，注意安慰、开导患者，向他们解释病情，使其能面对现实，逐步消除恐惧、焦虑，稳定其心理状态和情绪，更好地取得患者的合作，促使各项功能的恢复。

> **科研小提示**
>
> 虚拟现实（VR）技术是近年迅速发展起来的一种康复技术，已逐渐应用于 TBI 患者的认知康复中。

五、康复护理指导

1. 颅脑损伤后遗留的语言、运动或智力障碍在伤后 1~2 年内有部分恢复的可能，应提高患者的自信心，协助患者制订康复计划，指导患者利用社区和家庭康复资源，坚持康复训练，尤其是 ADL 训练。

2. 合理饮食、适当运动和保证充足睡眠。

3. 对出院患者要嘱其正确服药，耐心向患者及家属讲解可能出现的合并症和并发症，并指导其正确进行预防和护理。

4. 指导患者正确对待疾病，多参加社会活动，争取获得有效的社会支持系统，包括获得家庭、朋友、同事、单位等的支持。

随堂测 6-2

（刘 宁）

第三节 脑性瘫痪

一、概述

> **案例 6-3A**
>
> 　　患儿，女，14个月，因"不能独坐，双下肢硬"来院就诊，门诊以脑性瘫痪（痉挛型双瘫）收治入院。现病史：患儿系第1胎（双胎）第2产，其母孕27⁺⁵周时被诊断出另一胎停育，予以营养液治疗1周，于孕33⁺³周顺产生下此儿。患儿生后会哭，出生体重1.05 kg，保温箱治疗39天后出院。否认病理性黄疸病史，否认抽搐史，否认脑炎和脑外伤病史，否认食物及药物过敏史，预防接种按期进行。
>
> 　　请回答：
> 　　1. 该病临床分型有哪些？
> 　　2. 该病的病因有哪些？

（一）定义

脑性瘫痪（cerebral palsy，CP）简称脑瘫，是一组持续存在的中枢性运动和姿势发育障碍、活动受限症候群，这种症候群是由发育中胎儿或婴幼儿脑部非进行性损伤所致。脑性瘫痪的运动障碍常伴有感觉、知觉、认知、交流和行为障碍，以及癫痫及继发性肌肉骨骼问题。

（二）发病率及患病率

脑性瘫痪发病率在世界范围内为活产儿的2.0‰~3.5‰。研究表明，中国0~6岁儿童脑性瘫痪总患病率为0.23%，男童脑性瘫痪患病率为0.22%，女童脑性瘫痪患病率为0.12%，男女性别比为1.8：1。近年来由于围生医学、新生儿医学的发展，新生儿死亡率明显下降，但脑性瘫痪的发病率没有明显降低，且重症脑性瘫痪儿童的比例有增多趋势。

（三）病因

脑性瘫痪的直接病因是在脑发育成熟前，脑损伤和（或）发育缺陷导致的以运动障碍和姿势异常为主的综合征。造成脑性瘫痪的病因按时间可以分为出生前、围生期和出生后三个阶段，流行病学显示，70%~80%的脑性瘫痪与产前因素有关。常见的致病因素如下。①出生前：遗传因素、母体因素、宫内感染、宫内生长迟缓、绒毛膜羊膜炎、先天性畸形等；②围生期：围生期感染、早产、新生儿脑卒中、胎盘功能不全、缺血缺氧、胎粪吸入等；③出生后：新生儿脑病、胆红素脑病、新生儿感染、中毒及创伤等。

（四）临床分型

目前国际上尚无统一分型，我国目前最新分型和分型标准如下。

1. 按运动障碍类型及瘫痪部位 ①痉挛型四肢瘫；②痉挛型双瘫；③痉挛型偏瘫；④不随意运动型；⑤共济失调型；⑥混合型。

2. 按粗大运动功能分级系统 参照0~2岁、2~4岁、4~6岁、6~12岁、12~18岁的五个年龄段粗大运动功能分级标准，按照功能由高至低分为Ⅰ级、Ⅱ级、Ⅲ级、Ⅳ级、Ⅴ级。

二、主要功能障碍

案例 6-3B

　　患儿入院后体格检查：生命体征平稳，头围 45 cm，囟门已闭，追视 180°，追听欠佳，蒙脸试验下拉毛巾，能发 "babamama" 音，能笑出声，不能发有意义的单字。姿势与运动功能评定：姿势对称，可从仰卧位向俯卧位翻身，不能完成卧位向坐位的体位转换，俯卧能肘支撑、不能手支撑，半前倾坐位，不能四点支撑，不能四点爬行，扶持立位双下肢交叉尖足。手口眼协调欠佳，双手大把抓握、精细功能欠佳。神经反射检查：生理反射存在，双侧巴宾斯基征（+），踝阵挛右侧（+），双侧膝腱反射亢进，降落伞反射（+），坐位平衡反应（-）。肌张力检查：内收肌角左 30°、右 30°，腘窝角左 100°、右 100°，足背屈角左 -5°、右 -5°。

　　请回答：

　　1. 该患儿存在哪些功能障碍？

　　2. 如何对该患儿进行康复护理评估？

　　由于脑性瘫痪是脑损伤所致的综合征，其病变部位不同所表现出的临床症状及功能障碍也有所不同。

（一）持续性运动障碍和姿势异常

　　痉挛型四肢瘫、痉挛型双瘫和痉挛型偏瘫以锥体束受损为主，包括皮质运动区及传导束损伤。这三种类型在脑性瘫痪儿童中占 60%~70%。

　　1. **痉挛型四肢瘫**

　　（1）姿势运动模式异常：以全身屈曲痉挛模式为主，运动范围变小，抗重力伸展不足，多见拱背坐；姿势运动不对称；动作发展速度慢、功能不充分，姿势异常导致活动应变能力弱；分离运动受限，动作幅度小，方向固定，运动速率慢等。

　　（2）姿势运动发育异常：一般落后 3 个月以上。

　　（3）反射发育异常：原始反射延迟消失，立直（矫正）反射及平衡（倾斜）反应延迟出现；可出现病理反射（2 岁后有意义）阳性、锥体束征阳性、牵张反射亢进（腱反射亢进、踝阵挛阳性），是区别于锥体外系受损的典型特征。

　　（4）肌张力、肌力异常：四肢肌张力增高呈折刀征，以屈肌张力增高为主；以躯干及上肢伸肌、下肢部分屈肌及部分伸肌肌力降低为主。上肢多表现为指关节掌屈，握拳，拇指内收，腕关节屈曲，前臂旋前，肘关节屈曲，肩关节内收，上肢内旋、内收，躯干前屈。下肢表现为尖足，马蹄足内、外翻，膝关节屈曲或过伸展，髋关节屈曲、内收、内旋，下肢内收，行走时足尖着地，呈剪刀步态。痉挛型四肢瘫一般临床表现重于痉挛型双瘫，可表现为全身肌张力过高，上下肢损害程度相似，或上肢重于下肢。

　　2. **痉挛型双瘫**　脑性瘫痪儿童中最为常见的类型。症状同痉挛型四肢瘫，主要表现为全身受累，双下肢痉挛及功能障碍重于双上肢。

　　3. **痉挛型偏瘫**　症状同痉挛型四肢瘫，临床症状较轻，具有明显的非对称性姿势运动模式，主要障碍在一侧肢体。正常小儿很少在 12 个月前出现利手，痉挛型偏瘫的儿童却可在 12 个月前出现利手。

　　4. **不随意运动型**　以锥体外系受损为主。此型占脑性瘫痪的 20%。

（1）非对称性姿势：原始反射持续存在，尤以非对称性紧张性颈反射（ATNR）姿势为显著特征，呈现非对称性、头及躯干背屈姿势，脸朝向一侧。

（2）不随意运动：难以用意志控制的全身性不自主运动，颜面肌肉、发音和构音器官受累，常伴有流涎、咀嚼和吞咽困难，语言障碍。当进行有意识、有目的运动时，表现为不自主、不协调和无效的运动增多，与意图相反的不随意运动扩延至全身。安静时不随意运动消失，远端运动障碍重于近端。头部控制差，与躯干分离动作困难。

（3）肌张力变化：该型肌张力多表现为可高可低，静止时肌张力低下，随意运动时增高，主动运动或姿势变化时肌张力突然增高，安静时变化不明显，平衡功能差。强直型肌张力增高的特点表现为被动运动时伸肌和屈肌都有持续抵抗，因此，肌张力呈现"铅管样"或"齿轮样"强直。

（4）原始反射亢进或残存：多项原始反射亢进或阳性，如紧张性迷路反射（+）、非对称性紧张性颈反射（+），腱反射正常，病理反射阴性，锥体外系征（+）。

（5）表情独特：对刺激敏感，亦可见皱眉、眨眼、张口、颈部肌肉收缩，所谓"挤眉弄眼"等独特的面部表情等。

（6）临床表现类型不同：本型可有手足徐动、舞蹈样动作、扭转痉挛、肌张力障碍（强直）等其中的一种表现，也可同时具有上述几种表现。

5. 共济失调型 以小脑受损为主，可存在锥体束及锥体外系损伤。主要特点是运动、感觉和平衡障碍致使患者不能保持稳定姿势。可见轻度震颤，意向性震颤、眼球震颤极为常见；肌张力偏低；语言缺少抑扬声调，而且徐缓。本型不多见，多与其他型混合，占脑性瘫痪的5%左右。

6. 混合型 具有两种或两种以上类型的特点，以痉挛型和不随意运动型症状同时存在多见。两种或两种以上症状同时存在时，多以一种类型的表现为主，也可不同类型的症状大致相同。

（二）伴随障碍

1. 语言障碍 部分脑性瘫痪儿童由于控制语言和发声的肌肉受累，出现语言交流障碍，表现为语言发育迟缓，发音困难、构音不清，不能正确表达等。

2. 听觉障碍 部分脑性瘫痪儿童可伴有中枢性听觉障碍；另外，脑性瘫痪儿童容易患耳部或咽部感染，可致传导性听力障碍。

3. 视觉障碍 最常见的为内斜视、外斜视及单眼斜视等眼球协调障碍，其次为眼震、凝视障碍和视神经萎缩等。近视、远视、弱视者亦较多见。

4. 癫痫 在痉挛型脑性瘫痪儿童中多见，发作时可表现为全身性阵挛、部分发作、继发性大发作。

5. 孤独症谱系障碍及心理行为障碍 脑性瘫痪儿童也可以同时伴有孤独症谱系障碍的临床表现，表现为交流障碍及刻板行为。另外，很多脑性瘫痪儿童存在固执任性、情感脆弱、情绪不稳定、易怒、不合群、注意力不集中、兴奋多动、睡眠障碍、性格异常，有自残行为和暴力倾向。

6. 智力障碍及学习困难 智力障碍在痉挛型脑性瘫痪儿童中多见，不随意运动型儿童多数智力正常。部分脑性瘫痪儿童存在学习困难，可能存在阅读困难或计算困难，有的脑性瘫痪儿童无法建立形状的概念，画图能力极低。严重的智力障碍使得脑性瘫痪儿童学习走路、说话、活动等相关内容更加困难。

7. 饮食困难 大多数脑性瘫痪儿童伴有饮食困难，婴儿期可以表现为吸吮困难，成长后可表现为咀嚼、吞咽困难。由于咽部张力高的原因，脑性瘫痪儿童会经常出现呛食和肺部感染。

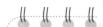

8. **流涎**　因中枢性咀嚼吞咽肌群的控制障碍，脑性瘫痪儿童对唾液和口唇闭合控制不佳，经常出现流涎。

9. **其他问题**　脑性瘫痪儿童常伴有排泄困难、牙龈及牙周疾病、易受伤及缺乏自理能力等问题。

三、康复护理评估

（一）一般状态评估

了解患儿一般情况、体格发育、智力发育、精神状态、对康复治疗的承受能力、个人史、既往史及家族史等。

（二）运动功能评估

评估患儿肌力、肌张力、关节活动范围、原始反射、平衡反应、协调功能及步态等。

（三）言语功能评估

运用 S-S 语言发育迟缓评价表等对语言发育迟缓进行评定，利用运动性构音障碍评定法等对运动性构音障碍患儿进行检查，护理人员通过分析检查结果、观察及交流，评估患儿有无言语功能障碍。

（四）感知、认知功能评估

脑性瘫痪儿童多伴有感觉异常及知觉缺损，可通过温觉、触觉、压觉检查确定障碍状况，也可通过询问家长得知患儿的异常程度。

（五）日常生活活动能力评估

通过观察患儿完成实际生活中的动作情况，采用儿童功能独立性评定量表（Wee function independent measurement，WeeFIM）、儿童能力评定量表（pediatric evaluation of disability inventory，PEDI）及格塞尔发育量表（Gesell developmental schedule）等对患儿进行评估。

科研小提示

脑性瘫痪儿童 ADL 康复护理评定量表具有很高的重测信度，内部一致性较好，与 WeeFIM 量表、Gesell 量表有良好的关联效度。

（六）心理社会及家庭评估

脑性瘫痪儿童常存在精神心理障碍，因此，应对患儿的性格特点、情绪、行为、反应能力进行评估，同时还要评估患儿家长对患儿患病的反应、认识程度，家长的情绪和反应会影响患儿，使患儿紧张、个性固执、孤僻、有自卑感，并常伴有学习和社会交往困难。

（七）精神功能评估

脑性瘫痪儿童合并智力落后将会影响康复护理效果。通常采用韦氏智力量表及中国比内智力量表对患儿进行评估，护理人员需要了解患儿的精神功能状态，制订具有针对性的康复护理措施。

（八）环境评估

环境评估包括对脑性瘫痪儿童所在的医院或康复机构、社区、家庭环境及周围人群态度等人文环境的评估。

知识链接

《国际功能、残疾和健康分类（儿童与青少年版）》

世界卫生组织于2001年5月正式发布《国际功能、残疾和健康分类》（*International Classification of Functioning, Disability and Health*, ICF），为不同国家和学科提供了一种统一的、标准的语言和框架来描述健康状况和与健康有关的状况。世界卫生组织于2007年颁布了《国际功能、残疾和健康分类（儿童与青少年版）》（*International Classification of Functioning, Disability and Health: Children and Youth Version*, ICF-CY），2013年完成国际中文版的翻译和标准化工作。ICF-CY以更适合于儿童和青少年的类目来描述其功能、残疾和健康状态，随着特定疾病的核心分类组合的开发与临床使用，ICF-CY在儿童康复领域的影响也在逐渐加深。

脑性瘫痪ICF-CY核心分类组合：WHO和ICF研发部门合作，于2015年正式发布了5个脑性瘫痪ICF-CY核心分类组合版本，即综合版、简明通用版、3个年龄段简明版（6岁以下、6~14岁、14~18岁）。

资料来源：① 邱霞，姜志梅，张霞，等. 脑性瘫痪《国际功能、残疾和健康分类（儿童与青少年版）》核心分类组合介绍 [J]. 中国康复医学杂志，2016，31（2）：222-227. ② 梁玉琼，李晓捷，陈美慧.《国际功能、残疾和健康分类（儿童和青少年版）》在儿童康复中的应用 [J]. 中国康复医学杂志，2019，34（2）：224-228.

四、康复护理措施

案例 6-3C

该患儿的整体治疗方案如下。①运动疗法：体位转换训练，坐位维持及平衡训练；②作业治疗：双上肢手口眼协调训练，双手精细功能训练；③多感官刺激治疗：多种感觉输入刺激，丰富环境刺激训练；④推拿治疗：疏经通络，缓解肌肉张力治疗；⑤护理指导：基础护理指导，康复护理指导。患儿入院后，由于不适应环境，经常哭闹。

请回答：

1. 该患儿康复护理目标有哪些？
2. 如何对该患儿进行康复护理指导？

（一）康复护理原则及目标

1. **康复护理原则** 早期干预、综合康复、正确指导、积极配合、持之以恒，预防继发性残疾。

2. **康复护理目标**

（1）短期目标：不同年龄阶段的脑性瘫痪儿童短期目标不同。①婴儿期：改善运动发育落后、姿势异常、肌张力异常、反射异常等表现，促进正常功能发育。②幼儿期：继续发展运动功能，提升患儿的日常生活活动能力，重视心理、社会功能发育，尽可能多的为儿童提供与外界接触交流的机会。③学龄前期：做好入学前准备，注重儿童学习及适应环境能力的培养。④学龄期：培养儿童独立自主、团结协作、沟通交流和处理问题能力，适应学校环境。⑤青春期：提升日常生活活动能力的同时，扩大社交范围，做好未来职业相关能力准备。

（2）长期目标：①最大限度地恢复身体、心理、社会等方面功能，提高社会交往能力和生活质量。②实现最佳功能和独立性，提高生活自理能力，回归家庭、回归社会。

（二）康复护理方法

1. 康复环境　环境与健康密切相关，好的环境可以促进脑性瘫痪儿童的康复，应为其提供一个安全、舒适、宽敞和整洁的治疗性环境。脑性瘫痪儿童床应选择带有护栏的多功能床，病床之间间距不应小于 1.5 m，病区内设置无障碍设施，方便患儿及轮椅出入；通道应安装扶手、呼叫器；地面应防滑，以保障患儿的安全。

2. 纠正异常姿势，改善躯体活动障碍

（1）正确睡眠体位

1）痉挛型脑性瘫痪儿童：采用侧卧的睡眠体位，有利于降低肌张力，促进动作的对称。

2）痉挛型屈曲严重的脑性瘫痪儿童：取俯卧位睡眠，在患儿胸前放一软枕或三角垫，使其双臂向前伸出，当患儿头能向前抬起或能转动时，可去掉枕头或三角垫，让其取俯卧位睡眠。

3）不随意运动型脑性瘫痪儿童：也应尽量采取侧卧位，可在其后方放软枕，目的是抑制头部的后伸，促通屈曲模式。对于身体和四肢以伸展为主的患儿，除了上述侧卧位外，也可采用仰卧位，但必须将患儿放置在中间呈凹陷形状的悬吊床内，可限制头背伸和四肢过度伸展，保持头部在中线位置。

（2）正确的坐姿

1）伸腿坐位：伸腿坐位时，双侧髋关节屈曲、外展，膝关节伸展。此体位是脑性瘫痪儿童坐位训练时的最佳体位。患儿呈仰卧位，双腿分开，操作者面向患儿坐于其双腿中间，操作者双腿轻压在患儿双膝关节上，使其伸展，髋关节外展，拉起患儿至坐位，然后对其进行坐位平衡、重心移动、体轴回旋等训练。对于伸肌张力较高的患儿，操作者可坐在该患儿的背后，胸部抵住患儿背部，双手从其腋下穿过，置于其膝关节上，使其膝伸直，并令其双腿分开与操作者的双腿紧贴（图 6-8）。

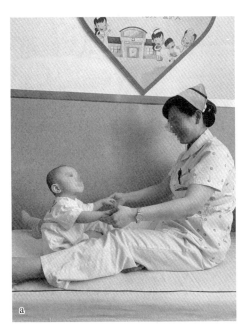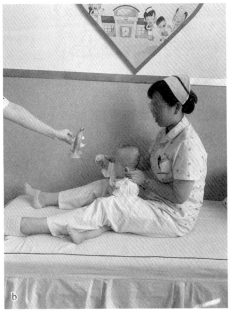

图 6-8　伸腿坐位

2）盘腿坐位：盘腿坐位时，髋关节屈曲外展、膝关节屈曲状态下臀部负重。操作者将患儿的头偏向一侧后抱起，并使其双膝屈曲、髋部屈曲外旋，盘坐于操作者的前面，背部靠在操作者的身体上，然后操作者双手握住其肘部向前，使其手指分开置于床面或地面，用手支持肩部和头部；或者操作者令患儿做手支撑的同时，一手叩击其脊柱两侧和颈部，另一手拿玩具逗引其抬头和左右看（图6-9）。

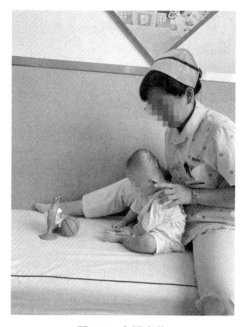

图 6-9　盘腿坐位

3）椅子坐位：选择高度适合患儿的靠椅，令其髋、膝和踝关节均屈曲成 90°，脚掌着地，使双足能支撑于地面上（图6-10）。

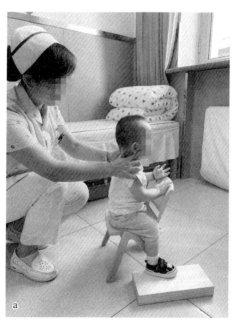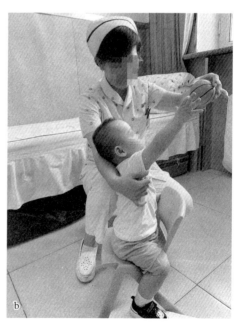

图 6-10　椅子坐位

（3）正确的抱姿：不同类型的脑性瘫痪儿童，其抱法也不相同。

1）痉挛型儿童的抱法：患儿双上肢放在抱者的双肩上，尽可能地环绕其颈部，将患儿双下肢分开置于抱者的腰部，可降低下肢肌张力（图 6-11）。

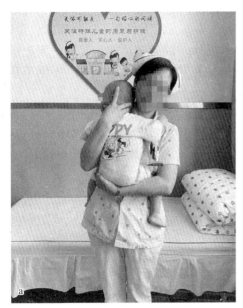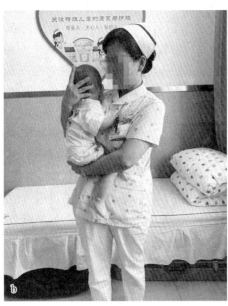

图 6-11　痉挛型脑性瘫痪儿童的抱法

2）不随意运动型脑性瘫痪儿童的抱法：使患儿的双下肢分开，将其臀部抵于抱者的骨盆之上，作为支点。令其髋、膝关节充分屈曲，背部依在抱者胸前，抱者两手抓住其双手并抱紧其双膝，用胸部抵住患儿头部，防止头颈后伸，呈"球状抱"姿势，可促进患儿头颈部前屈（图 6-12）。但此姿势不宜时间过长。

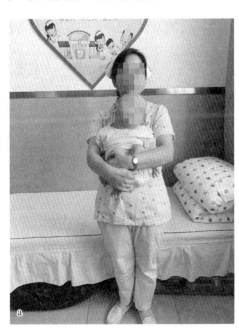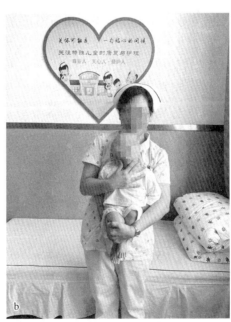

图 6-12　不随意运动型脑性瘫痪儿童的球状抱法

3. 日常生活活动能力护理

（1）洗浴：为脑性瘫痪儿童洗浴应尽量选择盆浴，避免加重其异常姿势，使其体位舒适，有安全感。肌张力低下的患儿可采用防滑网兜垫协助洗浴。

（2）穿脱衣裤

1）穿脱上衣：以套头衫或背心为例，进行穿衣服训练时，患侧或功能较差侧先穿上袖子，再穿健侧或功能较好侧，而后以健手为主将衣服套入头部，拉下衣角；脱衣服时，先以健侧或功能较好的手为主拉起衣角，将衣服从头上脱下，然后，健侧或功能较好的一侧先脱下衣袖，患侧或功能较差的一侧后脱。如穿脱对襟衣服，可先将其下面的纽扣扣好，根据患儿的情况，留 1~2 个上面的纽扣不扣，然后按照套头衫的穿脱方法进行。

2）穿脱裤子：穿裤子时取坐位，先将患侧或功能较差的下肢套入裤筒，再穿另一侧，然后躺下，边蹬健足，边向上提拉裤子到腰部并系好；脱法与穿法相反。对于下肢障碍较重的患儿穿裤子时，也可取坐位，双腿套上裤子后，转右侧半卧位时，提拉左侧的裤筒，转左侧半卧位时，提拉右侧裤筒，左右交替进行；脱法与穿法相反。

（3）进食护理：首先必须考虑的是进食时的姿势，特别是患儿头部的控制，根据患儿自身特点选择最适合患儿的进食体位：①抱坐喂食；②面对面进食；③坐位进食；④坐在固定椅子上进食；⑤侧卧位进食；⑥俯卧位进食。喂饮时应注意，勺子进入口腔的位置要低于患儿的口唇，从口唇的中央部位送入，喂食者避免从患儿头的上方或侧方喂饮，防止引起患儿的头部过度伸展和向一侧回旋。

（4）排泄护理：培养定时排便的习惯。能取坐位排便的患儿应注意增加稳定性，注意座位的高度，双脚能踏到地面为宜；对较小的患儿可以放在护理者膝上，扶持患儿背部并稍向前倾。注意便后的清洁护理。

4. 早期言语刺激　对于有言语障碍的患儿，应在早期让其更多地接受言语刺激及进行动作模仿，强调早期干预并融入日常生活活动中，可用图片指导家长进行言语输入刺激，如家长说"苹果"，患儿能指出卡片中的苹果；再进行言语输出训练，促进患儿表达意愿，如家长拿出苹果的图片，教患儿说"苹果"，要让患儿看着家长的口形发音并让患儿说出来。反复的言语刺激、目光对视、实物接触等有利于患儿言语基本能力的发育，有利于言语交流积极性的产生，逐渐提高患儿的言语表达能力。

5. 加强心理护理　给予脑性瘫痪儿童更多的关心和鼓励，创造机会让其参与社会活动，充分展示自己，增强自信心，使其能够最大限度地实现生活自理，融入社会，增强社会交往能力。

科研小提示

对痉挛型双瘫患儿采用减重和负重综合步行训练，在改善双瘫患儿的步态方面取得较好疗效。

五、康复护理指导

1. 家庭康复训练指导　讲解家庭康复的意义；制订家庭康复护理计划，指导患儿家长在家庭中按计划坚持让患儿进行锻炼；讲解相关护理知识，例如，指导家长控制患儿的异常姿势，保持患儿正确的进食姿势及正确的睡眠体位，正确使用康复辅助器具等。

2. ADL 康复护理指导　根据患儿的情况，指导家长针对其进食、如厕、更衣、洗澡等内容进行训练，培养患儿的基本活动技巧、学习生活能力及较强的社会适应能力。

3. 其他方面指导　告知服药的方法及注意事项；告知复诊时间及内容；建立随访档案、及时进行电话随访，针对问题进行个别宣教、康复指导；帮助家长树立良好的心态和坚定的信念。

随堂测 6-3

（孔祥颖）

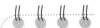

第四节 帕金森病

一、概述

案例 6-4A

患者王先生，男，63 岁，工人，退休，初中文化。患者 5 年前无明显诱因出现行走困难，步伐变小变慢，转身及翻身困难，穿衣夹菜动作迟缓，近 1 年进行性加重，伴有身体抖动，头昏，从卧床转为坐立或站立后头昏明显，无视物旋转、恶心、呕吐等，服用多巴丝肼片后行动迟缓及肢体不能自主，抖动好转，但头昏无明显好转，平素精神一般，有焦虑情绪，夜间睡眠可，大便干结，2~3 天排便 1 次，排尿无明显异常，近期体重无明显改变。家庭中母亲有类似疾病。

头部 MRI 示"双侧基底核对称性异常信号，双额皮质下点片状缺血脱髓鞘改变，脑萎缩"。

请回答：
1. 王先生的主要临床表现有哪些？
2. 针对王先生的情绪应该如何进行心理护理？

（一）定义

帕金森病（Parkinson's disease，PD）又名震颤麻痹（paralysis agitans），是一种常见的中老年神经变性性疾病，1817 年由 Parkinson 首先描述。临床上以静止性震颤、运动迟缓、肌强直和姿势步态异常为主要特征。主要病理改变是黑质多巴胺（DA）能神经元变性和路易小体形成。我国 65 岁以上人群总患病率为 1000/10 万，患病率随年龄的增长而升高，男性稍高于女性，致残率随病程增加，10 年以上病程致残率达 80% 以上。

（二）病因

1. **环境因素** 20 世纪 80 年代初，研究者发现一种嗜神经毒素 1- 甲基 -4- 苯基 -1,2,3,6- 四氢吡啶（MPTP）经转化代谢，可导致多巴胺能神经元变性、缺失。流行病学调查发现，长期接触农药、杀虫剂、除草剂和某些工业化学品可能是 PD 发病的危险因素。

2. **遗传因素** 目前认为有 10% 左右的帕金森病患者家族史阳性，在一些家族中呈聚集现象。20 世纪 90 年代后期，有学者发现帕金森病患者发病与多种基因突变有关，基因易感性如细胞色素 P4502D6 基因等可能是 PD 的易感因素之一，包括常染色体隐性遗传或常染色体显性遗传。

3. **年龄因素** 本病多见于中老年人，60 岁以上的老年人的患病率高达 1%，而 40 岁以前发病者甚少，年龄老化可能与发病有关，生理性多巴胺神经元退变，是 PD 的促发因素。目前认为 PD 并非单一因素所致，而是多因素交互作用的结果。

世界帕金森病日

欧洲帕金森病联合会（EPDA）从1997年开始，将每年的4月11日确定为"世界帕金森病日（World Parkinson's Disease Day）"。这一天是帕金森病的发现者——英国内科医生詹姆斯·帕金森博士的生日。世界卫生组织（WHO）赞助并全力支持了世界帕金森病日及欧洲帕金森病联合会纲领。许多国家的政府部门和社会各界都选择在4月11日这天举办帕金森病主题活动。世界卫生组织还与一些国家政府部门、国际和地区医学团体合作，共同推动帕金森病的研究与治疗。EPDA在其纲领中宣布，帕金森病患者拥有以下权利：①被介绍给对于帕金森病领域有特殊兴趣的医生的权利；②接受准确诊断的权利；③获得方便的帮助或服务的权利；④接受长期照顾的权利；⑤参与治疗过程的权利。

（三）分类

根据病因常将帕金森病分为原发性帕金森病和继发性帕金森病。

1. **原发性帕金森病** 慢性进行性变性，病因不明，与年龄老化、环境因素或家族遗传因素有关。

2. **继发性帕金森病** 脑血管病、药源性中毒、脑炎、脑外伤、脑肿瘤、基底核钙化、神经系统变性疾病的部分表现。

（四）临床表现

帕金森病是一种缓慢进展的神经系统变性性疾病，其起病隐匿，进展缓慢，进行性加重。

1. **静止性震颤（static tremor）** 常为首发症状，震颤在肢体静止时出现或症状明显，在随意运动时减轻或停止。此症状大多始于一侧上肢远端，患者示指屈曲与拇指相对，不自主震颤，称为"搓丸样"动作。随病情进展，逐渐扩展到同侧下肢及对侧上下肢，呈"N"字形，最后可累及头部、下颌、口唇、舌。情绪激动可使之加重，睡眠时完全停止，强烈的意志和主观努力可暂时抑制震颤，但过后有加剧趋势。

2. **肌强直（rigidity）** 是由锥体外系肌张力增高所致。强直多从一侧上肢或下肢近端开始，逐渐蔓延到远端、对侧乃至全身，出现特殊屈曲姿势。表现为被动运动关节时，阻力大小始终保持一致，感觉似在弯曲软铅管，故称为"铅管样强直"。关节做被动运动时，开始阻力明显，随后迅速减弱，称"折刀样强直"。如患者合并有震颤，可感觉均匀的阻力上出现断续停顿，称为"齿轮样强直"。由于肌肉强直，患者出现特殊姿势：头部前倾，躯干俯屈，上臂内收，肘关节屈曲，腕关节伸直，手指内收，拇指对掌，指间关节伸直，髋、膝关节略屈曲。疾病进展时，这些姿势障碍逐渐加重。严重者腰部前屈几乎可成为直角；头部前倾严重时，下颌几乎可触胸。肌强直严重者可引起肢体的疼痛。

3. **运动迟缓（bradykinesia）** 患者动作缓慢，行走时起动和停止均有困难。面部肌肉僵直，表情呆滞，呈"面具脸"。手指精细动作困难，如解纽扣、系鞋带。书写时字歪曲不正，越写越小，呈"写字过小征"。从一种运动状态转换为另一种运动状态时出现运动中止或重复。如行走中不能敬礼，回答问题时不能扣纽扣，系鞋带等精细动作困难，连续轮替动作常有停顿等。

4. **姿势步态与平衡障碍** 因平衡与姿势调节障碍，患者头前屈、前倾，躯干前曲，屈膝、屈肘，双手置于躯干前，手指弯曲，构成本病特有的姿态（图6-13）。发病初期，患者步行中

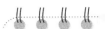

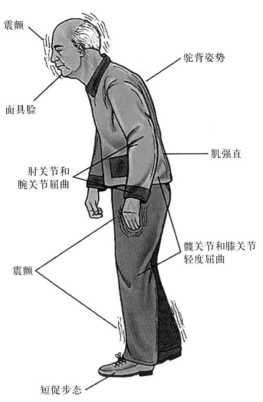

图 6-13 帕金森病患者异常姿势

上肢、躯干、髋部协同动作减少、消失，走路拖步，呈现"僵步现象"，或者步行中突然全身僵住，动弹不得，发生"冻结现象"。随病情进展，步距减小，越走越快，不能即时停步或转弯，称"慌张步态"。

5. **非运动症状** 常见的有顽固性便秘、直立性血压、多汗、脂溢性皮炎、排尿障碍、抑郁等。患者也可有言语障碍，语音变低，发音呈爆发性，咬音不准，使旁人难于听懂。相当一部分患者有认知障碍。晚期患者可有痴呆、忧郁症。

案例 6-4B

综合上述王先生的临床表现，入院查体：神志清楚，BP 132/76 mmHg，P 82 次／分，言语含糊、四肢肌张力增高，左侧更为显著，左上肢可见不自主抖动，运动时明显，静止时减轻，颈部肌肉强直，走路时身体前倾，上身摆动幅度减小，转身困难，偶有尿失禁。

请回答：

1. 王先生自得病后出现了哪些功能障碍？
2. 如何为王先生实施康复护理评估？

二、主要功能障碍

（一）运动功能障碍

患者运动不能或运动减少是帕金森病致残的主要原因。主要表现在以下方面：走路缓慢，吃饭时夹食物不稳，站立时身体屈曲前倾，说话时声音低沉，记忆差、反应慢，肢体抖动、笨拙。

1. **震颤性功能障碍** 震颤是多数帕金森病患者最常见的首发症状，常表现为静止性震颤。在发病早期，震颤影响患者书写、持物等一般日常活动，以及出现解系鞋带和纽扣、穿脱鞋袜

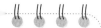

或衣服、剃须、洗脸、刷牙等精细动作困难。严重者丧失生活自理能力。

2. 肌强直所致的功能障碍　患者多出现特殊的屈曲姿势，严重影响患者的活动。强直带来的疼痛也影响其生活质量，到后期全身肌肉僵硬，呈现僵硬甚至植物状态。

3. 异动症　主要表现为不自主的舞蹈样、手足徐动样或简单的重复动作，常见于面部肌肉、颈背和肢体，是引起患者窘迫的主要原因。

4. 运动迟缓　患者随意动作减少、缓慢，从一种姿势过渡到另一种姿势困难。如行走时启动和终止均有困难。面肌强直使面部表情呆板，双眼凝视和瞬目动作减少，笑容出现和消失减慢，形成"面具脸"。

5. 姿势与平衡异常　由于四肢、躯干及颈部肌肉强直，患者出现特殊的姿势，站立时头颈与躯干前倾，驼背弯腰，肘关节、膝关节呈不同程度的屈曲；患者行走时步幅小而快，呈"慌张步态"，造成身体不稳定，容易跌倒。

（二）认知功能障碍

患者早期出现执行功能障碍（顺序、时间次序、工作记忆、执行计划性操作方面均受损）、视空间障碍（可能是多巴胺缺乏引起的一种异常知觉注意偏差）；学习新信息及对新信息的自由回忆困难，而再认保持良好；注意力缺乏、信息处理能力低下等，晚期发生痴呆（特征是显著的执行功能障碍和视知觉障碍）。

（三）言语障碍

言语障碍主要表现为患者音量降低、语调衰减、音调单一、音质变化、语速快、难以控制的重复和语音模糊，不能正常交流，主要是因为口、咽、腭肌肌张力高，造成发音器官协调能力下降。

（四）吞咽障碍

由于咽喉部肌肉运动功能障碍，引起患者流涎，严重时出现吞咽困难，甚至引起呛咳和误吸。

（五）感觉障碍

感觉障碍主要表现为麻木、疼痛、痉挛、不安腿综合征、嗅觉障碍等，患者感觉躯体产生各种不舒适，甚至难以忍受。

（六）膀胱功能障碍

膀胱功能障碍的问题很常见，患者常表现为尿频、尿急、尿流不畅等。可能原因是逼尿肌的过度反射性收缩（75%的患者）和外括约肌功能丧失（17%的患者）。

（七）自主神经功能障碍

皮脂腺分泌亢进可引起油面，汗腺分泌亢进可引起多汗，消化道蠕动障碍可引起顽固性便秘，以及交感神经功能障碍可导致直立性低血压等。

（八）精神心理障碍

随着临床症状加重，患者在社会活动中难免产生窘迫心理，担心完全失去生活自理能力，从而产生一些精神心理症状。主要表现为抑郁、焦虑、睡眠障碍及幻觉。患者脑内黑质细胞进行性变性，脑内多巴胺减少，最终造成患者的智能和行为改变。

（九）活动和参与受限

患者早期仅表现为手足震颤，姿势的改变，并不影响患者的日常生活活动能力。晚期的患者可以出现活动受限和参与受限。

三、康复护理评估

（一）单项评估

1. 运动功能评估　包括肌力评定、肌张力评定、关节活动范围测量、平衡与协调能力评定及步态分析五个方面，具体方法见第三章第一节。

2. **认知功能评估** 包括视空间能力评定和记忆力、智力评定，具体方法见第三章第三节。

3. **日常生活活动能力评估** 临床上有 Barthel 指数、功能独立性评定量表（FIM）及 Schwab 和 England 日常活动能力量表等，具体方法见第三章第九节。

4. **精神心理障碍** 评定多采用简易精神状态检查量表（MMSE），对于有抑郁、焦虑等精神症状倾向的患者可采用相应抑郁量表和焦虑量表，具体方法见第三章第六节。

5. **其他** 如言语障碍评估、吞咽功能评估、膀胱功能障碍，具体方法见第三章相关内容。

（二）综合评估

帕金森病综合评定方法包括修订的 Hoehn-Yahr 分级表、帕金森病统一评分量表（UPDRS）、韦氏帕金森病评定法（Webster′ Parkinson disease evaluation form）和帕金森病自测法等。

1. **修订的 Hoehn-Yahr 分级表** Hoehn-Yahr 分级表是一个评价帕金森病病情分级的表。原表于 1967 年发表于美国 Neurology 刊物上，作者为 Melvin Yahr 和 Margaret Hoehn，只有 1 级到 5 级，近年来医学家加入了 0 级、1.5 级和 2.5 级（表6-4）。

表 6-4 修订的 Hoehn-Yahr 分级表

级别	临床表现
0 级	疾病体征
1 级	单侧肢体症状
1.5 级	单侧肢体症状 + 躯干症状
2 级	双侧肢体症状，无平衡障碍
2.5 级	轻度双侧肢体症状，后拉试验可恢复
3 级	轻度至中度双侧肢体症状，平衡障碍，保留独立能力
4 级	严重障碍，在无协助的情况下仍能行走或站立
5 级	患者限制在轮椅或床上，需要有人照料

2. **帕金森病统一评分量表（UPDRS）** 由 Fahn 等人在 1987 年制定，现已取代 Hoehn-Yahr 分级表，广泛应用于帕金森病临床评估中。UPDRS 包含 6 个分量表，分别从帕金森病患者的精神活动和情感障碍、日常生活能力、运动功能、治疗的并发症、病情严重程度等方面做出客观评判，每一项计分为 5 个等级（0~4 分），0 分为正常，4 分为最严重。

3. **韦氏帕金森病评定法** 此评定法从手动作、强直程度、姿势、上肢协调能力、步态、震颤、面容、言语和生活自理能力 9 个方面进行评估，每项 4 个等级（0~3 分），总分为每项累加分，1~9 分为早期，10~18 分为中度，19~27 为严重进展阶段。

4. **帕金森病自测法** 表 6-5 中的 9 个问题如有 3 题及以上回答"是"需进一步进行临床检查。

表 6-5 帕金森病自测法

序号	问题
1	您从椅子上起立有困难吗？
2	您写的字和以前相比较是不是变小了？
3	有没有人说您的声音和以前相比变小了？
4	您走路容易跌倒吗？
5	您的脚是不是有时突然像粘在地上一样抬不起来？
6	您的面部表情是不是没有以前那么丰富？

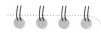

序号	问题
7	您的胳膊或者腿颤抖吗？
8	您自己系扣子困难吗？
9	您走路时是不是脚拖着地走小步？

四、康复护理措施

案例 6-4C

由于王先生双上肢肌张力高，解系纽扣或鞋带、刷牙、洗脸、起床转身缓慢，讲话缓慢、语调变低，Hoehn-Yahr 分级 3 级，智力障碍。给予低盐低脂饮食、夜间间断鼻导管低流量吸氧、吡贝地尔缓释片 50 mg 1 次 / 日、多巴丝肼片 125 mg 1 次 / 日，症状有所缓解。

请回答：

1. 对王先生进行康复护理的原则和目标是什么？
2. 对王先生应该采取哪些康复护理措施？

（一）康复护理原则及目标

1. **康复护理原则**　合理用药，控制或缓解疾病相关症状的发生、发展，给予康复训练，指导日常生活，合理饮食，给予心理护理，提高生存质量。

2. **康复护理目标**　多学科团队管理，相关各科室采集病史，专职人员综合评估，多学科团队讨论，科学合理制定短期目标和长期目标，并将多次评估适时贯穿其中。

（1）短期目标：患者能适应现有生活状态，生活基本需要得到满足，情绪稳定，舒适感增加，能配合进行功能康复训练，维持正常的营养供给，语言表达能力、躯体活动能力和吞咽功能逐步恢复正常。

（2）长期目标：通过实施康复与运动疗法、心理疏导和照料护理等措施，最大限度地促进功能的恢复，减缓并发症的发生，使患者达到生活自理，最大限度地恢复正常生活与工作能力，回归社会。

知识链接

帕金森病的科学护理

对帕金森病患者除了专业性药物治疗以外，科学的护理对维持患者的生活质量也是十分重要的。科学的护理往往能对有效控制病情和改善症状起到一定的辅助治疗作用；同时更能够有效地防止误吸或跌倒等可能发生的意外事件。应针对运动症状和非运动症状进行综合护理，包括药物护理、饮食护理、心理护理及康复训练。向患者普及药物的用法和注意事项等，从而有利于规范药物使用，避免药物不良反应的发生；制订针对性饮食方案，改善患者营养状况和便秘等症状；及时评估患者的心理状态，予以积极引导，调节患者的负面情绪，提高患者生活质量，与家属配合，督促患者进行康复训练，以维持患者良好的运动功能，提高患者的自理能力。

资料来源：中华医学会神经病学分会，帕金森病及运动障碍学组中国医师协会神经内科医师分会，帕金森病及运动障碍学组.中国帕金森病治疗指南（第四版）[J].中华神经科杂志，2020，53（12）：973-986.

（二）康复护理方法

1. 运动疗法

（1）呼吸训练：帕金森病患者应时常进行深而迟缓的呼吸训练。腹部在吸气时鼓起，在呼气时放松，并尽量放松全身。如此反复训练5~15分钟。

（2）面部训练：帕金森病患者的典型面貌为"面具脸"，是因为面部肌肉生硬，导致面部表情呆滞，因而必须做一些面部的训练动作，如皱眉、鼓腮、露齿和吹口哨动作训练，并常常让面部做出浅笑、大笑、露齿而笑、噘嘴等表情或动作。每次训练5~15分钟，每日可重复训练数次（图6-14）。

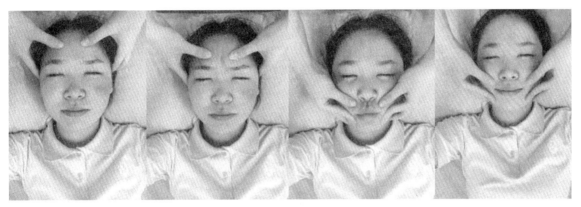

图 6-14　面部训练

（3）头颈部训练：头向后仰，注视天花板约5秒，头部上下运动；而后头向下，下颌尽量触碰胸部。然后头部缓慢左右运动，头面部向右转并向右后看约5秒，而后同样的动作向左转。面部重复迟缓地向左右肩部侧转，并试着用下颌触碰肩部。左右运动头部，迟缓地向左右两边肩部侧靠，用耳朵去触碰肩膀。前后活动下颌，前伸坚持5秒，而后内收坚持5秒，每日可重复训练数次（图6-15）。

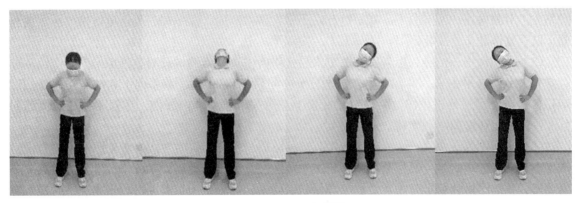

图 6-15　头颈部训练

（4）上肢训练：包括手部训练、手指抓放训练、手指对指训练、精细动作训练，如捡花生米、扭螺丝、扭门锁等；手臂训练：双臂伸直，双拳握紧，内向外旋转，外向内旋转，也可举手至头顶，注意适当休息，每次训练5~15分钟，每日可重复训练数次（图6-16）。

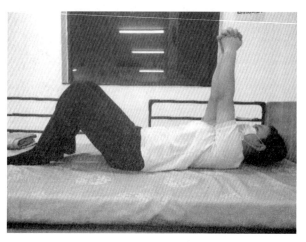

图6-16　上肢训练

（5）下肢训练：帕金森病患者会因为步态受限出现下肢无力感，可做蹲马步、躺在床上空中蹬自行车和高抬腿训练。每次训练5~15分钟，注意适当休息（图6-17）。

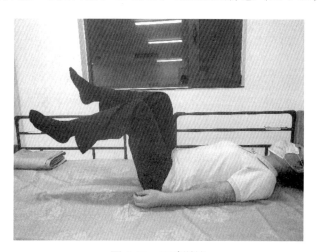

图6-17　下肢训练

（6）躯干训练：应经常进行侧屈、转体运动，并注意腹肌锻炼及腰背肌的锻炼。双腿稍离开站立，双膝微屈，弯腰向下，双手打开，手掌尝试触碰地。左手握右脚缓慢后拉，而后换对侧下肢重复该动作。反复练习。

（7）手部训练：帕金森患者手部关节容易受肌肉僵直的影响。针对这种情况患者应经常伸直掌指关节，展平手掌，手臂伸直，高举过头并向后坚持10秒。双手向下在地面扣住，然后牵拉5秒。反复进行该动作。手臂置于头顶上，肘关节缓慢向内屈曲，用双手握住对侧的肘部，身体反复缓慢向两侧旋转。

（8）步态训练：多数帕金森病患者都有步行障碍。步态锻炼时要求患者双眼注视前方，身体尽量直立，起步时足尖要尽量抬高，足跟先落地，然后再足尖着地，跨步幅度要尽量大，节奏要慢。手部尽量在行走时顺着步行节奏做前后摆动。帕金森病患者在进行步态训练时最好有其他人在场，可以随时提醒姿势的正确度（图6-18）。

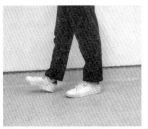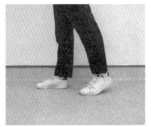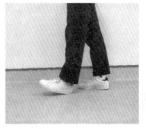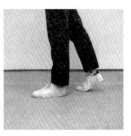

图 6-18　步态训练

（9）平衡训练：帕金森病患者表现出姿势反射的障碍，通过平衡锻炼能改善这种症状。双足分开 25~30 cm，向左右、前后移动重心，并保持平衡。躯干和骨盆左右旋转，并使上肢随之进行大的摆动。平衡训练对平衡姿势、缓解肌张力有良好的作用。

2. **作业疗法**　作业疗法的主要目的是维持和改善上肢功能，提高日常生活自理能力，指导家属如何护理帕金森病患者等。对于有精神障碍或认知障碍者，与其他患者交流的群体训练或兴趣培养的方法都很有效果。捏橡皮泥、编织、系绳带、螺栓和螺帽的组合再分开、使用电脑键盘打字等活动，能增加关节活动范围，改善手功能。患者休息时可在床上适当训练，以患者往右侧翻为例：头转向右侧，左手搭向右侧，左腿搭放在右腿上，利用身体旋转的惯性进行翻身（图 6-19）。还可训练患者穿衣裤、穿鞋袜、坐站转换、站立、行走、进食、洗脸、漱口、写字、梳头、排尿、排便等，还有一些适当的家务劳动，这些日常生活技能训练也很重要（图 6-20）。

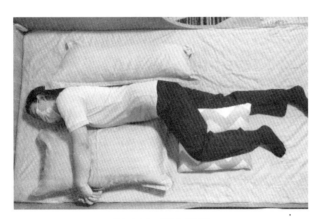

图 6-19　翻身训练

3. **语言训练**

（1）肌肉协调能力训练：舌头重复伸出缩回、在齿间快速左右移动的动作；舌尖围绕口唇快速进行环形运动；尽快准确说出"la-ka-la""ka-ka-ka"，重复数次；反复做嘴唇开闭动作；上下唇用力紧闭数秒，再松弛；反复噘嘴，再松弛；尽快说"ma-ma-ma"。休息后再重复。

（2）发音训练：指导患者做深呼吸训练，学着控制呼吸停顿。先深吸气，分别读出词组中的每一个字，然后过渡到朗读词组、诗歌、散文，并注意语速、语调。

4. **吞咽困难的训练**

（1）口面部肌肉训练：指导患者每日进行微笑、皱眉、鼓腮、伸舌训练和双侧面部按摩。

（2）进食训练：患者进食时应给予充足的时间和安静的环境以减少外界刺激，对于消化、咀嚼功能减退的患者一般给予易消化、易咀嚼的无刺激性食物。患者取坐位，身体坐直稍向前倾 20°，颈部稍向前弯曲，或取 30°~60° 半卧位，头向前屈，食物从舌中间放入，小于一口量，每次证实完全咽下后再喂第二口，速度不宜过快，进食时间以 30 分钟为宜。食物的选择以糊

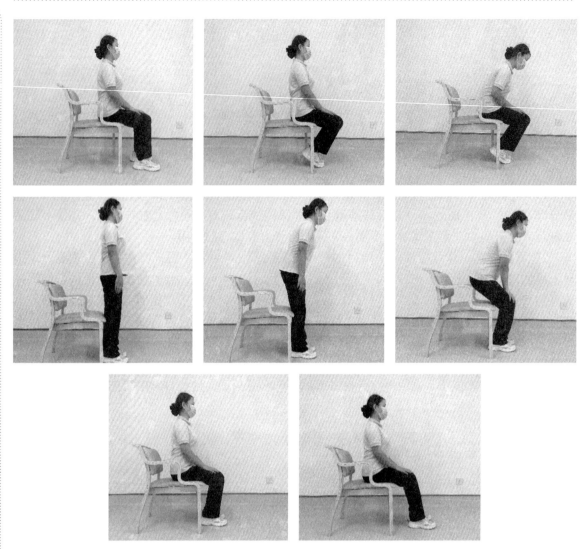

图 6-20 坐站转换训练

状为宜；禁止用吸管饮水，以免误入气管。

5. 物理因子疗法

（1）低频重复经颅磁刺激：帕金森病患者发生退行性改变的神经核团位于黑质-纹状体系统，而大脑皮质功能处于相对兴奋状态。磁刺激仪发出的刺激通过电容器快速放电至线圈时可产生时程极短的强大脉冲磁场，通过帕金森病患者的皮肤和颅骨，抑制大脑皮质，提高大脑静息阈值，降低其兴奋性，从而达到治疗的目的。

（2）经颅直流电刺激（tDCS）：经颅直流电刺激是一种非侵入性、利用弱电流（1~2 mA）调节大脑皮质神经元活动的技术。其原理是经颅直流电刺激可引起神经元的电位变化，对神经元敏感性受体进行修复，使神经元得以修饰，从而激活大脑皮质的兴奋性。经颅直流电刺激对帕金森病患者在睡眠、认知状态等方面有很大的改善作用。

6. 认知功能训练 建立患者每日生活作息卡片，以便患者记忆；多与患者沟通，可采取编故事法让患者便于记忆，鼓励患者在疾病早期参与日常工作，多接触社会，参加社交活动，以延缓认知功能衰退速度；为生活不能自理者提供必要的照顾，以防发生意外；建立联系卡片，其上注明患者姓名、联系电话、家庭住址，以防患者外出走失。

7. 心理障碍治疗 帕金森病患者多存在焦虑、抑郁等心理障碍，可能不愿与人交往，拒绝接触社会，整日闷闷不乐，病情继续发展可能出现生活不能自理，易产生自卑、焦虑，甚至

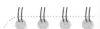

可能出现自杀倾向。要重视改善患者的焦虑、抑郁等心理障碍，予以有效的心理疏导和抗抑郁药物治疗；在与患者接触过程中要仔细观察患者的心理反应，多与患者沟通；生活中尽量安排亲人陪伴，满足患者基本生活需要，注意维护患者形象，创造良好的亲情氛围；指导患者做一些力所能及的工作，根据患者的爱好兴趣积极参加社交活动。

科研小提示

　　采用康复护理模式不但能改善患者的抑郁状态，降低并发症的发生率，而且能帮助患者缓解帕金森病症状。

五、康复护理指导

　　1. **培养良好的心态**　告知患者及其家属保持良好的心态，指导其转移不良情绪的技巧和方法，避免情绪紧张和激动，鼓励患者尽量多与人沟通，表达其心里的感受，积极参与社交活动，培养良好的兴趣和爱好，指导家庭成员多与患者沟通，维护患者的尊严、权利，创造更加美好的幸福生活。

　　2. **用药指导**　指导患者要遵医嘱正确服药，不可随意增减药物剂量，让患者了解疾病的基本知识，告知用药的种类、剂量、用法、不良反应和注意事项，记录症状加重情况及缓解方式，不良反应出现的时间，及时随诊调整用药。

　　3. **安全防护**　为预防跌倒，患者可穿防滑鞋，必要时使用拐杖、助行器等助具；对于尿频者，头晕时注意监测血压变化，不要从事开车、登高等危险工作；对于中晚期患者应及时进行环境改造，如厕所安装扶手，使用带扶手的高脚椅子，床不宜太高或太低，方便起居，床上安置固定的架子，上有悬带下垂，方便患者借助悬带坐起、独自翻身等；对有精神障碍的患者外出要有人陪同，使用安全卡片，注明姓名、家庭住址、联系电话等。

　　4. **康复锻炼**　指导患者肢体功能锻炼，改善运动的灵活性及协调性，增强姿势的稳定性，改善或维持患者的独立生活能力和生活质量，鼓励患者多与人交流，通过长期有效的谈话交流来保持语言的功能。

　　5. **预防并发症**　出汗较多的患者要及时更换棉质衣裤，根据天气变化随时增减衣服，避免受凉，预防呼吸道感染，以免加重病情；晚期患者完全丧失生活自理能力，出现吞咽困难，可导致营养不良、肺部感染、压疮、尿路感染等并发症，应随时就医。

　　6. **合理膳食**

　　（1）低蛋白饮食：由于食物蛋白质中一些氨基酸成分会影响左旋多巴药物进入脑部起作用，因此需限制蛋白质的摄入。每天可摄入大约 50 g 的肉类，选择精瘦的畜肉、禽肉或鱼肉。

　　（2）尽量空腹用药：通常在服用左旋多巴药物 1 小时左右进餐，或进餐后 1.5 小时左右用药，以便药物能更好地吸收。但是对于初服左旋多巴的患者，可能服药后会出现恶心症状，因此可以在服药的同时吃一些低蛋白质的食物如饼干、水果等。

　　（3）摄入足够的膳食纤维及水分：水果、蔬菜及全麦的食物含丰富的膳食纤维，同时每天合理饮用足量水，有助于预防便秘。切忌滥用泻药。

　　（4）补充钙质：钙质的吸收对于预防骨质疏松很重要，而帕金森病患者亦可能因限制奶类食品而导致钙质的吸收不足，因此，每天应补充 1000~1500 mg 的钙质。

　　（5）手颤而拿不稳杯子可以用吸管饮水；用防滑垫固定碗碟；使用有大手柄的餐具；进食速度慢可选用保温餐具。

随堂测 6-4

7. 保证充足的睡眠

（1）晚餐以糖类为主，有助于增加睡意。

（2）夜尿较多的患者睡前减少喝水量及排空膀胱，床边放置轻便的便盆，以便于排尿。

（3）调整好心理状态，培养良好的睡眠习惯，家属要多安慰和鼓励患者并保持安静的环境。

（4）调整抗帕金森病药用量及给药时间。避免服药时间离睡眠时间太近而引起失眠，最好改成早晨服药或减少剂量。

（5）翻身困难、痛性抽搐导致失眠的患者，睡前追加小剂量的多巴胺可改善睡眠连贯性。

（6）必要时可使用起效快、速代谢型的催眠药，但长期服用催眠药容易形成依赖性，年龄较大或合并痴呆的患者不宜使用。

8. 定期复查　建议患者尽量在固定的医院进行定期门诊复查，出现并发症及时就诊。

知识链接

帕金森病的渐进式康复护理

在帕金森病的渐进式康复护理中，通过组建护理小组，加强对小组成员的护理技能培训，从而提高临床护理工作质量及护理人员的岗位责任意识，并根据临床护理经验，以及患者自身情况制订针对性的护理方案。在护理过程中，通过加强健康和心理指导，及时纠正患者对疾病的错误认识，改善患者焦虑情绪，可提高患者的依从性。在早期采取肢体及语言康复训练，能够有效促进局部血液循环，达到扩张血管及缓解肌肉痉挛的作用，通过刺激降低患者神经系统兴奋性，促进患者神经系统功能恢复，从而增强患者的肢体功能活动能力。

资料来源：王丽君. 分析康复护理在原发性帕金森病患者护理中的应用 [J]. 护理研究，2020，4（8）：168-169.

（宋文颖）

第五节　阿尔茨海默病

一、概述

案例 6-5A

患者张先生，男，70岁，工人，因"记忆力下降3年"由家属用轮椅推至门诊就诊。患者3年前出现记忆力减退，以近事记忆力为主，记忆力下降逐渐加重，睡眠有时出现日夜颠倒现象，时常大哭大笑，半年前开始间断骂人，家人经常无法与其进行正常沟通。患者在陌生环境下方向感差，但未曾走失。既往：有饮酒史30年，平均每日约0.5 kg。

请回答：

1. 从张先生的症状看有可能是哪种程度的阿尔茨海默病？
2. 针对张先生的情绪应该如何进行心理护理？

（一）定义

阿尔茨海默病（Alzheimer's dementia, AD）是一种起病隐匿、病因不明的神经变性性疾病，在老年人中常见。其临床表现为持续性、进行性认知和行为障碍为特征的中枢神经系统退行性改变，患者往往表现为程度不同的记忆功能、语言功能、视空间功能、认知功能减退及精神行为异常，这些功能障碍会导致患者的日常生活、社会交往和工作能力明显减退，并出现人格和行为改变。AD 是老年期最常见的痴呆类型，占老年期痴呆的 50%~70%。AD 的患病率与年龄密切相关，全球 65 岁以上老年人群 AD 的患病率为 4%~7%。

（二）病因

AD 的病因目前尚不明确，可能是一组异质性疾病，在多种因素（包括生物和社会心理因素）的作用下而发病。AD 可分为家族性 AD 和散发性 AD，其发生可能与以下因素有关。

1. 家族性 AD 常呈染色体显性遗传，致病基因常见于 21 号染色体的淀粉样前体蛋白、14 号染色体的早老素 1 和 1 号染色体的早老素 2，在与正常基因组成杂合子时可导致个体发病。

2. 散发性 AD 候选基因众多，目前认为载脂蛋白 E 基因最为有关。

3. 近年来随着研究的不断深入，AD 发病的危险因素有低教育程度、膳食因素、吸烟、女性雌性水平降低、高血压、高血脂、高胆固醇、高同型半胱氨酸、血管因素等；降低 AD 发病的因素有良好的教育程度、休闲活动、地中海饮食及体育锻炼等。

（三）临床表现

阿尔茨海默病通常隐匿起病，呈进行性发展，患者患病后一般可生存 5~6 年，近年由于早期治疗和适当康复护理，生存时间可大于 10 年，根据临床症状可将其分为轻、中、重三度。

1. **轻度** 主要表现是记忆障碍，首先出现的是近事记忆力减退，常将日常所做的事和常用的一些物品遗忘，逐渐发展可出现远期记忆力减退，部分患者可出现视空间障碍，外出找不到回家的路，不能精确地临摹立体图，面对生疏和复杂的事物容易出现疲乏、焦虑和消极情绪。人格改变往往出现在疾病的早期，患者变得缺乏主动性，活动减少，孤独自私，对周围环境兴趣减少，对周围人较为冷淡，甚至对亲人漠不关心，情绪不稳，易激惹，对新的环境难以适应。

2. **中度** 此期除记忆障碍继续加重外主要表现为社会接触能力减退，特别是原已掌握的知识和技巧出现明显衰退，出现逻辑思维、综合分析能力减退，还可出现失语、失用和失认，此时患者常有明显的行为和精神异常，情绪不稳，会因找不到自己放置的物品而怀疑被他人偷窃。部分患者出现睡眠障碍，白天思睡，夜间不宁，行为紊乱。患者常捡拾破烂，乱拿他人之物，也可表现为本人活动亢进，或表现出攻击行为，出现明显的人格改变。

3. **重度** 此期患者除上述各项症状逐渐加重外，还有感情淡漠、哭笑无常、言语能力丧失，以及生活完全不能自理等全面性痴呆、极度的智能障碍，此期常可并发全身系统疾病，表现为肺部及泌尿系统感染、压疮及全身性衰竭症状等，最终因并发症而死亡。

案例 6-5B

综合患者张先生的临床表现，入院后查体：神志清楚，听力与视力正常，BP 125/76 mmHg，P 80 次/分，患者不知道当前日期，伴有计算力下降，找词困难，言语中断，睡眠昼夜不分，常将食物放进衣服口袋，坐立不安，食欲亢进。

请回答：

1. 张先生自得病后出现了哪些功能障碍？

2. 除了上述检查外，还应该进行哪些康复护理评估？

二、主要功能障碍

（一）认知障碍

1. **记忆功能障碍** 主要是容易忘记最近发生的事情，学习新知识能力下降，不能准确复述以前学会的知识，患者表现出做事情丢三落四，行为重复等。

2. **执行功能障碍** 首先是计算困难，逐渐发展为理解能力、判断能力、概括能力丧失，不能完成组织、计划和制定策略等工作。

3. **言语功能障碍** 可表现为失语、失用、失认，早期表现为言语表达不如以前丰富，可出现命名性失语，语言组织能力下降，谈话中间可出现停顿，不断重复已经讲过的话，逐渐发展为词不达意，令人难以理解。

4. **视空间功能障碍** 对环境的辨别能力下降，不能绘画，严重者不认识家人，可因找不到回家的路而造成走失。

（二）精神和行为异常

阿尔茨海默病患者经常出现感知、思维、情绪或行为紊乱，行为症状有激越躁动、坐立不安、丧失意志力、反社会行为、食欲或饮食失调、昼夜节律失调、不合礼仪的行为；心理精神症状包括情绪障碍、焦虑抑郁情绪，甚至发展到抑郁症、冷漠、妄想，出现幻觉和错觉，情绪不稳定等。

（三）性格改变

阿尔茨海默病患者常见有两种性格改变。一种为以往性格特征更加突出，如急躁易激动、情绪不稳定、多疑等更加明显，很难与周围人相处；另一种改变与以往性格特征截然相反，使人感到其有了与以往绝对不同的性格。

（四）日常生活活动、工作、社交能力下降

由于记忆力减退及认知缺损等原因，患者的生活和工作能力明显降低，不能胜任日常工作和处理生活中的常见问题，如经常出差错，做事颠三倒四，烧焦饭菜，忘关煤气开关，买东西时搞不清价钱，以及不能按时、按量服药等。由于定向障碍，语言交流困难，患者不愿意或者害怕外出，导致社交活动减少，影响了正常的社会生活及职业功能。患者常出现的生活健康问题有感冒、发热、跌倒、便秘、腹泻、大便失禁、压疮和一些慢性病如高血压、糖尿病、脑卒中、冠心病等。

三、康复护理评估

（一）综合评估

1. **简易精神状态检查量表（MMSE）** 该量表最高得分为30分，分数27~30分为正常，分数<27为认知功能障碍。痴呆严重程度分级方法：轻度MMSE≥21分；中度10分≤MMSE≤20分；重度MMSE≤9分，具体内容参见第三章康复护理评价。阿尔茨海默病的评估可从疼痛、关节活动范围、感觉、肌力、压痛点、反射等方面进行单项评定，也可根据临床症状、工作和生活能力进行综合评估。

2. **哈金斯基缺血指数（Hachinski ischemia index，HIS）** 可区分两种主要痴呆类型，即阿尔茨海默病和多发梗死性痴呆（multi-infarct dementia，MID）。总分18分；≥7分考虑血管性痴呆；≤4分考虑阿尔茨海默病；4~7分考虑混合性痴呆，见表6-6。

表 6-6 哈金斯基缺血指数（HIS）评分表

序号	特征	分数	
1	急性起病	0	2
2	阶段性恶化	0	1
3	病程波动性	0	2
4	夜间谵妄	0	1
5	人格保持	0	1
6	抑郁	0	1
7	躯体的主诉	0	1
8	情感失控	0	1
9	高血压既往史	0	1
10	脑卒中既往史	0	2
11	合并动脉硬化的证据	0	1
12	局限性神经系统症状	0	2
13	局限性神经病学体征	0	2
总分			

注：HIS 包括 13 个项目。评分：评为阴性计 0 分，评为阳性计 1 或 2 分，项目 2、4、5、6、7、8、9、11 计 1 分，项目 1、3、10、12、23 计 2 分。满分 18 分，≥ 7 分时考虑血管性痴呆，≤ 4 分应考虑阿尔茨海默病

3. 临床痴呆评定量表（clinical dementia rating scale，CDR） 该量表从记忆力、定向力、判断力和解决问题能力、社会事务、家庭和爱好及个人料理等六项内容评估痴呆的严重程度（表 6-7）。

表 6-7 临床痴呆评定量表（CDR）

项目	无痴呆 CDR 0	可疑痴呆 CDR 0.5	轻度痴呆 CDR 1.0	中度痴呆 CDR 2.0	重度痴呆 CDR 3.0
记忆力	无记忆力缺损或只有轻度不恒定的健忘	轻度、持续的健忘；对事情能部分回忆，属"良性"健忘	中度记忆缺损；对近事遗忘突出，有碍日常活动的记忆缺损	严重记忆缺损；能记住过去非常熟悉的事，新材料则很快遗忘	严重记忆丧失；仅存片段的记忆
定向力	能完全正确定向	除时间定向有轻微困难外，能完全正确定向	时间定向有中度困难，对检查的地点能定向，在其他地点可能有地理性失定向	时间定向有严重困难；通常对时间不能定向，常有地点失定向	仅有人物定向
判断力 + 解决问题能力	能很好地解决日常问题、处理职业事务和财务；判断力良好，与过去的水平有关	在解决问题、判别事物间的异同点方面有轻微缺损	在解决问题、判别事物间的异同点方面有中度困难；社会判断力通常保存	在解决问题、判别事物间的异同点方面有严重损害；社会判断力通常受损	不能做出判断，或不能解决问题
社会事务	在工作、购物、志愿者和社会团体方面独立的水平与过去相同	在这些活动方面有轻微损害	虽然可能还参加但已不能独立进行这些活动；偶尔检查是正常	不能独立进行室外活动；但可被带到室外活动	不能独立进行室外活动；病重者不能被带到室外活动
家庭 + 爱好	家庭生活、爱好和需用智力的兴趣均很好保持	家庭生活、爱好和需用智力的兴趣轻微受损	家庭活动轻度障碍是肯定的，放弃难度大的家务，放弃复杂的爱好和兴趣	仅能做简单家务，兴趣保持的范围和水平都非常有限	丧失有意义的家庭活动能力

项目	无痴呆 CDR 0	可疑痴呆 CDR 0.5	轻度痴呆 CDR 1.0	中度痴呆 CDR 2.0	重度痴呆 CDR 3.0
个人料理	完全有能力自我照料	完全有能力自我照料	需要督促	在穿着、卫生、个人财物保管方面需要帮助	个人料理需要很多帮助；经常二便失禁

4. **长谷川简易痴呆量表**（Hastgawa dementia scale，HDS） 我国学者根据我国国情，按文化程度将其评分标准化（表6-8）。

表 6-8 长谷川简易痴呆量表（HDS）

指导语：下面要问您一些非常简单的问题，测验一下您的记忆力和注意力，请不要紧张，尽力完成。

问题	评分
1. 今天是几月几号?（星期几）	答错为 0 分，答对 3 分
2. 这是什么地方?	5 秒内正确回答给 2 分
3. 您多大年龄?（±3 年为正确）	答错为 0 分，答对 3 分
4. 最近发生过什么事情?（提前询问知情者）	答错为 0 分，答对 3 分
5. 您出生在哪里?	答错为 0 分，答对 3 分
6. 中华人民共和国成立是哪年?（±3 年为正确）	答错为 0 分，答对 3 分
7. 一年有几个月?	答错为 0 分，答对 3 分
8. 国家现任总理是谁?	答错为 0 分，答对 3 分
9. 100–7，93–7=?	减对 1 次给 2 分，减对 2 次及以上给 4 分
10. 请倒背如下数字: 6-8-2，3-5-2-9	倒背 1 次给 2 分，倒背 2 次及以上给 4 分
11. 将纸烟、火柴、钥匙、手表、钢笔摆在受试者面前，请其说一遍这 5 样物品，然后把物品拿走，请其回忆	说出 5 种 3.5 分，4 种 2.5 分，3 种 1.5 分，2 种 0.5 分，1 种及以下 0 分

（二）记忆功能评估

认知障碍的首发症状可使用韦氏记忆量表（Wechsler memory scale）进行评估。韦氏记忆量表是临床上常用的记忆客观检查方法，有助于鉴别器质性和功能性记忆障碍，分为甲乙两式，甲式由韦克斯勒 (Wechsler)1945 年编制，乙式由斯通 (Stone)1946 年编制。韦氏记忆量表由 7 个分测验组成，即常识、定向、数字顺序关系、逻辑记忆、数字广度、视觉记忆、成对词联想学习。综合 7 个项目的得分，得出一个记忆商 (MQ)。此量表在临床上应用较广。

（三）注意力评估

1. **视觉注意评估** 评估的方法有视跟踪、形态辨认、记忆数字、删字母测试。见表 6-9。

表 6-9 视觉注意评估

分类	评估方法
视跟踪	要求患者的目光跟随光源做上、下、左、右移动
形态辨认	要求患者临摹画出垂线、圆形、正方形和 A 字各一个
记忆数字	在患者面前显示某个数字，让患者记住后，将数字消失，再显示 10 个数字，让患者指出消失的数字，多次训练
删字母测试	要求患者用铅笔以最快的速度划去列表中指定的字母

2. **听觉注意评估** 包括听认字母测试、背诵数字、词辨认。见表6-10。

表6-10 听觉注意评估

分类	评估方法
听认字母测试	要求在一定时间内无规则给患者念字母，要求患者听到特定字母时举手，达到10次符合正常
背诵数字	要求以一定的速度念一系列数字给患者听，念完后要求患者立即背诵，背诵大于5个符合要求
词辨认	向患者放送一段短文录音，其中有10个是指定的同义词，要求患者听到后举手，举手10次为正常。

3. **声辨认评估** ①声音辨认：向患者放送4种声音，要求患者听到其中1种声音时举手，并达到一定的比例要求；②词辨认：在杂音背景中辨认词，要求同上，但录音中有喧闹集市背景。

（四）失认症评估

1. **单侧忽略评估** 单侧忽略是指患者对脑损害部位对侧一半的身体和空间内的物体不能辨认的症状。常用评估方法包括平分直线，是让患者将一条横线用一条垂线将其评分，垂线明显的偏向一侧为阳性；看图说物方法是在一张纸上从左向右画有多种图案，让患者说出物品的名称，如果漏说一侧物品即为阳性；绘图方法是准备几幅画，让患者模仿绘画，如果画出的图缺少一半或明显偏向一侧为阳性；删字方法是将一组阿拉伯数字放在患者面前，让其删除指定的数字，如果只删除一侧为阳性；Albert试验是最敏感的试验，方法是在患者面前摆放一些无规律的线条，让患者用笔与线条正交并删去，达到一定比例未删为阳性。

2. **触觉失认评估** 触觉失认是指虽然触觉、温度觉、本体感觉功能正常，但不能通过手的触摸来辨认物体的形态。评估方法是准备几种物品，让患者闭眼触摸其中一种，睁开眼后从物品中挑出刚才触摸的物品。

3. **疾病失认评估** 疾病失认是指患者否认自己有病，对自己漠不关心。主要依靠临床检查来确定。

4. **视觉失认评估** 视觉失认包括对形状、颜色、物品等不能辨认其名称和用途，但通过触摸、听到声音或闻到气味可辨认。评估方法包括形态辨别、辨认和挑选物品、图片辨别、涂颜色试验、相片辨认等。

（五）失用症评估

失用症常见的类型和评估方法有：①结构性失用，可通过画空心十字试验和火柴棍拼图试验来测定；②运用失用，通过面颊、上肢、下肢和全身分别做相应的吹火柴、刷牙、踢球、拳击姿势等动作来确定功能；③穿衣失用，通过让患者自己穿衣服、系扣子、系鞋带等动作来评估；④意念性失用，是不能产生运动的意念，可通过精细运动进行评估；⑤意念运动性失用：是患者不能执行别人运动的口头指令，可通过Goodglass失用测验进行评估。

（六）日常生活活动能力评估

患者表现出需要精细运动功能，参与活动能力降低，尤其是工具性日常生活活动能力。常用评定量表有Barthel指数、功能独立性评定量表（FIM）、功能活动问卷（FAQ）等。

（七）环境及生活质量方面评估

采用WHO生存质量评定量表（WHO QOL）、健康质量量表（QWBS）、生活满意度指数（LSI）和阿尔茨海默病生命质量测评量表（QL-AD）等进行评定，通过与患者或家庭成员（照顾者）访谈和家访（或实际居住环境考察）的方式，评定患者在现实环境中的作业表现及安全性。

四、康复护理措施

案例 6-5C

患者张先生经康复护理评估 MMSE 评分为 24 分，患者不知道现在时间和住在哪里，多日未排便。入院后医嘱：一级护理、低盐低脂饮食、陪护、降脂、营养脑细胞、通便治疗。

请回答：

1. 对张先生的康复护理原则和目标是什么？
2. 对张先生应采取哪些康复护理措施？

（一）康复护理原则及目标

1. **康复护理原则** 以保守治疗为主，注重预防。生活中的预防性治疗可以采取：①改善生存环境；②戒烟戒酒；③饮食方面调节，既要防止高脂食物引起胆固醇升高，又要注意摄取必要的营养物质，如蛋白质、无机盐类、氨基酸及多种维生素；④保持精神愉快，以利于精神健康；⑤坚持学习新事物，培养广泛的兴趣和爱好；⑥保持与社会广泛接触，丰富生活内容，以促进脑力活动且延缓或减轻衰老的进程；⑦定期体检、及早治疗躯体疾病，对自己身体既要重视，又不可过分注意或担心；⑧避免日常生活和工作中的不良姿势，坚持颈部肌肉和关节活动范围的训练，保护颈部，防止发生外伤。

2. **康复护理目标** 减轻疼痛，改善颈部关节活动范围，加强颈部肌肉训练，改善焦虑和抑郁情绪。根据患者情况保证患者基本生活需要，保持日常生活活动能力，促进患者与他人沟通和参加社交活动的能力。通过合理用药改善认知功能和控制精神症状。

知识链接

阿尔茨海默病的长程管理

随着阿尔茨海默病早期诊断和治疗及总体医疗保健水平的提高，患者的生存时间在逐渐延长。阿尔茨海默病的长程管理，既需要专科医生（精神科或神经科）的指导，也需要老年科医生的支持，更需要社区卫生人员、长期照护机构医护人员的密切配合。阿尔茨海默病患者在不同病期需要解决不同的问题，如语言及运动康复、针对吞咽困难的物理治疗、营养支持、排便训练等，不仅不同专业人员之间需要很好地沟通协调，不同机构间也应该做到医疗信息共享，以便为阿尔茨海默病患者提供连续服务。

资料来源：金洲，解恒革，王鲁宁，等. 中国阿尔茨海默病痴呆诊疗指南（2020 年版）. 中华老年医学杂志，2021，40（3）：269-283.

（二）康复护理方法

阿尔茨海默病患者病情呈进行性发展，患者存活期较长，平均生存年限多为 5~10 年，康复需多专业团队模式干预患者及家属或照顾者。康复护理措施应依据患者个体需要而量身定做，同时应适用于患者所处的疾病阶段，采用整体观，以可以解决问题为中心的途径选择一对一形式，也可以小组形式进行。早期尽可能维持患者各领域的功能，指导家人或照顾者

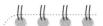

如何应对与患者相处所带来的压力。中期鼓励患者进行必要的身体锻炼，促进患者与他人交流和参加社交活动，并对环境做出适当的调整，帮助患者适应环境。晚期最大限度提升或维持患者生活质量，促进患者增强对自我和他人的意识，预防或减轻关节挛缩，使其身体感觉舒适。

1. **记忆力训练** 包括记忆位置训练、记忆词语训练、记忆数字训练、路线地图记忆训练、缅怀活动记忆治疗，具体方法见表 6-11。

表 6-11 阿尔茨海默病患者记忆力训练

分类	方法
记忆位置训练	将 3~5 个日常用物放在患者面前，让患者记忆，之后撤去，让患者叙述其中一种物品的位置，如此反复多次，让患者加深记忆
记忆词语训练	将一个词组让患者记忆，之后撤去，再将多个词组显示在患者眼前，让其挑出记忆词组，多次训练
记忆数字训练	在患者面前显示某个数字，让患者记住后，使数字消失，再显示 10 个数字，让患者指出之前消失的数字，多次训练
路线地图记忆训练	在患者面前放一张其上有几个大建筑物、中间有街道的地图，由工作人员展示从某处出发到某处，最后到某一点停住，让患者短时间内准确还原之前经过的路线。反复训练，直至无错误后增加难度
缅怀活动记忆治疗	物品：旧照片、历史图片、曾经使用过的物品、穿过的衣服、熟悉的音乐歌曲。采取回忆、对答的方式，通过缅怀过去的岁月和成就，增加患者生活的信心。时间为 10~15 分钟

2. **注意力训练** 包括删除作业训练、排列数字训练、数目顺序训练、时间感训练等，具体方法见表 6-12。

表 6-12 阿尔茨海默病患者注意力训练

分类	方法
删除作业训练	一张 B5 纸上写满 100 个英文字母，如"KBLBZBOYEB……"让患者用铅笔删除字母"B"，并不断变换字母顺序，由慢到快，逐渐增减删除字母的个数等
排列数字训练	给患者 3 张数字卡，让患者由低到高进行排序，再每次给患者 1 张数字卡，让其按照由大到小或由小到大的顺序将这张数字卡插入之前的那些卡中，逐渐增加难度
数目顺序训练	让患者按顺序说或写出 0~10 的数字，如有困难，给患者 11 张上面分别写有 0~10 数字的卡，让患者按顺序排好。然后增加数字跨度，反复训练数次。成功后改为让患者按奇数、偶数或逢十的规律说出或写出一系列数字
时间感训练	给患者一块秒表，让患者按工作人员口令启动，并于 10 秒内由患者按下停止键，之后再将时间延长到 1 分钟，慢慢减少误差，然后不让患者看表，启动后让患者心算，从 10 秒延长到 2 分钟停止，如此经过多次训练，逐渐减少误差，到一边与患者交谈一边让患者进行同上的训练，让患者尽量控制自己不受交谈的影响而分散注意力

3. **解决问题能力训练** 此能力训练涉及推理、分析、综合、比较、抽象等多种认知过程。最简单的训练方法是物品分类，给患者多种物品清单，让患者按物品的共性分类，如食物、衣服、家具、文具等，患者出现错误时给予患者指导、帮助，逐渐正确完成后可增加难度，如衣服细分为上衣、下衣、袜子等。

4. **失认症训练**

（1）触觉失认训练

1）刺激增强衰减法：让患者打开物品，先用健侧手触摸，后用双手触摸，再用患侧手触摸，最后闭目进行，反复多次。

2）暗箱法：让患者看图片后在暗箱中找出相应的物体。

（2）听觉失认训练：可根据失认的类型针对性地进行训练，可展示图片，如看狗的图片、听狗叫后认识狗。

（3）视觉失认训练：见表6-13。

表6-13　阿尔茨海默病患者视觉失认训练

分类	训练方法
颜色失认训练	可提供各种颜色色板让患者配对
物品失认训练	可将多种物品放在一起，其中有相同物品，治疗人员先拿出一个，让患者拿出相同的另一个，并嘱患者告知名称和作用
形状失认训练	可用拼板拼出图案，让患者模仿拼出相同的图案
面容失认训练	可拿照片和写好的名字进行配对辨认
视空间失认训练	让患者在地图上用手指指出从某处开始到某处终止，再原路找回出发点；或从一堆衣服中找出长袖和短袖

（4）一侧空间失认训练：对失认侧经常进行触摸、拍打、挤压、擦洗等感觉刺激，将患者急需的物品经常放在其失认侧，让患者用另一只手越过中线去拿，在失认侧用鲜艳的颜色或灯光提醒患者注意该侧；阅读时可让患者摸着书边，从书边开始阅读，避免遗漏；各项活动尽量在患侧进行，以增强患者的注意力。

（5）身体失认：拍打失认侧让患者说出名称，然后让患者指出其部位；让患者先指出工作人员的某一部位，再指出自身相应的部位；组装小型的人体模型。

5. **失用症训练**　失用症包括意念性失用、意念运动性失用、运动性失用、结构性失用、穿衣失用、步行失用，训练方法见表6-14。

表6-14　阿尔茨海默病患者失用症训练

分类	训练方法
意念性失用	训练时要遵循从易到难、从简单到复杂的原则，对于有困难的训练，工作人员可分解动作，分开训练，并进行提醒，如沏茶后喝茶、洗菜后切菜
意念运动性失用	可边说边做，让患者模仿，或把实物放在患者手中，如刷牙、钉钉子
运动性失用	要给予大量的暗示、提醒，或手把手教，改善后可减少暗示，再加入复杂动作
结构性失用	可先做示范，如搭积木，再让患者搭出相同的形状，遵循从简单到复杂、从平面到立体，开始可多一些提醒、暗示，逐步增加难度；也可以示范画图
穿衣失用	可在衣服的左、右分别做上明显的记号，或在领口、袖口贴上明显的颜色，患者穿衣时可在旁边提醒、暗示，进步后再减少提醒、暗示的次数，直到患者能独立穿衣
步行失用	可利用障碍物诱发患者迈步，或喊口令让患者配合行走，鼓励患者摆动手臂帮助行走

6. **ADL训练**　要督促轻度AD患者生活自理，如买菜、做饭、收拾房间、清理个人卫生，鼓励患者参加社会活动，安排一定时间看报、看电视，使患者与周围环境有一定接触，以分散病态思维，培养对生活的兴趣，活跃情绪，减缓精神衰退。帮助中、重度AD患者进行生活自理能力训练，如梳洗、进食、穿衣、整理物品，并要求患者按时起床，家人或照顾者陪伴患者外出认路，认家门，带领患者参与家务劳动，如擦桌子、扫地，或晚饭后看电视等。

7. **促进语言表达和社会化**　为患者提供参与喜欢的娱乐活动的机会，对患者不能完成的娱乐活动，可按其兴趣或意愿进行活动，改良或探索发展新的娱乐活动，内容可以是读报、看电视、听音乐等被动性活动，也可以是聊天、户外游玩、唱歌、聚会等主动性活动。

8. **适当运动** 通过锻炼身体或适当运动维持身体移动能力，保持身体健康状态，当精细运动功能困难时，可采用粗大运动性活动，如坐、站、翻身或体位转换等相关运动，或散步、打保龄球、拉弹力带、拍巴士球等。

> **科研小提示**
>
> 随着现代设备简单化及便携化的发展，步态分析技术在 AD 的早期识别和临床评估中的应用也逐渐普及。

9. **维持平衡反应能力** 尽可能长时间地维持患者的平衡反应及能力，以预防可能的跌倒和损伤，可选择踩平衡板、荡秋千、玩跷跷板、打太极拳等游戏活动和日常健身活动。

10. **环境改造** 周围环境及家庭设施应便于 AD 患者生活、活动和富有生活情趣。为增强患者日常生活适应性，提高其活动的安全性，其所处的环境应布置简单整洁、道路通畅、无杂物、远离危险；常用物品应固定位置摆放、选择圆角无玻璃家具；在不同功能房间门上贴形象和醒目标识；门后把手挂钥匙，提醒其出门别忘钥匙；安装感应门铃，使患者离开时发出声响，以提示家人或照护者；不要误将 AD 患者单独留在家中等。

11. **心理干预及行为干预** 在配合药物治疗的基础上，可按本病的不同阶段进行不同的治疗和干预，以改善患者焦虑或抑郁情绪，提高其记忆和生活能力，建立患者对疾病治疗和生活的信心。康复护理工作人员应多掌握心理护理的技巧，仔细分析与患者有关的问题。为了延缓其记忆力衰退，应多帮助患者回忆自己过去有趣的事和有成就感的事；经常用心平气和的语气，常用提问的方式与患者交谈；认真回答患者的提问，不能敷衍了事，与患者说话要温和，不能责备强制，不要与患者争执，AD 患者反复问问题时，应耐心给予解释；日常工作中应经常换位思考，做好心理疏导。

12. **对家人及照顾者的教育和指导** 将 AD 疾病的性质、发展过程、治疗及预后告诉家人或照顾者，与其共同讨论，制订患者认知训练计划；指导家人或照顾者正确照顾和护理 AD 患者，教其应对和处理因长期照顾患者所产生的精神紧张与情绪压抑的自我放松和控制技巧，共同促进和维护患者及家人或照顾者的身心健康。

> **科研小提示**
>
> 阿尔茨海默病术后康复治疗中采用正强化理论护理干预可有效缓解患者的疼痛症状，改善患者功能，进而有效提高生命质量。

五、康复护理指导

1. **加强教育** 准确评估患者存在的危险因素，根据患者情况如记忆力下降、语言障碍、空间障碍、攻击性行为等，给予有针对性的宣教。

2. **安全防护** 卫生间、浴室应配置安全扶手，地面要防滑，防止跌倒；做好防走失的护理：有专人陪护、随身佩戴家人联系卡，防止走失等意外的发生。

3. **用药护理** 指导患者和家属遵医嘱正确服药，注意观察服药后疗效和不良反应，及时随诊；所有口服药物应由陪护人员按时督促服下，以免遗忘或错服。

4. **适当锻炼** 指导患者坚持适当的运动和锻炼，维持肢体功能，提高生活自理能力。注意循序渐进，避免劳累。

5. **合理饮食** 保证患者的营养供给，给予患者低盐、低脂、高维生素、高蛋白质、易消化饮食。嘱患者多吃新鲜蔬菜、水果，禁饮酒、咖啡、浓茶等。吞咽困难者应缓慢进食，必要时遵医嘱给予鼻饲饮食，防止误吸、窒息及吸入性肺炎。

6. **预防并发症**

（1）预防感染：患者应根据季节增减衣服，及时擦干汗液，避免感冒、受凉；鼓励轻、中度患者多活动，对卧床患者加强翻身拍背护理，防止坠积性肺炎发生；进食时采取合理的体位，避免呛咳和误吸，以免发生吸入性肺炎；做好口腔的清洁，保证每日饮水量；尿失禁的患者注意会阴部的清洁，观察尿液性质和颜色，减少泌尿系统感染的机会；每日测量体温，观察有无咳嗽、咳痰。

（2）预防压疮：卧床患者应定时翻身，保持皮肤清洁，及时清理排泄物，保持床单位整洁无碎屑。

（3）预防下肢深静脉血栓：卧床患者可被动活动下肢，或应用血栓泵、穿弹力袜等；尽量避免在下肢静脉输液，注意观察下肢有无肿胀、颜色、温度有无改变，患者有无疼痛主诉等。

（4）矫正失用综合征：应鼓励和协助早、中期的患者完成日常生活活动，指导患者进行功能锻炼，注意姿势正确，预防关节畸形；晚期患者每天要进行四肢关节被动活动和四肢肌肉按摩。

7. **心理护理** 尊重患者，不歧视患者，给予患者理解、宽容，多与患者交谈，并鼓励家属多与患者沟通交流，鼓励患者培养兴趣爱好，避免情绪紧张和激动。

（宋文颖）

随堂测 6-5

第六节　脊髓损伤

一、概述

案例 6-6A

李某，男，23 岁，建筑工人，因工作不慎从 8 m 高处坠落。患者自受伤后，双上肢活动自如，双下肢能完成屈髋运动，双小腿无自主运动、无任何感觉，排尿、排便障碍。当日被送到当地医院，入院后确诊为"L_2脊髓损伤"，全身麻醉下行后路的"椎体骨折切开复位、减压自体骨植骨内固定术"。术后诊断为"L_2平面完全性脊髓损伤 A 级"。患者入院后情绪低落，担心疾病预后，觉得疾病会影响工作，给家人带来负担。

请回答：

1. 本病的病因包括哪些？
2. 本病的临床分类包括哪些？
3. 如何正确引导患者面对疾病？

（一）定义

脊髓损伤（spinal cord injury，SCI）是由外伤、疾病和先天发育不良等因素引起的脊髓结构和功能损害，造成损伤水平以下运动、感觉、自主神经功能异常及相应的并发症，是一种严重的致残性疾病。脊髓损伤患者多表现为截瘫或四肢瘫，伴有感觉障碍、排泄障碍、日常生活活动障碍等多种功能障碍。

（二）分类

1. **根据致病因素分类**　分为外伤性脊髓损伤和非外伤性脊髓损伤。

2. **根据损伤程度分类**　分为完全性脊髓损伤和不完全性脊髓损伤。

（三）病因

1. **外伤性致病因素**

（1）高空坠落、交通事故和体育运动等导致脊髓受压甚至完全断裂。

（2）刀伤、枪伤等脊髓外伤。

2. **非外伤性致病因素**

（1）炎症：吉兰 - 巴雷综合征、横贯性脊髓炎、脊髓前角灰质炎等。

（2）肿瘤：包括原发性肿瘤和继发性肿瘤。原发性肿瘤包括脑（脊）膜瘤、神经胶质瘤、神经纤维瘤；继发性肿瘤包括肺癌、前列腺癌转移的脊髓肿瘤。

（3）血管病变：脊髓血栓性静脉炎、动脉炎和脊髓动脉畸形等。

（4）退行性病变：脊柱肌肉萎缩、肌萎缩性侧索硬化症和脊髓空洞等。

（四）流行病学

研究资料表明，80% 脊髓损伤患者为年龄在 40 岁以下的青年人，男性多于女性，且发病率呈逐年上升的趋势。脊髓损伤患病率在不同地区间存在差异，研究结果显示，我国脊髓损伤年患病率为 13 ~ 60 人次 /100 万，国内脊髓损伤最常见的原因是交通事故、高空坠落等；据文献报道，亚洲地区脊髓损伤年平均患病率为 12.1 ~ 61.6 人次 /100 万，欧洲地区为 10.4 ~ 29.7 人次 /100 万，北美地区为 27.1 ~ 83.0 人次 /100 万，国外脊髓损伤最常见原因是交通事故、运动损伤等。

> **知识链接**
>
> **弘扬自强，传递关爱——中国全国助残日**
>
> 中国全国助残日是中国残疾人节日。1990 年 12 月 28 日第七届全国人民代表大会常务委员会第十七次会议审议通过的《中华人民共和国残疾人保障法》第 14 条规定："每年五月第三个星期日，为全国助残日。"《中华人民共和国残疾人保障法》从 1991 年 5 月 15 日开始实施，"全国助残日"活动即从 1991 年开始进行。全国每年都进行"助残日"活动。
>
> 2021 年 5 月 16 日是第三十一次全国助残日。本次助残日的主题是"巩固残疾人脱贫成果，提高残疾人生活质量"。近年来，数百万身陷贫困的残疾人在一系列政策措施帮扶下，或脱困自强，重新燃起生活希望；或奋发创业，书写精彩人生篇章。在党和政府及社会各界关心关怀下，残疾人这个特殊群体冲破生理和心理的束缚，将勇毅化为翅膀，将梦想化作动力，踏上新生活，奋斗新征程。
>
> 携手共进，同享暖阳——写在第三十一次全国助残日之际，新华社北京 2021 年 5 月 16 日电。

二、主要功能障碍

案例 6-6B

经过一段时间的治疗，患者目前生命体征平稳，意识清晰，查体：双上肢活动自如、腱反射正常、可翻身、可从仰卧位坐起、能完成主动屈髋动作，不能独站、独走。L_2 平面以下运动功能缺失、感觉缺失、双下肢瘫、肌张力低、腱反射消失、排尿及排便障碍。磁共振检查结果：L_2 水平异常信号。

请回答：

1. 该患者存在哪些功能障碍？
2. 如何对其进行康复护理评估？

（一）运动功能障碍

根据损伤部位不同，脊髓损伤患者可表现为不同的运动功能障碍。损伤平面在 C_4 以上，可引起双上肢、躯干、双下肢同时瘫痪及盆腔脏器功能损害，称为四肢瘫（tetraplegia）。损伤平面在 T_1 以下的患者可出现躯干、双下肢瘫及盆腔脏器功能损害，即为截瘫（paraplegia）。完全性脊髓损伤表现为损伤平面以下的运动功能完全丧失；不完全性脊髓损伤可表现为不同的运动功能障碍。其主要表现如下。

1. 肌力改变 损伤平面以下肌力减退或消失，造成自主运动功能障碍。

2. 肌张力改变 上运动神经元损害，可表现为损伤平面以下肌张力增高；下运动神经元损害，可表现为损伤平面以下肌张力减弱，无论是增高还是减弱都会影响运动功能。

3. 反射功能改变 主要表现为损伤平面以下反射消失、减弱或亢进，出现病理反射，如霍夫曼（Hoffman）征和巴宾斯基（Babinski）征阳性。

（二）感觉功能障碍

不同部位、程度的脊髓损伤产生不同类型的感觉障碍，具体表现如下。

1. 不完全性脊髓损伤 感觉障碍呈不完全性丧失，其范围和部位差异明显。损伤部位在前，表现为痛、温觉障碍；损伤部位在后，表现为触觉及本体觉障碍；损伤部位在一侧，表现为对侧痛、温度觉障碍、同侧触觉及深部感觉障碍。

2. 完全性脊髓损伤 损伤平面以上可有痛觉过敏；损伤平面以下感觉完全丧失，包括肛门周围的黏膜感觉。远侧肢体有感觉异常、疼痛和感觉过敏等情况。

3. 其他 感觉功能障碍还可以出现以下这些症状。

（1）疼痛：常为脊髓损伤的早期表现，可分为根性、传导束性及脊柱骨折引发的疼痛。

（2）感觉异常：患者可出现针刺感、烧灼感、麻木感、蚁走感、凉感、束带感等，可出现于病变部位的神经根支配的皮肤，也可出现于病变水平以下的部位。

（3）感觉丧失：触觉丧失发现较早，患者常感觉麻木。感觉丧失不易被患者察觉，直至皮肤出现损伤而不感觉疼痛时才引起患者的注意。

（4）感觉分离：脊髓后角损害出现同侧痛觉和温觉缺失、触觉保留的痛触分离现象。

（三）排尿、排便功能障碍

1. 排尿功能障碍 主要表现为膀胱括约肌功能障碍。上运动神经源性膀胱发生于颈、胸、腰髓损伤的患者，因膀胱肌肉痉挛致膀胱容量缩小，出现尿失禁；下运动神经源性膀胱发生于骶髓和马尾神经损伤的患者，因膀胱肌肉瘫痪致容量增大，出现尿潴留。

2. 排便功能障碍　主要表现为肛门括约肌功能障碍。排便功能障碍时因缺乏结肠反射，肠蠕动减慢，导致排便困难，称神经源性肠道功能障碍。当排便反射破坏发生大便失禁时称弛缓性肠道功能障碍。

> **知识链接**
>
> ### 成人脊髓损伤后神经源性肠道功能障碍的管理指南
>
> 　　2021 年 5 月，美国脊髓损伤协会(ASIA)发布了成人脊髓损伤后神经源性肠道功能障碍(neurogenic bowel dysfunction，NBD)的管理指南。指南指出几乎每名脊髓损伤患者都伴有神经源性肠道功能障碍，控制神经源性肠道功能障碍是提高患者生活质量的主要决定因素。指南从神经源性肠道功能障碍的评估，基本肠道管理，适用性设备，饮食、食品增补剂、纤维素、液体和益生菌，口服药物，栓剂、灌肠剂和冲洗剂的使用，姿势和活动对神经源性肠道功能障碍的影响，功能性磁刺激的使用，功能性电刺激的使用，神经源性肠道功能障碍手术干预，神经源性肠道功能障碍并发症的处理，对脊髓损伤患者和照顾者的教育，神经源性肠道功能障碍的心理社会支持十三个方面给出了建议并陈述了理由。
>
> 　　资料来源：Bombardier CH，Azuero CB，Fann JR，et al. Management of mental health disorders，substance use disorders，and suicide in adults with spinal cord injury：clinical practice guideline for healthcare providers[J]. Top Spinal Cord Inj Rehabil. 2021，27（2）：152-224.

（四）其他功能障碍

脊髓损伤后的功能障碍还有自主性反射障碍（autonomic dysreflexia，AD）、脊髓休克（spinal shock）等。由于交感神经损伤，患者可出现排汗功能、血管运动功能障碍和体温调节障碍。除此之外，患者还可出现心动过缓、直立性低血压、皮肤脱屑、水肿、指甲松脆和角化过度等症状。

1. 自主性反射障碍　一种急性的交感神经兴奋综合征，常发生于 T_6 或 T_6 以上的脊髓损伤患者，其特征为严重的高血压、搏动性头痛、视物不清、心动过缓，以及损伤平面以上出汗、潮红和鼻塞等症状。一般发生于伤后 2 个月脊髓休克消失后，常因膀胱和肠道的扩张、便秘、压疮、感染、疼痛、过热、过冷、衣服过紧对睾丸或阴茎的压迫、某些药物及留置导尿等引起。

2. 脊髓休克　指脊髓受到外力损伤后，脊髓与大脑高级中枢的联系中断，损伤平面以下所有神经反射消失，肢体呈完全性弛缓性瘫痪，出现尿潴留、大便失禁等症状。持续时间为数小时至数周。脊髓休克不代表完全性脊髓损伤，对脊髓损伤患者的功能评定必须在脊髓休克恢复后进行，以免影响评定结果。

三、康复护理评估

（一）脊髓损伤的神经功能评定

损伤平面是指保留身体双侧正常运动和感觉功能的最低脊髓节段。脊髓损伤平面的综合判断主要以运动平面为依据，但 T_2—L_1 节段运动平面难以确定，所以主要依靠感觉平面来确定。C_4 脊髓损伤可以采用膈肌作为运动平面为主要参考依据。

美国脊髓损伤学会（American Spinal Injury Association，ASIA）和国际脊髓学会（International Spinal Cord Society，ISCOS）根据神经支配的特点，选出一些关键肌（key muscle）和关键点（key point），通过对这些肌肉和感觉点的检查，迅速确定损伤平面（表6-15）。

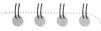

表 6-15 损伤平面的确定

损伤平面	运动平面关键肌	感觉平面关键点
C_2		枕骨粗隆
C_3		锁骨上窝
C_4		肩锁关节顶部
C_5	屈肘肌（肱二头肌、肱肌）	肘前窝的桡侧面
C_6	伸腕肌（桡侧伸腕长肌和短肌）	拇指
C_7	伸肘肌（肱三头肌）	中指
C_8	中指屈指肌（指深屈肌）	小指
T_1	小指外展肌	肘前窝的尺侧面
T_2		腋窝的顶部
T_3—T_{11}		第三肋间至第十一肋间
T_{12}		腹股沟韧带中部
L_1		T_{12} 与 L_2 之间上 1/3 处
L_2	屈髋肌（髂腰肌）	大腿前中部
L_3	伸膝肌（股四头肌）	股骨内上髁
L_4	踝背伸肌（胫前肌）	内踝
L_5	趾长伸肌（足拇长伸肌）	足背第三跖趾关节
S_1	踝跖屈肌（腓肠肌、比目鱼肌）	外踝
S_2		腘窝中点
S_3		坐骨结节
S_4—S_5		肛门周围

1. **运动平面（motor level）评定** 根据神经节段与肌肉的关系，将肌力为 3 级的关键肌确定为运动平面，该平面以上节段支配的关键肌肌力必须是 4 级。因身体两侧损伤平面可能不一致，评定时应分别检查两侧运动平面，并分别记录。

2. **感觉平面（sensory level）评定** 确定感觉平面时，须从 C_2 节段开始检查，直到针刺觉或轻触觉 < 2 分的平面为止。左右两侧需要分别评估，因为两侧的感觉平面可能不一致。

（二）损伤严重程度评定

常采用 ASIA 的损伤分级（表 6-16）。脊髓损伤后首先应判断是完全性脊髓损伤还是不完全性脊髓损伤。在检查患者肢体和躯干的运动和感觉功能的同时，应重点检查肛门周围的运动和感觉功能，通过评估最低骶节 S_4—S_5 有无残留功能来判断脊髓损伤的严重程度。一般运动功能是指肛门指诊时肛门外括约肌的自主收缩，感觉功能是指肛门皮肤黏膜交界处的感觉及肛门深部感觉。

表 6-16 ASIA 损伤分级

级别	损伤程度	运动和感觉功能
A	完全性脊髓损伤	鞍区 S_4—S_5 无任何感觉或运动功能保留
B	不完全性脊髓损伤	神经平面以下包括鞍区 S_4—S_5 无运动功能但有感觉功能保留，且身体任何一侧运动平面以下无 3 个节段以上的运动功能保留
C	不完全性脊髓损伤	神经平面以下有运动功能保留，大部分关键肌肌力 3 级以下
D	不完全性脊髓损伤	神经平面以下有运动功能保留，大部分关键肌肌力 3 级或以上
E	正常	检查所有节段的感觉和运动功能均正常，且患者既往有神经功能障碍，则分级为 E。既往无脊髓损伤者不能评为 E 级

（三）脊髓休克评定

1. **阳性表现**　损伤平面以下所有神经反射消失，肢体呈完全性弛缓性瘫痪、尿潴留、大便失禁。阳性体征：球（海绵体）- 肛门反射消失。

2. **结束表现**　损伤平面以下出现任何感觉、运动或肌肉张力升高和痉挛。阳性体征：球（海绵体）- 肛门反射再出现。但 15%~30% 的正常人和圆锥损伤患者不出现该反射。

（四）运动功能评定

1. **运动评分**　采用 ASIA 和 ISCOS 的运动评分法（表 6-17）：检查身体两侧各自 10 对肌肉的关键肌，采用 MMT 法测定肌力，每组肌肉所得分值与测得的肌力级别相同，从 1~5 分不等，把各关键肌的分值相加。正常者两侧运动平面总分值为 100 分，评分越高肌肉功能越佳，亦可用这一评分表示运动功能的变化。NT 表示无法检查，如果任何因素（如疼痛、体位或失用）妨碍了检查，则该肌肉的肌力被认定是 NT。

表 6-17　运动评分法

右侧的评分	平面	代表性肌肉	左侧的评分
5	C_5	肱二头肌	5
5	C_6	桡侧伸腕肌	5
5	C_7	肱三头肌	5
5	C_8	中指指深屈肌	5
5	T_1	小指外展肌	5
5	L_2	髂腰肌	5
5	L_3	股四头肌	5
5	L_4	胫前肌	5
5	L_5	拇长伸肌	5
5	S_1	腓肠肌	5

2. **痉挛评定**　目前多采用改良的 Ashworth 量表进行评定。详见第三章第一节运动功能评定。

（五）**感觉功能评定**

采用 ASIA 的感觉指数评分（sensory index score，SIS）方法进行评定。选择身体两侧共 28 对皮区关键点，在每个关键点上检查 2 种感觉，即针刺觉和轻触觉，按 3 个等级分别评定打分：0= 缺失，1= 异常，2= 正常，NT= 无法检查。不能区别钝性和锐性刺激的感觉评分为 0。每个皮区感觉有四种状况：右侧针刺觉、右侧轻触觉、左侧针刺觉和左侧轻触觉。把各皮区关键点评分相加即产生两个总的感觉评分（针刺觉评分和轻触觉评分），正常者两侧感觉总分值分别为 112 分，两种感觉最高得分为 224 分。分数越高表示感觉越接近正常，亦可用这一评分表示感觉功能的变化。

（六）**日常生活活动能力评估**

截瘫患者可用改良的 Barthel 指数量表进行评定；四肢瘫患者用四肢瘫功能指数（quadriplegic index of function，QIF）进行评定。

（七）**心理、社会状况评估**

脊髓损伤者因发病急、病情重，会产生严重的心理负担及社会压力感。正确评估患者及家属对疾病的认知程度、心理状态、社会功能、家庭及社会支持度，对患者康复有直接影响。

（八）功能恢复预测

对完全性脊髓损伤的患者，根据损伤平面预测其功能恢复情况（表6-18）。

表 6-18　脊髓损伤平面与功能恢复的关系

损伤平面	不能步行，轮椅依赖程度				轮椅独立程度		独立步行
	完全依赖	大部分依赖	中度依赖	轻度依赖	基本独立	完全独立	
C_1—C_3	√						
C_4		√					
C_5			√				
C_6				√			
C_7—T_1					√		
T_2—T_5						√	
T_6—T_{12}							√①
L_1—L_3							√②
L_4—S_1							√③

注：①可进行治疗性步行；②可进行家庭步行；③可进行社区步行

四、康复护理措施

案例 6-6C

患者发病后2个月，双侧上肢肌力正常，双侧屈髋肌肌力3级，双侧伸膝肌肌力0级，踝关节无主动运动，双下肢瘫痪无张力，患者膀胱无充盈感，大便不能自行排出。

请回答：

1. 该患者应怎样进行康复训练？

2. 该患者训练中应该注意哪些问题？

（一）康复护理目标

1. **短期目标**　①稳定患者情绪，减轻焦虑程度，帮助患者面对疾病，配合治疗和护理。②康复护理措施的实施，如保持脊柱的稳定性、心理护理、减轻症状、预防脊髓二次损伤及并发症，以及分期实施运动训练和 ADL 训练。

2. **长期目标**　利用多种手段，使患者受限或丧失的功能和能力得到最大限度的恢复，恢复日常生活活动能力及心理适应能力，提高生存质量，回归家庭和社会。

（二）康复护理方法

1. **急性期康复护理措施**　通常指伤后 6~8 周内，此期的主要问题为脊柱骨折尚未稳定、脊髓休克、咳嗽无力和呼吸困难。脊髓损伤患者早期康复十分重要，对患者的预后具有决定性作用。

（1）正确体位的摆放：正确的体位可以促进患者肢体功能恢复，有助于预防关节挛缩和压疮。

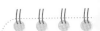

1）仰卧位：截瘫患者上肢功能正常，采取自然体位即可。四肢瘫患者上肢体位摆放时应将双肩向上，防止后缩，肩下的枕头高度适宜，双上肢放在身体两侧的枕头上，肘伸展，腕关节背屈 30°~45° 以保持功能位，手指自然屈曲，手掌可握毛巾卷，以防出现手部畸形。四肢瘫及截瘫患者下肢体位摆放相同，髋关节伸展，在两腿之间放 1~2 个枕头，以保持髋关节轻度外展。膝关节伸展，膝关节下可放小枕头，以防止膝过伸。双足底可垫软枕，以保持踝关节背屈，预防足下垂，足跟下放小软垫或垫圈，防止出现压疮。

2）侧卧位：四肢瘫患者应将双肩向前，肘关节屈曲，前臂放在胸前的枕头上，下侧的前臂旋后放在床上，腕关节自然伸展，手指自然屈曲，在躯干背后放一枕头给予支持；四肢瘫及截瘫患者的下肢体位摆放相同，下侧的髋和膝关节伸展，上侧的髋和膝关节屈曲放在枕头上，与下侧的腿分开，踝关节自然背屈，上侧踝关节下垫一软枕。

（2）被动活动：为防止关节挛缩和畸形，从脊髓损伤急性休克期开始，直至患者能够主动进行全关节活动范围运动均应进行被动活动。每日进行 1~2 次，每个肢体从近端到远端的活动在 10 分钟以上。活动时应注意：①肩关节屈曲、外展 < 90°，直腿抬高运动 < 45°，膝屈曲下髋关节屈曲运动 < 90°；②活动范围不可超过最大生理范围，以免拉伤肌肉或韧带；③脊柱稳定性差的患者禁止进行脊柱的屈曲和扭转活动；④四肢瘫患者禁止头颈部及双肩的牵伸运动；⑤截瘫患者禁止活动髋关节，以避免加重胸、腰椎的损伤。

（3）主动活动：针对患者肢体残存功能进行训练，扩大代偿功能，为日后的其他训练打好基础。

（4）体位变换：脊髓损伤患者应根据病情变换体位，一般每 1~2 小时变换一次，如果皮肤受压部位出现红晕应立即翻身。为维持脊柱的稳定性，可由 2~3 人轴向翻身，勿将患者在床上拖、拉、拽等以防皮肤擦伤。体位变换后，仔细检查患者全身皮肤有无局部红肿、破溃，皮温情况及肢体血液循环情况，并按摩受压部位。

（5）呼吸及排痰训练：指导患者进行呼吸训练和辅助咳嗽训练。详见第五章第三节。

（6）排尿、排便的护理

1）排尿护理：脊髓损伤后 1~2 周内多采用留置导尿的方法。急性期因输液较多，留置导尿管应始终处于开放状态，保持尿道口清洁，导尿管每周更换一次，预防泌尿系统感染；进入中后期，可定期开放导尿管，每 3~4 小时开放一次，指导患者做排尿动作，主动增加腹压。出院前指导患者自我清洁导尿，并教会患者或家属导尿技术、局部消毒及无菌操作。

2）排便护理：脊髓损伤早期指导患者定时排便，多食粗纤维食物，以促进排便；便秘者可口服缓泻药，并在肛门内注入甘油以扩张直肠，引起排便反射；中后期指导患者学会坐在坐便器上自行注入开塞露，排便后清洁肛门。

2. 恢复期康复护理措施 脊髓损伤患者经 3~6 个月的综合治疗，病情基本稳定，脊柱骨折愈合，运动、平衡、转移及 ADL 能力得到改善，但仍存在挛缩、各种功能性活动能力低下、日常生活不能自理等问题。护理的内容包括加强心理疏导、运动功能训练、ADL 训练、矫形器和辅助器具的使用及环境改造等。

（1）运动功能训练

1）增强肌力训练：脊髓损伤患者为了应用轮椅、拐杖或自助器，在卧床或坐位时，要重视肌力的训练。上肢肌力训练针对肩带肌、胸大肌、三角肌、肱二头肌、肱三头肌、肱桡肌，屈伸腕部，对屈伸手指肌群及握力进行训练。躯干部肌力训练是针对背肌、腹肌进行强化训练。

下肢肌力训练是针对腰方肌、髂腰肌、股四头肌、胫前肌、拇长伸肌、腓肠肌、臀大肌、臀中肌等进行训练。按照患者的肌力水平选择适宜的运动训练方式：①0 级和 1 级肌力主要训练方法为被动活动、神经肌肉电刺激及肌电生物反馈治疗；②2~3 级肌力时，可进行较大范围的辅助、主动及器械性运动，根据患者肌力情况，调节辅助量；③3~4级肌力时，可进行抗阻运动。

2）床上移动训练：包括翻身训练、肘支撑训练、手支撑、床上移动训练等，具体训练如下。①翻身训练：鼓励截瘫患者利用残存的上肢功能，利用惯性自行翻身，四肢瘫等不能独立翻身者给予必要的协助和指导。②肘支撑：俯卧位时，两肘交替移动，直到两肘撑起后，肘位于肩的下方，双腿伸直，以促进头颈和肩胛肌的稳定（图6-21）。③手支撑：患者双手放于体侧臀旁支撑在垫上，使臀部充分抬起（图6-22）。④床上移动：截瘫患者可进行侧方支撑移动、前方支撑移动训练；四肢瘫患者根据损伤平面和程度进行训练，具体方法：借助床边吊环自我坐起，双手放在体侧，躯干前屈、前倾，双手用力快速向下支撑，头及肩后伸，躯干及下肢向不同方向移动。

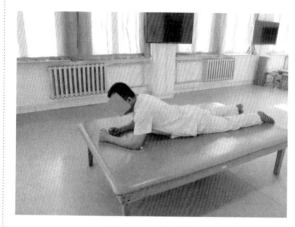

图6-21 肘支撑

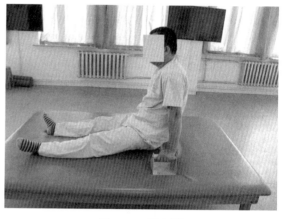

图6-22 手支撑

3）坐位训练：脊髓损伤患者多采用长腿坐位进行平衡维持训练（图6-23），包括静态平衡训练和动态平衡训练。静态平衡训练时可在患者面前放一面镜子，以发现和纠正异常姿势。动态平衡训练是指在静态平衡完成较好的基础上，利用肢体的改变、梳头、拍手、接球等动作进行动态平衡训练。训练应逐步从睁眼状态过渡到闭眼状态。

4）转移训练：根据患者脊髓损伤平面、残存肌力及关节活动范围等情况选择不同的转移方法，包括辅助转移和独立转移。在辅助患者进行转移训练前，康复护士应先演示、讲

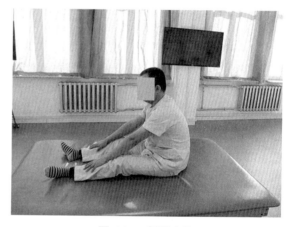

图6-23 长腿坐位

解，并辅助患者完成训练。床-轮椅间的独立转移包括利用头上方吊环转移、利用滑板转移、正面转移、侧方转移、垂直转移及平行转移等（图6-24）。

5）站立训练：在坐位训练完成较好后可以开始站立训练，首先进行体位适应性训练，以防止直立性低血压。站立训练过程中应注意协助患者保持脊柱的稳定性。

6）步行训练：脊髓损伤后3~5个月，已完成上述训练者佩戴矫形器进行训练。可进行平行杠内站立、行走训练，平稳后移全杠外，用腋杖代替平行杠，可采用摆至步、摆过步、两点步和四点步等方法训练，直至患者获得独立的站立和行走功能（图6-25）。

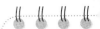

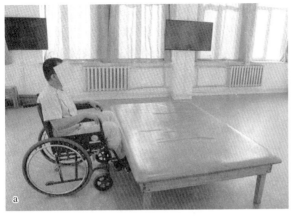
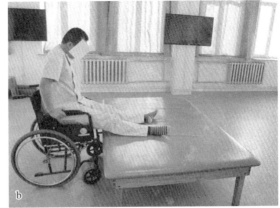

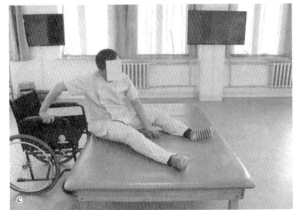
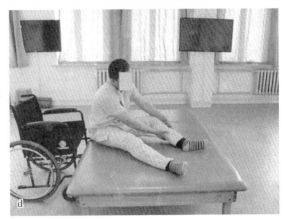

图 6-24　截瘫患者从轮椅到床的正面转移

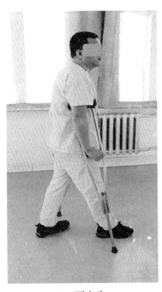

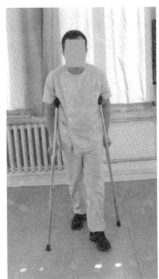

a. 两点步　　　　　　　　　b. 四点步

图 6-25　步行训练

（2）ADL 能力训练：患者病情稳定后，尽早开展 ADL 训练，具体实施原则如下。①将训练内容与日常生活活动相结合，如进食训练在三餐时进行。②训练前做好各种准备，如辅助患者排空和大便，妥善固定各种导管，以防训练中脱落。③训练过程中鼓励患者尽量自己完成所有步骤，必要时才给予协助。④让家庭成员共同参与训练过程，指导其用最恰当的方式帮助患者生活自理。⑤训练前、后观察患者身体状况和精神状态，如有不适及时报告医生，调整训练内容。具体训练内容见第五章第八节。

（3）矫形器、辅助器具和环境改造的护理：①指导患者及家属正确佩戴和使用矫形器、辅助器具和轮椅；②告之注意事项，如使用轮椅的患者，训练时每30分钟进行一次臀部减压，用上肢撑起躯干或侧倾躯干（图6-26），不能完成者，由他人辅助，每次持续15秒，以防压疮发生；③与医生、康复治疗师、矫形器技师、患者家属一同对患者所处的环境进行无障碍设计和改造，并针对改造后的环境对患者和家属进行指导。

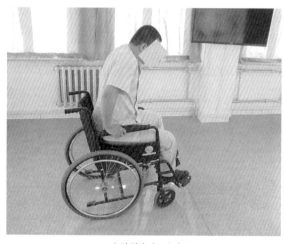
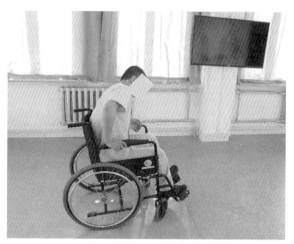

a. 上肢撑起躯干减压　　　　　　　　　　　　　　　b. 侧倾躯干减压

图 6-26　臀部减压

（4）心理护理：脊髓损伤患者多伴有悲观、焦虑、急躁或绝望情绪。康复护士应多与患者沟通交流，建立良好护患关系，疏导患者负面情绪，向患者及家属解释脊髓损伤的相关知识，并利用榜样力量，帮助患者正视疾病与残疾，让患者在良好的状态下配合康复治疗和护理。加强家庭支持系统，充分调动家属的积极性，指导家属学习基本的康复技能和护理知识，为患者出院后的家庭康复或社区康复奠定基础。

3. **并发症的护理**　多数脊髓损伤患者由于并发症而死亡，只有进行及时、有效的防治才能提高患者的生存质量。脊髓损伤常见的并发症包括压疮、泌尿系统感染与结石、疼痛、下肢深静脉血栓、异位骨化、自主神经反射障碍等，护士需及时发现，并提供行之有效的护理措施，特别是对自主神经反射障碍的处理，应去除诱因，抬高床头，立即服用硝苯地平等降压药。

科研小提示

　　脊髓损伤照顾者的照护体验是一个复杂动态的过程，患者处于不同的疾病阶段，照顾者的照护体验随之发生变化，应给予每阶段针对性指导。

五、康复护理指导

（一）自我护理

1. **学习自我护理**　使患者由替代护理过渡到促进护理和自我护理，训练患者自我护理的技术和能力，鼓励患者独立完成活动。

2. **养成良好的卫生习惯**　预防呼吸系统及泌尿系统感染，保持个人及环境卫生。

3. **药物管理**　指导患者遵医嘱准确按时服药，尤其注意抗痉挛药物停药时应逐渐减量。

4. **加强排尿、排便管理**　教育患者学会独自处理排尿、排便，颈髓损伤患者的家属学会辅助患者处理排尿、排便。

5. **定期复查**　患者出院后要定期复查，防止主要脏器并发症的发生。制订长期康复训练计划，指导家属掌握基本康复知识和训练技能，防止发生二次残疾。

（二）合理膳食

制订合理的膳食计划，保证各种营养素的合理摄入，这是增强体能、抗病能力和身体免疫力的重要环节。

（三）心理调节

营造积极训练氛围，调整患者的心理状态，使其乐观地对待自身疾病，充分利用肢体残存功能独立完成各种生活活动，以良好的心态面对困难和挑战。

（四）持之以恒

利用社区和家庭资源，坚持康复训练，循序渐进，逐步提高残存功能，预防失用综合征。

（五）回归社会

对患者进行社会康复和职业康复，鼓励患者参加社会性活动，逐步回归社会。

随堂测 6-6

科研小提示

脊髓损伤患者康复形式的选择和康复锻炼态度受多种因素影响，医护人员应依据患者的问题和需求寻找有效方法帮助患者提高居家康复质量。

（孔祥颖）

第七节　周围神经病损

一、概述

案例 6-7A

患者，女，47 岁，家政服务人员，10 日前出现腹泻、低热症状，3 日前出现双下肢对称性麻木、无力，尚能行走。近日症状逐渐加重，主诉：四肢麻木、无力，手部及足部出现手套及袜套样感觉。患者来院就诊后医生为其进行了颅脑 CT 检查，结果提示"未见明显异常"；行腰椎穿刺检查脑脊液化验：细胞数正常，脑脊液氯测定 117.0 mmol/L，脑脊液蛋白测定 1.03 g/L；出现蛋白 - 细胞分离现象。电生理检查提示：远端运动神经传导潜伏期延长、传导速度减慢、F 波异常。

请回答：

1. 从该病的临床表现看属于哪种周围神经病损？
2. 试分析该病的主要病因是什么？

（一）定义

周围神经（peripheral nerve）是由脑和脊髓以外的神经节、神经丛、神经干及神经末梢组成，是传递中枢神经和躯体各组织间信号的装置。周围神经根据连于中枢的部位不同可分为脑神经、脊神经，根据分布的对象不同可分为躯体神经和内脏神经（又称自主神经）。

周围神经病损（peripheral neuropathy）是指各种因素引起的周围神经干或其分支损伤，造成运动功能障碍、感觉功能障碍、自主神经功能障碍和病理反射等。

（二）分类

周围神经病损可分为 3 类，即神经失用、轴突断裂、神经断裂。

（三）病因

1. **外伤因素** 挤压伤、牵拉伤、挫伤、撕裂伤、切割伤、火器伤、医源性损伤等。

2. **非外伤因素** 炎症、中毒、缺血、营养缺乏、代谢障碍等。

（四）常见的周围神经病损

常见的周围神经病损包括臂丛神经损伤、桡神经损伤、正中神经损伤、尺神经损伤、腕管综合征、坐骨神经损伤、腓总神经损伤、胫神经损伤、糖尿病性周围神经损伤、三叉神经痛、特发性面神经麻痹、肋间神经痛及吉兰 - 巴雷综合征等。

二、主要功能障碍

案例 6-7B

患者诊断为急性炎性脱髓鞘性多发性神经病（吉兰 - 巴雷综合征）。医生为其进行了体格检查：T 36.2℃，P 86 次 / 分，R 20 次 / 分，BP 110/65 mmHg，患者意识清楚，言语流利，表情焦虑，面颊潮红。双侧瞳孔等大同圆，直径 3.0 mm，无眼震颤。颈软，查体合作。双上肢近端肌力 4 级，远端肌力 3 级，双侧肱二头肌、肱三头肌反射（+），双下肢肌力 3 级，肌张力低，双膝反射（+），腱反射未引出，双小腿肌肉压痛，双侧直腿抬高试验阳性，四肢末端感觉减退。视觉疼痛评分 5 分，Barthel 指数 70 分。

请回答：

1. 该患者存在哪些功能障碍？

2. 该患者主要的康复护理评估内容有哪些？

1. **运动功能障碍** 运动神经不完全损伤的情况下，多数表现为肌力减退。完全损伤后，受损神经所支配的肌肉主动运动消失、肌张力和反射减弱或消失。

2. **感觉功能障碍** 周围神经病损后，由于感觉神经受损，其对应区域的触觉、痛觉、温度觉、振动觉和两点辨别觉可减退或完全丧失，患者可出现麻木、刺痛、灼痛、感觉过敏等症状。

3. **自主神经功能障碍** 周围神经病损后，由交感神经纤维支配的血管舒缩功能、出汗功能和营养性功能发生障碍。另外，交感神经受损还可以引起疼痛和水肿。

4. **反射功能障碍** 深反射、浅反射减弱或消失，早期偶有深反射亢进。

5. **肢体畸形** 当周围神经完全病损时，由于与麻痹肌肉相对的正常肌肉的牵拉作用，使肢体呈现特有的畸形。

6. **心理障碍** 周围神经病损可影响患者的正常生活和工作，患者可出现焦虑、抑郁、狂躁等不良情绪。

7. **其他障碍** 周围神经病损患者除了上述功能障碍外，还可以伴有日常生活活动能力障碍、呼吸运动障碍等。

三、康复护理评估

（一）运动功能评估

1. **肌力**　采用 MMT 对肌力进行评定。具体方法见第三章第一节。

2. **关节活动范围**　使用测量工具对关节活动范围进行测量。具体方法见第三章第一节。

3. **患肢及肌肉情况**　测量患肢和健肢周径并进行对比，以了解肌肉有无萎缩、肿胀，另外，还需观察患肢皮肤是否完整、肢体有无畸形。

4. **运动功能恢复评估**　英国医学研究院神经外伤学会将周围神经损伤后的运动功能恢复情况分为 0 级—5 级共 6 个级别，等级越高代表运动功能越好（表 6-19）。

表 6-19　周围神经病损后运动功能恢复等级

恢复等级	评价标准
0 级	肌肉无收缩
1 级	近端肌肉可见收缩
2 级	近、远端肌肉均可见收缩
3 级	所有重要肌肉均能做抗阻力收缩
4 级	能进行所有运动，包括独立的和协同的
5 级	完全正常

（二）感觉功能评估

1. **评估内容**　包括触觉、痛觉、温度觉、压觉、两点辨认觉、图形辨别觉、皮肤定位觉、位置觉、运动觉等的评估。

2. **感觉功能恢复评定**　英国医学研究院神经外伤学会将周围神经病损后的感觉功能恢复情况分为 6 级（表 6-20）。

表 6-20　周围神经病损后感觉恢复等级

级别	评价标准
0	感觉无恢复
1	支配区皮肤深感觉恢复
2	支配区浅感觉触觉部分恢复
3	皮肤痛觉和触觉恢复，且有感觉消失
4	感觉达到 S_3 水平外，两点辨别觉部分恢复
5	完全恢复

（三）自主神经功能评定

可根据自主神经功能障碍的表现进行评估，常用发汗试验。

（四）神经反射检查

对肱二头肌反射、肱三头肌反射、膝反射、踝反射和桡骨骨膜反射等进行检查，应注意双侧检查结果的对比。

（五）电生理学评定

神经肌电图、神经传导速度测定和体感诱发电位对神经病损的部位、程度及损伤神经恢复情况进行判断。

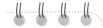
（六）日常生活活动能力评定

常用 Barthel 指数量表进行 ADL 评定。

（七）其他

1. **神经干叩击试验**　用于神经病损的诊断和神经再生的评定。

2. **心理评估**　了解患者的心理状态、人际关系、环境适应能力和社会支持系统情况。具体方法见第三章第六节。

四、康复护理措施

案例 6-7C

患者对自己的疾病毫无认知，医护人员向其讲解了疾病诊治情况及预后，患者虽已了解自己的病情，但仍担心预后及治疗费用情况，经常问医生和护士，自己的病何时能痊愈，会不会影响以后的生活、工作，何时能够出院，医护人员每次都给予其耐心解释、安慰。

请回答：

1. 如何为该患者制订综合性的康复护理计划？

2. 对于患者担心自己病情的预后及费用情况，应如何与其进行有效沟通？

（一）康复护理目标

（1）短期目标：及早镇痛，消除炎症、水肿；尽早开展康复护理工作，促进神经再生，保持肌肉质量，增强肌力，促进感觉功能恢复，防止肢体发生挛缩畸形。

（2）长期目标：最大限度地恢复患肢原有的功能，患者生活可自理，参与社会活动，重返社会，提高生活质量。

（二）康复护理方法

1. **急性期康复护理方法**

（1）保持良肢位：应用矫形器、石膏托、夹板等，将患肢的关节保持良肢位。

（2）患肢的被动运动：早期患肢各关节应做全方位的被动运动，每天至少 1~2 组，每组各方向分别做 3~5 次，保证关节的活动范围，预防关节的挛缩和畸形。

（3）患肢的主动运动：受损程度较轻或病情有所好转时，需进行主动运动，如渐进性抗阻肌力训练、等速肌力训练、耐力训练等。

（4）受损肢体肿痛的护理：伴有水肿的患者，抬高患肢；对患肢做轻柔的向心按摩与被动运动，可采用热敷、温水浴、红外线、弹力绷带缠绕法等物理治疗方法改善局部血液循环，减轻组织水肿和疼痛。

（5）保护患肢：由于患肢存在运动和感觉障碍，存在受伤的危险，所以对受损部位应加强保护，如戴手套、穿袜子等。一旦出现损伤，恢复比较慢，可采用理疗等方法进行辅助治疗。

2. **恢复期康复护理方法**　急性期 5~10 天，炎症水肿消退后，进入恢复期。早期的治疗护理措施在恢复期仍可选择使用，此期的重点是促进神经再生，增强肌力，促进运动、感觉功能恢复。

（1）神经肌肉电刺激疗法：周围神经受损后可引起肌肉瘫痪，可采用神经肌肉电刺激法，延缓肌萎缩的发展，保护肌肉质量。治疗时注意观察和护理局部皮肤，防止感染或烫伤。

（2）肌力训练：根据受损肌肉的功能情况选择不同类型的肌力训练，受损肌肉肌力在 0~1 级时，进行助力运动，应注意循序渐进；受损肌肉肌力在 2~3 级时，可进行范围较大的助力运动、主动运动及器械性运动，但运动量不宜过大，以免肌肉疲劳，随着肌力逐渐增强，助力逐渐减小；受损肌肉肌力在 3~4 级时，可进行抗阻练习，以争取肌力的最大恢复，同时进行速度、耐力、灵敏度、协调性和平衡性的训练。

（3）作业治疗：根据功能障碍的部位、肌力、耐力及严重程度，选择适宜的作业治疗方法。通过作业治疗能够预防伤病带来的残疾和残障、维持健康、促进生活独立程度、提升生活质量等。常用的作业治疗方法包括编织作业、打字作业、雕刻作业、缝纫作业等。

（4）ADL 训练：将 ADL 训练可与肌力训练相结合，如进食、洗澡、修饰、穿脱衣物、转移等动作。训练中可使用辅助器具，如便于进食的特殊器皿、改装的牙刷及便于穿脱的衣物等，以增强训练效果。训练中可逐渐增加训练强度和时间，以增强身体的灵活性和耐力。

（5）感觉功能训练：周围神经病损后，出现的感觉障碍主要有局部麻木感、灼痛，感觉过敏，感觉缺失等。

1）局部麻木感、灼痛：可进行手术治疗和非手术治疗。手术治疗主要是进行交感神经节封闭手术。非手术治疗包括药物疗法、理疗，理疗可选择经皮电神经刺激疗法、干扰电疗法、超声波疗法、磁疗、激光照射、直流电药物离子导入疗法、针灸等方法对患者进治疗。

2）感觉过敏：可采用脱敏疗法，即感觉抑制法。首先指导患者克服敏感现象，然后是在敏感区逐渐增加刺激，具体方法包括：①选用不同质地、不同材料的物品刺激敏感区，5~10 次 / 分，最初可先选用柔软的棉花，以后可以逐步过渡到毛巾、毛毯、毛刷、沙子、米粒、小玻璃球等。②采用旋涡浴、按摩、振动、渐进压力、叩击、冷热疗法等刺激敏感区，以帮助患者适应和耐受。

3）感觉缺失：在促进神经再生的治疗基础上，患者处于闭眼 - 睁眼 - 闭眼的不同状态，采用针刺、冷、热、深压刺激等手段，帮助患者进行感觉重建。然后利用不同质地、形状、大小的物品对患者进行移动性触觉训练、持续触压觉训练、触觉定位训练、触觉灵敏性训练和触觉辨识训练。

（6）矫形器和辅助器具护理：周围神经病损常伴有各种肌肉、肌腱和关节的挛缩变形，可以使用各种矫形器和辅助器具治疗。如桡神经瘫痪动力型支具维持关节活动（图 6-27）、腕手固定式矫形器保持功能位（图 6-28）、桡神经损伤腕关节背伸夹板矫正垂腕（图 6-29）、尺神经麻痹矫形器预防和矫正畸形（图 6-30）。

（7）心理护理：护士应多与患者交流，鼓励患者倾诉，帮助患者和家属了解所患疾病的相关知识，帮助其正确面对疾病，树立信心，积极配合和参与治疗及护理，鼓励患者家属多关心患者，加强社会支持作用。

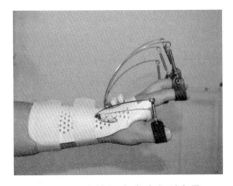

图 6-27 桡神经瘫痪动力型支具

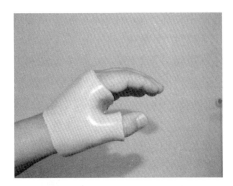

图 6-28 腕手固定式矫形器

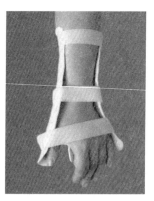

图 6-29　桡神经损伤腕关节背伸夹板

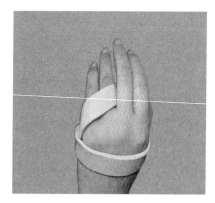

图 6-30　尺神经麻痹矫形器

五、常见周围神经病损的康复护理

（一）特发性面神经麻痹

特发性面神经麻痹（idiopathic facial palsy）又称面神经炎或贝尔麻痹，为茎乳突孔内面神经非特异性炎症引起的周围性面神经麻痹。

1. 常见功能障碍　包括摄食功能障碍、面神经麻痹，根据受累部位的不同，部分患者还可表现为味觉障碍和听觉障碍。

2. 康复护理要点　①指导患者对着镜子按摩瘫痪面肌、进行面部随意运动的训练；②对茎乳突附近肌肉进行热敷或红外线照射；③指导患者正确服药；④保护眼部，对眼睑闭合不全的患者使用眼罩、涂眼药膏，以保持眼睛的湿润。

（二）急性炎性脱髓鞘性多发性神经病

急性炎性脱髓鞘性多发性神经病（acute inflammatory demyelinating polyneuropathy，AIDP）又称吉兰-巴雷综合征（Guillain-Barré syndrome，GBS），是一种分节段脱髓鞘疾病，并常累及远端，亦可扩展到神经根，引起急性或亚急性瘫痪。本病为病因不明的可能与感染有关的免疫机制参与的急性（或亚急性）特发性多发性神经病。

1. 常见功能障碍

（1）运动功能障碍：对称性肌无力，由远端到近端发展。

（2）呼吸功能障碍：10%~30% 的患者出现呼吸肌麻痹，危及生命。

（3）感觉功能障碍：麻木感、针刺感、手套样等异常感觉。

（4）脑神经损害：常见双侧面瘫及展神经麻痹。

（5）自主神经功能障碍：可表现为皮肤潮红、尿潴留、水肿、心动过速等。

（6）并发症：肺炎、肺不张、窒息、中毒性心肌炎、深静脉血栓、压疮等。

2. 康复护理要点

（1）呼吸功能训练：采取主动或辅助腹式呼吸、缩唇呼吸，有痰液者可指导有效咳嗽，进行体位引流和拍背辅助排痰。部分患者急性期可出现呼吸肌麻痹，应备好抢救物品，如已使用呼吸机的患者应加强口腔护理，及时给予雾化吸入并按时吸痰，每 2 小时帮助患者翻身拍背一次。

（2）运动功能训练：对患者进行全身各关节的被动运动，维持正常的关节活动范围，增强肌力。肌力的训练要根据麻痹肌肉的肌力决定增强肌力的模式，可按照被动运动、助力运动、主动运动、抗阻运动的顺序进行训练，循序渐进，逐渐增强肌力。

（3）作业治疗：根据患者功能情况，可进行打字、编织等作业训练，以增加肌肉的灵活性和耐力。

（4）感觉功能训练：可通过针灸、按摩抚触、拍打、毛刷刷皮肤、冷热疗法、蜡疗、功能性电刺激等方法，促进神经网络的重建，促进感觉恢复。

（5）ADL 训练：尽早开展 ADL 训练，可借助辅助器具进行训练。

（6）并发症的护理：对各项并发症采取预防和对症处理。

（三）臂丛神经损伤

1. **分类**　臂丛神经由 C_5、C_6、C_7、C_8、T_1 神经根组成，具体支配上肢运动功能和感觉功能。各种外力作用如牵拉伤、交通事故伤、枪伤、产伤等可造成臂丛神经损伤。根据受损部位的高低可将臂丛神经损伤分为三类：上臂型损伤、前臂型损伤、全臂型损伤。

2. **常见功能障碍**

（1）上臂型损伤：可表现为肩外展和屈肘功能障碍。

（2）前臂型损伤：可表现为尺神经支配肌肉麻痹和部分正中神经和桡神经功能障碍。

（3）全臂型损伤：可表现为整个上肢的弛缓性麻痹。

3. **康复护理要点**

（1）上臂型损伤：采用外展支架保护患肢，同时按摩患肢各肌群，被动活动患肢各关节，也可选用温热疗法、电疗法。在受累肌肉出现主动收缩时，应根据肌力选用助力运动、主动运动及抗阻运动，必要时可手术治疗。

（2）前臂型损伤：使用支具使腕关节保持在功能位，协助患侧腕关节及掌指、指间关节做被动运动。

（3）全臂型损伤：协助做患肢各关节的被动运动，如患肢功能不能恢复，应训练健肢的代偿功能。

（四）桡神经损伤

1. **损伤部位与临床表现**　在臂丛的各周围神经中，桡神经最易遭受外伤，最常见于肱骨中、下三分之一处骨折时。桡神经受损部位不同，产生的临床表现不同。

（1）高位损伤：产生完全的桡神经麻痹，上肢各伸肌皆瘫痪。

（2）肱三头肌以下损伤：伸肘力量尚保存。

（3）肱桡肌以下损伤：部分旋后能力保留。

（4）前臂区损伤：各伸指肌瘫痪。

（5）腕骨区损伤：只出现手背区感觉障碍。

2. **常见功能障碍**

（1）伸腕、伸指、前臂旋后功能障碍，因伸腕、伸指肌瘫痪可出现"垂腕"，指关节屈曲，拇指不能桡侧外展（图6-31）。

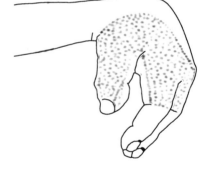

图 6-31　桡神经损伤

（2）手背桡侧半皮肤感觉迟钝。

3. **康复护理要点**

（1）保持肢体功能位：可使用支具使腕背伸30°、指关节伸展、拇外展，以避免肌腱挛缩。

（2）被动运动：对受累关节进行被动活动和按摩，但麻痹肌不能过度外展。

（3）作业治疗：选择适宜的作业治疗项目，扩大关节范围、提高灵活性和协调性。

（4）理疗：可采用低频电刺激、微波、水疗等方法对患者进行治疗。

（五）尺神经损伤

尺神经损伤多见于肘部和腕部的损伤。

1. **常见功能障碍**

（1）运动功能障碍：环小指掌指关节过伸、指间关节屈曲，小指爪形手畸形，手指内收、外展障碍，小指与拇指对捏障碍。

（2）感觉功能障碍：手部尺侧半面和尺侧一个半手指感觉障碍，小指感觉消失（图6-32）。

2. 康复护理要点　训练方法同桡神经损伤，为防止小指、环指和掌指关节过伸畸形，可使用关节折曲板，使掌指关节屈曲至45°，也可佩戴弹簧手夹板，使蚓状肌处于良好位置，屈曲的手指处于伸展状态。

（六）正中神经损伤

正中神经损伤多由儿童肱骨髁上骨折和腕部切割引起。

1. 常见功能障碍

（1）损伤平面位于肘关节时，可出现"猿手"畸形，拇指不能对掌、桡侧三个半指感觉障碍，常合并灼性神经痛。

（2）损伤平面位于腕关节时，出现拇指不能对掌，大鱼际肌萎缩及桡侧三个半指感觉障碍（图6-33）。

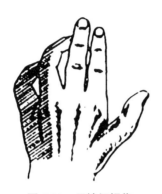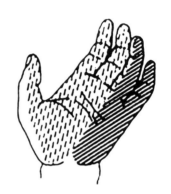
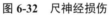

图 6-32　尺神经损伤　　　　图 6-33　正中神经与尺神经合并损伤

2. 康复护理要点　训练方法同桡神经损伤，运用支具使受累关节处于功能位。视病情不同选择被动运动、主动运动及理疗等方法，以矫正"猿手"畸形，防治肌腱挛缩。

（七）坐骨神经损伤

髋关节半脱位、刀伤、臀部挛缩手术及臀大肌注射都可以引起坐骨神经损伤。

1. 常见功能障碍

（1）高位损伤：股后部、小腿和足部肌肉麻痹，膝关节不能屈曲、足下垂，小腿后外侧和足部感觉消失。

（2）股后部、下部损伤：仅表现为踝、足趾功能障碍。

2. 康复护理要点　视病情不同选择被动运动、主动运动及理疗等方法，可配合使用支具（如足托）或矫形鞋，以防治膝、踝关节挛缩，及足内、外翻畸形。

（八）腓神经损伤

腓神经损伤在下肢神经损伤中最多见。

1. 常见功能障碍

（1）运动功能障碍：损伤后常表现为足与足趾不能背伸、足不能外展、足下垂、马蹄内翻足、足趾下垂、行走时呈"跨越步态"（图6-34）。

（2）感觉功能障碍：小腿前外侧及足背感觉障碍。

2. 康复护理要点　视病情不同选择被动运动、主动运动及理疗等方法，以预防膝关节挛缩畸形、足内翻、足趾屈曲畸形等。可用足托或穿矫形鞋使踝保持90°位置。如为神经断裂，应尽早手术缝合。

（九）腕管综合征

腕管综合征是正中神经在腕管内受压而出现的一组综合征，可由腕横韧带压迫、外伤、遗传性或解剖异常、代谢障碍引起，也可继发于类风湿关节炎。对于青年或中年人主诉夜间手感觉异常者，均可考虑此病。

1. 常见功能障碍

（1）运动功能障碍：大鱼际肌萎缩、无力，拇指对掌无力。

（2）感觉功能障碍：桡侧三根手指端疼痛或麻木（图6-35）。

（3）蒂内尔（Tinel）征阳性，叩击腕横韧带区常引起感觉异常。

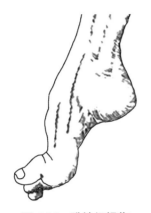
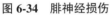

图6-34　腓神经损伤

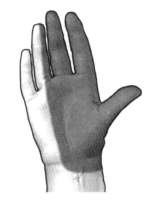

图6-35　腕管综合征疼痛或麻木部位

2. 康复护理要点

（1）肌无力的代偿：严重无力需配用对掌支具，将拇指置于外展位，以便使拇指掌面能与其他各指接触。

（2）感觉缺失与疼痛：可使用经皮电神经刺激疗法，将表面电极置于疼痛区域，使疼痛缓解；如患者已产生反射性交感神经营养不良，可进行手部按摩、冷热水交替浴及腕、指关节助力与主动关节活动范围练习。

六、康复护理指导

1. 指导患者在日常活动中注意保护患肢，防止再损伤。
2. 指导患者利用社区和家庭康复资源，坚持康复训练，尤其是 ADL 训练。
3. 指导患者正确对待疾病，鼓励患者多参与社会活动，加强社会支持。
4. 指导患者正确服药，预防和护理并发症与合并症。

随堂测 6-7

（刘　昕）

小　结

脑卒中分为缺血性脑卒中和出血性脑卒中，主要功能障碍是偏瘫，还有认知功能、感觉功能、言语功能等多种功能障碍。颅脑损伤可分为闭合性损伤和开放性损伤。脑性瘫痪按运动障碍类型及瘫痪部位及粗大运动功能分级系统分型。帕金森病是常见的中老年的神经变性疾病，病因与环境、遗传、年龄有关，主要运动障碍为静止性震颤、运动迟缓、肌强直和姿势步态不稳。阿尔茨海默病是一种起病隐匿、病因不明的大脑退行性病变，功能障碍主要包括认知障碍、精神症状。脊髓损伤是由外伤、疾病和先天发育不良等因素引起，主要功能障碍包括运动功能障碍、感觉功能障碍和自主神经功能障碍。

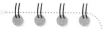

周围神经病损主要致病因素包括外伤因素和非外伤因素，主要功能障碍包括运动功能障碍、言语功能障碍、自主神经功能障碍、反射功能障碍。

注意重点学习以上各疾病康复护理评估方法及康复护理措施，对患者进行耐心的康复护理指导，尊重理解患者，形成医者仁心、尚德精术的护理价值观。

思考题

1. 颅脑损伤患者主要的功能障碍包括哪些方面？

2. 简述脑性瘫痪儿童的临床分型。

3. 简述帕金森病运动障碍的特点。

4. 简述阿尔茨海默病的主要功能障碍。

5. 简述脊髓损伤的主要功能障碍。

6. 简述脊髓损伤患者急性期正确体位摆放的具体方法。

7. 张某，女，23 岁，因头部外伤入院，诊断为中型颅脑损伤。经过 1 个月的治疗，生命体征正常，左侧肢体瘫痪，肌力 2 级，肌张力高，右侧正常，语言逻辑性差，语速慢，伴有明显记忆障碍。问题：

（1）该患者的康复护理目标包括哪些？

（2）应采取哪些康复护理措施？

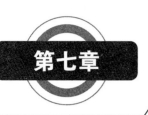

导学目标

通过本章内容的学习，学生应能够：

基本目标

1. 描述颈椎病、肩周炎、腰痛、骨折、手外伤、截肢、关节置换术的定义、病因、分型及临床特点。

2. 说明颈椎病、肩周炎、腰痛、骨折、手外伤、截肢、关节置换术的主要功能障碍。

3. 实施颈椎病、肩周炎、腰痛、骨折、手外伤、截肢、关节置换术的康复护理评估。

4. 制订颈椎病、肩周炎、腰痛的康复护理方案。

5. 依据加速康复外科新理念制订骨折、手外伤、截肢、关节置换术的康复护理方案。

6. 举例说明颈椎病、肩周炎、腰痛、骨折、手外伤、截肢、关节置换术等康复护理指导的具体内容。

发展目标

1. 准确分析颈椎病、肩周炎、腰痛、骨折、手外伤、截肢、关节置换术的功能障碍特点，能够正确评估功能障碍的范围和程度。

2. 归纳颈椎病、肩周炎、腰痛、骨折、手外伤、截肢、关节置换术的康复护理评估方法，制订特异性优选康复护理方案。

3. 具有循证护理能力，依据医学伦理原则慎重、准确筛选骨科康复新技术，制订具体的康复护理方案。

思政目标

1. 具备多学科协作的团队意识、沟通能力和爱岗敬业的护理价值观。

2. 树立符合社会发展需求的护理价值观，全心全意为患者服务。

第一节　颈椎病

一、概述

案例 7-1A

　　王先生，45岁，教师，长期伏案工作到深夜，为缓解夜间劳累常常吸烟，并常常睡在办公室的沙发上，颈部经常出现落枕现象，颈部僵硬不适5年余，近1个月出现颈部疼痛，右侧上肢麻木、酸胀，间断发作，时轻时重，休息或活动后症状稍减轻，近5天自觉转头后颈部疼痛症状加重，上肢麻木自肩部放散至拇指，今日下肢无力。患者自发病后轻度头晕，颈部旋转到某一位置时加重，眼睛干涩，记忆力减退，情绪低落、急躁，常胡思乱想，担心会引起肢体瘫痪，入睡困难，为求进一步治疗来医院就诊。

　　请回答：

　　1. 王先生为什么出现上述症状？

　　2. 从王先生的症状看有可能是哪种类型的颈椎病？

　　3. 针对王先生的情绪应该如何进行安抚？

（一）定义

　　颈椎病（cervical spondylosis）是颈椎间盘组织退行性改变及其继发病理改变累及周围组织结构（神经根、脊髓、椎动脉、交感神经等），并出现一系列的临床症状和体征。颈椎病是临床常见病、多发病。随着人们工作和生活方式的改变，颈椎病发病率逐年增高，且呈现年轻化的趋势。

（二）病因

　　1. **颈椎间盘退行性改变**　是颈椎病发生和发展的最基本原因。因颈椎间盘退行性改变，可导致椎间隙狭窄、关节囊及韧带松弛、脊柱活动时稳定性下降，继而引起椎体、关节突关节、前纵韧带、后纵韧带、黄韧带等变性、增生、钙化，形成颈段脊柱不稳定的恶性循环，最后因脊髓、神经、血管受到刺激或压迫而出现一系列临床表现。

　　2. **急、慢损伤**　急性损伤可加重原已退行性改变的颈椎间盘损害而诱发颈椎病；慢性损伤可加速颈椎的退行性改变过程，提前出现临床症状。

　　3. **颈椎先天性椎管狭窄**　由于在胚胎或发育过程中椎弓根过短，使椎管矢状径小于正常值（14~16 mm）。因此，即使退行性改变比较轻，也可出现压迫症状而发病。

（三）临床分型

　　颈椎病根据病理变化，结合症状体征可分为六种类型，即颈型颈椎病（cervical spondylosis）、神经根型颈椎病（cervical spondylotic radiculopathy）、脊髓型颈椎病（cervical spondylotic myelopathy）、椎动脉型颈椎病（cervical spondylotic vertebroarterial impairment）、交感神经型颈椎病（cervical spondylotic sympathetic imbalance）、混合型颈椎病（mixed cervical spondylosis）。

　　1. **颈型颈椎病**　症状以颈后疼痛、发僵为主，常于晨起、久坐、受寒后发作。主要表现为颈椎活动轻度受限，颈肩背部肌肉紧张、压痛。X线摄片检查无椎间隙狭窄等明显的退行性改变，但常显示颈椎生理曲度改变。

2. **神经根型颈椎病** 由颈椎间盘侧后方突出、钩椎关节或关节突关节增生、肥大而刺激或压迫神经根所致，占颈椎病的 50%~60%，是发病率最高的颈椎病。主要表现为颈部活动受限，颈、肩部疼痛。疼痛向上臂、前臂和手指放射，手指呈神经根性分布麻木和疼痛，活动不灵，仰头咳嗽可加重疼痛，并伴有头痛、头晕、视物模糊、耳鸣等表现。检查可见颈部活动受限，棘突、棘突旁或沿肩胛骨内缘有压痛点，可出现压头试验及臂丛神经牵拉试验阳性。①压头试验阳性：患者端坐，头后仰并偏向患侧，术者用手掌在其头顶加压，出现颈痛并向患手放射；②上肢牵拉试验阳性：术者一手扶患侧颈部，一手握患腕，向相反方向牵拉，此时因臂丛神经被牵拉，刺激已受压的神经而出现放射痛。X 线摄片可见颈椎骨赘形成、椎间隙变窄、椎间孔变形、生理曲度改变等。通常患者有外伤、长时间伏案工作和睡眠姿势不良的病史。

3. **脊髓型颈椎病** 由于椎间盘后方突出，椎体后缘骨赘或椎管狭窄压迫脊髓而导致的颈椎病，占颈椎病的 10%~15%。表现为颈肩痛伴有四肢麻木、肌力减弱或步态异常。严重者发展至四肢瘫痪、卧床不起、尿潴留。检查可见颈部活动受限不明显，肢体远端常有不规则的感觉障碍、肌张力增高、腱反射亢进或病理反射。X 线摄片可见颈椎生理曲度改变、椎间隙狭窄。

4. **椎动脉型颈椎病** 椎间关节退变压迫并刺激椎动脉，引起椎基底动脉供血不足而出现临床症状。典型症状为体位性眩晕，恶心、呕吐，四肢无力，共济失调，甚至倾倒，但意识清醒。卧床休息数小时或数日后症状可消失。症状严重或病程长久者，可出现脑干供血不足，进食呛咳，咽部异物感，说话吐字不清，以及一过性耳聋、失明等症状。有时与交感型颈椎病很难区别。X 线摄片可见钩椎关节增生。

5. **交感型颈椎病** 本型的发病机制尚不太清楚，目前认为是椎间关节退变累及交感神经，引发交感神经功能紊乱而致。主要表现为头痛、心悸、胸闷、听力减退、视物模糊、心律失常、多汗、肢体或面部区域性麻木等。

6. **混合型颈椎病** 混合型颈椎病常累及颈脊神经根、脊髓颈段、椎动脉或颈交感神经节等结构，可能同时刺激或压迫几种组织结构，临床症状多样且复杂，各组织受累可同时出现，更多的是先后发生，故临床上早期表现为单一型，而后期演变成混合型。

案例 7-1B

根据王先生的自述，医生为其进行了相关检查：T 36.2℃，P 86 次 / 分，R 16 次 / 分，BP 113/83 mmHg，双肺呼吸音略粗，未闻及干、湿啰音，心律齐，无杂音，腹部检查无异常。颈部活动略受限，右侧侧屈 45°，左侧侧屈 50°，前屈 48°，后伸 50°，右旋 50°，左旋 60°，颈 4 至颈 6 棘突压痛，右侧肩胛骨内侧和斜方肌中部压痛明显，右侧椎间孔挤压试验（+），右侧臂丛神经牵拉试验（+），右侧拇指感觉稍减退。双侧肱二头肌腱、肱三头肌腱、膝腱反射正常引出，四肢肌力 5 级，肌张力正常，双足背动脉搏动良好，双下肢深浅感觉对称，双侧病理征阴性。

请回答：

1. 王先生自得病后出现了哪些功能障碍？
2. 除了上述检查外，还应该进行哪些康复护理评估？

二、主要功能障碍

1. **神经根型颈椎病** 主要的功能障碍为疼痛，感觉异常，上肢及手麻木、无力等上肢功能障碍，严重者可影响 ADL 能力。

2. **脊髓型颈椎病** 依严重程度，可表现为四肢麻木、肌力下降、步态异常，影响上下肢功能，严重者可截瘫。

3. **椎动脉型颈椎病** 一般影响四肢功能，轻度影响生活和工作，但头晕严重者亦可影响日常生活活动能力。

4. **交感型颈椎病** 不影响四肢功能，但影响日常生活活动能力。

> **知识链接**
>
> **食管型颈椎病**
>
> 食管型颈椎病是以咽部异物感、吞咽困难、呼吸困难等为主要症状的一种特殊类型的颈椎病。其发病率较低，临床易误诊、漏诊。其病理基础主要与骨赘对食管、气管的压迫及周围炎症反应有关。
>
> 食管型颈椎病的诊断主要通过动态食管钡餐造影，可以显示颈椎退变的程度及骨赘的形态、食管及咽部受压的部位及程度。早期首选保守治疗，可缓解病情但难于根治；越来越多的学者选择手术治疗方案，通过切除骨赘解除食管压迫，术后症状多能明显改善。
>
> 资料来源：谭浩林，罗程，张润，等.食管型颈椎病诊断与治疗的进展[J].中国骨伤，2017，30（12）：1165-1170.

三、康复护理评估

颈椎病的评估可从疼痛、关节活动范围、感觉、肌力、压痛点、反射等方面进行单项评定，也可根据临床症状、工作和生活活动能力进行综合评估。

（一）神经根型颈椎病的评估

日本学者田中靖久对神经根型颈椎病从症状和体征进行综合评价，其正常值为20分。见表7-1。

表7-1 神经根型颈椎病评价表

项目	表现	评分
症状	A. 颈肩部的疼痛与不适	
	a. 没有	3
	b. 时有	2
	c. 常有或有时有	1
	d. 常很严重	0
	B. 上肢疼痛与麻木	
	a. 没有	3
	b. 时有	2
	c. 常有或有时有	1
	d. 常很严重	0
	C. 手指疼痛与麻木	
	a. 没有	3
	b. 时有	2
	c. 常有或有时有	1
	d. 常很严重	0

续表

项目	表现	评分
体征	A. 椎间孔挤压试验	
	a. (-)	
	b. 颈肩手痛（+）、颈椎运动受限（-）	3
	c. 颈肩手痛（+）、颈椎运动受限（-）	2
	或颈肩手痛（+）、颈椎运动受限（+）	1
	d. 颈肩手痛（+）、颈椎运动受限（+）	0
	B. 感觉	
	a. 正常	2
	b. 轻度障碍	1
	c. 明显障碍	0
	C. 肌力	
	a. 正常	2
	b. 轻度障碍	1
	c. 明显障碍	0
	D. 腱反射	
	a. 正常	1
	b. 减弱或消失	0
工作生活能力和手功能	A. 工作和生活能力	
	a. 正常	3
	b. 不能持续	2
	c. 轻度障碍	1
	d. 不能完成	0
	B. 手的功能	
	a. 正常	0
	b. 仅有无力、不适而无功能障碍	-1
	c. 有功能障碍	-2

（二）脊髓型颈椎病的评估

采用日本骨科学会（Japanese Orthopaedic Association，JOA）评价表法进行评分，从上下肢运动功能、感觉和膀胱功能等方面对脊髓型颈椎病进行评价，满分 17 分。见表 7-2。

表 7-2　脊髓型颈椎病 JOA 评分标准

项目	评分
I 上肢运动功能	
0. 不能自己用筷子或匙进食	0
1. 可以用匙进食，但不会使用筷子	1
2. 勉强可以用筷子进食	2
3. 平常可以用筷子进食，但不灵活	3
4. 正常	4

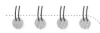

项目	评分
II 下肢运动功能	
0. 不能行走	0
1. 走平路需用手杖或其他支持物	1
2. 走平地不需手杖或其他支持物，但上下楼梯时用	2
3. 走平地、上下楼梯时均不需支持物，但不灵活	3
4. 正常	4
III 感觉	
A. 上肢	
0. 有明确的感觉障碍	0
1. 轻度的感觉障碍或有麻木感	1
2. 正常	2
B. 下肢：0、1、2 均与上肢相同	
C. 躯干：0、1、2 均与上肢相同	
IV 膀胱	
0. 尿闭	0
1. 重度排尿困难（残尿感、屏气排尿、淋沥）	1
2. 轻度排尿困难（尿频、排尿迟缓）	2
3. 正常	3

四、康复护理措施

案例 7-1C

　　医生为王先生进行了 X 线检查，发现颈椎生理曲度变直，颈 4、5、6 椎体后缘增生，椎间隙变窄，椎间孔及横突孔变形、狭窄。为进一步诊断行 MRI 检查：颈 4、5、6 椎间盘右后外侧突出，髓核完整。患者自得知检查结果后，烦躁，坐立不安，心悸，入睡进一步加重，每天睡眠 4~5 小时，记忆力减退明显，经常问医生和护士，自己的病能否治好，会不会从此不能重返讲台而丢掉工作，每当此时患者还表现出胸闷和手抖、出汗，整日请求手术治疗，医护人员虽耐心解释，但王先生半信半疑。

　　请回答：

　　1. 如何为王先生制订综合性康复护理计划？

　　2. 如何为王先生实施有温度的心理疏导和健康教育？

（一）康复护理原则及目标

　　1. **康复护理原则**　以保守治疗为主，注重预防，避免日常生活和工作中的不良姿势，坚持颈部肌肉和关节活动范围的训练，保护颈部，防止发生外伤。

　　2. **康复护理目标**　减轻疼痛，改善颈部关节活动范围，加强颈部肌肉训练，改善焦虑和抑郁情绪。

（二）康复护理措施

1. **良姿位** 坐姿为躯干直立，颈部轻度后伸。长期低头工作或躺在床上、沙发上看电视都可使颈椎过度屈曲或后伸，引起关节囊、肌肉的劳损，加速退变。卧姿以仰卧位最佳，侧卧位次之。长期取一侧卧位，使颈椎侧弯，侧方受力失衡，因此，侧位睡姿应经常改变侧卧方向。俯卧位由于破坏颈椎自然曲度不可采用。

2. **运动疗法** 通过颈背部的肌肉锻炼，增强颈背肌肉力量，以保持颈椎的稳定；通过颈部功能练习，恢复及增进颈椎的活动功能，防止僵硬，改善血液循环，促进炎症的消退；运动疗法还可缓解肌痉挛，减轻疼痛。

3. **颈椎制动** 颈椎制动可解除颈部肌肉痉挛，缓解疼痛；减少突出的椎间盘或骨赘对脊髓、神经根及椎动脉的刺激；颈椎术后制动是为了使手术部位获得外在的稳定支持，有利于手术创伤的早日康复。制动方法包括使用颈托（图7-1）、围领（图7-2）和支架（图7-3）三类。

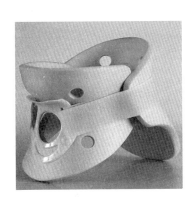

图 7-1 颈托

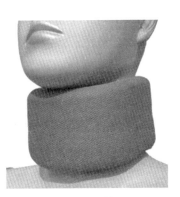

图 7-2 围领

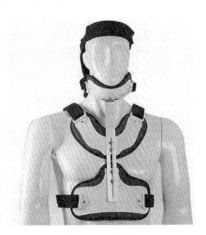

图 7-3 支架

围领的作用是固定颈椎于适当的体位以维持正常的生理曲度，限制颈椎的异常活动，减少不稳定的因素，减轻椎间关节创伤性反应，有利于组织水肿的消退，对急性期患者尤为重要。围领的高度以保持颈椎处于中间位最适宜。急性期过后围领应去除，长期应用围领会引起颈部肌肉萎缩、关节僵硬、不利于颈椎病的康复。

4. **颈椎牵引** 颈椎牵引是缓解临床症状的有效方法之一，具有简便、安全、疗效肯定等优点，常作为首选疗法广泛应用于各种类型的颈椎病，但对严重的脊髓型颈椎病和有明显颈椎节段性不稳者宜慎用或不用。

（1）颈椎牵引的作用：①增大椎间隙；②牵伸挛缩组织；③纠正椎间小关节紊乱，恢复脊柱正常排序；④扩大椎间孔，减轻神经根压迫症状；⑤恢复颈椎的正常排序。牵引的方式有简易牵引、气囊牵引、电脑自动牵引及手法牵引等。

（2）牵引的姿势：可采用仰卧位、坐位两种（图7-4、图7-5）。

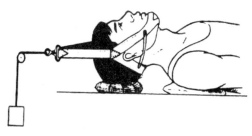

图 7-4 仰卧位牵引

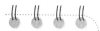
1）坐位牵引：患者体位多取靠坐位，使颈部自躯干纵轴向前倾 10°~30°，避免过伸。牵引姿位应使患者感觉舒适。常用的牵引重量差异很大，开始时用较小重量以利患者适应，可用自身体重的 1/15~1/5，多数用 6~7 kg。牵引重量与持续时间可有不同的组合，一般牵引重量较大时持续时间较短，牵引重量较小时持续时间较长。通常每日牵引 1~2 次，每次持续时间为 20~30 分钟，10~20 天为一疗程，可持续数个疗程直至症状基本消除。

2）仰卧位牵引：坐位牵引疗效不显著或症状较重不耐久坐时可采用仰卧位牵引。用枕垫保持适当姿位，牵引重量一般为 2~3 kg，每次牵引持续时间通常为 20~30 分钟。由于持续卧床有诸多不利，症状好转时应改为坐位牵引。

5. **理疗** 通过镇痛、消除炎症组织水肿、解除痉挛、改善血液循环、调节自主神经功能等作用，达到缓解症状的目的。常用方法有蜡疗、红外线、磁疗、直流电离子导入、超短波、微波、超声波、低中频电疗等。

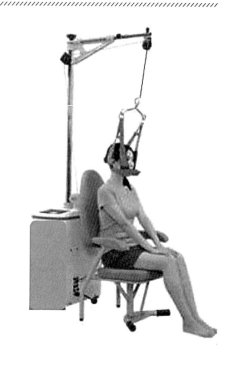

图 7-5　坐位牵引

6. **手法治疗** 包括关节松动技术和推拿按摩技术，是治疗神经根性颈椎病的主要方法。其作用是减轻疼痛、麻木，缓解肌紧张与痉挛，加大椎间隙，整复滑膜嵌顿及小关节半脱位，改善关节活动范围。但手法应得当，切忌粗暴。手法治疗前，让患者略作休息，全身放松，操作前，医护人员要剪短指甲，一般以饭后 1~2 小时治疗为宜，每周 2~3 次。

7. **针灸疗法** 取颈部夹脊、大椎、风池、肩中俞、大杼、大宗等穴位。每次选用 2~4 穴，针刺得气后，也可采用电针仪，刺激 20 分钟左右。

8. **封闭疗法** 局部痛点封闭、星状神经节阻滞等药物注射治疗，起到抗炎镇痛、解除痉挛的作用。

9. **心理护理** 颈椎病病程较长，非手术治疗虽然有效，但症状易反复，患者往往有悲观心理和急躁情绪，严重时可引起精神抑郁和睡眠障碍，影响工作和生活。因此，应对患者进行心理疏导，使其了解病因，保持良好的心理状态，积极配合治疗，增强疾病康复的信心和持之以恒的决心。对于交感神经型患者出现焦虑情绪更应给予同情和关怀，鼓励患者树立乐观主义精神、积极配合治疗。

科研小提示

我国中医整脊专家韦以宗教授将传统医学的导引、整脊等原理结合现代解剖生理学、脊柱生物力学、运动学等开发了"以宗健脊十八式"。

五、康复护理指导

（一）选择合理的睡枕

睡枕的高度不宜过高，亦不宜过低。枕高应结合体型进行选择。仰卧位时，枕头置于颈后部，枕中央在受压状态下高度为 8~15 cm 为宜，枕的两端应比中央高出 10 cm 左右，枕头的高度以醒后颈部无任何不适为宜。枕芯过高、过硬、过短、过窄及充填物不合适都与颈椎病的发生有关，枕芯需具有良好的透气性，避免因潮湿而加重颈部不适。

（二）纠正不良姿势

合理调整头与工作面的关系，注意纠正头、颈、肩、背的姿势，看书时要正面注视，不要过度扭屈颈部。长时间视物时应将物体放置于平视或略低于平视处，长时间工作时应定时改变头颈部体位，定时远视前方，每 30 分钟一次，每次 1~2 分钟。床上屈颈看书、看电视是一种不良习惯，应予改正。

（三）坚持锻炼

合理适度的运动锻炼可以调整颈部组织间的相互关系，使相应的神经肌肉得到有规律的牵拉，有助于颈部功能活动的恢复，增加颈椎的稳定性，长期坚持对巩固疗效、预防复发有积极的意义。其中颈椎操可以加强颈部肌肉，增强其运动功能，保持颈椎具有较好的稳定性。运动时以舒适为宜，避免运动过度而引起损伤。每次运动时间以 30~40 分钟为宜，主要是医疗体操。

（四）预防颈部外伤

在日常生活中应避免各种意外及运动损伤，如劳动或走路时不要摔伤颈椎，乘车时不要睡觉，因急刹车时极易造成颈椎损伤。若出现头颈部外伤，应及时去医院早期诊断、早期治疗。

（五）禁烟忌酒，注意颈部保暖

因烟酒可加速椎体、椎间盘的退化，应戒烟戒酒。颈椎病患者常与风寒、潮湿及季节气候变化有密切关系。风寒使局部血管收缩，血流速度降低，有碍组织的代谢和血液循环。冬季外出应戴围巾或穿高领毛衫等，防止颈部受风、受寒。

（六）合理饮食

颈椎病患者应多摄取如豆制品、瘦肉、海带等营养价值高的食品，可达到增强体质、延缓衰老的作用，尤其是新鲜的蔬菜、水果等富含维生素 C 的食品，对防止颈椎病进一步发展更加有益。

随堂测 7-1

（李桂玲）

第二节　肩周炎

一、概述

案例 7-2A

患者李先生，男，53 岁，农民，在工地搭建楼房，长期从事重体力劳动，右肩痛伴活动受限 2 个月，加重半个月。自诉 2 个月前出现右肩周疼痛，为持续性钝痛，疼痛以夜间、受寒及阴雨天时为甚，右肩关节上举、旋后功能活动受限，穿衣活动困难。病程中患者无发热、心悸、胸闷及上肢麻木无力等症状，精神、睡眠差，饮食、排尿、排便正常，疼痛时自行理疗。患者近 15 天感觉上述症状明显加重，担心将来上肢不能活动，来医院就诊，门诊以"右肩周炎"收入院。

请回答：

1. 肩周炎的病因是什么？
2. 肩周炎的病理分期有哪些？

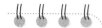

（一）定义

肩周炎（scapulohumeral periarthritis）又称粘连性肩关节囊炎，是由肩关节周围软组织病变引起的肩关节疼痛和运动功能障碍综合征。此病多发生于中老年人，自愈需要 2 年左右，患者常因疼痛及功能障碍而就诊。

（二）病因

肩周炎常见病因是急、慢性劳损或其他原因所致的肌腱、韧带、滑囊及关节囊等软组织退行性病变，部分患者可有局部外伤史或某些诱因如局部受湿、受寒或继发于肩部软组织及全身性疾病。长期姿势不良及过度活动等所产生的慢性损伤是主要的诱发因素。

（三）分期

1. **急性期（凝结期）**　病变主要位于肩关节囊，关节腔容量减少，肱二头肌肌腱粘连。肱二头肌肌腱伸展时，有不适及束缚感，肩前外侧疼痛，可扩展至三角肌止点。本期症状和体征无明显特异性。

2. **慢性期（冻结期）**　关节囊挛缩，关节周围大部分软组织僵硬。持续性肩痛，患者不敢患侧卧位，夜间加重，不能入眠，上臂活动及盂肱关节活动受限达高峰，通常在 7~12 个月或数年后疼痛逐渐缓解，进入功能康复期。

3. **功能康复期（解冻期）**　炎症逐渐消退，疼痛逐渐减轻，肩部粘连缓慢性、进行性松解，活动范围逐渐增加，通常持续 7~12 个月。

二、主要功能障碍

案例 7-2B

根据李先生的自述，医生为其进行了相关检查。体格检查：T 36.4℃、P 80 次 / 分、R 20 次 / 分、BP 100/80 mmHg，查体合作，神志清楚，精神欠佳，患部疼痛，夜间较重，痛苦面容。右肩关节无畸形，局部肤色、皮肤温度无改变，右肩关节压痛，搭肩试验（+），摸背试验受限。生理反射正常存在，病理反射未引出。右肩关节、胸部 X 线检查未见明显异常。

请回答：

1. 该患者发生了哪些功能障碍？
2. 该患者康复护理评估的内容有哪些？

（一）肩关节疼痛

疼痛是肩周炎突出的症状，一般位于肩部前外侧，可牵涉颈部、肩胛部、三角肌、上臂和前臂背侧。肩周炎急性期患者疼痛严重，表现为持续性肩痛，夜间疼痛加重，不敢患侧卧位，影响睡眠。

（二）肩关节活动受限

因肩痛、肌痉挛、关节囊和其他肩部软组织挛缩及粘连，三角肌出现萎缩，肩关节活动受限，活动障碍以外展和内旋受限为主，其次为外旋，肩关节屈曲受累常较轻，严重影响日常生活活动。

（三）日常生活活动能力下降

因疼痛及肩关节活动受限，导致日常生活和工作受到极大影响，如穿衣、梳头及处理日常卫生的能力明显下降。

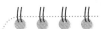

三、康复护理评估

（一）疼痛的评估

疼痛的评估可采用视觉模拟评分法、数字疼痛分级法、Wong-Baker 面部表情评分量表法和口述疼痛程度分级评分法。具体方法见第三章第七节。

（二）关节活动范围和肌力的评估

测量关节前屈、后伸、旋前、旋后及外展的活动范围，对于肩周围肌肉采用徒手肌力检查进行评价。具体方法见第三章第一节。

（三）ADL 评估

如患者出现穿衣、洗澡、如厕等 ADL 受限应进行 ADL 评估。

（四）综合评估

Gonstant-Murley 对肩周炎患者从疼痛、ADL、关节活动范围和肌力等方面进行了综合评价。总分 100 分，其中疼痛 15 分；ADL 20 分；关节活动范围 40 分；肌力 25 分。疼痛和 ADL来自患者的主观感觉，关节活动范围和肌力来自临床客观检查（表 7-3）。

表 7-3　Gonstant-Murley 肩功能评价标准

项目	评分
Ⅰ 疼痛	
无疼痛	15
轻度疼痛	10
中度疼痛	5
重度疼痛	0
Ⅱ ADL	
日常生活活动的水平	
全日工作	4
正常的娱乐和体育活动	3
不影响睡眠	2
有时影响睡眠	1
手的位置	
上抬到腰部	2
上抬到剑突	4
上举到颈部	6
上举到头颈部	8
举过头顶部	10
Ⅲ ROM	
前屈、外展、后伸、内收（每项活动最高分 10 分）	
0°~30°	0
31°~60°	2
61°~90°	4
91°~120°	6
121°~150°	8
151°~180°	10

续表

项目	评分
外旋（最高分10）	
手放在头后，肘部保持向前	2
手放在头后，肘部保持向后	2
手放在头顶，肘部保持向前	2
手放在头顶，肘部保持向后	2
手放在头顶，再充分向上伸直上肢	2
内旋（最高分10）	
手背可达大腿外侧	2
手背可达腰骶部	4
手背可达腰3椎体水平	6
手背可达胸12椎体水平	8
手背可达肩胛下角水平（胸7）	10
Ⅳ 肌力	
0级	0
1级	5
2级	10
3级	15
4级	20
5级	25

（五）心理评估

肩周炎从急性期到恢复期需要1年的时间，长期的疼痛和活动受限会造成患者焦虑和抑郁，应注意及时对患者进行心理评估，可采用汉密顿焦虑量表和汉密顿抑郁量表进行评估。

知识链接

肩关节特殊评定

下列特殊的评估可以判定肩关节损伤的部位。①疼痛弧：在肩关节外展60°~120°出现疼痛为阳性，提示冈上肌肌腱炎。②落臂试验：将患者肩部被动外展至90°并内旋，撤除外力让患者保持上臂高度，若不能维持上臂外展，出现上肢突然坠落为阳性。该试验对诊断冈上肌损伤具有高度的特异性，但阳性率不高。③Neer撞击征：患者取坐位或站位，测试者将一手置于患者肩胛骨后方以稳定肩胛带，另一手握住患者肘关节附近，使患侧上肢抬高超过90°，内旋手臂。如果强行屈曲患者手臂时出现疼痛为阳性。其机制是人为地使肱骨大结节与肩峰前下缘发生撞击，从而诱发疼痛。④卡压征：将患者肩关节屈曲至90°后水平内收，肩锁关节疼痛提示该处有关节炎症或损伤。⑤Yergason测试：患者坐位，上臂紧贴躯干且肘关节屈曲90°，从前臂旋前位向前臂旋后位活动，测试者给予阻力，出现疼痛为阳性。⑥Hawkins-Kennedy撞击征：将患者肩关节屈曲90°并内收内旋，出现疼痛为阳性，提示肩袖撕裂或肩袖肌腱炎。⑦Jobe试验：肩关节从外展位开始内旋时出现疼痛为阳性，提示肩袖病变或者冈上肌腱病变或者撕裂。

四、康复护理措施

案例 7-2C

　　医生对患者进行了一般病情和症状体征的检查，又采用 Gonstant-Murley 肩功能评价评估其综合功能情况。评价结果：疼痛 5 分；手的位置可上抬到剑突，为 4 分；ADL 9 分；ROM 前屈、外展各 6 分，内旋、外旋各 6 分；肌力 20 分。

　　请回答：

　　1. 对该患者实施康复护理的原则和目标是什么？

　　2. 对该患者应采取哪些康复护理措施？

（一）康复护理原则及目标

1. **康复护理原则**　积极干预肩周炎的诱发因素，延缓或改善疾病的发生和发展，针对其发病的分期及临床症状采取不同的护理措施。

2. **康复护理目标**

（1）短期目标：缓解或解除疼痛，预防功能障碍的发生。

（2）长期目标：加强健康教育，积极进行功能锻炼，预防并发症，达到全面康复。

（二）康复护理方法

1. **物理因子治疗**　可改善肩部的血液循环及营养代谢，促进水肿的吸收，松解粘连，缓解肌痉挛，减轻疼痛。

（1）急性期：可采用超声波治疗、中药局部熏蒸、红外线局部照射等方法。其中超短波治疗每日 1 次，每次 15 分钟，15~20 次为一个疗程。

（2）缓解期：加用低频电、中频电等松解粘连，锻炼肌肉，促进功能恢复。

2. **缓解疼痛**

（1）药物治疗：早期可口服具有抗炎镇痛或舒筋活血等作用的药物，也可外用喷雾剂、红花油等缓解疼痛。

（2）提高患者自我控制和自我处理疼痛的能力：教会患者肌肉放松、腹式深呼吸和局部自我按摩等。

3. **保护肩关节**　在同一体位下避免长时间患侧肩关节负重，如患肢提举重物等；疼痛明显时要注意患侧肩关节的休息，防止过多运动，同时避免再次发生疲劳性损伤；疼痛减轻时，可尽量使用患侧进行 ADL 训练；维持足够关节活动范围和肌力。

4. **良肢位**　患者应维持良好姿势，减轻对患肩的挤压。

（1）仰卧位：患侧肩下放置一薄枕，使肩关节呈水平位，可使肌肉、韧带及关节获得最大限度的放松与休息。

（2）健侧卧位：在患者胸前放置普通木棉枕，将患肢放在上面。

（3）避免患侧卧位，以减少对患肩的挤压；避免俯卧位，因影响呼吸道的通畅且不利于保持颈、肩部的平衡及生理曲度。

5. **关节松动术**　可改善血液循环、减轻肌痉挛、松解关节粘连等，主要作用是活动、牵伸关节。实施者在治疗过程中抓握和推动关节动作应轻柔，以不引起患者的疼痛为宜，切忌手法粗暴，避免导致骨折、脱位等并发症。患者在治疗时，身体要完全放松，感到舒适，做完后应立即进行主动活动，否则常不能收到预期的效果。

6. **按摩**　按摩是中国传统医学治疗肩周炎的有效方法之一，按摩治疗每日 1 次，10 次为 1 疗程。常用手法有：松肩、通络、弹筋拨络、动摇关节、抖法、搓法等治疗。

7. **摆动练习（codman exercise）**　适用于疼痛较重，难以进行关节主动运动者。患者站位，腰部前屈，双手下垂（或健侧手扶桌），患侧手持小哑铃（或其他合适的重物），持物重量 1~2.5 kg，做前后、左右摆动及顺、逆时针划圈动作，通过改变力的方向使肩关节做减重状态下的 ROM 训练，每个动作 1 分钟，每日 2 次。切忌操之过急，尤其在急性期。图 7-6 所示为重锤式摆动练习。

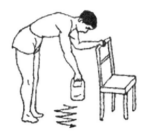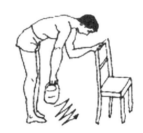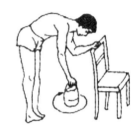

图 7-6　重锤式摆动练习

8. **上肢无痛或轻痛范围内的功能练习**　由于粘连组织有时不能单纯依靠摆动得到足够牵张，此时宜在无痛或轻痛（可承受）范围内做牵张练习，包括用体操棒或吊环等，用健侧带动患侧的各轴位练习。每次 10~15 分钟，每日 1~2 次。此项操作需在无痛或轻痛范围内活动，因疼痛常可反射性地引起或加重肌肉痉挛，不利于功能恢复。

9. **情绪调节**　多进行医患交流，消除恐惧心理，保持心情舒畅，注意肩关节局部保暖，注意寒冷气候变化，防止着凉，及时增加衣物，保证休息及充足睡眠，树立战胜疾病的信心。

五、康复护理指导

1. **生活护理**　注意局部保暖，避免患者关节受风寒和潮湿刺激而加重病情，训练应劳逸结合，适量运动以避免肩关节受损。避免肩部长时间不活动。减少使用患侧手提举重物或过多活动肩关节，以免造成疲劳性损伤。

2. **家庭自我锻炼**　肩周炎患者一般不用住院治疗，除门诊治疗外最有效的治疗是家庭自我锻炼，常见方法有拉轮练习、爬墙练习、屈肘甩手、梳头练习、展翅练习等（表 7-4）。

表 7-4　家庭自我锻炼方法

名称	实施方法
拉轮练习	在墙或树上安装滑轮，并穿过一根绳，通过滑轮进行关节活动的锻炼
爬墙练习	患肢用力上举尽量向上爬墙。每日争取多向上数一道砖缝，逐渐锻炼抬高患肢，直至正常
屈肘甩手	背部靠墙站立或仰卧于床上，上臂贴身，屈肘，以肘部为支点进行外旋活动
梳头练习	双手交替由前额、头顶、枕后、耳后向前纵向绕头一圈，类似梳头动作，每组 15~20 次，每日 3~5 组
展翅练习	站立，上肢自然下垂，双臂伸直，手心向下缓缓向上用力抬起，到最大限度后停 10 秒左右，然后回到原处，反复进行

3. **预防复发**　避免局部外伤，如劳损、受压等；工作劳逸结合，肩关节劳损或损伤后及时治疗；老人应每日做各种体育锻炼，如太极拳等。在肩周炎疼痛缓解后，需坚持运动肩关节，持之以恒，以防肩周炎再次复发。

随堂测 7-2

（李桂玲）

第三节　腰痛

一、急性腰扭伤

（一）概述

1. **定义**　急性腰扭伤是由于腰部突然遭受直接或者间接外力，或者腰部活动时姿势不当、用力过度，或搬运重物时，腰肌配合不协调等，使腰部肌肉、韧带、筋膜受过度牵拉或撕裂，或使腰骶部关节扭伤，以腰部疼痛、活动受限为主要症状的症候群。急性腰扭伤患者以青壮年、体力劳动者较多见。

2. **病因**　腰部脊柱是脊柱承重和活动范围最大的一段，承担身体60%以上的重力，并参与复杂的运动。其前方为松软的腹腔和髂腰肌，周围仅有部分肌肉、筋膜、韧带等软组织，无骨性结构保护。在负重、不协调活动时，椎体间关节、椎体后关节、腰骶关节、骶髂关节、韧带及周围肌肉、筋膜等容易受到损伤。弯腰提取重物或举重时，外力作用下脊柱过屈或过伸，站姿不正确，突然扭转腰部或剧烈咳嗽均可引起腰部扭伤。

（二）主要功能障碍

1. **腰背痛**　发病骤然，重者伤后腰骶部持续性剧烈疼痛，活动时加重；轻者休息后或次日疼痛加重，出现翻身困难，甚至不能起床。扭伤早期，有固定压痛点，腰部僵硬，腰椎前凸消失。部分患者在咳嗽、用力排便或活动时，出现牵涉痛。

2. **腰背肌痉挛**　患者腰背肌痉挛，站立或前屈时更加明显，疼痛加剧。当一侧腰部受损时，对侧弯曲肌肉痉挛明显且剧痛。

3. **脊柱侧弯**　疼痛和不对称肌痉挛导致脊柱向患侧侧弯。脊柱侧弯是一种保护性调节，以避免受损部位周围组织受挤压。

4. **局部体征**　有局限性压痛点，脊柱侧弯，活动受限。

（三）康复护理评估

1. **身体状况评估**　可出现腰骶部疼痛，肌痉挛、僵硬，局部压痛和牵涉痛，有明显的局限性压痛点。

2. **影像学检查**　X线摄片常无明显阳性表现。

3. **疼痛评估**

（1）视觉模拟评分法：让患者根据自己主观疼痛感受在标尺中做标记，表示主观疼痛程度。详见第三章第七节疼痛评定。

（2）日本骨科协会下腰痛评价表法：见本节腰椎间盘突出症的评估。

4. **腰椎关节活动范围评估**　急性腰扭伤常出现肌痉挛、僵硬，活动受限，需要对腰椎关节活动范围进行评定，以明确腰痛的严重程度。腰椎关节的运动范围较大，表现为前屈、后伸、左右侧屈、左右旋转等多方向运动形式，以前屈活动范围测量最为重要。

5. **日常生活活动能力评估**　采用Barthel指数评定，具体方法见第三章第九节。

（四）康复护理目标和措施

1. **康复护理目标**　急性腰扭伤以保守治疗为主。短期目标是缓解疼痛，进行集中的、连续性的稳定功能训练，缓解肌肉痉挛和僵硬。长期目标是保持良好的姿势，防止疼痛复发。

2. **康复护理措施**

（1）卧床休息：急性期卧床休息，以硬板床为宜，2周后开始功能锻炼。肌肉筋膜或韧带损伤，常需3周以上的休息才能痊愈。

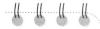

（2）推拿：主要作用是缓解疼痛，解除肌肉痉挛，促进局部血液循环和损伤组织的修复。主要方法有揉按法、推理腰肌、捏拿腰肌、扳腿按腰、揉摸舒筋等。

（3）局部封闭治疗：在压痛点进行局部注射可缓解疼痛。常用药物有利多卡因、醋酸泼尼松龙等，5~7 天一次，3~5 次为一个疗程。

（4）药物治疗：选择中西医药物可缓解急性腰扭伤患者的疼痛症状，常用药物有非甾体抗炎药、中成药等。

（5）局部热敷或红外线照射疗法：急性期过后可采用局部热敷或红外线照射疗法，促进局部血液循环，促进组织再生，兴奋肌肉神经等。腰骶部行红外线照射治疗，照射距离为20~30 cm，以患者感觉温热舒适为宜，每次 10~15 分钟，每日 1 次。

（6）腰背肌功能锻炼：增加肌肉韧带的弹性和脊椎活动范围。

（五）康复护理指导

急性腰扭伤若未能给予有效治疗，容易转变成为慢性腰痛。为减少腰痛的发生，预防重于治疗，包括建立良好的生活习惯，维持正确的姿势，避免在腰椎及附近承受过多的重力压迫。维持正确的坐姿和站姿，保持正常腰椎生理性前凸。避免身体快速前屈或旋转、身体过度后伸等可能伤害腰部的动作。携带重物时，尽量使重物贴近躯干，减少腰部压力。转身时，避免只扭转上半身，应尽量使身体整体旋转。注意腰背部的保暖，防止受凉。

二、腰肌劳损

（一）概述

1. **定义**　腰肌劳损是腰部肌肉及其附着点的积累性损伤，引起局部慢性无菌性炎症，以腰部隐痛、反复发作、劳累后加重为主要临床表现的疾病。腰肌劳损多发生于弯腰工作的体力劳动者，女性多见。

2. **病因**

（1）急性腰损伤后，未及时治疗或治疗不彻底。

（2）多次扭伤腰部，损伤组织撕裂出血，瘀血肿胀吸收不好，产生纤维变性或瘢痕组织，继而发生组织粘连，压迫腰骶神经后支，引起腰痛。

（3）长期持续性负重或弯腰劳动，使腰部组织长时间处于紧张状态。

（4）先天腰骶椎畸形或腰椎骨、关节、韧带退行性改变。

（二）主要功能障碍

1. **腰背痛**　单侧或双侧腰部酸胀痛，背伸肌紧张，前屈受限，劳累时加重。腰大肌外缘多有压痛，以肋腰点为显著。腰部运动明显障碍，活动时有牵掣感。

2. **腰肌痉挛**　常发生于急性发作或严重腰肌劳损，伴有脊柱侧弯，疼痛加剧。

3. **其他**　患部怕凉喜热，局部皮肤僵硬，感觉迟钝。

（三）康复护理评估

1. **身体状况评定**　患者可出现腰骶部酸痛不适，疼痛程度时轻时重，劳累或阴雨天加重，休息或热敷后缓解。

2. **影像学检查**　X 线检查常无明显异常。

3. **疼痛评估**

（1）视觉模拟评分法：让患者根据自己主观疼痛感受在标尺中做标记，表示主观疼痛程度。详见第三章第七节疼痛评定。

（2）日本骨科协会下腰痛评价表法：见本节腰椎间盘突出症的评估。

（四）康复护理目标和方法

1. **康复护理目标**　腰肌劳损以保守治疗为主。短期目标是减轻疼痛，改善脊椎关节活动范围。长期目标是积极干预腰肌劳损的诱因，保持良好的姿势，防止复发。

2. **康复护理方法**

（1）休息、保暖：注意休息，避免劳累；注意腰部保暖，避免受凉。

（2）按摩、推拿：主要作用是活血化瘀、舒筋止痛。

（3）封闭治疗：在局限压痛点封闭注射可缓解急性疼痛。

（4）药物治疗：可用对症治疗的镇痛药物，如非甾体抗炎药，也可用通筋活脉的药物。

（5）局部热敷或红外线照射疗法：局部行红外线照射治疗，照射距离为 20~30 cm，以患者感觉温热舒适为宜，每次 10~15 分钟，每日 1 次。

（6）加强体育锻炼：适当的体育锻炼能使肌肉、韧带、关节囊处于健康和发育良好的状态。可选择五禽戏、太极拳等传统锻炼方式，也可进行一般体育运动。

（五）**康复护理指导**

腰肌劳损一旦形成，病程较长，较难根治，所以应注意本病的预防。急性腰扭伤应彻底治疗。日常生活中，弯腰、蹲下、起立或提取重物时，应集中精神，各肌肉、关节运动协调配合，避免突然用力或在不正确的姿势下长时间工作。对于长期单一姿势劳动者，每工作 1 小时，应适当活动腰部，减轻腰部疲劳。搬运重物时应佩戴腰围，注意取下腰围后加强腰背肌锻炼，避免长期佩戴腰围造成腰背肌的肌力减退。注意劳逸结合，慢性病、营养不良、肥胖者要加强治疗，同时注意休息，避免过劳。注意腰部保暖，防止受寒。平时应加强腰背肌锻炼。

三、腰椎间盘突出症

（一）**概述**

案例 7-3A

患者李先生，45 岁，因"腰痛伴左下肢放射痛 2 个月，加重 3 天"入院，患者表情痛苦，不能步行。CT 检查为 L_4—L_5 椎间盘突出，L_4—L_5 左侧椎旁压痛阳性，并向左下肢放射，无局部叩击痛。

请回答：

1. 李先生目前的临床诊断是什么？

2. 如何安抚李先生疼痛时紧张的情绪？

1. **定义** 腰椎间盘突出症（lumbar disc herniation，LDH）是由于腰椎间盘变性、纤维环破裂，导致髓核突出，刺激或压迫神经根、马尾神经而出现的一种综合征，表现为腰痛，下肢放射痛，下肢麻木、无力，排尿和排便功能障碍等。好发部位为 L_4—L_5、L_5—S_1，可达 90% 以上。职业、体育运动、遗传与腰椎间盘突出症的发病相关，肥胖、吸烟等是易发因素。此病好发于青壮年，以 20~50 岁多发，随年龄增大，L_3—L_4、L_2—L_3 发生突出的危险性增加，男性多于女性，男女比例为 5 : 1。

2. **病因**

（1）腰椎间盘的退行性改变：这是腰椎间盘突出症发生的最基本因素，主要原因是长期慢性积累性劳损，以及随年龄的增加退变的腰椎间盘纤维变性、弹性减低、张力降低，软骨板囊性改变。

（2）慢性劳损：慢性劳损是加速椎间盘变形的主要原因，约有 1/3 的患者有不同程度的外伤史。各种形式的腰扭伤，躯干背伸肌、屈肌群的肌力失衡均可导致腰椎间盘突出症。

（3）腰椎间盘内压力突然升高：在剧烈咳嗽、打喷嚏、大便秘结、用力屏气或长期处于坐位及颠簸状态时，腰椎间盘承受的压力过大可加速椎间盘突出。

（4）吸烟：吸烟者因烟草中的许多有害物质被吸收到血液，使小血管痉挛，血供减少，加速腰椎间盘退变；嗜烟引起慢性支气管炎，当发生咳嗽时，腰椎间盘内压力突然升高，也是腰椎间盘突出症的一个诱发因素。

3. **分类**　腰椎间盘突出症根据纤维环在影像学的表现分为三种。见表 7-5。

表 7-5　腰椎间盘突出症分类

突出类型	纤维环完整性
腰椎间盘膨出	纤维环没有完全破裂，髓核从破损处凸出压迫神经根
腰椎间盘突出	纤维环破裂，髓核从破裂处挤出，压迫神经根
腰椎间盘脱出	纤维环破裂，髓核从破裂处挤出后，突破后纵韧带，游离到椎管，压迫神经根、脊髓

4. **临床表现**

（1）腰痛：腰痛为腰椎间盘突出症的主要症状，发生率在 95% 以上。多以持续腰背钝痛多见。主要部位在下腰背部和腰骶部，反复发作，程度轻重不一。

（2）坐骨神经痛：常为放射痛，疼痛从下腰部向臀部、大腿后方、小腿外侧直到足部放射。

（3）间歇性跛行：椎管狭窄压迫马尾神经时，患者长距离行走引起腰背痛或不适，同时患肢出现疼痛、麻木加重，当取蹲位或卧床休息后，症状逐渐消失，称为间歇性跛行。

（4）感觉异常：肢体出现麻木和冷感，轻者肌力减弱，重者肌肉失去功能。如压迫马尾神经，其主要表现为会阴部麻木、刺痛，排便及排尿障碍，阳痿（男性），以及双下肢坐骨神经受累症状。

（5）局部体征：表现为腰椎不对称性活动障碍；局部压痛；直腿抬高试验及加强试验阳性，仰卧挺腹试验阳性；腱反射改变、伸趾力量减弱。

（二）主要功能障碍

1. **疼痛**　表现为腰腿痛，下肢放射痛，下肢麻木感，腰椎活动受限。多数下腰段椎间盘突出伴有坐骨神经痛。

2. **神经功能障碍**

（1）感觉神经障碍：表现为麻木、疼痛敏感及感觉减退等。

（2）运动神经障碍：肌力可减退，严重者完全丧失功能等。

（3）反射功能障碍：神经根受压的早期，神经反射功能多出现亢进，中后期神经反射功能多为减弱或消失。

3. **日常生活功能障碍**　患者因疼痛、感觉异常，部分患者还会出现排尿和排便异常或失禁等，导致日常生活活动能力下降。

4. **姿势异常**　在急性期或神经根受压明显时，患者可出现跛行、疼痛步态等。疼痛较重者导致步态急促不稳。

5. **躯体活动受限**　主要是腰椎前屈、旋转及侧向活动受限，合并腰椎椎管狭窄症者，后伸亦受影响。

6. **心理和社会能力障碍**　长期反复发作严重影响患者的工作及正常生活，由于心理压力大，患者易产生焦虑、抑郁、愤怒甚至产生心理障碍等。

（三）康复护理评估

　　该患者查体：神志清楚，自主体位，查体合作。T 36.4℃，P 70 次 / 分，R 20 次 / 分，BP 110/70 mmHg。双下肢肌力 5 级，肌张力正常，深、浅感觉正常。双侧膝腱反射减弱。双下肢直腿抬高试验（+），分别为 30° 和 60°，加强试验（+），双侧巴宾斯基征（+）。其他查体无异常。CT 检查显示 L_4—L_5 椎间盘膨出。腰椎 MRI 检查显示 L_4—L_5 椎间盘突出退变，椎管狭窄，L_5—S_1 椎间盘膨出退变。

　　请回答：

　　该患者除上述检查外，还应进行哪些康复护理评估？

　　1. **腰椎活动范围评估**　正常腰椎活动范围为前屈 90°，后伸 30°，左右侧屈各 30°。

　　2. **疼痛的评估**

　　（1）视觉模拟评分法：让患者根据自己主观疼痛感受在标尺中做标记，表示主观疼痛程度。详见第三章第七节疼痛评定。

　　（2）日本骨科协会（Japanese Orthopaedic Association，JOA）下腰痛评价表法：评估内容包括主观症状 9 分、体征 6 分、ADL 受限 14 分、膀胱功能 -6 分。见表 7-6。

表 7-6　日本骨科协会（JOA）下腰痛评价表法

项目	评分
1. 主观症状（9 分）	
（1）下腰痛（3 分）	
无	3
偶有轻痛	2
频发轻度腰痛或偶有严重疼痛	1
频发或持续性严重疼痛	0
（2）腿痛或麻木（3 分）	
无	3
偶有轻度腿痛	2
频发轻度腿痛或偶有重度腿痛	1
频发或持续性重度腿痛	0
（2）腿痛或麻木（3 分）	
无	3
偶有轻度腿痛	2
频发轻度腿痛或偶有重度腿痛	1
频发或持续性重度腿痛	0
（3）步行能力（3 分）	
正常	3
能步行 500 m 以上，可有痛、麻、肌弱	2
步行 <500 m，有痛、麻、肌弱	1
步行 <100 m，有痛、麻、肌弱	0

项目	评分
2. 体征（6分）	
（1）直腿抬高（包括加强试验）（2分）	
正常	2
30°~70°	1
<30°	0
（2）感觉障碍（2分）	
无	2
轻度	1
明显	0
（3）运动障碍（MMT）（2分）	
正常（5级）	2
稍弱（4级）	1
明显弱（0~3级）	0
3. ADL受限（14分）	
（1）卧床翻身（2分）	
重度	0
轻度	1
无	2
（2）站立（2分）	
重度	0
轻度	1
无	2
（3）洗漱（2分）	
重度	0
轻度	1
无	2
（4）身体前倾（2分）	
重度	0
轻度	1
无	2
（5）坐1小时（2分）	
重度	0
轻度	1
无	2
（6）举物、持物（2分）	
重度	0
轻度	1
无	2
（7）步行（2分）	
重度	0
轻度	1
无	2
4. 膀胱功能（-6分）	
正常	0

续表

项目	评分
轻度失控	−3
严重失控	−6

注：<10分，差；10~15分，中度；16~24分，良好；25~29分，优

3. **身体状况评定**　可出现腰椎不对称性活动障碍；局部压痛；直腿抬高试验及加强试验阳性，仰卧挺腹试验阳性；腱反射改变、姿势异常。

4. **影像学评定**　腰椎 X 线摄片、CT、MRI 检查显示腰椎间盘突出的征象。

5. **心理评定**　用 Beck 抑郁问卷、抑郁自评量表、抑郁状态问卷、汉密尔顿抑郁量表、焦虑自评量表、汉密尔顿焦虑量表进行评定。

（四）康复护理措施

案例 7-3C

　　进一步评估李先生的身体状况，发现其腰椎活动范围前屈65°，后伸20°，侧屈左右各15°，侧旋30°；视觉模拟评分为中度；JOA 下腰痛评分为 22 分。

　　请回答：

　　如何为李先生制订综合性康复护理方案？

1. **康复护理原则及目标**

（1）康复护理原则：防治结合，动静平衡，早期介入，综合治疗，患者主动参与，长期坚持。

（2）康复护理目标：减轻椎间压力，镇痛、抗炎、解痉、松解粘连；恢复腰椎及其周围组织的正常结构和功能；改善心理状况。

2. **康复护理方法**

（1）卧床休息：卧位时腰椎间盘压力最低，肌肉松弛，可使椎间盘处于休息状态，使损伤的纤维环得以修复，突出的髓核回纳。一般使用木板床，取自由体位。对疼痛严重需卧床休息的患者，应尽量缩短卧床时间，在症状缓解后鼓励其尽早恢复适度的日常活动，注意日常活动姿势，避免扭转、屈曲及过量负重。

（2）佩戴腰围：疼痛、麻木等症状减轻后可佩戴腰围适当离床活动，佩戴时间不宜过长，以防发生腰肌肌力下降。

（3）正确卧位：仰卧位，髋、膝关节屈曲30°，膝下垫一软枕（图7-7）。侧卧位，脊柱不要扭曲，上下肢的前方放枕支撑，躯干放松。

（4）牵引：腰椎牵引可使椎间隙增宽，有利于突出物部分还纳，减轻对神经根的压迫。适应证：主要适用于腰椎间盘突出症，尤其适用于脊神经损害者；腰椎退行性疾患；腰椎小关节功能障碍、腰椎肌肉疼痛导致的痉挛或紧张等。牵引前要根据患者的病情制订牵引处方，见表7-7。

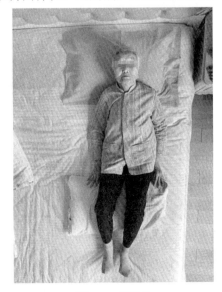

图 7-7　仰卧位

表 7-7　腰椎牵引处方

处方项目	方法
牵引方式	持续牵引和间歇牵引，临床常采用间歇牵引
牵引体位	根据患者的病情和治疗需要，选择仰卧位和俯卧位等体位
牵引角度	髋、膝的位置可在全伸展位到 90° 屈曲范围内调节
牵引力量	首次牵引力量选择 >25% 体重，适应后逐渐增加牵引力量。常用的牵引力量范围为 20~60 kg
治疗时间	10~30 分钟
疗程	每日 1 次或每周 3~5 次，疗程为 3~6 周
配合理疗	牵引治疗前或治疗中可用超短波、红外线等放松局部肌肉

（5）物理因子治疗：有抗炎、镇痛、消除神经根水肿、松解粘连、促进组织再生、兴奋神经肌肉等作用。临床常用的有局部冰敷、电刺激、直流电药物离子导入、红外线、超声波、蜡疗、光疗、音频电疗法、磁疗等。

（6）手法治疗：可以改善腰背部疼痛和功能状态。手法治疗包括肌筋膜放松术、关节松动术或推拿、肌肉能量技术和牵伸技术。针对不同病因，采用适宜的手法。

（7）运动疗法：应遵循肌肉放松、柔和缓慢、循序渐进、持之以恒的基本原则，重点进行腰背肌的训练和下肢的柔韧性训练。腰椎间盘突出症患者可采用体位疗法、肌力训练、稳定性训练等方法。

1）肌力训练：当症状和体征好转后，开始进行循序渐进、持之以恒的腰背肌和腹肌的肌力训练。常用的方法有：Williams 式腹肌训练和 Mckenzie 式背伸肌训练等（图 7-8）。此方法适用于疾病的亚急性期和慢性期。

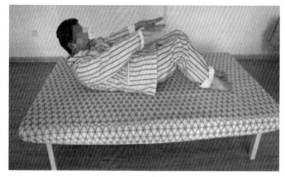
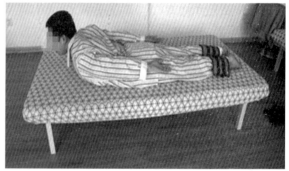

a.Williams 式腹肌训练　　　　　　　　　　b. Mckenzie 式背伸肌训练

图 7-8　腹肌和背伸肌训练

在脊柱损伤、椎间盘病变后或手术后，要尽早进行腰背肌训练，可又不宜使脊柱屈曲或过伸，防止椎间隙变形以致椎间盘压力增加。训练包括腰椎屈曲、左右侧弯及左右旋转运动。训练时动作节奏应平稳、缓慢，幅度尽量大，以不引起明显疼痛为宜。

科研小提示

腰椎间孔镜术后康复治疗中采用基于 McKenzie 技术的腰椎运动链训练分期康复，可以显著改善腰痛，提高腰椎功能和日常活动能力。

2）腰椎稳定性训练：腰背部肌肉是维持腰椎稳定性的重要结构之一，加强腰背部肌肉的锻炼，有助于维持及增强腰椎的稳定性，延缓腰椎劳损退变的进程，可以有效地预防急、慢性腰部损伤和腰痛的发生。

腰椎稳定性训练的方法如下（图7-9）。①五点支撑法：适合腰肌力量较弱、肥胖者和老年人。患者仰卧位双膝屈曲，以足跟、双肘、头部当支点，抬起骨盆，尽量把腹部与膝关节抬平，然后缓慢放下，连续20~30次。②四点支撑法：适用于年龄较轻、体力较好的患者。用双手及双足支撑身体，使患者头部、背部、腰部呈拱桥形状。③三点支撑法：待腰背肌稍有力量进行三点支撑法练习，用头部及双足将身体支撑起，使腰背部尽可能地呈弓形。④飞燕式：不适合腰肌力量较弱或者肥胖者。俯卧床上，去枕，双手背后，用力挺胸抬头，使头胸离开床面，膝关节伸直，两大腿用力向后也离开床面，持续3~5秒，肌肉放松休息3~5秒后再进行下一个周期的训练。

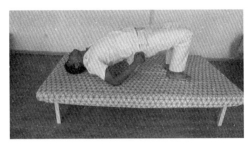
五点式

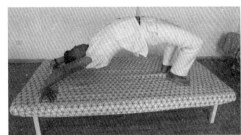
四点式

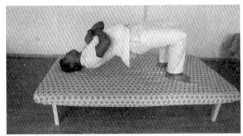
三点式

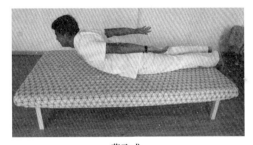
燕飞式

图 7-9　腰椎稳定性训练

（8）心理护理　患者因疼痛和功能障碍，导致生活难以自理，患者会出现焦虑、烦躁、恐惧等不良心理状态。对患者提出的问题（如病因、康复方法和预后等）给予有效、明确的回答，建立良好的护患关系。护士要多与患者沟通，了解患者的心理状态，安慰、解释和鼓励患者，委婉地向患者说明焦虑、抑郁情绪对疾病康复的不良影响，帮助患者树立正确的疾病观，鼓励患者积极参与康复训练。

四、康复护理指导

1. **防止疲劳和受凉**　日常生活中保持良好的生活习惯，防止腰腿部着凉，工作、生活中要劳逸结合，防止过度疲劳。

2. **维持正确的站姿和坐姿**　脊柱不能保持正常的姿势，会造成椎间盘受力不均匀，从而造成椎间盘受损，引发突出。日常生活中减少背负重物，预防肌肉、韧带、肌腱等软组织受伤。保持正常的腰椎生理前凸，维持正常的站姿和坐姿：站立时，胸部挺起，腰部平直，同一姿势不要过久，如需保持这一姿势应进行原地活动或腰背活动；坐位时要端坐，不要斜靠在椅子上（图7-10）。避免久坐，需要久坐时使用脚踏，使膝与髋保持同一水平，身体靠向椅背，同时在腰背部放一靠垫。

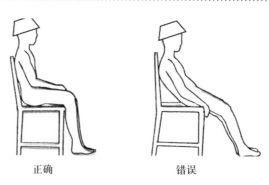

图 7-10　坐位姿势

3. **加强劳动保护**　正确的劳动姿势和劳动保护，能减少劳动损伤，避免加速腰椎间盘退变。①长时间伏案工作时，应坐直，不要弯腰驼背，可以通过调整座椅和桌面的高度改变坐姿。②站位工作时，面向工作台，保持背部平直，两腿直立，两足距离约与骨盆宽度相同，不要扭腰侧身工作（图 7-11）。③搬运重物时，以下蹲代替弯腰，保持背部平直，不要直腿弯腰搬物，减少椎间盘的压力，物体尽量靠近身体并放低，不要将物体上提或远离身体，避免在腰部侧弯、扭转姿势下用力（图 7-12）。④驾驶员应调整合理的座椅角度，以免因座椅上的颠簸、震动，增加腰椎间盘的压力，导致腰椎间盘突出。⑤合理使用腰围，以保持腰椎良好的生理曲度为前提合理选择腰围，并根据患者病情灵活使用腰围。

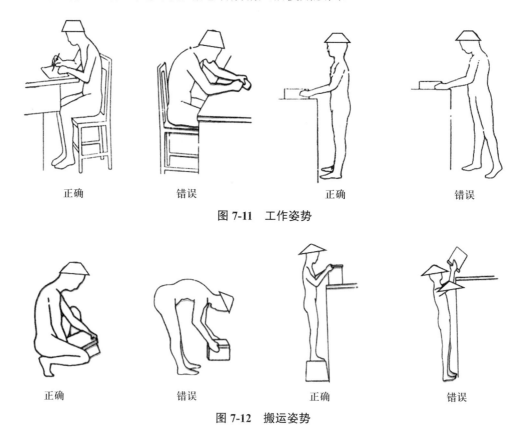

正确　　　　　　错误　　　　　　正确　　　　　　错误

图 7-11　工作姿势

正确　　　　　　错误　　　　　　正确　　　　　　错误

图 7-12　搬运姿势

4. **坚持运动训练**　运动训练时压腿弯腰的动作幅度不要过大，防止发生腰椎间盘突出。

5. **饮食均衡**　尽量选择高蛋白、高热量、高纤维素、低脂饮食，防止肥胖，因为过度肥胖使腰部过度负重，会导致腰椎间盘突出；保持排便通畅，减少腹压；戒烟。

6. **用药指导**　中西医药物起到辅助对症治疗的作用，从而消除炎症、改善症状，常用的

药物有非甾体抗炎药（对乙酰氨基酚、双氯芬酸钠）、肌肉松弛药（氯唑沙宗）等，神经水肿的患者可应用激素治疗，还可配合应用中医中药治疗。

（石红玲）

第四节　骨折

一、概述

案例 7-4A

　　患者，女，40 岁，跌倒后左上臂疼痛、不敢活动 1 小时，查体：神清语利，表情痛苦，左上臂肿胀、青紫及压痛，左上臂向外成角并缩短，有骨擦感及骨擦音。
　　请回答：
　　1. 该患者目前的临床诊断是什么？
　　2. 为确诊需要进行哪些检查？

（一）定义

骨折（fracture）是指由骨的完整性或连续性受到破坏引起的，以疼痛、肿胀、青紫、功能障碍、畸形及骨擦音等为主要表现的疾病。

（二）病因

骨折可由创伤和骨骼疾病（如骨髓炎、骨质疏松等，因骨质破坏，受到轻微的外力即可发生骨折）所致，后者称为病理性骨折。临床上最常见的还是前者，病因如下。

1. **直接暴力**　暴力直接作用使受伤部位发生骨折，常伴有不同程度软组织损伤。如小腿受到撞击，于撞击处发生胫腓骨骨干骨折。

2. **间接暴力**　暴力通过传导、杠杆、旋转和肌肉收缩使肢体远端发生骨折。如跌倒时以手掌撑地，因其上肢与地面的角度不同，暴力向上传导，可致桡骨远端骨折。骤然跪倒时，股四头肌猛烈收缩，可致髌骨骨折。

3. **疲劳性骨折**　长期、反复、轻微的直接或间接损伤可致使肢体某一特定部位骨折。如士兵长期行军训练可导致第二、第三跖骨及腓骨下 1/3 骨干骨折。

（三）骨折分类

1. **根据骨折的稳定性**　分为稳定性骨折和不稳定性骨折。

2. **根据骨折断端是否与体外相通**　分为闭合性骨折和开放性骨折。

3. **根据骨折的原因**　分为外伤性骨折和病理性骨折。

4. **根据骨折的连续性**　分为完全性骨折和不完全性骨折。

5. **根据骨折时间长短**　分为新鲜骨折和陈旧骨折。

（四）骨折的愈合过程

骨折的愈合过程大体分为四期。

1. **血肿机化期**　骨折局部出现创伤性反应，形成血肿，大量间质细胞增生分化，血肿被吸收、形成肉芽组织，进而转化为纤维组织，将骨折端连在一起形成纤维愈合。这一过程在伤后 2~3 周内完成。

2. **骨痂形成期** 骨膜内成骨细胞开始大量增生，将骨折断端间纤维组织变成新生骨，即形成骨痂，这个过程称为骨痂形成期，这一过程在伤后 6~10 周内完成。

3. **骨性愈合期** 骨痂内的新生骨小梁逐渐增加，排列渐趋规则。经死骨吸收，新骨爬行替代，原始骨小梁被改造为成熟的板状骨。X 线摄片显示骨折线消失，骨痂密度增加，髓腔被骨痂所充填，骨痂与骨皮质的界线不清，这一阶段称为骨性愈合期。这一过程在伤后 8~12 周内完成。

4. **塑形期** 在骨折后一段时期内，骨结构根据人体运动并按照力学原则重新改造，经过不断的成骨和破骨过程，骨折部位在形态和结构上恢复或接近正常骨。这个过程称为塑形期，成人需 2~4 年。

骨折愈合的时间与患者的年龄、骨折类型、部位及治疗方法密切相关。成人常见骨折临床愈合时间见表 7-8。

表 7-8　成人常见骨折临床愈合时间

骨折名称	时间（周）	骨折名称	时间（周）
锁骨骨折	4~6	股骨颈骨折	12~24
肱骨外科颈骨折	4~6	股骨转子间骨折	7~10
肱骨干骨折	4~8	股骨干骨折	8~12
肱骨髁上骨折	3~6	胫腓骨骨折	7~10
尺桡骨干骨折	6~8	踝部骨折	4~6
桡骨下端骨折	3~6	距骨骨折	4~6
掌指骨骨折	3-4	脊柱椎体压缩骨折	6~10

二、主要功能障碍

骨折功能障碍体现在身体结构和功能异常、日常生活活动能力受限和社会参与受限三个方面。

（一）身体结构和功能异常

1. **疼痛** 发生骨折的原因是某种外力因素对身体突然造成巨大冲击力而使肢体受力结构超出承受范围形成的骨中断或者分离，组织内的神经末梢传递到大脑而感到疼痛。

2. **局部肿胀** 骨折后，由于损伤毛细血管、肌肉、韧带等骨折端周围组织，导致局部明显肿胀疼痛，当损伤发生后，血管内的水分通过扩大内皮细胞间隙进入组织之间，形成肿胀。

3. **畸形** 创伤或手术后肢体弯曲或长度改变，存在成角或旋转畸形等。

4. **关节活动受限** 骨折端畸形愈合形成的骨痂阻碍了邻近关节的活动。如肱骨髁上骨折，畸形愈合影响肘关节弯曲。

5. **肌肉萎缩** 骨折后的固定、手术、疼痛限制了肢体活动，导致肌肉萎缩。

（二）日常生活活动能力受限

骨折之后的关节功能障碍可能会影响患者日常梳洗、进食、穿脱衣、转移、负重行走、如厕等。

（三）社会参与受限

骨折所导致的肢体功能异常、日常生活自理能力下降及心理因素的改变，可能影响患者的生活、工作与社交。

三、康复护理评估

案例 7-4B

　　对患者进行 X 线检查提示：左肱骨中下 1/3 交界处横行骨折。诊断为"左肱骨干骨折"。在全身麻醉下行左肱骨骨折切开复位内固定术，术后患者左上臂切口疼痛，左上臂肿胀，患者对术后康复表示担忧，担心影响工作。

　　请回答：

　　1. 对该患者的康复护理评估应包括哪些维度？

　　2. 该患者现阶段存在哪些康复护理问题？

（一）临床检查

1. **全身及局部状况**　包括对患者的生命体征、精神心理状况、局部疼痛、皮肤颜色、肢体肿胀、感觉等方面进行评估。

2. **关节活动范围**　包括评估受累关节和非受累关节的关节活动范围。

3. **肌力**　重点评估受累关节周围肌肉的肌力。

4. **肢体长度及周径评估**　通过肢体长度评估可了解骨折后有无肢体缩短或延长，在儿童骨折愈合后期是否影响生长发育。评估肢体的周径有助于判断肢体水肿、肌肉萎缩的程度。

5. **日常生活活动能力及劳动能力评估**　对上肢骨折患者重点评估日常生活活动能力和劳动能力，对下肢骨折患者重点评估步行、负重能力。

6. **骨折愈合情况评定**　通过 X 线检查了解骨折愈合情况、是否有延迟愈合或不愈合。临床愈合标准：①骨折断端局部无压痛、无纵向叩击痛；②骨折断端局部无异常活动（主动或被动）；③X 线摄片显示骨折线模糊，有连续性骨痂通过骨折线；④在解除外固定的情况下，上肢能平举 1 kg 重物达 1 分钟，下肢不用拐在平地连续行走 3 分钟，并不少于 30 步；⑤连续观察 2 周，骨折处不变形。

（二）影像学检查

　　X 线摄片是骨折的常规检查，目前三维 CT 成像技术日渐成熟，在临床上也已广泛应用，它对了解骨折的类型、移位情况、复位固定和骨折愈合情况等均有重要价值。

四、康复护理措施

案例 7-4C

　　患者已经手术后第 5 天，肿胀、疼痛稍有减轻，伤口换药时渗出物较少。临床医生建议石膏固定 6 周，解除外固定后，骨折完全愈合估计需要 12 周。患者感觉康复进展缓慢，康复锻炼积极性下降。

　　请回答：

　　1. 患者目前可能处于骨折愈合的哪一期？本阶段康复护理措施有哪些？

　　2. 如何提高患者康复锻炼的依从性？

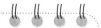

（一）康复护理原则及目标

1. 康复护理原则 复位、固定、功能训练。复位和固定是康复治疗的基础，功能训练是康复治疗的核心。

2. 康复护理目标

（1）短期目标：消肿、镇痛、控制炎症反应、预防感染、促进骨折愈合，预防粘连、关节僵硬、肌肉萎缩等并发症。

（2）长期目标：加强肌力锻炼，恢复正常关节活动范围；帮助患者恢复日常生活活动能力，重返生活；提高肌肉、关节控制能力，针对性进行作业治疗，促进患者重返工作和社会。

（二）康复护理措施

骨折后康复训练一般分为三期。

1. 骨折愈合早期（骨折后1~2周） 这一阶段主要康复目标为消肿、镇痛、控制炎症反应、促进骨折愈合、预防肌肉萎缩和关节粘连。

（1）主动及被动运动：伤肢近端与远端未固定的关节，需进行各个方向的全关节范围的运动。固定关节也应及早进行关节活动范围练习，因为当骨折累及关节面时更易发生关节内粘连，遗留严重的关节功能障碍。关节的主动运动和被动运动，可改善血液循环，消除肿胀，防止肌肉及关节挛缩。上肢注意肩外展及外旋，掌指关节屈曲；下肢注意踝背屈运动。术后1~2天开始训练，每日训练3次，每次5~10分钟。

（2）肌力训练：在骨折复位固定后肌肉即可开始缓慢、有节奏的等长收缩，尽量用力收缩，然后放松，反复训练，每天2~3次，每次5~10分钟或更长，以不引起肌肉疲劳为宜。训练时骨折部位邻近的上、下关节应固定不动。

（3）正常活动和呼吸训练：对健肢和躯干尽量维持其正常活动，早期起床活动。绝对卧床患者，尤其是年老体弱的患者，需要每日做床上保健操，以改善全身状况，预防失用症、压疮、呼吸系统疾病等的发生。严重患者易并发坠积性肺炎，可通过呼吸训练、有效咳嗽训练及背部叩击排痰训练来预防肺部并发症。

（4）疼痛和肿胀的处理：局部冰敷能减轻炎症反应，减轻消肿和疼痛。对于肢体肿胀的处理，遵循PRICE（保护protection，休息rest，冰敷ice，包扎compress，患肢抬高elevation）治疗方案，对肢体肿胀起到有效防治。患肢抬高有助于减轻或消除肿胀，为了使抬高肢体收效，患侧肢体的远端要高于近端，近端高于心脏平面。

（5）物理因子治疗：温热疗法、磁疗、超声波疗法、直流电疗法等有改善肢体血液循环，促进渗液吸收，减轻肿胀、疼痛及瘢痕粘连，促进骨折愈合等作用。此治疗可在石膏或夹板外进行，但有金属内固定时禁用。

科研小提示

机械刺激使用时机应在骨折愈合增殖期，并且在两次刺激之间应该有足够的休息时间。

2. 骨折愈合中期 骨折后3~8周，患肢肿胀逐渐消退，疼痛减轻，逐渐形成骨痂，骨折处逐渐稳定。此期康复训练的主要目的是消除残余肿胀，促进骨痂形成，恢复关节活动范围，增加肌力，提高肢体活动能力。

（1）关节活动的主动和被动运动：外固定去除初期，可先采用主动助力运动，以后随关节活动范围的增加而相应减少助力。被动运动主要对有严重组织挛缩、粘连的患者，训练动作应柔和、平稳、有节奏，以不引起明显疼痛为度。对每个受累关节做各方向的主动运动，运动幅度逐渐增加，每个动作可重复多遍，每日 3~5 次。配合器械或支架进行辅助训练，如 CPM 机等。

（2）增强肌力训练：肌力训练方式可选用等长收缩、等张训练或等速收缩。①肌力 0~1 级时，可采用水疗、按摩、神经肌肉电刺激、被动运动、助力运动等。②肌力 2~3 级时，训练以主动运动或主动助力运动为主，辅以水疗、经皮神经电刺激等。③肌力达到 4 级时，应逐渐进行抗阻运动，争取最大限度地恢复肌力。

（3）日常生活活动能力训练：上肢可选择相应的作业治疗，增强上肢的功能，改善动作技能、技巧和熟练程度，下肢主要进行行走训练，以恢复正常运动功能，进行职业训练，注意平衡性和协调性训练。

（4）物理因子治疗：局部紫外线照射可促进钙质沉积与镇痛，红外线、蜡疗、超声波疗法可促进血液循环、软化瘢痕，局部按摩可促进血液循环、松解粘连。

3. **骨折愈合后期**　骨折后 8~12 周，骨性骨痂已逐步形成，已达到临床愈合。此期康复训练的主要目的是最大限度地恢复关节活动范围，增加肌肉力量，减少瘢痕粘连，增强动作精确度，恢复肢体功能。

（1）关节活动范围训练：除关节主动运动、主动助力运动、被动运动外，可进行关节功能牵引、关节松动技术等，中度和重度的关节挛缩者，运动和牵引的间隙配合夹板固定，减少纤维组织的挛缩。训练控制在每次 10~15 分钟，每日 2~3 次。

（2）肌力和负重训练：可选用等张抗阻训练及等速训练。上肢骨折应尽早下地进行步行训练。下肢骨折需根据骨折的类型、固定的方式进行训练，可在平行杆或腋杖支持下开始负重练习。另外应加强站位平衡训练。

（3）日常生活活动能力训练：肌力和关节活动范围恢复后，尽早进行作业治疗和职前训练，提高动作技能，恢复日常生活活动能力和职业能力。

知识链接

不同部位骨折手术后的康复护理

加强骨折患者术后的管理和康复护理，实施多学科参与，制定规范的操作流程，促进患者早期恢复身心功能是加速康复外科的主要目的。因此，针对不同部位的骨折康复方案不同。①肘关节附近的骨折：手术内固定后，应尽早在外支具、吊带的保护下进行肩关节的主动活动，术后 2~3 周可以每日定时去除外固定进行肢体活动；②腕关节附近的骨折：抬高患肢，由远端向近端按摩，局部疼痛、肿胀患者进行冷热对比治疗。③膝关节附近的骨折：手术内固定后，应尽早开始接受 CPM 治疗，ROM 范围和速度循序渐进，骨折线穿越关节面的患者应减少关节的磨损；髌骨横行骨折做张力钢板固定的患者，可以早期进行膝关节屈伸活动。④脊柱融合固定术后：注意轴向翻身，防止造成脊髓损伤；如卧床，34 周内可做卧位活动、支撑站立、站立位活动等。⑤股骨及颈腓骨骨折：对患者进行健康指导，防止发生意外骨折。⑥骨盆骨折：应注意预防压疮和尿路感染。

五、康复护理指导

1. **心理康复**　骨折因突然发生，康复时间长，患者担心预后不良，易产生紧张、焦虑、烦躁等不良情绪。应了解患者的心理状态，并鼓励患者及时调整情绪，以保持良好的心理状态。

2. **功能训练**　遵循循序渐进的原则，运动范围由小到大，次数由少到多，时间由短到长，强度由弱到强，训练以不感到疲劳为宜。

3. **饮食指导**　指导患者进食高钙饮食，补充维生素 D 和钙剂。适量的高蛋白质、高热量饮食有助于骨折愈合和软组织修复。

4. **观察病情**　观察生命体征，观察骨折患侧肢体末端的血液循环、皮肤颜色、温度及有无疼痛和感觉异常等。

5. **定期随访**　术后根据不同骨折类型、骨折部位，进行定期随访，了解骨折愈合情况。常规术后 1 个月、3 个月、6 个月骨科随访，X 线摄片复查。

（赖文娟）

第五节　手外伤

一、概述

案例 7-5A

　　患者，男，35 岁，右手拇指、示指不慎被玻璃割伤，伤口出血，疼痛，检查发现右手拇指、示指屈曲受限。

　　请回答：

　　1. 该患者目前的临床诊断是什么？

　　2. 如何对该患者进行康复护理评估？

（一）定义

1. **定义**　手外伤是指各种致伤因素造成的手部组织结构的连续性破坏，手外伤多为骨、神经、血管、肌腱及其他软组织的复合性创伤，外伤后失用和瘢痕挛缩等易导致手部功能损害，尤其在深度烧伤后易引起瘢痕增生、挛缩畸形而致残疾。

2. **手的休息位**　指手处于自然静止状态时的姿势，呈半握笔状，此时手的内在肌和外在肌张力处于相对平衡状态，腕关节背伸 10°~15°，轻度尺偏，拇指轻度外展（图 7-13）。其临床意义是骨折复位后保持稳定，促进肌腱修复，缓解张力，减轻疼痛。

3. **手的功能位**　指在该位置上能够很快地做出不同动作时手的姿势，握小球和茶杯状。腕背伸 20°~25°，拇指处于对掌位，掌指及指间关节微屈。其他手指略为分开，掌指关节及近侧指间关节半屈曲，远侧指间关节微屈曲（图 7-14）。其临床意义是外伤后很快使手功能恢复。

4. **手的保护位**　为了保护和维持手部功能而设，

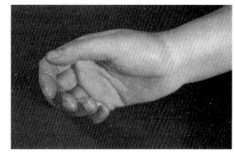

图 7-13　手的休息位

如掌指关节整复手术后宜将掌指关节固定在屈曲 90° 体位，以防侧副韧带挛缩。

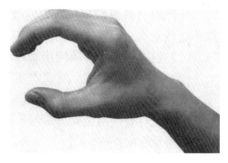

图 7-14 手的功能位

（二）病因

1. **刺伤** 特点是进口小、损伤深，并伤及深部组织，导致异物存留及腱鞘或深部组织感染。如被钉、针、竹尖、小木片、小玻片等刺伤。

2. **切割伤** 伤口一般较整齐，污染较轻，伤口出血较多。伤口的深浅不一，常造成深部组织如神经、肌腱、血管的切断伤，严重者导致指端缺损、断指或断肢。如刀、玻璃及电锯伤等。

3. **钝器伤** 钝器砸伤引起组织挫伤，重者可致皮肤裂伤、撕脱，肌腱、神经损伤和骨折等。

4. **其他** 如挤压伤、火器伤均可造成手部不同程度的损伤。

（三）临床分型

手外伤常为复合性损伤，涉及手部皮肤、皮下组织、肌肉、肌腱、骨、关节、神经、血管等，通常分为骨折、肌腱损伤、周围神经损伤、烧伤、断指再植等。

二、主要功能障碍

（一）运动功能障碍

手外伤后可出现各种并发症，如水肿、粘连、瘢痕、挛缩、慢性疼痛、肩手综合征等，导致肌肉萎缩、无力或瘫痪，关节僵硬，组织缺损，伤口长期不愈等，造成运动功能障碍。

（二）感觉功能障碍

手具有丰富的感觉神经末梢，特别是手掌和正中神经支配区及指腹，手的精细触觉和温度觉非常灵敏。部分伤及周围神经时，可出现感觉障碍。

（三）心理障碍

患者因手部外伤、畸形及活动不便而有自卑感，损伤严重的患者可发生抑郁。

（四）日常生活活动能力障碍

运动、感觉、心理障碍均可导致患者日常生活活动能力降低。

（五）工作能力和社会活动障碍

手外伤所导致的功能异常、日常生活自理能力下降及心理因素的改变，可能影响患者的生活、工作与社交。

三、康复护理评估

（一）局部状况评估

1. **视诊** 观察手及上肢的完整性、对称性，有无肿胀；皮肤营养情况、色泽、有无瘢痕、伤口、红肿及手指畸形等；观察汗毛、指甲生长情况，判断是否合并神经损伤等。

2. **触诊** 检查皮肤的温度、湿度、弹性，以及检查皮肤毛细血管反应，判断手指血液循环的情况，检查瘢痕硬度情况。

（二）运动功能评定

1. **肌力评定**

（1）握力评定：反映屈肌肌力，正常值约为体重的 50%。使用标准手测力计测肌力，握力正常值一般用握力指数来表示。

$$握力指数 = 健手握力（kg）/ 体重（kg）\times 100\%$$

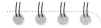

测试时受试者取坐位，肩内收，肘屈 90°，前臂中立位，3 次用力握测力计，如果可能则双手交替测试，健手用作比较。

（2）捏力评定：反映拇指肌力，约为握力的 30%。

（3）徒手肌力测试：对患者肌腱转移或其他重建手术时的肌力精确评定尤为重要。

2. **关节活动范围的测量** 先测量主动的关节活动范围，再测量被动的关节活动范围。被动范围测量时要使肌肉充分放松，尽量排除肌肉短缩和肌腱粘连的影响；对急性期和术后患者要注意避免再次损伤。

知识链接

手指肌腱总活动范围的评价

肌腱损伤是手外伤较常见的类型，为了评价手指肌腱损伤的功能情况，对比手术前后的主动、被动活动情况，常采用指肌腱总活动范围（total activity measurement，TAM）评价法。

测量方法：使用量角器分别测量掌指关节、近侧指间关节和远侧指间关节的主动屈曲角度，三者之和减去各关节主动伸直受限角度之和，即为 TAM。

正常 TAM≈（80°+110°+70°）-（0°+0°+0°）≈260°。评价标准如下。优：TAM>220°，为屈伸活动正常；良：TAM 200°~220°，为健侧的 75% 以上；中：TAM 180°~200°，为健侧的 50% 以上；差：TAM<180°，为健侧的 50% 以下；极差：其结果不如术前。

3. **手的灵巧性和协调性测量** 手的灵巧性和协调性依赖于综合感觉、运动、视觉、触觉等功能的健全，需要用专用的检查工具或方法才能得到比较精确的评价结果。评定方法有多种，包括日本学者金子翼的简易上肢功能检查法（simple test for evaluation hand function，STEF）、Jebsen 手功能测试、明尼苏达操作等级测试、Purdue 钉板测试等。

（三）感觉功能评定

感觉功能评定包括对手指触觉、痛觉、温度觉、实体觉和振动觉等的测定。

1. **两点辨别试验** 正常人手指末节掌侧皮肤的两点区分试验距离为 2~3 mm，中节 4~5 mm，近节为 5~6 mm。该试验是神经修复后常采用的检查方法。两点辨别试验的距离越小，越接近正常值范围，说明该神经的感觉恢复越好。

2. **Moberg 拾物试验** 检查用具有木盒、秒表和 5 种常用日常小物件如钥匙、硬币、火柴盒、茶杯、纽扣。让患者先睁眼用手拣拾物品，并放入木盒内，每次只能拣拾 1 件，用秒表记录患者完成操作所花费的时间。然后闭眼重复上述动作，并记录时间。假如患者的拇指、示指、中指感觉减退，或正中神经分布区皮肤感觉障碍，在闭眼时很难完成该试验。

（四）上肢功能评估

采用臂、肩和手的失能（DASH）评估量表进行评估，由患者对其过去 1 周内完成日常活动的情况进行评分（表 7-9）。评分公式：评分 = 总分 /（n-1）× 25（n 为完成的项目数目）。分数越高，失能情况越严重。患者需要完成不少于 27 个项目的评分才有效。

表 7-9 DASH 评估量表

项目	评价标准				
	容易	较易	困难	很难	不能
1. 开启紧的瓶盖	1	2	3	4	5

项目	评价标准				
2. 写字	1	2	3	4	5
3. 开锁	1	2	3	4	5
4. 做饭	1	2	3	4	5
5. 推开较重的门	1	2	3	4	5
6. 把东西放在高于头顶的架子上	1	2	3	4	5
7. 做较重的家务，如清洗地板、墙壁	1	2	3	4	5
8. 园艺	1	2	3	4	5
9. 铺床	1	2	3	4	5
10. 提购物包或篮子	1	2	3	4	5
11. 提重物，大于 5 kg	1	2	3	4	5
12. 洗头、吹干	1	2	3	4	5
13. 换高于头顶的灯泡	1	2	3	4	5
14. 清洗后背	1	2	3	4	5
	容易	较易	困难	很难	不能
15. 穿套头衫	1	2	3	4	5
16. 使用刀切割食物	1	2	3	4	5
17. 玩牌、编织等轻度用力的娱乐活动	1	2	3	4	5
18. 高尔夫、网球等需要用力的娱乐活动	1	2	3	4	5
19. 飞盘、羽毛球等需要胳膊自由活动的娱乐活动	1	2	3	4	5
20. 转移	1	2	3	4	5
21. 性生活	1	2	3	4	5
	没有	轻度	中度	有些	严重
22. 在过去的 1 周，你上肢的问题对你和家里人、朋友的社交产生何种程度的影响	1	2	3	4	5
	没限制	轻度限制	中度限制	非常限制	不能
23. 在过去的 1 周，你有没有因为你的上肢问题影响你的工作和日常生活	1	2	3	4	5
	没有	轻度	中度	重度	非常严重
24. 上肢的疼痛	1	2	3	4	5
25. 在你做某一活动时有上肢疼痛	1	2	3	4	5
26. 上肢的麻痛	1	2	3	4	5
27. 上肢肌力减弱	1	2	3	4	5
28. 上肢关节僵硬	1	2	3	4	5
	没困难	轻度困难	重度困难	严重	无法入睡
29. 在过去的 1 周，你由于上肢疼痛而影响睡眠的程度	1	2	3	4	5
	完全否认	不同意	可能	同意	完全同意
30. 因为上肢问题感觉没有自信、无能	1	2	3	4	5

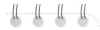

四、康复护理措施

（一）康复护理原则及目标

1. **康复护理原则**　从患者整体出发，在临床各期针对各种致残因素进行评价、分析，制订康复护理计划，以帮助患者尽可能恢复日常生活活动和劳动能力为原则，帮助患者重返社会。

（1）早期开始：尽早进行关节主、被动活动，适当牵伸练习，减少挛缩和粘连的发生。

（2）关注功能：手外伤后影响日常生活活动能力，应重视日常生活活动能力和生活自理能力训练。

2. **康复护理目标**

（1）短期目标：消肿、抗炎、镇痛，促进创面愈合，预防挛缩和关节粘连。

（2）长期目标：增加运动功能，恢复感觉功能，逐步恢复日常生活活动能力，最终重返工作，回归社会。

（二）康复护理措施

1. **肌腱修复术**

（1）术后第一阶段（1~2 周）：行手指被动运动，屈肌腱修补后做被动屈指练习，伸肌腱修补后做被动伸指运动，其余手指做各种主动练习。可选用超短波、紫外线等物理因子治疗，以抗炎、消肿及促进伤口早期愈合。通过向心性按摩控制水肿，十字交叉按摩预防肌腱粘连。

（2）术后第二阶段（3~6 周）：①第 3 周行患指的主动屈伸运动，并逐步增加用力的程度和幅度，以扩大肌腱的滑移幅度，运动时要限制腕与掌指关节的姿势，如屈肌修复后腕与掌指关节应保持被动屈曲位，而伸肌修复后则与此相反。②第 4 周不再限制腕与掌指关节的姿势，继续做主动运动，并开始做肌腱的主动运动。③第 5 周增加关节功能和抗阻训练。④第 6 周开始强化肌力练习。可选用超声波和水疗，减少粘连及增加手部血液循环。

（3）术后第三阶段（7~9 周）：恢复腕关节及手指同时被动屈伸运动，进行主动肌腱固定活动，逐渐进行主动肌腱滑动练习。开始轻微日常活动、桌面上活动及抵抗性活动。避免做有阻力的活动及较重的日常活动。肌腱活动差者可以应用神经肌肉电刺激，或应用超声波、磁疗、音频电疗减轻肌腱的粘连。

（4）术后第四阶段（10~16 周）：进一步强化关节活动，使之达到整个活动范围，强化抗阻屈伸练习，增加精细动作控制，12 周时完全参与全部日常活动。

2. **肌腱粘连松解术**　实施肌腱粘连松解术前应根据病情对僵硬的关节做被动活动，使僵硬的关节尽量达到满意的活动后再进行松解术，否则术后会因关节活动受限而易再次发生粘连。肌腱粘连松解术成功的关键是术后立即开始手部康复。

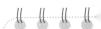

（1）术后1周（炎症期）：抬高患肢，减轻水肿；通过冷疗等对症处理减轻疼痛；加压包扎，减少伤口张力，促进伤口愈合。达到或维持术中活动的被动及主动活动范围，术后当天开始关节单独或联合屈伸练习，受累关节进行轻度被动活动练习。

（2）术后2~3周（纤维形成期）：伤口闭合后开始瘢痕深层按摩和压迫。加强关节活动范围练习，如松解术后没有肌腱滑动，可在术后48小时开始给予功能性电刺激。开始灵巧性练习和功能活动。

（3）术后4~10周（瘢痕成熟期）：增加训练频度、强度，教会患者瘢痕处理，开始等长抓握练习，逐步进行抗阻抓握练习。

3. 手部骨折

（1）掌骨干骨折：患者复位固定后，保持关节功能位，抬高患肢，减轻局部肿胀，也可配合超短波、红外线等理疗方法，加强局部血液循环，促进水肿吸收，减轻局部炎症反应，防止局部组织纤维化。3周后均应开始康复治疗，固定期间鼓励未受累手指活动及全上肢活动，去除外固定后开始活动患手。

（2）指骨骨折：由于固定较牢靠，待疼痛及肿胀消退后，复位后固定2周开始被动运动指导，6周后拆除固定，逐步加强掌指关节、指间关节的被动运动和主动运动，休息时应该保持手的功能位。在不影响骨折愈合的情况下，进行早期主动运动。早期对于无痛的关节行被动运动及主动运动，可以有效地预防关节僵硬、肌肉萎缩等并发症。

4. 神经损伤

（1）制动期：首先指导患者保护和代偿患肢，避免肌肉过度牵拉，必要时佩戴支具，维持受累关节运动，同时可清除肿胀和减轻创伤后的伤口疼痛，防止修复的神经再次发生断裂。

（2）抬高患肢：可以减轻肿胀和加速炎症反应的消退，还可使用抗生素和进行神经肌肉刺激等理疗法。

（3）被动运动：对损伤神经支配的肌腱行被动运动，以减少粘连，逐渐进行主动活动以改善关节功能，由小关节运动逐步过渡到精细动作，让患者有意识地进行抓、握、捏、夹及手指拇指外展、内收、屈曲、对掌、对指等训练，尽力达到正常手的活动性。

5. 烧伤

（1）早期

1）功能位固定：腕关节背伸30°，掌指关节屈曲70°~90°，指间关节伸直，虎口张开，拇指外展，对掌。应在患者入院第一天，用夹板将手固定，最初固定24小时。各关节制动，以防肌腱断裂。

2）控制炎症：应用无热或微热超短波，Ⅰ~Ⅲ级红斑量紫外线照射。

3）减轻水肿：抬高患肢，夹板固定。

（2）后期

1）防止挛缩：①尽早进行关节全范围活动，被动运动不能过度，否则会加重损伤、水肿和出血。②保持正确的体位，烧伤发生6个月内，应注意观察，特别是闭合性创口的下面。如不告诉患者正确的体位，患者常处于屈曲位。③继续使用手夹板。

2）防止瘢痕肥厚：可用弹力绷带、压力手套等，可配合使用中频电、超声波等治疗瘢痕肥厚。

6. 断肢再植 断肢再植术后的康复要求严格，因术后早期血供不稳，常出现并发症，且断肢一般是开放性的，常合并肌腱、神经损伤。康复目标是保护修复后组织，促进愈合，减轻肿胀及疼痛，避免关节僵硬，加速功能恢复，特别是触觉恢复。

（1）Ⅰ期（术后1~3周）：密切观察再植肢体的血液供应，将伤肢保持在功能位。

1）夹板固定：术后早期有出血时，需厚敷料包扎，夹板暂不适用。1周后，可用夹板。

因断肢时肌腱损伤多为屈、伸肌腱合并损伤，故合适的夹板是把腕关节固定于中立位（0°），掌指关节屈曲40°，指间关节伸直，拇指外展45°及背伸。视肌腱缝合的牢固度，逐步调节角度。

2）主动运动：未受伤的部位要适当活动，如肘、肩关节等。受伤部位在可行条件下（如血管缝合理想，创面较小，肌腱和骨折缝合、固定理想），亦可做早期渐进、轻柔、无阻力的主动运动，以活动关节为原则。

3）被动运动：利用健手协助患指循序渐进活动，动作轻柔，小心保护肌腱。术后4~10天可进行温和的、保护性的被动运动。方法：屈腕，掌指及指间关节慢慢伸直，接着伸腕，掌指及指间关节屈曲。术后10~14天，可做掌指关节背伸，指间关节屈曲，到掌指关节屈曲，指间关节伸直活动。当关节和肌腱得到适当舒展时，可指导患者把关节维持在被动运动所达到的屈伸位置保持10~20秒，然后缓慢减少外力，如此反复伸屈。活动时如疼痛难忍，则终止活动，以免影响再植肢体的存活。

4）控制肿胀：在血供许可时，患肢置于心脏水平。如水肿出现或加重，则患肢抬高，高于心脏水平。伤后3周内，不宜用其他辅助治疗消肿。

（2）Ⅱ期（术后3~6周）

1）夹板固定：逐渐增加脱下夹板活动的时间。亦可逐渐改变夹板的角度，使其接近功能位。

2）主动活动：逐渐加强Ⅰ期主动活动。

3）被动活动：继续进行Ⅰ期被动活动，亦可进行附属活动。

4）控制肿胀：轻柔地向心性按摩，或用弹力绷带，由远端至近端包扎伤肢。

（3）Ⅲ期（术后6~12周）：逐渐加强上述运动及整体的关节运动，如屈伸所有手指关节。8周后，逐渐增加抗阻运动、手的灵巧性活动，进行脱敏训练和感觉再训练，使用压力衣和压力垫来控制肿胀。

（4）Ⅳ期（术后12周）：强化日常生活的手功能，增加手指的灵巧性、握力、捏力、耐力，恢复功能性触觉，进行职能训练。

科研小提示

足趾移植再造拇指术后运用镜像疗法结合感觉再教育，能促进移植趾感觉功能的恢复，使其更接近于手指。

五、康复护理指导

1. **伤口清洁**　讲究卫生，保持伤口周围皮肤的清洁。

2. **加强营养**　可增强机体抵抗力，有利于肌肉、神经、血管的修复。吸烟可引起血管痉挛，影响患肢血运，甚至导致组织缺血坏死，故应嘱患者禁止吸烟和饮酒。

3. **功能位固定**　手外伤固定时，一般情况下，手指应取屈曲位，即轻微握拳的姿势。这种位置有利于各种组织的修复，且防止手指的关节发生僵硬。

4. **按摩患肢**　对患肢从指尖开始向心脏方向推按。注意手法应由轻到重，循序渐进。如有瘢痕增生，更可在瘢痕处揉捏按摩，以促进瘢痕软化，松解粘连。

5. **早期进行功能训练**　手外伤康复的关键是正确进行手指活动，锻炼时循序渐进，具体的锻炼方法和时间视不同的手外伤类型而定，通常早期可进行适当的被动活动，后期主动运动为主，患者应积极进行训练。在不影响创伤愈合的情况下，患者应在医护人员指导下早期进行功能训练，尽早改善关节活动范围和肌力。

6. **感觉训练**　当压觉或振动觉恢复后即开始感觉训练，感觉可以通过学习而重建，常利用视觉的帮助。感觉训练早期主要是痛、温、触觉和定位、定向的训练。后期主要是辨别觉训练。

7. **重视日常生活活动能力的训练及作业治疗**　在术后 3~4 周进行，此时，缝合肌腱或神经的吻合已较牢固，创伤愈合较好；要坚持不懈地训练 3 个月或更长时间，逐渐恢复手功能，促进生活自理能力的恢复。

8. **物理治疗**　除采用蜡疗、红外线、超短波等物理因子治疗外，还可鼓励患者进行热水浴，将手放在 40~50℃ 热水中浸泡，每日 1~3 次，每次 10~20 分钟。

知识链接

体外冲击波治疗在中晚期手掌部碾压伤康复中的应用

　　体外冲击波是高能量机械波，应用体外冲击波治疗可将粘连在肌腱上的软组织逐渐松解开，改善手内在肌挛缩和肌筋膜粘连问题，同时可以提高局部转化生长因子、血管内皮生长因子的浓度，促进血管的生长和修复，改善血液供应，加速软组织恢复，改善患者手部的粗大和精细功能。

　　资料来源：杨占宇，颜海燕，李洋，等. 体外冲击波治疗对中晚期手掌部碾压伤功能障碍的影响 [J]. 中华物理医学与康复杂志，2020，42（10）：915-918.

---

9. **安全教育**　注意患肢的保暖；避免接触热、冷、锐利物品；避免使用小把柄的工具；抓握用品时不宜过度用力；使用工具的部位经常更换；经常检查受压部位的皮肤情况等。

10. **心理调适**　手损伤疼痛多比较敏感，此时可通过与其他人聊天、看有益的电视等方法，转移对疼痛的注意力，以使疼痛缓解。患者的生活应尽量丰富多彩，以利于消除消极情绪。

随堂测 7-5

（赖文娟）

第六节　截肢

一、概述

案例 7-6A

　　患者，男，28 岁，工人，下班回家路上被一辆货车撞伤左腿，致左下肢外伤后出血、疼痛、不能活动。1 小时后，被送到当地医院治疗。经医院检查，左大腿外侧中下 1/3 至小腿中段见长约 23 cm 的伤口，创缘不整，挫伤严重。X 线摄片显示：左胫骨外侧平台粉碎性骨折，左腓骨粉碎性骨折。

　　请回答：

　　1. 该患者目前的临床诊断是什么？

　　2. 该患者入院还需要完善哪些检查？

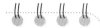

（一）定义

截肢（amputation）是指通过手术将没有生存能力和生理功能或因局部疾病严重威胁人体生命的部分或全部肢体切除，包括截骨（将肢体截除）和关节离断（从关节处分离）两种。它是一种临床较常见的残疾。血管疾病造成的截肢在中老年人最多见，创伤及后遗症造成的截肢常见于年轻人。

（二）截肢的原因

1. **严重创伤**　在我国截肢的首位原因是创伤，目前截肢仍是骨科处理严重肢体外伤的一种重要手段。只有当肢体的血液供应受到不可修复的破坏，或者组织的严重损害导致肢体功能无法合理重建时，如机械性损伤致肢体毁损，不可修复的神经损伤造成肢体严重畸形，皮肤严重溃疡或烧伤、电击伤及冻伤后肢体已坏死等情况下方可考虑截肢。截肢指征可分为绝对指征和相对指征。

2. **严重感染**　其适应证为肢体感染已经危及生命，如气性坏疽感染；还包括虽然采用了积极治疗仍不能控制，有蔓延趋势，甚至危及生命的感染，如慢性骨髓炎、关节结核、化脓性关节炎；以及长期反复发作难以根治甚至可能诱发恶性肿瘤的慢性感染等。

3. **肿瘤**　肢体原发性恶性肿瘤未见远处转移，一旦诊断明确应尽早截肢，以免延误手术时机。截肢常作为肿瘤外科有效治疗手段之一。

4. **周围血管病变**　其发病率逐年上升。周围血管疾病导致的肢体缺血坏死，常见于合并或不合并糖尿病的闭塞性动脉炎。发病过程中肢体局部尤其是远端神经末梢坏死、感觉障碍、伤口感染等严重阻碍了疾病的治疗时，截肢是十分必要的。主要血管因本身已病变或栓塞并引发肢体坏疽者，应予截肢。在发达国家，50%~90% 截肢的原因是动脉粥样硬化闭塞性疾病和糖尿病的并发症。

5. **神经损伤或疾病**　神经病损后有感觉障碍的肢体出现神经营养性溃疡，如出现继发感染或坏死难以治愈，或长时间的溃疡引发癌变或继发畸形造成肢体无功能，适合截肢后佩戴假肢恢复功能。

6. **小儿先天性发育异常**　无功能的先天性肢体畸形是儿童截肢的主要原因。

（三）类型

临床常根据截肢的部位进行分类。

1. **上肢截肢**　包括肩胛带截肢、肩关节离断、上臂截肢、肘关节离断、前臂截肢、腕掌关节离断、掌骨截肢、指骨截肢。

2. **下肢截肢**　包括半骨盆截肢、髋关节离断、大腿截肢、膝关节离断、小腿截肢、塞姆（Syme）截肢、足部截肢。

二、主要功能障碍

案例 7-6B

患者入院后查体：T 37.1℃，P 109 次 / 分，R 28 次 / 分，BP 60/30 mmHg，尿量减少。当日进行左小腿软组织撕裂伤清创缝合术＋左胫骨外侧髁粉碎性骨折复位内固定术。术后4 日患者 T 39.2℃，精神、食欲差，尿量明显减少，每日约 200 ml，急查血常规、肝肾功能、电解质，显示肾功能严重受损，伤口见大量恶臭血性液体溢出，胫前肌群发黑坏死，大量液化组织形成。诊断为气性坏疽，经与患者家属沟通后立即行左大腿中上段截肢术。

请回答：

1. 该患者发生了哪些功能障碍？

2. 该患者的康复护理评估有哪些？

1. **运动功能障碍**　截肢后运动功能障碍表现为关节挛缩、活动范围受限、肌肉萎缩、关节僵直及畸形，常见于术后长期处于不合理的体位、残肢关节未能合理固定及瘢痕挛缩等。

2. **幻肢痛（phantom limb pain）**　据临床报道，50%以上的截肢患者术后伴有幻肢痛。疼痛多为持续性，尤其以夜间为重。应采用放松疗法等心理治疗手段逐渐消除幻肢痛。对于疼痛持续时间长的患者，可轻叩残端，或用理疗、封闭、神经阻断等方法消除幻肢痛。

3. **心理障碍**　在截肢与假肢治疗中常见的心理问题有抑郁、焦虑、恐惧、自我概念的改变、强迫症、社会适应力改变、残疾认同等心理问题。

三、康复护理评估

（一）全身状况评估

了解患者年龄、性别、身高、体重、职业、家庭、经济状况、截肢时间、截肢原因、截肢部位、术后伤口情况、安装假肢时间、心理素质及精神状态等。

（二）残肢的评估

1. **残肢形状**　以圆柱形为佳，而不是圆锥形。

2. **残肢皮肤**　皮肤条件的好坏直接影响假肢的佩戴。注意检查残肢皮肤有无瘢痕、溃疡、窦道，残端皮肤有无松弛、肿胀、皱褶。残肢感觉有无减弱、皮肤的血液循环状况等。

3. **残肢长度**　残肢长度对假肢的控制能力、悬吊能力、稳定性和代偿功能等有着直接的影响，也与假肢的种类选择密切相关。

4. **关节活动范围**　及时检查相邻关节的活动范围，如出现关节受限应先进行康复治疗或手术后再装配假肢。

5. **肌力**　肌力强弱对假肢佩戴和功能发挥十分重要，肌力检查包括检查残肢、健肢和躯干的肌力。重点是检查残肢肌力。对于前臂截肢者，残存肌力和产生肌电信号的多少，是判断能否佩戴肌电假手的重要依据。髋关节周围肌力不足会影响假肢控制能力，从而出现明显异常步态。

6. **幻肢痛**　伴有不同程度的钳夹样、针刺样、灼烧样或切割样疼痛，重者不能佩戴假肢。

7. **残肢畸形**　如膝上截肢并发髋关节的屈曲外展畸形，膝下截肢并发膝关节屈曲畸形，假肢的佩戴就有一定的困难。

> **知识链接**
>
> **理想残肢与非理想残肢**
>
> 理想残肢：残肢要求具有一定的长度，残肢以圆柱形为佳，而不是圆锥形，残肢无畸形，关节活动正常，周围皮肤及软组织条件良好，皮肤感觉正常，肌力正常，无幻肢痛和残肢痛。通过系统的康复训练，理想残肢具有良好的悬吊、承重和控制能力及代偿功能。
>
> 非理想残肢：非理想残肢是相对理想残肢而言的。残肢不能达到理想残肢的要求，假肢的安装和穿戴都存在困难。非理想残肢包括不良残肢和残肢并发症。可以通过康复训练、手术或其他治疗使其转变为理想残肢。

（三）佩戴临时假肢后的评估

1. **临时假肢接受腔适宜程度的评估**　包括接受腔的松紧是否合适、是否全面接触、是否全面负重、有无压迫和疼痛等。

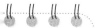

2. **假肢悬吊能力的评估** 观察是否有上下活动即出现"唧筒"现象。对于下肢假肢的悬吊能力,可以通过站立位对残肢负重与不负重时进行 X 线摄片检查,测量残端皮肤与接受腔底部的距离变化来判断。距离 <1 cm 为优;1~1.5 cm 为良;1.5~2 cm 为尚可;>2 cm 为差。

3. **临时假肢对线的评估** 评定生理力线是否正常,下肢假肢生理力线异常可出现异常步态和疼痛。观察站立时有无身体向前或向后倾倒的感觉等。

4. **穿戴假肢后残肢情况的评定** 观察残肢末端皮肤有无红肿、硬结、破溃、皮炎及残端有无由于与接受腔接触不良、腔内负压造成局部肿胀等。

5. **步态评定** 对行走过程中出现的各种步态异常进行评估,分析产生的原因,予以指导纠正。

6. **悬吊带与操纵索系统评估** 上肢假肢要对悬吊带与操纵索系统是否符合进行评估。

7. **假手功能评估** 评定假手自口到会阴活动区域内开闭功能的协调性和灵活性,尤其是对日常生活活动能力的评定。

(四)穿戴正式(永久性)假肢的评估

1. **日常生活活动能力的评估** 上肢假肢主要是对日常生活活动能力的评估,对安装假肢侧,主要是观察其辅助正常手动作的功能。

2. **下肢假肢的步态评估** 使用步态分析仪检查下肢假肢的步态,进行评估。

3. **行走能力评估** 一般以行走的距离、上下阶梯及过障碍物的能力等作为标准。截肢水平不同行走能力也各不同,截肢平面越高一般行走能力表现越差,以双侧大腿截肢的行走能力表现为最差。

4. **对假肢部件及整体质量进行评估** 质量可靠、代偿功能好的假肢可让患者满意。

四、康复护理措施

> **案例 7-6C**
>
> 现患者大腿截肢术后 3 周,残端形状为圆柱形,伤口 1 期愈合,NRS 评分 8 分,但患者常感患侧踝部疼痛,常在夜间痛醒。
> 请回答:
> 1. 该患者应介入哪些康复护理措施?
> 2. 该患者应怎样预防并发症的发生?

(一)心理护理

绝大多数患者在躯体缺陷后出现自我概念降低。医护人员应帮助患者保持良好的心理状态,与患者热情交流,帮助患者正确认识疾病,接受现实,帮助患者确立正确的人生观,使患者认识到虽然失去了肢体但同样可以成为对社会有贡献的人。患者也应对身体重新认识,对他人的反应也要重新评价,适应与接受身体的改变,以符合自身形象,重新适应自我概念。

(二)幻肢痛护理

截肢术后仍有已截肢的手或脚的幻觉即幻肢,发生在该幻肢的疼痛即为幻肢痛,幻肢痛多为持续性疼痛,表现为针刺痛、挤压痛、烧灼痛,以夜间为重。

1. **建立良好的护患关系** 关心患者,理解其痛苦,让患者的真实想法得以表达,通过对话交流,释放出压抑的情感。医护工作人员饱满、热情、细心的态度,可使患者获得一种安全感,从而减轻不良情绪的影响。

2. **评估疼痛**　与患者进行交谈，通过患者的表情、活动、睡眠及饮食等表现进行全面系统的评估。

3. **评估引起疼痛的因素**　护理操作动作应轻柔，避免诱发因素；重视心理护理，转移患者注意力，调节患者的不良情绪。

4. **给予充分的镇痛治疗**　客观评估，充分理解患者感受。指导按摩残肢，遵医嘱给予镇痛药或肌肉松弛药。必要时给予理疗、针灸等辅助治疗。

科研小提示

镜像疗法可以复制健侧肢体运动图像以增加患侧肢体的存在感。通过反复训练输入治愈假象图像的刺激下，可以减轻幻肢的疼痛。

（三）残肢皮肤护理

保持残端皮肤完好，重点提高皮肤耐磨耐压能力，避免皮肤与假肢相互摩擦出现破损甚至溃烂。伤口痊愈后，指导患者每日用中性肥皂清洗残肢，不能浸泡或在残肢上涂冷霜或油，以免软化残肢的皮肤，避免皮肤与乙醇接触，因为一旦接触乙醇会使皮肤干裂。早期加强残端护理，促进局部血液循环，并注意对残端皮肤的摩擦、拍打，提高皮肤的耐磨、耐压能力。

（四）残肢端包扎

截肢术后早期残肢端的包扎塑形对患者康复后实施假肢安装有至关重要的作用。残肢端包扎前对患者的皮肤情况进行评估，骨突处应用软绵垫保护，弹力绷带包扎，应用至安装假肢为止。弹力绷带包扎采取斜行环绕，不可过紧，直至关节近端。注意不能在残端近端包扎，以免远端组织缺血引起疼痛、水肿，包扎绷带应由远侧到近侧力度减轻，尽可能把残端塑成圆锥形以利于佩戴假肢。

（五）保持合理的残肢姿势

下肢截肢后，术后第一天起应每日坚持俯卧数次，防止姿势不良产生后遗症。为防止残肢屈曲畸形，应充分保持肢体残端于伸直位。如大腿中上段截肢，日常采用俯卧位，练习髋关节后伸动作但不包括外展活动。小腿截肢后采用膝关节伸直练习活动，术后应尽早离床，早期在康复人员指导下进行 ROM 和肌力训练。

（六）康复锻炼

术后康复锻炼应立即开始，术后早期康复锻炼可以预防术后并发症的发生，可加快伤口愈合，防止残端组织挛缩，维持全身其他部位的耐力和活动功能；早期鼓励患者做呼吸操，预防肺部感染；促进残端的血液循环，有助于残端的康复，使患者以后较好适应佩戴假肢。运动和按摩残端是非常有效的办法，主动运动可以带动残端肌肉收缩，血运在残端肌肉的主动收缩后开始增加，还可防止局部肌肉和手术瘢痕粘连，伤口缝线拆除后即可开始进行。利用重力使局部血量增加和抬高患肢加速静脉血液回流的方法，对局部血液循环及血管张力起到促进作用。不同部位的下肢截肢后，还可做一些针对性体操，在拆线后即可进行。

1. **膝上截肢康复锻炼**

（1）坐位练习法：双下肢伸出坐椅边缘，练习两腿分开、屈伸、并拢。

（2）卧位练习法：屈髋力量较伸髋力量更占优势，故需加强伸髋锻炼，使髋关节维持伸直位。具体做法，双手置于前胸，健肢屈曲逐渐贴近腹壁，患侧骨盆前挺，残肢后伸。动作维持几秒，然后放松休息，反复进行。

2. **膝下截肢康复训练**　坐位，两腿伸出坐椅边缘，双膝分开后做伸、屈膝活动及并膝活动。应注重加强伸膝训练，防止残肢形成屈膝畸形。残端瘢痕对于日后穿戴假肢影响很大。瘢痕使血运较差的纤维结缔组织，过早过度负重和牵扯，可使局部产生开裂。要采取措施预防瘢痕和深部组织粘连，为达到此目的，要鼓励患者做肌肉主动收缩训练。残端用润滑油润滑后，在患者能耐受的情况下进行摩擦及按摩。还需经常用残端顶在软垫上训练残端部分负重。

（七）常见残肢主要并发症的护理

1. **关节挛缩**　术后固定或包扎患肢时，保持残肢残端在伸展位，保持残端固定于功能位。鼓励患者经常翻身，每天俯卧 2 次以上，每次 30 分钟并在腹部及大腿下放置一软枕，用力下压软枕，以增强伸肌肌力。膝下截肢患者在两腿间放置一软枕，残肢向内用力挤压，以强化内收肌肌力，防止外展挛缩。

2. **残端大出血**　搬动残肢时，对残端加以保护。妥善包扎残端，所有骨隆突处均应用软棉垫保护，再用弹力绷带包扎，防止因过早下地步态不稳而发生跌伤导致大出血。

五、康复护理指导

1. 对截肢患者应加强心理护理，引导患者从焦虑和悲观失望中走出来，同患者家属一起给予患者更多的关怀、支持与鼓励。

2. 鼓励患者加强患肢局部肌肉训练、功能锻炼，增强体质。争取早日回归社会，恢复力所能及的工作。

3. 根据不同部位，为患者选择合适的假肢，帮助并指导患者进行假肢装卸，并将假肢使用的注意事项，如假肢的保养、保洁方法和使用中可能出现的不适等情况，给患者讲清楚，以便保护及调整。

4. 指导患者合理饮食，保持适当体重，体重变化范围不应该超过 3 kg，否则会导致接受腔过紧或过松而影响假肢的使用。

5. 让患者适当参加社会娱乐活动，如体育锻炼、文艺演出等，参加一些适宜的工作，帮助患者消除心理障碍，保持心情舒畅。

6. 如发现残肢疼痛、皮肤溃疡等，应及时到医院就诊。

（胡　斌）

随堂测 7-6

第七节　关节置换术后

一、概述

案例 7-7A

患者，男，65 岁，右膝关节反复疼痛 6 年，疼痛加重 2 周入院，半年来行走困难，下楼梯时尤为明显，下蹲不能，应用物理治疗、针灸等保守治疗方法效果不佳。诊断为"右膝关节骨性关节炎、半月板损伤"。行右侧人工全膝关节置换术。

请回答：

1. 人工膝关节置换术的适应证有哪些？

2. 该患者术后存在哪些功能障碍？

（一）人工全髋关节置换术

人工全髋关节置换术（total hip arthroplasty，THA）是指应用人工材料制作的全髋关节假体植入人体以替代人体已发生病变的髋关节，其目的是解除疼痛，恢复关节功能，提高患者生存质量。人工全髋关节置换术主要用于治疗髋骨关节炎、股骨头缺血坏死、股骨颈骨折、类风湿关节炎、先天性髋关节发育不良等。髋关节假体主要分骨水泥固定型、非骨水泥固定型。骨水泥固定型假体适用于高龄合并骨质疏松患者，非骨水泥固定型假体适用于年轻人。

（二）人工全膝关节置换术

人工全膝关节置换术（total knee arthroplasty，TKA）是指应用人工材料制作的全膝关节假体植入人体以替代自体病损关节，从而恢复膝关节功能。人工全膝关节置换术主要用于关节结构广泛破坏所致严重膝关节疼痛、不稳、畸形和功能障碍，且经保守治疗无效者。目前人工膝关节假体种类繁多。TKA 假体又分为保留后交叉韧带（CR）假体和不保留后交叉韧带（PS）假体。

二、主要功能障碍

1. **疼痛**　关节置换术后，早期因手术、血肿等，患者会感到较为剧烈的疼痛，后期因被动活动关节使部分挛缩的肌肉伸展而出现疼痛，可实施药物、理疗、肌肉能量技术等治疗措施。

2. **感染**　感染的途径很多，如牙龈炎、扁桃体炎等感染灶引起的血源性感染；术中植入物未严格消毒灭菌、手术区污染；术后伤口引流管引流不畅，治疗护理时未严格按照无菌操作原则等。

3. **神经损伤**　THA 术后患者神经损伤表现为患肢感觉及运动障碍，膝及踝背伸无力，小腿后外侧麻木。

4. **关节挛缩**　表现为屈曲挛缩，常因体位不当或早期关节未进行活动，使关节不能有效伸展、长期保持屈曲状态所致，术前有关节挛缩症状者术后更易发生。

5. **日常生活活动能力受限**　因疼痛、关节活动范围减小等原因使患者保持个人卫生、步行、上下楼梯等活动能力受到限制。

三、康复护理评估

（一）人工全髋关节置换术后

关节置换术后的康复护理评估主要采用关节活动范围、肌力、关节功能评分和运动评分，以及日常生活活动能力评估等，也可采用特定的髋关节相关综合评估量表。

1. **Harris 评分**　由美国 Harris 医生在 1969 年提出，是目前国内外最为常用的评估标准，内容包括疼痛、功能、畸形和关节活动范围四个方面，主要强调功能和疼痛的重要性，满分为100 分，90~100 分为优，80~89 分为良，70~79 分为可，70 分以下为差（表 7-10）。

表 7-10　人工髋关节置换术 Harris 评分

项目	表现	得分
I 疼痛（44 分）		
无		44
弱	偶痛或稍痛，不影响功能	40
轻度	一般活动不受影响，过量活动后偶有中度疼痛	30

项目		表现	得分
中度		可忍受，日常活动稍受限，但能正常工作，偶服比阿司匹林作用强的镇痛药	20
剧烈		有时剧痛，但不必卧床，日常活动受限，常服镇痛药	10
病废		被迫卧床，卧床也有剧痛，疼痛跛行严重	0
II功能（47分）			
日常生活 （14分）	楼梯（4分）	一步一阶，不用扶手	4
		一步一阶，用扶手	2
		用某种方式能上楼	1
		不能上楼	0
	交通（1分）	有能力进入公共交通工具	1
	坐（5分）	在任何椅子上坐而无不适	5
		在高椅子上坐半小时而无不适	3
		在任何椅子上坐均不舒服	0
	鞋袜（4分）	穿袜、系鞋带方便	4
		穿袜、系鞋带困难	2
		不能穿袜、系鞋带	0
步态（11分）		无跛行	11
		稍有跛行	8
		中等跛行	5
		严重跛行	0
行走辅助器平稳舒适行走（11分）		不需	11
		单手杖长距离	7
		多数时间单手杖	5
		单拐	3
		双手杖	2
		双拐	0
		完全不能走（必须说明原因）	0
距离（11分）		不受限	11
		6个街区	8
		2~3个街区	5
		室内活动	2
		卧床或坐椅（轮椅）	0

续表

项目	表现	得分
Ⅲ 畸形（4 分）		
	无下列畸形	4
	固定的屈曲挛缩畸形小于 30°	
	固定的内收畸形小于 10°	
	固定的伸展内收畸形小于 10°	
	肢体缩短小于 3.2 cm	
Ⅳ活动范围（5 分）（指数值由活动范围与相应的指数相乘而得分）		
前屈	0°~45° × 1.0	
	45°~90° × 0.6	
	90°~110° × 0.3	
外展	0°~15° × 0.8	
	15°~20° × 0.3	
	大于 20° × 0	
伸展外旋	0°~15° × 0.4	
	大于 15° × 0	
伸展内旋	任何活动 × 0	

2. **Charnley 标准** 评价内容包括疼痛、功能、活动范围三项，每项 6 分。Charnley 将患者分为 A、B、C 三类：A 类，患者仅单侧髋关节受累，无其他影响患者行走能力的伴发疾病；B 类，双侧关节均受累；C 类，患者有其他影响行走能力的疾病。A 类或进行双髋关节置换术的 B 类患者适合三项指标的评估，而行单侧髋关节置换术的 B 类患者和所有 C 类患者只适合疼痛和活动范围的评估，对功能的评估应综合考虑（表 7-11）。

表 7-11 人工髋关节置换疗效评定 Charnley 标准

分级	疼痛	功能	活动范围
1	自发性严重疼痛	卧床不起或需轮椅	0°~30°
2	试图起步时即感严重疼痛，拒绝一切活动	常需单拐或双拐行走，时间、距离均有限	30°~60°
3	疼痛能耐受，可有限活动，有夜间痛或检查时疼痛	常需单拐，有明显跛行，长距离行走时跛行明显	60°~100°
4	疼痛仅在某些活动时出现，休息后减轻	单杖可长距离行走，无杖受限，中度跛行	100°~160°
5	疼痛轻微或间歇性，起步时疼痛，活动后减轻	无杖行走，轻度跛行	160°~210°
6	无痛	步态正常	>210°

注：活动范围为前屈、后伸、内收、外展、内旋、外旋 6 个方向活动范围的总和

（二）人工全膝关节置换术后

TKA 术后可采用美国膝关节协会（American Knee Society，AKS）膝关节评分系统及美国

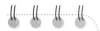

纽约特种外科医院（Hospital for Special Surgery，HSS）膝关节评分量表对患者进行真实客观和量化的评价。

1. **AKS 膝关节评分系统** 1989 年由美国膝关节协会制定的膝关节评分系统，广泛应用于全膝关节置换患者的初期、中期和末期评估。内容包括膝关节评分和功能评分两个部分。评分包含 4 个项目：A.疼痛（50 分），B.活动范围（25 分），C.稳定性（25 分），D.缺陷减分（–50 分）。功能评分包含 3 个项目：A.行走能力（50 分），B.上下楼梯能力（50 分），C.减分项（–20 分）。满分为 100 分，分值如果为负值，则以 0 分来计算，大于 85 分为优，70~85 分为良，60~69 分为中，小于 60 分为差（表 7-12）。评分系统对患者术后恢复情况有良好的评估效应，能够在患者康复护理和功能锻炼方面提供帮助，目前此评分系统已成为 TKA 最有效的评分系统。

表 7-12 AKS 膝关节评分系统

项目	得分	初期评估	中期评估	末期评估
膝关节评分				
A. 疼痛（50）				
不疼	50			
偶尔觉轻微疼痛	45			
上楼时偶尔轻微疼痛	40			
上楼和走路时偶尔轻微疼痛	30			
偶尔疼痛比较厉害	20			
经常疼痛比较厉害	10			
疼痛特别厉害，需要服药	0			
B. 活动范围（25）				
由屈曲到伸膝	每 5° 得 1 分			
C. 稳定性（25）				
前后侧移位（10）				
<5 mm	10			
5~10 mm	5			
>10 mm	0			
内外侧移位（15）				
<5°	15			
6°~9°	10			
10°~14°	5			
>15°	0			
D. 缺陷减分（–50）				
屈曲挛缩（–15）				
5°~10°	–2			
10°~15°	–5			
16°~20°	–10			
>20°	–15			

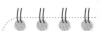

续表

项目	得分	初期评估	中期评估	末期评估
过伸（-15）				
<10°	-5			
10°~20°	-10			
>20°	-15			
对线（-20）				
外翻 5°~10°	0			
内翻 0°~4°	每度减 3 分			
外翻 11°~15°	每度减 3 分			
更严重内外翻	20			
膝关节评分总分 A+B+C+D= （如总分为负数，得分为 0）				
功能评分				
A. 行走能力（50）	50			
不受限制	40			
约 1 km 以上	30			
500~1000 m	20			
不到 500 m	10			
仅能在室内活动	0			
不能步行				
B. 上下楼（50）				
正常上下楼	50			
上楼正常，下楼需借助扶手	40			
上下楼都需借助扶手	30			
上楼需借助扶手，不能独立下楼	15			
无法上下楼	0			
C. 减分（-20）				
用手杖	-5			
用双手杖	-10			
用双拐或步行器	-20			

　　2. **HSS 膝关节评分量表**　1976 年美国纽约特种外科医院制定的膝关节评分量表包括 7 个项目，其中得分项 6 个，减分项目 1 个。Ⅰ疾病（30 分），Ⅱ功能（22 分），Ⅲ活动范围（18 分），Ⅳ肌力（10 分），Ⅴ屈膝畸形（10 分），Ⅵ稳定性（10 分），Ⅶ减分项目。大于 85 分为优，70~85 分为良，60~69 分为中，小于 59 分为差（表 7-13）。该评分因存在一定缺陷，目前临床应用不如 AKS 膝关节评分系统广泛。

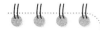

表 7-13 HSS 膝关节评分量表

项目	评分	项目	评分
Ⅰ 疼痛（30 分）		Ⅳ 肌力（10 分）	
任何时候均无疼痛	30	优：完全对抗阻力	10
行走时疼痛	15	良：部分对抗阻力	8
行走时轻度疼痛	10	中：能带动关节活动	4
行走时中度疼痛	5	差：不能带动关节活动	0
行走时重度疼痛	0	Ⅴ 固定畸形（10 分）	
休息时疼痛	15	无畸形	10
休息时轻度疼痛	10	<5°	8
休息时中度疼痛	5	5°~10°	5
休息时重度疼痛	0	大于 10°	0
Ⅱ 功能（22 分）		Ⅵ 稳定性（10 分）	
行走和站立无限制	12	无	10
行走距离 5~10 个街区和间断站立（小于 30 分钟）	10	轻度：0°~5°	8
行走距离 1~5 个街区和站立超时 30 分钟	8	中度：5°~15°	5
行走距离少于 1 个街区	4	重度：大于 15°	0
不能行走	0	Ⅶ 减分	
能上楼梯	5	单手杖	−1
能上楼但需支撑	2	单拐	−2
能自由移动	5	双拐	−3
能移动但需支撑	2	伸直滞缺 5°	−2
Ⅲ 活动范围（18 分）		伸直滞缺 10°	−3
每活动 8° 得 1 分		伸直滞缺 15°	−5
最多 18 分	18	每内翻 5°	−1
		每外翻 5°	−1

四、康复护理措施

案例 7-7B

　　患者术后 24 小时开始康复护理，指导其进行踝泵训练、股四头肌等长收缩、直腿抬高训练及呼吸训练。训练结束后进行 CPM 练习。VAS 评分 8 分。

　　请回答：

　　1. 如何为该患者制订早期的康复护理计划？

　　2. 怎样对该患者的步态训练进行护理指导？

（一）人工全髋关节置换术后

1. **术后早期**　一般指术后 5 天内。

（1）护理宣教：重点强调如何预防术后脱位。THA 术后必须保持患肢轻度外展，应避免髋关节屈曲超过 90°，防止内收超过中线及内旋超过中立位。严禁膝下垫枕，因为容易造成髋关节屈曲挛缩。两腿间可放置软枕或三角垫，穿防外旋鞋。当采用健侧卧位时，两腿必须用大软枕相隔，避免髋关节出现过度内收及内旋。搬动和移动患者时应将整个髋关节抬起，不可牵拉抬动患肢。

（2）床上卧位肌力训练：包括踝泵、股四头肌及臀部周围肌肉的等长收缩、足跟向上滑动使髋屈曲至 45°、呼吸训练及双上肢肌力练习。

（3）坐位训练：坐位膝关节伸直及髋关节屈曲（小于 90°）练习，在训练的同时注意髋部禁忌动作，嘱患者一次坐位时间不得超过 1 小时，以免引起髋部不适及僵硬。

（4）站立训练：若患者条件允许可进行站立训练，包括站立位髋关节后伸、外展及膝关节屈曲练习。

（5）ADL 训练：包括如厕、穿衣、洗澡、拾物练习。

（6）物理因子治疗：如果患者出现术后疼痛可应用加压冷疗（图 7-15）、经皮神经电刺激（图 7-16）、光疗（图 7-17）、空气压力波治疗（图 7-18）等，以改善血液循环、消肿及预防深静脉血栓；应用 CPM 改善患者关节活动范围。

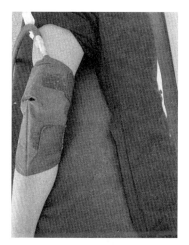

图 7-15　加压冷疗

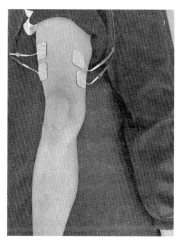

图 7-16　经皮神经电刺激

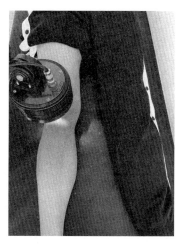

图 7-17　半导体激光治疗

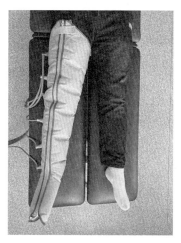

图 7-18　空气压力波治疗

2. **术后中期** 指术后 5 天 ~2 周。中期训练的目的是恢复关节活动范围，进一步增强肌力，以主动运动和抗阻运动训练为主。

（1）卧位练习：保持髋关节稳定的情况下，将楔形垫放置在患侧膝关节下方，主动伸膝训练股四头肌。辅助下患肢做直腿抬高训练。辅助下被动屈曲髋关节不超过 60°。侧卧位利用外展垫枕进行下肢内收外展训练，加强臀中肌及伸髋肌肌力（图 7-19）。

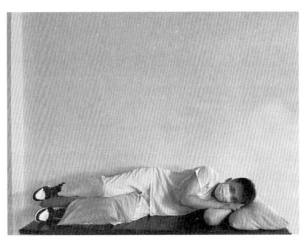

图 7-19　下肢内收外展训练

（2）坐位练习：术后 5~6 天，协助患者把术侧肢体移近床边，靠近床缘放下后坐起，坐起时双手支撑，髋关节屈曲不超过 80°。由于坐位是髋关节最容易出现脱位和半脱位的体位，因此，术后 6~8 周，患者以躺、站或行走为主，坐位时间适当缩短，每日可坐 4~6 次，每次限 0.5~1 小时。坐位时的练习包括伸髋练习和屈髋外旋练习。

（3）立位练习：借助助行器加强床边站立。继续强化站立位髋关节后伸、外展及膝关节屈曲练习。

（4）步行练习：术后开始下地行走和负重的时间因人工髋关节置换术固定方式不同而有所区别。①骨水泥固定型：在步行器或双拐拐杖帮助下练习行走和上阶梯。②非骨水泥固定型：可用助行器和双拐进行离床不负重训练。如有截骨或植骨需逐渐负重，12 周内持续使用双拐。

3. **术后晚期** 指术后 2 周以后。此期关节已不易发生脱位，手术切口及周围组织已纤维化，关节周围软组织较牢固，应注意加强患髋外展、外旋和内收功能锻炼。

（1）继续增强肌力，保持关节活动范围，利用平衡杠做患侧负重练习，逐步提高患侧负重能力，加强髋后伸练习及上下阶梯训练。

（2）功率自行车训练，根据患者具体情况调整车速、时间及坐垫高度。一般在术后 2~3 周开始。

（3）加强本体感觉训练、平衡训练及 ADL 训练，促进患者日常生活能力的恢复。

（二）人工全膝关节置换术后

1. **术后早期** 指术后 1 天 ~1 周。早期训练的目的是促进伤口愈合，防止肌肉萎缩，增强肌力，改善 ROM，减少并发症的发生。术后早期疼痛较重，应用冷疗、经皮神经电刺激、光疗等物理治疗消肿镇痛。

（1）术后当日，患肢踝下垫软枕，保持膝关节完全伸直并高于心脏，有利于消肿并防止膝关节后侧挛缩。

（2）肌力训练：包括股四头肌、臀肌和腘绳肌等长收缩练习，踝泵训练，利用膝关节支具辅助进行各方向直腿抬高训练。

（3）关节活动范围训练：术后膝部用支具完全伸直位固定，2天后开始渐进式屈膝训练；采用滑墙训练等方式逐步增加膝关节屈膝角度；也可利用 CPM 进行持续关节被动活动。

（4）负重训练：术后第二天辅助下利用助行器进行部分负重训练，非骨水泥固定患者负重训练时机遵医嘱。

（5）加强 ADL 训练。

2. **术后中期** 指术后第2周。中期训练的主要目的是增加关节活动范围，膝关节至少达到 0°~90°，其次是肌力的训练。

（1）继续 CPM 和主动膝关节伸屈训练。

（2）继续加强各方向直腿抬高训练，被动移动髌骨，防止髌骨粘连。

（3）在治疗人员指导下，借助助行器进行步行练习。

（4）训练髋关节活动范围和髋肌肌力，健侧肢体及上肢、背、腹部肌肉肌力，恢复体力。

（5）进行本体感觉训练和平衡训练。

3. **术后晚期** 指术后 2~6 周。晚期训练的目的是增强肌力，保持关节活动范围。

（1）进行主动抗阻运动：可利用徒手、滑车、重锤、沙包或摩擦力、浮力、流体阻力等进行练习。

（2）生活功能训练：包括屈膝坐位起立、下蹲起立、上下楼梯、静态自行车训练等。

（3）其他：ADL 训练、作业治疗、理疗等。

科研小提示

　　基于视觉传达理论的照顾者思维导图教育可提高照顾者对 TKA 患者居家康复相关知识的认知，提高患者康复训练的依从性。

五、康复护理指导

（一）健康宣教

1. 及时随诊，若出现术后关节异常，应立即就医。如需接受其他治疗或手术，应告诉医生关节置换术病史。

2. 注意避免感染，如发生感染应及时控制，以防细菌血运传播造成关节感染。

3. 避免在有安全隐患的路面上行走；家居地面干爽，不可堆放杂物以防跌倒；鞋底宜用软胶，不穿高跟鞋或鞋底过滑的拖鞋等；选择高度适中的座椅，不宜坐矮椅或进行下蹲；还应注意控制体重在适宜范围，减轻关节负重。

4. 避免重体力劳动和剧烈运动。

5. 叮嘱患者术后 6~8 周内避免性生活，性生活时要防止下肢极度外展，并避免受压。

（二）关节保护训练

1. THA 术后 8 周内应避免易致假体脱位的体位，禁忌体位包括：低座蹲起（图 7-20a）、髋关节屈曲超过 90°（图 7-20b）、髋关节内收超过中线（图 7-20c）、髋关节内旋超过中立位（图 7-20d）。8 周后，经评估方可解除禁忌。

2. THA 术者出院后应避免内收内旋体位，继续进行俯卧位髋关节伸展训练、侧卧位髋关节外展练习。

3. 继续进行直腿抬高及单腿平衡、拉伸练习，并逐步提高其抗阻力强度，延长训练时间以提高肌肉耐力。

4. 增强肌力、关节活动范围、平衡、本体感觉、患肢负重训练。

5. 持续使用拐杖，当步行过程中无疼痛、无跛行时方可弃拐。为了减少人工关节磨损、防止跌倒和长距离行走，部分患者最好终生使用单手杖。

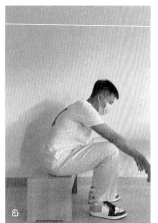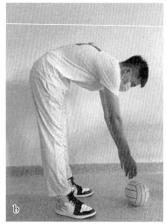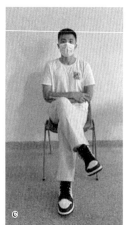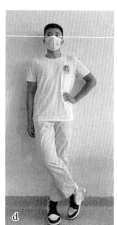

图 7-20　THA 术后禁忌动作

（胡　斌）

小　结

颈椎病主要病因是颈椎间盘退行性变、急慢性损伤、颈椎先天性的椎管狭窄等，颈椎病分为 6 种类型，各型临床表现和体征各异。肩周炎的病因是急慢性劳损或其他原因所致的肌腱、韧带等软组织退行性病变，主要功能障碍是肩关节疼痛。腰痛包括急性腰扭伤、腰肌劳损、腰椎间盘突出症，主要功能障碍为腰痛、坐骨神经痛、间歇性跛行、感觉异常和局部体征。骨折主要表现为疼痛、肿胀、青紫、功能障碍、畸形及骨擦音等，骨折愈合过程分为血肿机化期、骨痂形成期、骨性愈合期、塑形期四期。手外伤多为骨、神经、血管、肌腱及其他软组织的复合性创伤，外伤后应注意采用手的休息位和手的功能位促进外伤后手功能恢复。造成截肢的原因主要有严重的创伤、肿瘤、周围血管疾病和感染，截肢后的主要功能障碍包括残端出血和血肿、残端感染、残端窦道和溃疡、残端骨突出、外形不良、残肢疼痛及幻肢痛等。关节置换术主要包括人工髋关节和膝关节置换术，手术后可出现疼痛、感染、神经损伤、关节挛缩，日常生活活动能力受限。

学习过程中应掌握各疾病康复护理评估方法及康复护理措施，对患者进行正确的康复护理指导，培养沟通能力和爱岗敬业的护理价值观。

 ## 思考题

1. 简述各型颈椎病的康复护理目标及康复护理措施。
2. 简述肩周炎的病理分期。
3. 简述骨折愈合分期。
4. 简述屈肌腱术后早期康复护理措施。
5. 髋关节置换术后应禁忌哪些动作？

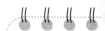

6. 患者，女，55岁，近4周左肩部疼痛难忍，手臂活动功能受限，抬起困难，无明显外伤史，到医院就诊，体检发现左肩压痛阳性，外展、外旋和后伸受限，肩部肌肉萎缩。影像学显示关节腔变狭窄和轻度骨质疏松。问题：

（1）该患者主要的功能障碍有哪些？

（2）该患者主要的康复护理措施有哪些？

常见心肺疾病的康复护理

导学目标

通过本章内容的学习，学生应能够：

基本目标

1. 描述冠心病、慢性阻塞性肺疾病的定义、类型、病因及临床表现。
2. 说明冠心病及慢性阻塞性肺疾病的主要功能障碍。
3. 实施冠心病及慢性阻塞性肺疾病的康复护理评定，制订康复护理方案。

发展目标

1. 依据冠心病、慢性阻塞性肺疾病的康复护理评价制订个体化的康复护理方案。
2. 评析冠心病、慢性阻塞性肺疾病康复护理方案的安全性。
3. 能够依据循证护理将康复护理新技术应用于心肺疾病的康复护理实践中。

思政目标

具有高度的责任感，能够保证安全有效的康复护理操作。

第一节　冠状动脉粥样硬化性心脏病

一、概述

案例 8-1A

　　患者张先生，48 岁，身高 175 cm，体重 85 kg，吸烟史 25 年，每日吸烟 5～6 支，平日喜吃肥肉，2 年前单位查体时测量血压为 140/90 mmHg，但未进行药物治疗。患者近日工作时常有疲劳感，上腹部有不适闷胀感，今日开会时"突发心前区剧烈疼痛，持续 1 小时"急诊入院。患者主诉心前区剧烈疼痛，紧缩感，疼痛面积约手掌大小，位置固定，伴有左肩部疼痛，大汗淋漓、恶心、呕吐，服用硝酸甘油症状不能缓解，发作过程中无咳嗽、咯血、呼吸困难及晕厥。心电图检查示二导联、三导联出现异常 Q 波，ST 段向上增高呈弓背状上抬。

　　请回答：

1. 该患者所患为何种类型的心脏病？
2. 诱发该患者心脏病发作的主要因素有哪些？

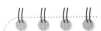

目前我国心血管疾病患病人数约 2.9 亿，其中冠心病患者约 1100 万，其死亡率呈现逐年上升趋势。心脏康复（cardiac rehabilitation，CR）作为冠心病二级预防的重要策略，已被临床证实可有效降低急性心血管事件的发生率和病死率。对于临床各期的冠心病患者，通过规律用药、运动疗法、心理疗法、饮食疗法、行为疗法等综合的康复医疗，可使患者的临床症状得以缓解，日常生活能力提高，生活质量改善，促进患者回归正常社会生活，并可预防心血管疾病的再次发生。

（一）定义

冠状动脉粥样硬化性心脏病（coronary heart disease，CHD）是指冠状动脉粥样硬化致血管腔狭窄或阻塞和（或）因冠状动脉功能性改变（痉挛）引起心肌缺血缺氧或坏死导致的心脏病，简称冠心病，亦称缺血性心脏病（ischemic heart disease）（图 8-1）。

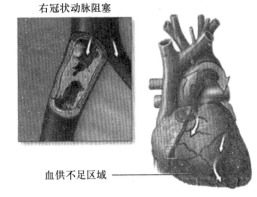

图 8-1　右冠状动脉阻塞

（二）流行病学

根据《中国心血管健康与疾病报告 2020》，2018 年中国城市居民冠心病死亡率为 120.18/10 万，农村居民冠心病死亡率为 128.24/10 万，农村地区高于城市地区，男性死亡率高于女性。通过冠心病心脏康复及二级预防综合干预，可使患者 1 年内再次心肌梗死发病率减少 17%，2 年死亡率减少 47%，5 年死亡率降低 20%。

（三）病因

1. **年龄、性别**　冠心病多见于 40 岁以上人群，近年来有年轻化趋势。女性比男性发病率低，与雌激素抗动脉粥样硬化作用有关，而女性在绝经期后发病率明显增加。

2. **高血脂和高胆固醇血症**　血清总胆固醇（TC）水平与冠心病发病率和死亡率成正比。当血清总胆固醇与高密度脂蛋白胆固醇比值大于 4.4 时，冠心病发病危险性明显增高。TC 升高的年龄越早，发生冠心病的概率也越大。

3. **高血压**　是发生冠心病的主要危险因素，无论是收缩压还是舒张压，血压越高，动脉粥样硬化程度越严重，发生冠心病的可能性也越高。

4. **糖尿病**　糖尿病患者最常见的并发症是冠心病，糖尿病患者心血管疾病风险增加 2~5 倍，未来 10 年发生心肌梗死的风险高达 20%。

5. **超重（肥胖）**　超标准体重的肥胖是冠心病的高危因素，由于肥胖能使血液和血清总胆固醇升高。

6. **生活方式**

（1）吸烟：烟中含有许多有害物质，尼古丁可刺激血管收缩，使血管内膜受损，亦可引起冠状动脉痉挛，从而诱发心绞痛和心肌梗死。

（2）饮食：高脂肪、高胆固醇、高热量等不合理的饮食是冠心病发生的危险因素，尤其是肉类和乳制品。

（3）体力活动：缺乏体力活动的人患冠心病的危险性是经常运动者的 1.5~2.4 倍。

7. **其他**　如过量饮酒、感染及社会心理因素均与冠心病发病相关。

（四）临床表现

1. **心绞痛（angina pectoris）**　指由于冠状动脉供血不足导致心肌急剧、短暂的缺血与缺氧所引起的临床综合征。其临床表现主要为发作性胸骨后压榨性疼痛，疼痛可放射至心前区和左上肢尺侧，或至颈、咽或下颌部。患者常有压迫感、憋闷感或紧缩感，亦有烧灼感，偶尔伴濒死感。体力劳累、情绪激动、寒冷刺激、吸烟、饱餐后易发病，每次发作 3~5 分钟，可数日一次，也可一日数次，一般休息或服用硝酸酯类药物可缓解。

2. **心肌梗死（myocardial infarction，MI）** 指在冠状动脉病变的基础上，发生冠状动脉血供急剧减少或中断，心肌严重而持久急性缺血而导致心肌细胞坏死。大多数患者发病前数天有乏力，胸部不适，活动时心悸、气促、烦躁不安等前驱症状。疼痛部位和性质与心绞痛相同，但诱发因素多不明显，常发生于安静时，程度更剧烈，持续时间更长，达数小时或更长，休息和含服硝酸甘油多不能缓解，疼痛剧烈时常伴有不同程度恶心、呕吐、上腹胀痛等。全身症状表现为发热、心动过速、白细胞计数增高，以及由于心肌坏死物质吸收而造成血清心肌坏死标志物增高和红细胞沉降率增高。

3. **急性冠脉综合征（acute coronary syndrome，ACS）** 指冠状动脉粥样硬化斑块破裂或侵蚀，以继发完全或不完全闭塞性血栓为病理基础的一组临床综合征。典型表现为发作性胸骨后闷痛，紧缩压榨感或压迫感、烧灼感，可向左上臂、下颌、颈、背、肩部或左前臂尺侧放射，呈间断性或持续性，伴有出汗、恶心、呼吸困难、窒息感，甚至晕厥，持续 10~20 分钟，含硝酸甘油不能完全缓解时常提示急性心肌梗死。不典型表现有牙痛、咽痛、上腹隐痛、消化不良、胸部针刺样痛或仅有呼吸困难。

> **知识链接**
>
> ### 心脏康复发展历史
>
> 18 世纪英国医生 William Herberden 提出心脏康复理念，适当运动有利于心血管疾病患者恢复健康。20 世纪 40 年代，Levin 和 Lown 提出急性心肌梗死患者"椅子疗法"，使下肢下垂减少静脉回流，导致每搏输出量及心脏做功减少。1964 年，世界卫生组织成立了心血管疾病康复专家委员会，1973 年，Wenger 总结出急性心肌梗死（acute myocardial infarction，AMI）患者住院期间心脏康复方案，这是现代心脏康复 I 期的雏形。20 世纪 80~90 年代，以运动疗法为核心的心脏康复综合疗法开始兴起。
>
> 我国心脏康复开展于 20 世纪 60 年代，最开始是针对风湿性心脏病患者的康复研究，后由对慢性冠心病患者的研究发展为对急性心血管疾病患者的研究。21 世纪初，由胡大一教授提出的心脏康复五大处方开启了我国心脏康复新纪元。心脏康复五大处方包括运动处方、营养处方、心理处方、戒烟处方和药物处方。中国康复医学会心脏康复委员会分别就五大处方撰写了具体操作专家共识；心脏康复五大处方也是心血管疾病一级预防的重要内容。

二、主要功能障碍

> **案例 8-1B**
>
> 张先生入院 5 小时，BP 142/96 mmHg，HR 56 次 / 分，心电监护 R 波增宽，室壁激动时间延长，QRS 波群时限延长至 0.12 秒；Ⅱ、Ⅲ、aVF 导联的 ST 段呈弓背状向上抬高，呈单相曲线图形；T 波的振幅增大、高耸、直立，似高血钾时的改变。患者胸骨中下段压榨性的疼痛稍微减轻，但伴有心悸。血清肌钙蛋白 I 104 g/L。
>
> 请回答：
>
> 1. 该患者会发生哪些功能障碍？
> 2. 如何为该患者实施综合性康复护理评估？

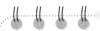

（一）心血管功能障碍

当冠状动脉狭窄或闭塞时，其扩张性减弱，血流量减少，早期心肌血液供应处于代偿阶段，患者休息时可无症状；在劳力、情绪激动时，尤其在饱餐、受寒及运动时，心脏负荷突然增加，使心率增快、心肌张力和心肌收缩力增加等导致心肌氧耗量增加，当冠状动脉的供血不能满足心肌对血液的需求时，则导致心血管系统适应性降低，引起血液循环功能障碍。

（二）呼吸功能障碍

长期心血管功能障碍会伴随不同程度肺循环功能障碍，使肺血管和肺泡气体交换效率降低，吸氧能力下降，进一步诱发或加重缺氧。

（三）全身运动耐力下降

冠心病导致机体吸收氧的能力减退、肌肉萎缩和氧代谢能力下降，进而限制了全身运动耐力。改变和提高运动训练的适应性是提高运动功能和耐力的重要环节。

（四）代谢功能障碍

代谢功能障碍主要是指脂质代谢障碍和糖代谢障碍。脂质代谢障碍表现为胆固醇和三酰甘油（甘油三酯）增高，高密度脂蛋白胆固醇降低，脂肪和能量摄入过多而消耗不足（缺乏运动）是其基本原因。缺乏运动可导致胰岛素抵抗，除引起糖代谢障碍，还可促使形成高胰岛素血症和血脂升高。

（五）认知和行为障碍

冠心病可使缺血性脑卒中、心力衰竭、肾疾病等风险增加，致残率及死亡率较高，导致不同程度的认知功能障碍，并加速认知功能进一步损害，影响患者的生活和工作能力，使疾病的预后更加不良。伴有认知功能损害的患者日常生活能力下降，有可能忘记服药，发生跌倒，使手术等预后变差。

三、康复护理评估

（一）基础评估内容

1. **一般情况** 包括姓名、性别、年龄、体重、性格、职业、家庭情况、心理及社会评估、生活方式等。

2. **发病状况评估** 包括对发病的诱因、部位、性质、强度、持续时间、缓解方式等的评估。

3. **药物的疗效和不良反应** 评估抗心绞痛药物疗效及有无不良反应。

4. **家族史与既往史** 心血管疾病、糖尿病、高血脂病史等。

5. **其他** 如吸烟、生活质量及社会心理状况评估。

（二）心电图运动试验及超声心动图运动试验

心电图运动试验（electrocardiogram exercise test，ECG）又称运动负荷试验，是诊断冠心病最常用的一种辅助手段。通过运动或其他方法给心脏负荷，增加心肌耗氧量，诱发心肌缺血，辅助临床对心肌缺血做出诊断。

超声心动图运动试验可反映心脏形态、结构和心肌活动，揭示心肌收缩和舒张功能，心脏内血流变化。采用卧位踏车或活动平板运动方式可发现潜在异常症状，提高试验的敏感性。

（三）心肺运动试验

心肺运动试验（cardiopulmonary exercise test，CPET）被认为是评估冠心病患者运动能力的最佳方式，是心肺储备功能检测金标准。应用呼吸气体监测技术、计算机技术和活动平板或踏车技术，实时监测不同负荷条件下机体耗氧量和二氧化碳排出量等气体代谢指标、通气参数、心电图、心输出量的动态变化，是一种客观、定量评价心肺功能的无创技术。

（四）危险评估

把冠心病患者分为低危、中危和高危三个不同层级，从而利于为患者制订个体化的运动方案和运动监护级别（表8-1）。

表8-1 运动过程中发生心血管事件的危险分层

项目	危险分层		
	低危	中危	高危
运动试验指标			
心绞痛症状	无	可有	有
心肌缺血心电图改变	无	可有，但心电图 ST 段下移 <2 mm	有，心电图 ST 段下移 ≥ 2 mm
其他明显不适症状如气促、头晕等	无	可有	有
复杂室性心律失常	无	无	有
血流动力学反应（随着运动负荷量的增加，心率增快、收缩压增高）	正常	正常	异常，包括随着运动负荷量的增加心率变时不良或收缩压下降
功能储备	≥ 7 MET	≤ 5 MET	<5 MET
非运动试验指标			
左心室射血分数	≥ 50%	40%~49%	<40%
猝死史或猝死	无	无	有
静息时复杂室性心律失常	无	无	有
心肌梗死或再血管化并发症	无	无	有
心肌梗死或再血管化后心肌缺血	无	无	有
心力衰竭	无	无	有
临床抑郁	无	无	有

注：高危分层只要满足其中任意一项，低危分层需每一项都满足

资料来源：袁丽霞，丁荣晶．中国心脏康复与二级预防指南解读 [J]．中国循环杂志，2019，34（Z1）：86-90.

四、康复护理措施

案例 8-1C

张先生入院后，对其进行心电监护的同时给予阿替普酶溶栓治疗，采用 3 小时给药法：10 mg 静脉注射，其后 1 小时 50 mg 溶于生理盐水静脉滴注，余量 40 mg 在 2 小时内匀速静脉滴注，同时配合肝素抗凝，抗血小板聚集，稳定斑块，并给予一级护理、低流量吸氧、降脂和通便治疗。患者入院 7 天后病情逐渐好转，生命体征平稳。

请回答：

1. 该患者康复护理的原则和目标是什么？
2. 如何为该患者制订安全有效的康复护理方案？

（一）康复护理原则及目标

1. **康复护理原则** 干预冠心病危险因素，阻止或延缓疾病发展进程；进行主动、积极的身体运动和社会适应能力训练，改善心血管功能，增强身体耐力。

2. **康复护理目标**。

（1）短期目标：缓解胸痛，预防心绞痛发作，适量活动，逐步恢复一般日常活动能力，稳定患者情绪，提高康复疗效。

（2）长期目标：通过综合康复护理，改变不良生活习惯，控制危险因素，提高体力、耐力

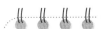

和心血管功能，恢复发病前的生活和工作。

（二）心脏康复分期

国际上根据冠心病康复治疗的特征，将心脏康复分为三期，康复护理的实施也依据此分期进行。

1. **Ⅰ期（院内康复期）**　为住院期间冠心病患者的康复，主要是缩短住院日期，促进日常生活活动能力及运动能力恢复，提高自我管理能力及自信心，降低再住院率，避免卧床带来的不利影响。

2. **Ⅱ期（院外早期康复期或门诊康复期）**　出院后 1~6 个月，PCI、行冠状动脉旁路移植术（coronary artery bypass grafting，CABG）后常规 2~5 周的康复。此期是康复的核心阶段，帮助患者逐步适应家庭活动。康复适应证为 ACS 恢复期、稳定型心绞痛、PCI、CABG 术后 6 个月内的患者。禁忌证：不稳定型心绞痛发作期、心功能Ⅳ级、未控制的严重心律失常及未控制的高血压（静息收缩压 >160 mmHg 或静息舒张压 >100 mmHg）患者。

3. **Ⅲ期（院外长期康复）**　此期为发生心血管事件 1 年后院外患者提供预防和康复服务，是Ⅱ期康复的延续。此期主要是巩固与维持已形成的健康生活方式和运动习惯。

（三）康复护理方法

1. **Ⅰ期康复护理**　一旦患者生命体征稳定、无并发症时即可开始，主要为消除或减少绝对卧床休息所造成的不利影响。根据患者自我感觉，循序渐进地增加活动量（图 8-2）。

2. **Ⅱ期康复护理**　逐步恢复一般日常生活活动能力，包括轻度家务劳动、娱乐活动等。Ⅱ期康复护理在家庭完成，对体力活动无更高要求的患者可停留在此期。每周 3~5 次中等强度运动，包括有氧代谢运动、抗阻运动及柔韧性训练。至少每次持续 30~90 分钟，共 3 个月左右，推荐运动康复次数为 36 次，不低于 25 次。目标：运动能力达到 4~6 MET。

（1）活动：指日常生活活动，如洗澡、穿衣等，还可以做轻度家务劳动、到邻近区域购物等，运动强度为 40%~50% HRmax（最大心率）。注意事项：①较大强度活动时，可用远程心电图监护系统监测，或在专业康复治疗人员指导下进行；②无并发症患者可逐渐过渡到无监护下活动；③训练时注意保持一定活动量，强调能量节约，提高工作效率和体能利用率；④所有上肢高于心脏平面的活动均为高强度运动，应该避免或减少，如举重、挖掘、攀高等剧烈活动和各种竞技性活动。

（2）娱乐：适度进行轻微体力活动的娱乐项目，如散步、医疗体操（降压舒心操、太极拳等）、气功（主要为静功）、园艺活动等。注意避免疲劳和气喘。

（3）出院后评估及治疗策略：出院后每周需要门诊随访一次。出现任何不适均应暂停运动，及时就医。

3. **Ⅲ期康复护理**　制订个体化方案，有氧训练是最重要的核心。此期在康复中心或社区进行。Ⅲ期目标是巩固Ⅱ期康复成果，控制危险因素，提高体力活动能力和心血管功能。

（1）运动方式：间歇性和连续性运动。间歇性运动指训练期间有若干次高峰靶强度，高峰靶强度之间强度降低。优点是可获得较强运动刺激，时间短，不引起不可逆的病理性改变；缺点是操作烦琐。连续性运动指训练时靶强度保持不变。优点是操作简便，患者较容易适应。

（2）运动量：运动量是康复护理的核心，无明显性别差异，只有达到一定阈值才能产生训练效应。

1）运动强度：又称靶强度，指运动训练所必须达到的基本训练强度。用最大心率（HRmax）、心率储备、最大吸氧量（VO_2 max）、代谢当量（MET）等方式表达。靶强度通常为 40%~85% VO_2 max 或 MET，或 70%~85% HRmax，或 60%~80% 心率储备。靶强度越高，产生心脏中心训练效应的可能性越大。

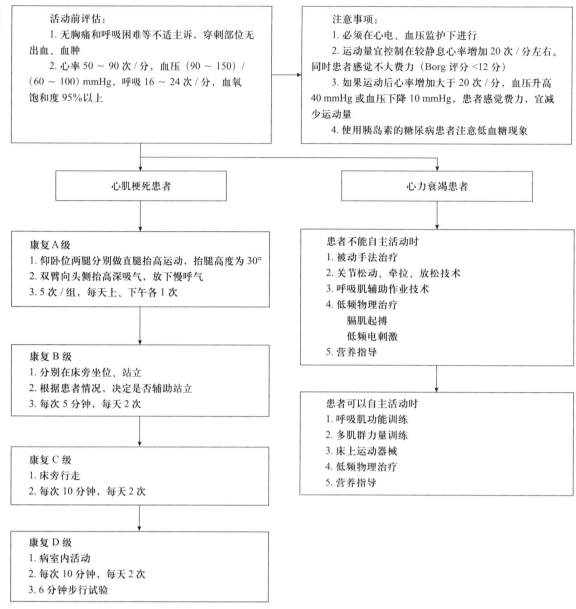

图 8-2　I 期心脏康复治疗流程

2）运动时间：每次运动锻炼时间通常持续 10~60 分钟，最佳运动时间为 30~60 分钟。对于刚发生心血管事件的患者，从每日 10 分钟开始，逐渐增加运动时间，最终达到每日 30~60 分钟的运动时间。

3）训练频率：指每周训练的次数。国际采用 3~5 天 / 周，每天运动到微汗，轻度呼吸加快但不影响对话为宜。第二天晨起时感觉舒适，无持续疲劳感和其他不适感。

（3）训练实施：每次训练都必须包括准备、训练和结束三个阶段。

1）准备阶段：预热作用，一般 5~10 分钟。运动强度较小，以牵伸运动和大肌群运动为主，确保全身主要关节和肌肉得到活动。一般采用医疗体操、太极拳等，也可附加小强度步行。

2）训练阶段：指达到靶强度的活动。中、低强度训练主要机制是外周适应作用，高强度训练机制是中心训练效应。

3）结束阶段：起到冷却作用，让高度兴奋的心血管应激逐步降低，可以与训练阶段相同，但强度逐渐减小。

（4）性功能障碍及康复：将恢复患者性生活作为一个重要康复目标，患者经过充分康复训

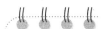

练，心功能状态稳定，得到医师许可方可进行。

1）判断患者是否可以进行性生活的简易试验如下。①上二层楼试验：需心电监测，通常性生活时心脏射血量比安静时约高 50%，与快速上二层楼的心血管反应相似；②能否完成 5~6 MET 的活动：采用放松体位，最高能耗 4~5 MET。

2）性生活健康指导：①无并发症，心肌梗死后 6~8 周可开始恢复性生活；②患者能每分钟消耗 6~8 cal（1 cal=4.2 J）活动（如木工、除草）而无症状，心电图无异常；③性交前含服硝酸甘油，刚恢复性生活时可采用心电监测；④性生活应采用放松姿势和方式；⑤性交前最好能有一段休息时间，建议在早晨；⑥避免在大量进食后进行；⑦禁止婚外性行为，以免增加心脏负荷。

知识链接

增强型体外反搏

增强型体外反搏（enhanced external counterpulsation，EECP）于 20 世纪 70 年代开始被用于治疗缺血性心脏病。2014 年，我国《心血管疾病康复处方——增强型体外反搏应用国际专家共识》推荐 EECP 作为心脏康复方式。反搏气囊压力控制在 0.03~0.045 kPa，疗程为 35 次（每天 1 次，每次 1 小时），由经过培训的专职护士操作。压力选择参考患者病情及耐受情况，每次体外反搏过程中均监测血压、心率、心律，控制血压 140/90 mmHg 以下，心率 100 次 / 分以下。

资料来源：王雁，王伯忠，郑玲燕，等 . 增强型体外反搏联合运动处方对老年稳定性冠心病患者缺血阈和运动耐量的影响 [J]. 心脑血管病防治，2021，21（2）：125-128.

五、康复护理指导

1. **健康宣教**　向患者及家属介绍冠心病药物治疗和康复训练的重要性、危险因素干预方法，预防二次发作。

2. **饮食及生活指导**　低脂、高纤维素、高维生素、易消化饮食，避免摄入酸、辣等刺激性食物；少食多餐，戒烟限酒，每日饮水至少 1200 ml；减少钠盐摄入，每天食盐摄入 5 g 以内；增加钾盐摄入，控制总热量，维持正常体重。定期复查，保持排便通畅；保证充足睡眠。

3. **运动指导**　以有氧训练为主，配合适当抗阻运动（图 8-3、图 8-4）和协调训练（图 8-5、图 8-6），进行低强度体力活动，运动训练尽量安排在下午三点至晚上九点，训练时间控制在 30~60 分钟。

知识链接

循环抗阻训练

循环抗阻训练（circular resistance training，CRT）是由多种抗阻训练动作组合而成的，训练中等负荷抗阻、持续、缓慢、大肌群、多次重复的运动锻炼。Kelemen 等最先在心脏康复训练方案中增加循环抗阻训练内容。冠心病患者经过 10 周循环抗阻训练结合有氧运动平板训练，与仅进行有氧运动训练的患者比较，心肺耐量增强，肌肉力量增加 24%，整个训练过程中患者未出现心律失常和心血管事件，说明冠心病患者进行循环抗阻训练是有效和安全的。

资料来源：王奕 . 循环抗阻训练对冠状动脉介入治疗后泵血机能与组织微循环的影响 [J]. 护理实践与研究，2021，18（8）：1191-1193.

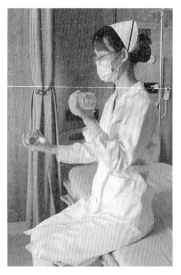

图 8-3 肱二头肌屈伸抗阻运动

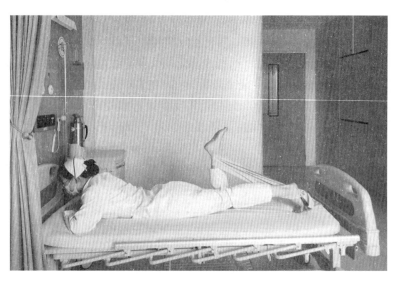

图 8-4 股二头肌抗阻运动

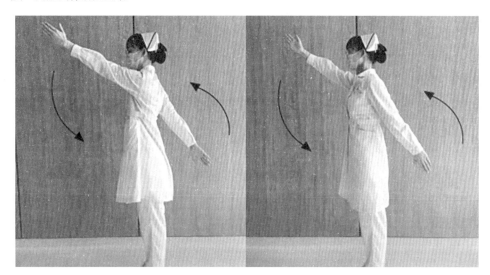

图 8-5 增强肩部协调性的训练

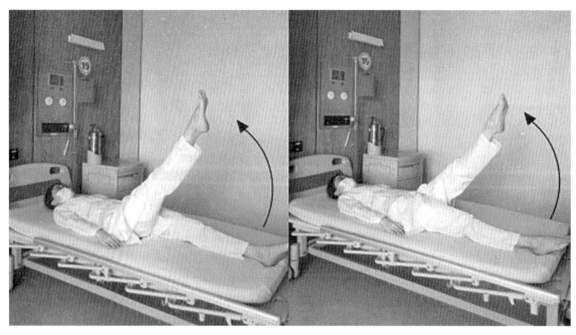

图 8-6 增强腿部协调性的训练

4. 情绪管理指导　评估患者有无焦虑、孤独、抑郁、情绪易激动等不良情绪，教会患者放松的方法；轻度焦虑、抑郁的患者以运动治疗为主；对焦虑和抑郁症状明显的患者给予药物治疗，必要时转诊至专科治疗。

5. 用药指导　对于服用硝酸甘油的患者，嘱其随身携带药物，并避光保存，发生心绞痛时立即舌下含服 0.25 ~ 0.5 mg，如无效则连服 3 次。若服用 3 次仍无效则高度怀疑心肌梗死，应立即到就近医院诊治；硝酸甘油勿与酒、咖啡、浓茶同时服用。

6. 性生活指导　年龄在 50 岁以下能连续上三层楼且无不适者可进行性生活，如上三层楼感到胸闷、乏力等不适，或平时心率在 110 次 / 分以上者暂不要过性生活。

> **科研小提示**
>
> 虚拟现实技术能帮助打破传统心脏康复时间、地域与交通的限制，提高患者心脏康复的参与度，成为心脏康复的有效辅助手段。

（张江平）

第二节　慢性阻塞性肺疾病

一、概述

> **案例 8-2A**
>
> 李先生，男，63 岁，有 35 年的吸烟史，慢性咳嗽近 20 年，每遇天气转冷，即有咳嗽、咳痰加重，尤其清晨咳嗽较剧烈，痰量少，多为白色黏液痰。近 1 周发现干家务、上楼时有心悸、气急症状，但日常生活尚可自理。自行服用止咳、化痰药后未见好转，夜间睡眠不佳导致情绪烦躁，食欲减退。近 2 日双下肢出现明显水肿，为求进一步治疗来医院就诊。入院后查体：T 37.4℃，P 102 次 / 分，R 20 次 / 分，BP 124/78 mmHg，末梢血氧饱和度为 88%。
>
> 请回答：
> 1. 该患者的可能诊断是什么？
> 2. 该患者会出现哪些功能障碍？

（一）定义

慢性阻塞性肺疾病（chronic obstructive pulmonary disease，COPD），简称慢阻肺，是一种以持续呼吸症状和气流受限为特征的慢性气道疾病，通常是长期暴露于有毒颗粒或气体中引起气道和（或）肺泡异常所致，以慢性咳嗽、咳痰和活动后气促为主要症状，导致患者生活质量下降，甚至引起死亡。

（二）病因

引起 COPD 的危险因素包括个体易感因素及环境因素两个方面，两者相互影响。

1. 个体因素　遗传因素可增加 COPD 发病的危险性。已知的遗传因素为 α_1- 抗胰蛋白酶缺乏。临床研究显示，非吸烟者的肺气肿形成与重度 α_1-抗胰蛋白酶缺乏有关。支气管哮喘和气道高反应性是 COPD 的危险因素，气道高反应性可能与机体某些基因或环境因素有关。

2. 环境因素

（1）吸烟：吸烟为 COPD 发病的重要因素。吸烟者肺功能的异常率较高，第一秒用力呼气量（FEV_1）的年下降率较快，因此，吸烟者死于 COPD 的人数较非吸烟者多。被动吸烟也可导致呼吸道症状及 COPD 的发生。孕妇吸烟可能会影响胎儿肺生长及正常的宫内发育，并对胎儿神经系统、免疫系统发育有一定影响。某些特殊的物质如刺激性物质、有机粉尘及过敏原等能使气道反应性增强。

（2）空气污染：化学气体如氯、氧化氮、二氧化硫对呼吸道黏膜有刺激和细胞毒作用。空气中的烟尘或二氧化硫明显增加时，COPD 急性发作显著增多。其他粉尘如二氧化硅尘、镁尘、棉尘、煤尘也刺激呼吸道黏膜，使气道清除功能受损，为细菌入侵创造条件。烹调时产生的油烟和生物燃料产生的烟尘均与 COPD 发病有关，生物燃料所产生的室内空气污染可能与吸烟具有协同作用。

（3）感染：呼吸道感染是 COPD 发病和加剧的另一个重要因素。病毒能引发 COPD 的发生和发展，儿童期重度呼吸道感染和成年时的肺功能降低及呼吸系统症状均可引发 COPD。

（4）社会经济地位：COPD 的发病与患者社会经济地位相关，可能与工作环境、家庭社会交往环境、保健意识、营养状况、就医条件或其他经济因素等差异有一定内在的联系。

（三）临床表现

1. 早期症状

（1）慢性咳嗽：常为首发症状。初期咳嗽呈间歇性，早晨较重，随着病情进展早晚或整日均有咳嗽，但夜间咳嗽并不显著。少数病例咳嗽不伴咳痰，也有部分病例虽有明显气流受限但无咳嗽症状。

（2）咳痰：咳嗽后通常咳少量黏液性痰，部分患者在清晨较多；合并感染时痰量增多，常有脓性痰。

（3）气短或呼吸困难：这是 COPD 的标志性症状，是造成患者焦虑不安的主要原因，早期仅于劳力时出现，后逐渐加重，以致患者在日常活动甚至休息时也感气短。

（4）喘息和胸闷：不是 COPD 的特异性症状。部分患者特别是重度患者有喘息；胸部紧闷感通常于劳动后发生，与呼吸费力、肋间肌等长收缩有关。

2. 晚期症状

（1）自发性气胸：如有突然加重的呼吸困难，并伴有明显的发绀，患侧肺部叩诊为鼓音，听诊呼吸音减弱或消失，应考虑并发自发性气胸。

（2）慢性呼吸衰竭：常在 COPD 急性加重时发生，其症状明显加重，发生低氧血症和（或）高碳酸血症，可具有缺氧和二氧化碳潴留的临床表现，往往呼吸功能严重受损，某些诱因如呼吸道感染、分泌物干结潴留，使通气和换气功能障碍进一步加重，可诱发呼吸衰竭。

（3）慢性肺源性心脏病和右心衰竭：由于 COPD 肺病变引起肺血管床减少及缺氧致肺动脉痉挛、血管重塑，导致肺动脉高压、右心室肥厚扩大，心脏负荷加重，加上心肌缺氧和代谢障碍等因素，最终发生右心衰竭。

3. 全身性症状　在疾病的临床过程中，特别是病情较重的患者，可能会出现全身性症状，如体重下降、食欲减退、外周肌肉萎缩、精神抑郁和（或）焦虑。合并感染时可出现痰中带血或咯血。

二、主要功能障碍

（一）有效呼吸降低

患者呼吸运动障碍，有效通气能力降低，呼吸末残留气体增加，气体交换功能受阻；长期慢性炎症，呼吸道分泌物排出不畅，可加重换气功能障碍，使通气 / 血流比例失衡，常导致缺氧和二氧化碳潴留；持续缺氧又引起血管痉挛，出现驼背、肋软骨钙化等体征，限制胸廓活动，导致肺功能进一步下降。

（二）病理性呼吸模式

慢性支气管炎并发肺气肿时，肺通气功能明显降低，肺组织弹性日益减退，影响呼吸过程中膈肌的上下移动，使肺通气量减少；为了弥补呼吸量的不足，患者会加快胸式呼吸，以增加频率来提高氧的摄入，甚至动用辅助呼吸肌（如三角肌、胸大肌、斜方肌等），即形成了病理性呼吸模式。

知识链接

慢性阻塞性肺疾病的病理改变

慢性阻塞性肺疾病特征性的病理学改变存在于气道、肺实质和肺血管。在中央气道表现为炎症细胞浸润、上皮损伤、黏液分泌腺增大和杯状细胞增多使黏液分泌增加。外周小气道病理改变包括：外周小气道（内径 <2 mm）的阻塞和结构改变，小气道的狭窄与管周纤维化导致的气道重塑，终末细支气管和过渡性细支气管的丢失。气道壁多种炎症细胞（巨噬细胞、中性粒细胞、B 细胞和 T 细胞等）浸润，增多的黏液分泌物阻塞气道管腔，引起固定性气道阻塞及气道壁结构重塑，导致附着在小气道周围的肺泡间隔破坏，使维持小气道开放的力量减弱。上述病理改变共同构成慢性阻塞性肺疾病气流受限的病理学基础。

资料来源：中华医学会呼吸病学分会慢性阻塞性肺疾病学组，中国医师协会呼吸医师分会慢性阻塞性肺疾病工作委员会 . 慢性阻塞性肺疾病诊治指南（2021 年修订版）[J].中华结核和呼吸杂志，2021，44（3）：170-205.

（三）呼吸肌无力

患者呼吸困难及病理性呼吸模式导致活动量减少，有效呼吸降低，影响膈肌、肋间内肌、肋间外肌、胸大肌等呼吸肌的正常运动，失代偿后出现呼吸肌无力。

（四）能耗增加和活动能力减退

由于呼吸肌失代偿，许多非呼吸肌参与呼吸运动，同时气短、气促常使患者精神和颈背部乃至全身肌群紧张，使体能进一步消耗。此外，患者可出现劳累性气短，限制了日常活动，甚至长期卧床，丧失了劳动能力和活动能力。

（五）心理障碍

患者因长期阻塞性肺疾病，有效通气功能下降，机体供氧不足，造成乏力、气短、萎靡、精神紧张，部分重度患者可出现喘息，影响休息和睡眠，从而出现焦虑、抑郁、烦躁、易怒等心理障碍。

三、康复护理评估

> **案例 8-2B**
>
> 　　该患者入院后查体发现：桶状胸，呼吸运动减弱；叩诊双肺呈过清音，心浊音界缩小；听诊心音遥远，肺动脉瓣区第二心音亢进，呼吸音减弱，呼气延长，肺部有湿啰音。肝大、肝在肋下 3 cm 可触及，腹水征阳性，两下肢有凹陷性水肿。心电图检查示右心室肥大。呼吸功能检查：第一秒用力呼气量占用力肺活量的 50%，残气量与肺总量的比值大于 40%。动脉血气分析：PaO_2 54 mmHg，$PaCO_2$ 62 mmHg，WBC 11.6×10^9/L，中性粒细胞数增高。
>
> 　　请回答：
>
> 　　该患者除了上述临床检查外还应补充哪些康复护理评估？

（一）一般状况评估

询问患者的一般情况，包括姓名、性别、年龄、职业、既往史，应注意对患者的工作环境及是否有慢性支气管炎、肺气肿、哮喘及病毒感染等病史进行评估。

（二）肺功能检查

肺功能检查是判断气流是否受限的客观指标，其重复性好，对 COPD 的诊断、严重程度评价、疾病进展、预后及治疗反应等均有重要意义。吸入支气管舒张药后 FEV_1/FVC%<70% 者，可确定为不完全可逆的气流受限。气流受限可导致肺过度充气，使肺总量（TLC）、功能残气量（FRC）和残气量（RV）增高，肺活量（VC）减低。

根据慢性阻塞性肺疾病患者吸入支气管舒张药后 FEV_1/FVC<70%，再根据 FEV_1 下降程度进行气流受限的严重程度分级，见表 8-2。

表 8-2　COPD 严重程度分级

分级	分级标准
1 级：轻度	$FEV_1 \geq 80\%$ 预计值
2 级：中度	$50\% \leq FEV_1 < 80\%$ 预计值
3 级：重度	$30\% \leq FEV_1 < 50\%$ 预计值
4 级：极重度	$FEV_1 < 30\%$ 预计值

（三）运动功能评价

1. **心肺运动试验**　综合分析人的整体运动反应，可准确地量化心肺耐力，心肺运动试验的重要变量有峰值 VO_2、VT、RER、VE/VCO_2 斜率、VE/MMV 和含氧饱和度，其中峰值 VO_2 测试是评估心肺健康的金标准，也是评估最大耗氧量的客观标准。

2. **6 分钟步行试验**　患者可通过 6 分钟步行的距离来判断其运动能力及运动中发生低氧血症的可能性。在试验的前、中、后监测心率、血压、血氧饱和度。试验结束后，记录患者行走的总距离，以及暂停与吸氧的次数和时间等。

3. **日常生活活动能力评估**　改良英国医学研究委员会呼吸困难指数量表（mMRC 呼吸困难指数量表）：对患者不同运动水平如休息或行走时自觉呼吸困难的程度进行评分，它可以根据呼吸困难的严重程度对患者进行分类，并且能预测健康相关的生活质量和生存率（表 8-3）。

表 8-3 mMRC 呼吸困难指数量表

分级	评分标准
0 级	剧烈运动时出现呼吸困难
1 级	平地快步行走或上缓坡时出现呼吸困难
2 级	由于呼吸困难，平地行走比同龄人步行慢或需要停下来休息
3 级	平地行走 100 m 左右或数分钟后即需要停下来喘气
4 级	因严重呼吸困难而不能离开家或者穿脱衣服即出现呼吸困难

（四）心理社会评估

患者长期患病可能会产生焦虑、抑郁等心理障碍，可采用焦虑、抑郁自评量表或汉密尔顿焦虑、抑郁量表进行心理评估。

（五）睡眠评估

建议使用匹兹堡睡眠量表、Epworth 嗜睡量表、失眠严重程度量表对患者进行睡眠情况测定。

（六）烟草依赖评估

对于未戒烟及正在戒烟的患者，可以采用 Fagerstrom 尼古丁依赖检测量表、烟草依赖量表进行评估。

四、康复护理措施

案例 8-2C

该患者经过丹参滴丸、单硝酸异山梨酯、小剂量地高辛、氢氯噻嗪联合氨苯蝶啶片治疗，辅助低盐低脂饮食、忌油腻、戒烟忌酒、稳定心情，病情已经稳定，医生建议进行呼吸训练及排痰训练。

请回答：

1. 呼吸训练及排痰训练的具体方法有哪些？

2. 康复护士怎样给患者进行康复护理指导？

（一）呼吸肌训练

1. **缩唇呼吸** 患者用鼻腔深吸气 2~3 秒，呼气时将口唇缩成吹口哨状缓慢呼气 4~6 秒，腹部此时回缩，轻轻地吹动放在面前 30 cm 左右的白纸，吸气与呼气时间比为 1 : 2 或 1 : 3。每天练习 3 次，每次 5 分钟。

缩唇呼吸可以延长患者的吐气过程，加大新鲜空气的吸入量，使全身肌肉得到放松，缺氧症状得到改善，减少二氧化碳潴留。同时也可以锻炼胸、腹部的肌肉，提高肌力，减少耗氧量，避免膈肌疲劳（图 8-7）。

2. **腹式呼吸** 老年 COPD 患者胸廓多呈筒状，多处于吸气状态，患者为了获得足够的氧而改用胸式呼吸，随着病情的进展，胸式呼吸也发生困难，则动用呼吸肌增加通气量，出现病理式呼吸模式。腹式呼吸可增加膈肌的运动，减少呼吸频率，提高呼吸效率。

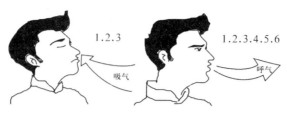

图 8-7 缩唇呼吸

（1）仰卧位腹式呼吸法：髋关节、膝关节轻度屈曲，患者把左手放在腹部上，右手放在上胸部，辅助者的手与患者的手重叠放置。吸气时，辅助者发出指令让患者放于腹部的手轻轻上抬，同时辅助者在呼气结束时快速地徒手晃动并对横膈膜进行伸张以促进呼吸肌的收缩，每次5~10 分钟（图 8-8）。

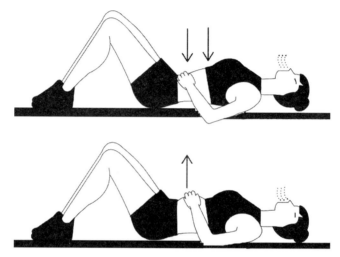

图 8-8 仰卧位腹式呼吸法

（2）仰卧腹部加压暗示呼吸法：嘱患者取坐位或仰卧位，康复护士将双手分别按压在患者剑突下两侧，在患者呼气末收缩腹部的同时挤压上腹部或两侧下胸部，吸气时缓缓将下胸部和腹部隆起，每日 2~3 次，每次 10~15 分钟，持续 6~8 周，以后逐渐增加次数至自然呼吸。

3. **呼吸康复训练仪** 借助仪器进行呼吸功能锻炼，指导患者调节吸气与呼气，在吸气期或呼气期克服仪器的阻力，以达到锻炼吸气肌肌力和耐力的目的。常用呼吸训练装置有阈值负荷训练器、深度呼吸训练器（图 8-9）、腹式呼吸训练器、多功能呼吸训练器等多种类型。建议训练频度至少每周≥ 5 天，每天 2 次，每次 15 分钟，强度由患者的基础能力开始逐渐增加到目标强度。

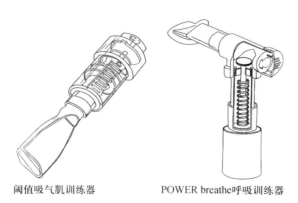

阈值吸气肌训练器　　　　POWER breathe呼吸训练器

图 8-9 呼吸康复训练仪

此外，吸气肌训练的方式主要分为吸气抗阻训练和持续喘息训练。

（1）吸气抗阻训练：流速阻力负荷和域值负荷都提供吸气阻力。流速阻力负荷训练可减小患者呼吸通道的孔径（缩唇呼吸），孔径越小，吸气阻力越大。增加域值负荷训练器内通常包含一个弹簧阀，患者通过努力吸气达到目标水平，以克服阻力并产生气流。

（2）持续喘息训练：患者持续深快呼吸，保持最大通气持续一段时间，通常是15分钟。采用此耐力训练时需要密切监测，避免低碳酸血症发生。通常需要在有经验的技术人员持专用训练器在医疗机构进行。

（二）气道廓清技术

1. **咳嗽训练**　COPD 患者咳嗽机制受到损害，最大呼气流速下降，纤毛活动受损，痰液黏稠。因此正确的咳嗽方法，可促进分泌物排出，减少反复感染的机会。具体步骤：①深吸气；②短暂闭气；③关闭声门，当气体分布达到最大范围后再紧闭声门，以进一步增强气道中的压力；④通过增加腹内压来增加胸膜腔内压，使呼气时产生高速气流；⑤声门开放，当肺泡内压力明显增高时，突然将声门打开，即可形成由肺内冲出的高速气流，促使分泌物移动，随咳嗽排出体外。

2. **主动呼吸循环技术（active cycle of breathing technique，ACBT）**　该循环技术包括呼吸控制（breathing control，BC）、胸廓扩张呼吸（thoracic expansion exercises，TEE）和用力呼气（forced expiration technique，FET）三个部分。第一部分（BC）使用缩唇腹式呼吸法做2个主动深呼吸，在运动部分之间的休息间歇为呼吸控制期；第二部分（TEE）着重于吸气的深呼吸运动，吸气是主动运动，在吸气末屏气3秒，然后完成被动呼气动作；第三部分（FET）由1~2次呵气动作组成，正常吸气后声门保持张开，收缩腹部和前胸部的肌肉由小到中量的肺容积进行呼气（手放在胸部和上腹部能感觉到震动），较快速地发出无声的"哈"，接着进行有效的咳嗽；随后再进行 BC、TEE、FET，循环5次。

科研小提示

Bio Master 虚拟情景互动康复辅以组合式呼吸训练对老年 COPD 患者进行干预，可提升患者认知能力及运动耐力。

3. **胸部物理治疗**

（1）叩击法（percussion）：用叩击产生的机械振动波，通过胸壁传递至气道，使其内部的分泌物松动而易于排出。将双手拇指与其余四指内收并对握成杯口状，在需要治疗的肺部所对应的胸壁上，进行由下而上、由外到内有节奏的叩击。

（2）震颤法（vibration）：患者呼气时，康复护士通过在患者胸壁上加压并震颤，使气道内浓稠的分泌物松动，并从远端向近端移动。嘱患者深吸一口气，在吸气末，开始震颤并加压，此震力一直持续到呼气结束。操作时，康复护士的双手可置于患者胸壁两侧，或置于胸壁一侧，或双手重叠置于一侧。

4. **胸廓高频振荡（high frequency chest wall compression，HFCWC）**　借助机械外力辅助振动，帮助患者松动肺部痰液，目前较常使用的有手动排痰仪和排痰背心等。

5. **振动正压呼气（oscillatory positive expiratory pressure，OPEP）**　该技术将呼吸训练及气道清洁有机结合，其基本原理为患者使用装置用力呼气时，气流产生的声波能够沿气道下传并振动气道分泌物，降低分泌物黏滞性，同时这种振动频率与气道黏膜上皮细胞纤毛运动频率接近，可引起共振，从而使痰液更易排出。

6. **体位引流（postural drainage）**　主要是利用重力促进各个肺段内积聚的分泌物排出。

不同的病变部位采用不同的引流体位，主要目的是使病变部位的痰液向主支气管垂直引流（图8-10）。体位引流餐前进行为宜，每次引流一个部位，时间5~10分钟；分泌物少者每天上、下午各引流一次，分泌物多者可每天引流3~4次，如引流部位较多，则总时间不超过30~45分钟，以免引发疲劳。为加强疗效，体位引流同时，常配合叩击法和摇震法。

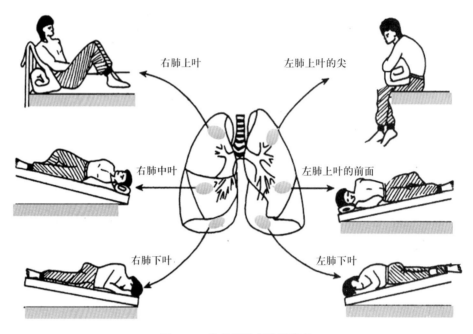

图 8-10　体位引流部位及体位

（三）运动训练

运动训练包括主动运动训练和被动运动训练。主动运动训练包括体位的改变、行走、康复操、太极拳或是使用器械如弹力带、握力器和踏板等作为训练方法进行有氧运动、抗阻训练和拉伸训练等；当患者无法进行主动运动训练时应采用被动运动训练。一般建议每周可进行3~5次有氧运动，运动时间为20~60分钟，每周2~3天应进行1~3组抗阻训练，每组重复8~12次。但应根据环境、设备、不同医疗机构及自身条件选择合适的工具开展运动训练。

1. **主动运动训练**

（1）有氧运动训练：包括功率自行车、步行、慢跑及爬梯训练等（图8-11）。每周3~5次，强度为中高强度（>60%的最大做功能力），时间为20~60分钟，运动持续时间及强度逐渐加强。

（2）抗阻训练：如举重、哑铃、弹力带及弹力管抗阻训练等。每周2~3天进行1~3组，每组重复8~12次，以获得增强肌肉力量的效果。强度以引起肌肉疲劳为宜，通常为最大肌力的60%~70%。

（3）拉伸训练：主要训练方法有呼吸操、弹力带拉伸、瑜伽等（图8-12）。呼吸操将腹式呼吸及缩唇呼吸融合扩胸、弯腰、拉伸及下蹲等动作，进而锻炼吸气肌、呼气肌、四肢肌力及耐力，对缓解呼吸系统症状和增强患者活动耐力具有良好的效果。

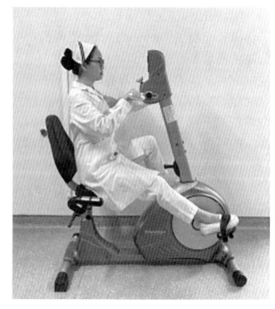

图 8-11　功率自行车训练

（4）传统健身操：如八段锦和太极拳，其中八段锦是中国传统健身方法，动作要领有八式，依次为"两手托天理三焦，左右开弓似射雕；调理脾胃臂单举，五劳七伤往后瞧；摇头摆尾去心火，两手攀足固肾腰；攒拳怒目增气力，背后七颠百病消"。

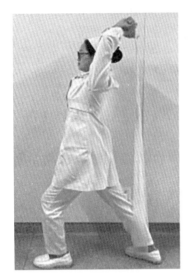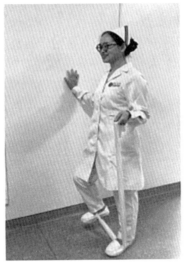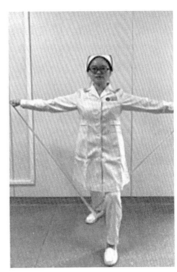

图 8-12 弹力带拉伸训练

2. **被动运动训练** 卧床患者根据肌力的分级进行不同的床上运动。①肌力 0 级者：用意念活动下肢拇趾头；②肌力 1 级者：用脚底踩踏软垫；③肌力 2 级者：做下肢伸缩移动；④肌力 3~4 级者：做下肢伸直抬高运动；⑤肌力 5 级者：做卧位空中踩车运动。

知识链接

神经肌肉电刺激

神经肌肉电刺激是运动训练的一种替代康复技术，通过调整刺激的强度、频率、持续时间和波形等诱发特定的肌肉收缩，缓解肌肉痉挛，减缓疼痛，改善四肢肌肉力量和活动能力，而且神经肌肉电刺激可避免运动训练中可能出现的呼吸困难、循环系统负荷加重等不良反应。

电刺激吸气肌和呼气肌会产生协同作用，使膈肌和腹肌有规律地收缩，更有利于膈肌活动及潮气量增加，促进肺泡内 CO_2 排出，改善肺通气功能，从而提高患者呼吸肌的肌力和耐力，是一种较好的训练方法。

资料来源：①张华文，李静怡. 慢性阻塞性肺疾病急性加重期患者肺康复的研究进展 [J]. 护理学杂志，2021（9）：22-25.②李伯君，赵晓赟，胡秀娟，等. 联合刺激吸气和呼气肌群对 COPD 稳定期患者肺康复的价值 [J]. 天津医药，2020（9）：857-861.

（四）改善饮食结构

COPD 患者应摄入高热量、高蛋白质、新鲜水果和蔬菜等食物，及时补充各种维生素、微量元素及精氨酸。COPD 患者因为咀嚼和吞咽动作改变了呼吸形式和降低动脉氧饱和度，胃充盈也可减少功能残气量而导致呼吸困难加重，因此要遵循少量多餐原则，以每日 3~5 餐为宜。根据患者体重和活动强度确定每日热量供给和比例分配，按照三大营养物质所占总热量的比例合理调配。建议营养治疗的总原则：①采用高蛋白质、高脂肪、低糖类膳食或胃肠外营养；②蛋白质、脂肪、糖类的热量比为（2~3）∶ 2 ∶（5~6）；③每日摄入蛋白质量为 1.5~2.0 g/(kg·d)。

五、康复护理指导

1. 避免发病的高危因素、急性加重的诱发因素，增强机体免疫力。

2. 戒烟是预防慢性阻塞性肺疾病的重要措施，也是最简单易行的措施，在疾病的任何阶段戒烟都有益于防止该病的发生和发展。

3. 控制职业和环境污染，减少有害气体或有害因子的吸入，可减轻气道和肺的炎症反应。

4. 积极防治婴幼儿和儿童期的呼吸系统感染，减少对呼吸系统的不良刺激，可能有助于减少以后该病的发生。

5. 在流感季节到来之前注射流感疫苗、肺炎链球菌疫苗等，积极防治呼吸道反复感染。

6. 加强体育锻炼，提高机体免疫力，增强体质，合理营养，改善机体一般状况。

7. 对于有慢性阻塞性肺疾病高危因素的人群，应定期进行肺功能监测，以尽可能早期发现慢性阻塞性肺疾病并及时予以治疗。

随堂测 8-2

科研小提示

利用移动终端 APP 对 COPD 稳定期患者进行长期管理，采取线上健康普及教育、定期随访、医患互动等方式，能够提高 COPD 稳定期患者的综合管理效果。

（张江平）

小 结

冠心病患者主要功能障碍包括心功能障碍，还包括继发性躯体和心理功能障碍。康复护理评估可从患者健康状态、心电图负荷试验、超声心动图运动试验、心肺运动试验等方面进行评估。康复护理措施中Ⅰ期、Ⅱ期康复主要是早期的床上、床边活动和一般日常生活活动、轻度家务劳动和娱乐活动等，Ⅲ期康复的核心是有氧运动。康复护理指导包括健康宣教、饮食及生活指导、运动指导、情绪管理指导用药指导和性生活指导。

慢性阻塞性肺疾病（COPD）是一种由遗传因素和环境因素造成的以持续呼吸症状和气流受限为特征的慢性气道疾病。主要功能障碍包括有效呼吸降低、病理性呼吸模式、呼吸肌无力、能耗增加和活动能力减退、心理障碍；康复护理评估包括一般状况评估、肺功能检查、运动功能评价、心理社会评估等，其中肺功能检查是判定 COPD 呼吸功能状态重要的指标；康复护理措施主要有呼吸肌训练、气道廓清技术、运动训练和改善饮食结构。康复护理指导的重点是去除危险因素、定期肺功能监测。

思考题

1. 简述冠心病Ⅰ期康复的目的。

2. 简述冠心病主要功能障碍。

3. 简述 COPD 患者咳嗽训练的方法。

4. 简述 COPD 患者腹式呼吸的方法。

5. 患者，男，45岁，近2个月出现胸骨后压榨样疼痛，发生在跑步、快走时，经休息可缓解。近 5 年血压升高（160/92 mmHg），未用药物治疗，有吸烟且少量饮酒。入院查体：P 86 次 / 分，R 19 次 / 分，BP 145/82 mmHg。心电图示：窦性心律；运动心肺试验：V5~V6 导联 ST 段下移 1.5 mm，进入恢复期 5 分钟后，心电图恢复正常。实验室检查：总胆固醇为 6.14 mmol/L，LDL- 胆固醇为 4.26 mmol/L，HDL- 胆固醇为 0.9 mmol/L，BMI 为 27.8 kg/m^2。

问题：

（1）该患者实施冠心病心脏康复前，如何对其进行危险分层？

（2）该患者康复训练时应注意的事项有哪些？

内分泌与代谢疾病的康复护理

第九章

导学目标

通过本章内容的学习，学生应能够：

基本目标

1. 描述糖尿病、骨质疏松症的概念、分型、诊断标准、临床表现。
2. 解释糖尿病、骨质疏松症的功能障碍。
3. 细列糖尿病、骨质疏松症的康复护理评估内容和康复护理方法。
4. 举例说明糖尿病、骨质疏松症的康复护理措施及康复护理指导。

发展目标

1. 评估糖尿病患者的生理指标，为患者制订个体化康复护理计划。
2. 具有循证护理的能力，能够评估康复护理新技术的价值，遵从伦理道德原则，将康复护理的新理论、新技术应用于护理实践。

思政目标

具有敬业、专业、乐业的护理价值观，具有团队合作精神和医者仁心的情怀。

第一节　糖尿病

一、概述

案例 9-1A

李先生，男，50 岁，身高 170 cm，体重 87 kg，喜欢吃肉和甜食。近 3 个月来，无诱因出现口干、多饮、多尿、多食、易饥，未予重视。因工作忙碌，没有时间前往医院就诊。既往有高血压病史 5 年，血压最高 185/100 mmHg，长期服用苯磺酸氨氯地平，血压控制较好。患者已婚，吸烟，喜饮酒。父母健在，否认家族性遗传病史。近 10 天来，患者自觉口干症状加重，烦渴、多饮，每天排尿 8~9 次，每日饮水量达 4000 ml 左右，伴明显乏力、头痛、精神差、嗜睡、视力下降。患者自发病后心情低落，焦躁易怒，怀疑自己患有怪病，因多饮、多食、多尿、体重减轻伴视物模糊来医院就诊。

请回答：
1. 病例中哪些信息支持李先生患有 2 型糖尿病的诊断？
2. 针对李先生的不良情绪应如何安抚？

（一）定义

糖尿病（diabetes mellitus，DM）是一组由多病因引起的慢性高血糖为特征的代谢性疾病，由胰岛素分泌和（或）利用缺陷引起。糖尿病患者长期糖类、脂肪及蛋白质代谢紊乱可引起多系统损害，导致眼、肾、神经、心脏、血管等组织器官慢性进行性病变、功能减退及衰竭；病情严重或应激时可发生急性严重代谢紊乱，如糖尿病酮症酸中毒、高渗性高血糖状态。糖尿病是一种常见病、多发病。2021 年全球 20~79 岁成人糖尿病患者已达 5.37 亿，预计 2045 年将达到 7.84 亿。2015—2017 年我国糖尿病患病率达到 11.2%。

（二）病因

糖尿病的发病原因至今尚未完全阐明，不同类型其病因不尽相同。总体来说，遗传因素及环境因素共同参与该病的发生。糖尿病的发病是一个多病因的综合病症，其病因及病理生理见表 9-1。

表 9-1 糖尿病的病因及病理生理

因素	病因	病理生理
遗传	1、2 型糖尿病具有明显的遗传异质性，25%~50% 患者有家族史	1 型糖尿病有多个 DNA 位点参与发病。2 型糖尿病与多种基因突变有关，如胰岛素基因、胰岛素受体基因等
肥胖	向心性肥胖是 2 型糖尿病的重要原因	肥胖造成高胰岛素血症，引发胰岛素抵抗
活动不足	活动减少	胰岛素敏感性降低，代谢缓慢，胰岛素抵抗
饮食结构	高热量、高脂肪饮食	造成体内脂肪蓄积，出现肥胖
精神神经因素	紧张、情绪激动、心理压力	应激激素分泌增加，造成血糖升高，内分泌紊乱
病毒感染	感冒、腮腺炎等病毒感染后	病毒进入机体后，使机体内部免疫系统功能紊乱，直接造成胰岛 β 细胞损害，并且抑制胰岛 β 细胞的生长，大量破坏胰岛 β 细胞，导致胰岛素分泌缺乏
自身免疫	患者血清中发现多种自身免疫性抗体	病毒等抗原物质进入机体后，使机体内部免疫系统功能紊乱，产生了一系列针对胰岛细胞的抗体物质，可以直接造成胰岛 β 细胞损害，导致胰岛素分泌缺乏
化学物质与药物	扑利灭灵、左旋门冬酰胺酶	
妊娠	胎盘泌乳素	妊娠中后期母体产生的大量激素，阻断母体的胰岛素作用，产生胰岛素抵抗

（三）分类

根据 WHO 糖尿病专家委员会提出的分型标准（1999），糖尿病分为四种类型：1 型糖尿病，即胰岛素依赖型糖尿病（T1DM）；2 型糖尿病，即非胰岛素依赖型糖尿病（T2DM）；妊娠期糖尿病；其他特殊类型糖尿病。其中，1 型和 2 型糖尿病最为常见。其具体分类见表 9-2。

表 9-2　糖尿病的类型

类型	易患人群	起病与治疗	病因
1 型糖尿病	多见于青少年	起病急，代谢紊乱症状明显。需注射胰岛素以维持生命	遗传因素和环境因素共同参与其发病。某些外界因素（如病毒感染、化学毒物和饮食等）作用于有遗传易感性的个体，激活 T 细胞介导的一系列自身免疫反应，引起选择性胰岛 β 细胞破坏和功能衰竭，体内胰岛素分泌不足进行性加重，最终导致糖尿病
2 型糖尿病	多见于超重或肥胖成年人	由于 2 型高血糖发展缓慢，许多患者早期无典型症状。服用降糖药	以胰岛素抵抗为主伴胰岛素分泌不足，或以胰岛素分泌不足为主伴或不伴胰岛素抵抗。患者在疾病初期甚至终生不需要胰岛素治疗。通常无酮症酸中毒倾向，但在感染等应激情况下，也可诱发酮症酸中毒。有些患者未能引起足够注意，多年未发现糖尿病，但却有大血管和微血管病变的发生
妊娠期糖尿病	妊娠中后期妇女	有效地处理高危妊娠，降低许多与之有关的围生期疾病的患病率和病死率	妊娠期糖尿病病因多种多样，包括家庭遗传因素、肥胖、高糖饮食、运动缺失、高龄妊娠、产科因素及各种原因引起的内分泌代谢紊乱
其他特殊类型糖尿病	病因学相对明确的患者	针对病因治疗	胰腺炎、库欣综合征、糖皮质激素、巨细胞病毒感染等引起的一些高血糖状态

科研小提示

　　糖尿病周围神经病变是 2 型糖尿病患者发生肌少症的独立危险因素，对于患有糖尿病周围神经病变的患者，建议常规进行肌少症筛查。

（四）诊断标准

　　空腹血糖或 75 g 葡萄糖耐量试验后的 2 小时血糖可单独用于人群筛查，WHO 建议在具备条件的国家和地区采用糖化血红蛋白（HbA1c）诊断糖尿病。糖尿病的诊断标准参照《中国 2 型糖尿病防治指南（2017 版）》中的糖尿病诊断标准（表 9-3）。

表 9-3　糖尿病诊断标准

诊断标准	静脉血浆葡萄糖（mmol/L）
典型 DM 症状（多饮、多食、多尿，体重下降），加上随机血糖	≥ 11.1
或加上空腹血糖	≥ 7.0
或加上口服葡萄糖耐量试验（OGTT）中 2 小时血糖　无典型糖尿病症状者需改日复查确认	≥ 11.1

（五）临床表现

　　糖尿病患者出现代谢综合征表现，随着病情的进展，可出现各种急慢性并发症。

1. **代谢紊乱症候群**

（1）典型症状："三多一少"，即多饮、多食、多尿、体重减轻。

（2）皮肤瘙痒：由于高血糖及末梢神经病变导致皮肤干燥和感觉异常，患者有皮肤瘙痒症状。女性患者可因尿糖刺激局部皮肤，出现外阴瘙痒。

（3）其他症状：四肢酸痛、麻木、腰痛、性欲减退、阳痿不育、月经失调、便秘、视物模糊等。

2. **糖尿病急性并发症**　见表9-4。

表 9-4　糖尿病急性并发症

类型	症状
糖尿病酮症酸中毒（diabetic ketoacidosis, DKA）	1型糖尿病患者有自发DKA倾向，2型糖尿病患者在一定诱因下发生。早期是原有症状加重，出现代谢性酸中毒，表现为食欲下降、恶心、呕吐、极度口渴、尿量显著增加，常伴有头痛、嗜睡、烦躁、呼吸深快，有烂苹果味。晚期各种反射迟钝甚至消失，终致昏迷。少数患者表现为腹痛，类似急腹症，易误诊
高渗性高血糖状态（hyperosmolar hyperglycemic state, HHS）	患者酮症和酸中毒的症状一般不重，临床以严重高血糖、高血浆渗透压、脱水为特点，患者很容易发生昏迷或不同程度意识障碍。起病时先有多饮、多尿，但多食不明显，或反而食欲减退。随着脱水的加重，神经精神系统症状也逐渐加重，可表现为嗜睡、幻觉、定向障碍、偏盲、上肢拍击样粗震颤、癫痫样抽搐等，最后陷入昏迷。一旦发病，死亡率远比糖尿病酮症酸中毒更高，应重视
感染	疖、痈等皮肤化脓感染多见，足癣、甲癣等皮肤真菌感染也较常见
低血糖	是糖尿病在治疗过程中经常会发生的一种并发症。轻度低血糖时可有心悸、手抖、饥饿、出冷汗等表现，严重时可昏迷甚至死亡

3. **糖尿病慢性并发症**　见表9-5。

表 9-5　糖尿病慢性并发症

类型	累及血管及神经	症状
大血管病变	大动脉粥样硬化	主要侵犯主动脉、冠状动脉、大脑动脉、肾动脉
	糖尿病性心脏病	典型的心绞痛（持续时间长、疼痛较轻、扩张冠脉药无效），心肌梗死多为无痛性，可诱发顽固性心力衰竭、心律失常、休克和猝死
	脑血管疾病	发生率也较高，心、脑血管病变均为糖尿病死亡的重要因素
微血管病变	糖尿病肾病	由于肾小球系膜和基底膜增厚，肾小球硬化，肾小球滤过率（GFR）下降，患者逐渐出现蛋白尿、水肿、高血压，肾功能逐渐减退甚至衰竭
	糖尿病视网膜病变	新生血管形成，玻璃体积血，继发视网膜脱落、失明，是影响糖尿病患者生活质量最主要的疾病之一。糖尿病患者的糖尿病眼底病变发生率是非糖尿病患者的25倍
神经病变	周围神经病变	最常见的并发症，90%以上糖尿病患者合并糖尿病性神经病变，表现为四肢皮肤感觉异常、麻木、针刺、蚁走感，足底踩棉花感，腹泻和便秘交替
	自主神经病变	也较常见，并可较早出现，临床表现为瞳孔改变、排汗异常、心血管自主神经功能失常、胃肠功能失调、泌尿系统变化、性功能改变
糖尿病足（diabetic foot, DF）	糖尿病周围神经病变合并机械压力	足部溃疡、坏疽，甚至截肢
	糖尿病血管病变	皮温降低，下肢间歇性跛行

案例 9-1B

根据李先生的病情，医生为其进行了相关检查：T 36.5℃，P 68 次 / 分，R 16 次 / 分，BP 150/100 mmHg。神清，精神可，口中无烂苹果味；浅表淋巴结无肿大，甲状腺无肿大及压痛；无深大呼吸，双肺呼吸音清，未闻及干、湿啰音；心律齐，无杂音；腹软，上腹部压痛不明显，肝、脾肋下未触及，肾区无叩痛；双下肢无水肿，双侧足背动脉搏动减弱，皮温降低；眼底检查发现双眼视网膜病变；周围神经检查发现双下肢周围神经病变，功能减退。否认心脏病史，否认肝炎、结核病史。该患者查空腹血糖为 20.6 mmol/L，餐后 2 小时血糖为 28.16 mmol/L；尿糖（++），酮体（-）；糖化血红蛋白为 9.0%。

请回答：

1. 该患者存在哪些功能和能力障碍？
2. 除上述临床检查外，还应对患者进行哪些康复护理评估？

二、主要功能障碍

（一）机体器官功能障碍

1. **心功能障碍** 累及心肌组织，引起心肌广泛性坏死损害，可诱发心力衰竭、心律失常、心源性休克和猝死，可引起冠心病等并发症。

2. **神经功能障碍** 引起缺血性或出血性脑血管病。

3. **泌尿生殖功能障碍** 累及肾引起肾小球动脉硬化和肾动脉硬化，出现肾功能减退，伴高血压、水肿，最终出现氮质血症、肾衰竭。尿潴留可并发尿路感染。

4. **视觉功能障碍** 引起视网膜病变，还可引起白内障、青光眼、黄斑病变，导致视力障碍，甚至失明。

（二）运动功能障碍

患者若出现糖尿病足坏疽，可导致行走障碍。糖尿病可加速骨关节炎发生，或造成神经病变、软组织溃疡等皮肤病变、关节脱位、关节肿胀和畸形，影响患者的运动功能。

知识链接

糖 尿 病 足

糖尿病患者由于神经病变和周围血管病变导致下肢远端大血管病变和神经异常，发生踝关节以下部位的皮肤溃疡、肢端坏疽和感染，是造成截肢的重要原因，也是糖尿病严重的慢性并发症之一。发病因素包括神经病变、血管病变和感染。常见诱因包括：水疱破裂、搔抓导致足部皮肤破溃、烫伤、碰伤、修脚损伤及新鞋磨破伤等。轻者表现为足部皮肤干燥、发凉、酸麻、疼痛及足部畸形等，严重者可出现足部溃疡和坏疽。

（三）感觉异常

有 1/10 的糖尿病患者，患有周围神经系统的病变，如感觉异常，包括皮肤麻木、针刺感、疼痛或灼痛感等，特别是患者的足部，更容易发生感觉异常。

（四）日常生活活动能力障碍

糖尿病患者全身症状有乏力、易疲劳、生活工作能力下降等，若合并眼、脑、心、肾、大

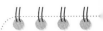

血管和神经并发症，则日常生活活动严重受限。

（五）心理障碍

心理障碍包括抑郁、焦虑，态度消极，缺乏自信。

三、康复护理评估

（一）生理功能评估

1. **口服葡萄糖耐量试验和胰岛素、C 肽释放试验**　此项检查是糖尿病体检中最重要的一项。口服葡萄糖耐量试验是国际公认的糖尿病的诊断试验，是指测定静脉空腹血糖及葡萄糖负荷后血糖，空腹血糖 ≥ 7.0 mmol/L，餐后 2 小时血糖 ≥ 11.1 mmol/L，可以诊断为糖尿病。在做口服葡萄糖耐量试验的同时，可以采血测定胰岛素、C 肽，了解胰岛 β 细胞在葡萄糖负荷下的最大分泌能力，可以协助判断胰岛 β 细胞的储备功能，尤其对治疗方法的选择有指导意义。

2. **糖化血红蛋白测定**　该测定已经成为糖尿病控制的重要监测指标之一，可反映采血前2 个月的平均血糖水平，每 3~4 个月测定一次即可，1 型糖尿病可缩短检测间隔时间，但也不要短于 2 个月，是目前反映血糖控制水平最有效和最可靠的指标（表 9-6）。

表 9-6　糖化血红蛋白测定值与血糖控制水平

测定值（%）	血糖控制水平
4.0~6.5	正常
<6.2	控制良好
6.2~8.0	一般
>8	控制不良

3. **空腹血糖检查**　是糖尿病常规检查中最重要的项目之一。早晨空腹 6~8 点抽血检测。早期和轻型糖尿病患者的空腹血糖往往轻度升高或正常，对糖尿病的诊断敏感性低于餐后 2 小时血糖。

4. **餐后 2 小时血糖检查**　餐后 2 小时血糖测定是诊断和监测糖尿病的另一种重要方法。从进食开始计时，2 小时后准时采血。如检查目的为确定有无糖耐量异常，应给予标准餐负荷，即进食 100 g 馒头或米饭；如检查目的为观察糖尿病治疗效果，了解糖尿病控制程度，检查日应按平时进食和治疗用药，不要改变原有治疗方法。临床上有不少患者，空腹血糖不高，但餐后 2 小时血糖明显增高，也可诊断为糖尿病。

（二）糖尿病控制水平评估

糖尿病控制过程中血糖、血压、血脂和体重等各项指标都应达标。所谓达标是指达到治疗的目标，即控制血糖至正常或接近正常水平，血压正常，血脂正常，并尽可能使体重控制在理想范围内（表 9-7）。

表 9-7　糖尿病控制目标（2020 年中国 2 型糖尿病防治指南）

测定项目	目标值
毛细血管血糖（mmol/L）	
空腹	4.4~7.0
非空腹	<10.0
糖化血红蛋白（%）	<7.0
血压（mmHg）	<130/80
总胆固醇（mmol/L）	<4.5

续表

测定项目	目标值
高密度脂蛋白胆固醇（mmol/L）	
男性	>1.0
女性	>1.3
三酰甘油（mmol/L）	<1.7
低密度脂蛋白胆固醇（mmol/L）	
未合并动脉粥样硬化性心血管疾病	<2.6
合并动脉粥样硬化性心血管疾病	<1.8
体重指数（kg/m²）	<24.0

注：1 mmHg = 0.133 kPa

（三）心理评估

由于疲劳、糖尿病足、控制饮食和长期用药易造成患者出现的心理障碍，可采用相应量表进行评定，如汉密尔顿焦虑量表、汉密尔顿抑郁量表等。评定方法见第三章第六节。

（四）日常生活活动能力评估

糖尿病可影响患者的日常生活活动，临床常采用 Barthel 指数对其进行评定。

案例 9-1C

　　李先生被诊断为 2 型糖尿病，患者及家属积极配合治疗，主动寻求医护人员的帮助，咨询关于 2 型糖尿病治疗和护理具体方法。护士耐心解答患者和家属的疑惑，消除其紧张焦虑的情绪，与其建立了良好的护患关系。李先生遵医嘱行对症治疗，按时按量口服二甲双胍，3 天后，空腹血糖由 20.6 mmol/L 降为 9.8 mmol/L，餐后 2 小时血糖由原来的 28.16 mmol/L 降为 14.2 mmol/L，血总胆固醇 5.3 mmol/L，三酰甘油 1.2 mmol/L，BP 140/95 mmHg，心肺功能正常。5 天后，患者头痛、乏力症状减轻，血糖控制平稳，拟出院。

　　请回答：

　　1. 对李先生除应用药物治疗外还应实施哪些康复护理措施？

　　2. 护士如何做好李先生的出院指导？

四、康复护理措施

为达到控制血糖、减少并发症的康复目标，糖尿病的治疗最初为饮食疗法、运动疗法、药物疗法，即"三驾马车"疗法，经过学者的不断研究和实践，在"三驾马车"基础上增加了血糖监测和健康教育，构成了"五驾马车"。近年来，随着人们对糖尿病防治观念的不断深入，已经形成了"七驾马车"的综合治疗方案，分别是糖尿病教育、饮食治疗、药物治疗、运动治疗、自我血糖监测、并发症的防控和心理治疗。

（一）康复护理原则及目标

1. **康复护理原则**　应遵循早期诊治、综合康复、个体化方案及持之以恒的原则。

2. **康复护理目标**　见表 9-8。

表 9-8 糖尿病患者的康复护理目标

目标	内容
短期	控制血糖，纠正各种代谢紊乱，维持三大营养物质代谢正常化，使血糖达到或近于正常
	控制病情，防止并发症的发生和发展
	保证育龄期妇女的正常妊娠、分娩和生育
	巩固和提高糖尿病患者的饮食治疗和药物治疗的效果
长期	掌握控制血糖的方法，掌握低血糖或感染发生的表现及处理方法，保证血糖长期达到或近于正常
	能够掌握监测血糖、尿糖的方法
	保证儿童、青少年的正常生长和发育
	加强患者的自理能力，保存现有的功能或延缓功能衰退，提高生活质量

（二）康复护理方法

1. **饮食治疗** 糖尿病治疗中一项最基本的治疗措施。

（1）计算总热量：计算标准体重，按患者身高、性别、年龄查表得出，也可运用公式粗略计算：标准体重（kg）= 身高（cm）-105；总热量 = 每天每千克体重热量 × 标准体重。成人糖尿病患者每千克标准体重所需热量见表 9-9。

表 9-9 成人糖尿病患者每千克标准体重所需热量

单位：kJ/（kg·d）[kcal/（kg·d）]

劳动强度	消瘦	正常	肥胖
轻体力劳动	147（35）	126（30）	84~105（20~25）
中体力劳动	160（38）	147（35）	126（30）
重体力劳动	160~210（38~50）	160（38）	147（35）

（2）饮食热量分配：三餐热量分布大概定时定量为 1/3、1/3、1/3 或 1/5、2/5、2/5，或四餐为 1/7、2/7、2/7、2/7，可按患者的生活习惯、病情及配合治疗的需要来调整。

（3）饮食中营养素的结构：饮食中糖类是人类获得能量最经济、最主要的来源，为脑组织、骨骼肌和心肌活动提供的能量占全天总热量的 50%~60%；限制脂肪摄入，脂肪是美味佳肴的创造者，不易产生饱腹感，因此常易超量食用，脂肪的摄入要求低于总热量的 30%；适量蛋白质是生命和机体的物质基础，对人体的生长发育、组织的修复、细胞的更新起着主要作用，蛋白质的摄入占总热量的 10%~20%，优质蛋白质尤其动物蛋白质至少应占 1/3；增加膳食纤维的摄入，膳食纤维也是复合糖，但不能被胃肠道消化吸收而不产生热量功效，具有降血糖、降血脂、保持排便畅通并减少饥饿感的作用，应每日增加膳食纤维的摄入量，每日 25~30 g；增加维生素及矿物质的摄入，加 B 族维生素、维生素 C 和维生素 E，对人体有很好的保护作用，对神经系统有重要的营养作用；同时要限盐和忌酒。

（4）饮食治疗的原则及注意事项：饮食疗法的原则为严格控制每日总热量；合理搭配三大营养素；保证充足的食物纤维；保持有规律的饮食时间。饮食疗法的注意事项见表 9-10。

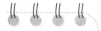

表 9-10　饮食治疗的注意事项

序号	内容
1	每天的进食量要结合患者平日的饮食量、心理特点、平日活动量等个体差异，不能单纯应用理论来进行计算
2	要充分尊重患者的个人饮食习惯、经济条件和市场条件，患者要尽量同家属一起进餐
3	要注意患者进食与血糖、尿糖变化的规律，如血糖和尿糖增高，饮食要适当减少
4	当胰岛素用量较大时，两餐间或晚睡前应加餐，以防止低血糖反应的发生

2. **运动治疗**　是糖尿病的一种基础治疗方法。运动处方的制订包括适应证和禁忌证（表 9-11）、原则（表 9-12）、处方内容（表 9-13）及注意事项（表 9-14），以保证患者安全。运动训练的实施包括准备活动、运动训练和放松活动。①准备活动：包括 5~10 分钟四肢和全身缓和伸展运动，如缓慢步行或打太极拳等运动。②运动训练：为达到靶心率的中等强度的有氧运动。③放松活动：包括 5~10 分钟的慢走、自我按摩。

表 9-11　糖尿病运动治疗适应证和禁忌证

项目	序号	内容
适应证	1	病情控制稳定的 2 型糖尿病
	2	稳定期的 1 型糖尿病
	3	稳定期的妊娠糖尿病
禁忌证	1	合并各种急性感染
	2	伴有心功能不全、心律失常并且活动后加重
	3	空腹血糖大于 16.8 mmol/L
	4	严重糖尿病肾病
	5	糖尿病足
	6	严重的眼底病变
	7	新近发生的血栓
	8	有明显酮症或酮症酸中毒
	9	血糖控制不佳

表 9-12　糖尿病运动治疗原则

原则	内容
1	强调早期、长期、综合、个体化治疗
2	血糖控制在接近正常水平
3	防止或延缓并发症
4	减少心脑血管事件，降低病死率和致残率
5	以饮食治疗和运动治疗为基础，根据不同的病情予以口服降糖药、胰岛素治疗
6	糖尿病教育及血糖自我监测是保证治疗实施的必要手段

表 9-13　糖尿病患者运动处方

要素	内容
运动时间	运动时间应从吃第一口饭后 1 小时开始，此时血糖较高，运动时不易发生低血糖，不要在空腹时运动。每次运动持续时间 1 小时左右，包括运动前准备和运动后恢复整理，达到运动强度后，应坚持 30 分钟左右

要素	内容
运动强度	运动强度根据感觉制订，感觉周身发热、出汗，但不出现大汗淋漓，气喘吁吁，能说话，无气喘。心率 = (220- 年龄) × (60%~70%)；简易计算法：脉率 =170- 年龄。血糖控制在接近正常水平
运动频率	每周 3~5 次为最适宜，若每次运动量较小，而身体条件较好，每次运动后均不觉疲劳的患者，运动频率可为每天 1 次，运动锻炼不应间断，若运动间歇超过 3~4 天，则效果及蓄积作用将减弱防止或延缓并发症

表 9-14　糖尿病患者运动治疗注意事项

运动环节	序号	注意事项
运动前	1	应全面查体，检查内容包括血糖、糖化血红蛋白、血压、心电图或运动试验、眼底、尿常规或尿微量白蛋白、足部和关节，以及神经系统等
	2	确定个体化的运动处方，并注意饮食和药物治疗运动处方的关系
	3	选择合适的鞋袜，防止足部受伤
	4	最好在运动前测血糖 1 次
	5	训练环境要安全，空气新鲜
运动时	1	先做热身运动 15 分钟，运动过程中注意心率变化，若出现乏力、头晕、心悸、胸闷、憋气、出虚汗、腿痛等不适，应立即停止运动
	2	注射胰岛素的患者，应尽量避开运动肌群，以免引起低血糖反应
	3	如果血糖大于 13.9 mmol/L，且出现酮体，应避免运动
	4	如果血糖大于 13.9 mmol/L，但未出现酮体，应谨慎运动
	5	如果血糖小于 5.6 mmol/L，应摄入额外的糖类后方可运动，以免引发低血糖反应
运动后	1	做 10 分钟左右的整理活动
	2	运动后测血糖 1 次

3. 药物治疗　糖尿病治疗常用药物分为口服降糖药和胰岛素制剂两大类。

（1）口服降糖药：分为磺酰脲类、双胍类、格列奈类、胰岛素增敏药等。

（2）胰岛素制剂：根据起效的快慢和作用时间的长短分为短（速）效、中效和长（慢）效胰岛素。在饮食治疗和运动治疗的基础上，要根据病情的实际需要选择胰岛素制剂的剂量，同时还要对患者的血糖进行监测，以便及时调整胰岛素的剂量。胰岛素泵可以对正常胰岛素的分泌模式进行实际模拟，胰岛素采用"输注"的方式，较为符合人体的生理状况，并且吸收会更有预测性，可以降低严重低血糖反应的危险性。

4. 健康教育　是防治糖尿病的核心。糖尿病健康教育的目的包括：①教育正常人群提高对糖尿病防治的认识，减少糖尿病的发病率，做到未病先防；②对已患糖尿病的患者进行健康教育与指导，通过传授糖尿病的知识，充分调动患者及其家属的主观能动性，使患者了解控制糖尿病病情的因素和长期高血糖的危害性，特别是对控制未达标的患者，要让其了解慢性高血糖与糖尿病慢性并发症的发生、发展有密切联系，同时认识到糖尿病的可预防性和可治性，最大限度地控制高血糖，减少和控制慢性并发症的发生。

5. 血糖监测　是糖尿病管理中的重要组成部分。血糖监测可被用来反映饮食控制、运动治疗和药物治疗的效果并指导对治疗方案的调整。血糖水平的监测可通过血和尿的检查来进行，但血浆血糖的检查是最准确的，指尖血糖的检测比较方便。监测频率取决于治疗方法、治疗目标、病情；监测的基本形式是患者的自我血糖监测。教会患者进行快速血糖监测方法。

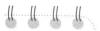
6. **心理干预** 消除患者恐惧心理，使患者配合医护人员，进行糖尿病的自我管理。

7. **并发症的防控** 糖尿病并发症是在糖尿病的基础上继发的疾病，可累及全身各个系统，糖尿病的危害主要来自并发症，包括急性并发症和慢性并发症，但是，糖尿病的各种并发症是可以预防的，提前采取措施是预防并发症的关键。不同类型糖尿病的防控措施见表9-15。

表 9-15　不同类型糖尿病的防控措施

并发症	分类	防控措施
急性并发症	低血糖	立即进食高糖食物
	酮症酸中毒	降糖、补液、胰岛素治疗、补钾、纠正酸中毒、去除诱因
	高渗性昏迷	大量补液、胰岛素治疗、纠正电解质紊乱、去除诱因
慢性并发症	合并心脏病	严控血糖、血压、血脂，采用较低运动强度、良好生活方式
	周围神经病变	严控血糖、扩张血管、营养神经（应用维生素 B_{12}）、对症治疗、适度运动
	糖尿病肾病	严控血糖、血脂、血压，用药改善微循环，抗感染，根据肾病分期确定运动
	视网膜病变	严控血糖、血脂、血压，抗氧化，改善微循环，选择步行或低阻力功率车训练，避免等长运动和上肢运动，以免升高血压
	冠心病	保守治疗无效，可行冠脉支架植入、冠脉搭桥，进行中等强度运动

五、康复护理指导

1. **健康教育** 要让患者及其家属了解关于糖尿病的基本知识和慢性并发症的严重危害。此外，还要宣传饮食控制和运动治疗的重要性，让患者保持正常的体重，以此来延缓或减轻糖尿病慢性并发症的发展。

2. **运动训练** 鼓励患者适度运动。先从短时间、小运动量开始，循序渐进。运动的具体方式有定量步行、定距离或定时间走与慢跑结合、太极拳和气功等，同时还要告知患者在运动的过程中需要注意的事项。

3. **饮食指导** 帮助患者及家属掌握饮食原则和基本方法，如各类食品的营养价值、热量计算方法、三餐热量分配比例和如何编制食谱等。可依据患者病情的实际发展状况来制订专门的食谱，利于病情的缓解。

4. **用药指导** 向患者介绍口服降糖药和胰岛素的种类，胰岛素自我注射的方法，使用后可能出现的并发症和不良反应，以及应急处理方法等。

5. **自我监测指导** 患者要对自身的病情进行自我观察和记录，记录的内容包括每天饮食、精神状态、体力活动、胰岛素注射情况，以及血糖、尿糖、尿酮的检查结果等。指导患者掌握血糖及尿糖监测的具体要求和方法，向患者推荐简单、方便、准确的血糖检测仪，使其能进行自我监测。

6. **个人行为干预** 指导患者注意个人卫生，保持全身和局部清洁，勤换衣裤；使患者知晓精神因素和不良生活习惯对病情发展的不利影响；向患者及其家属进行外出旅游的保健指导，并劝导患者禁烟。

7. **预防并发症** 向患者及其家属介绍如何进行皮肤护理和足部护理，如何处理各种应急情况，嘱咐患者随身携带急救卡，遇到感冒、发热等情况不要停止注射胰岛素，必要时适当增加剂量，防止酮症酸中毒。

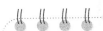

通过个案管理平台对患者进行院外个案管理，可有效改善 2 型糖尿病患者各项代谢指标。

（田 彦 陆 璨）

第二节 骨质疏松症

一、概述

（一）定义

骨质疏松症（osteoporosis，OP）是一种以骨量降低和骨组织微结构破坏为特征，导致骨脆性增加和易于骨折的代谢性骨病。本病可发生于不同性别和任何年龄，但多见于绝经后妇女和老年男性。骨质疏松症已成为我国中老年人群的重要健康问题，50 岁以上人群患病率为 19.2%，中老年女性骨质疏松症问题尤甚，65 岁以上女性患病率高达 51.6%。

（二）病因

成年前获得的峰值骨量的高低和成年后的骨量丢失速度是骨质疏松症发病的两个重要因素。下列因素可影响峰值骨量和骨量流失速度。

1. **遗传因素** 目前已证实骨质疏松的发生与遗传因素有关，遗传因素决定峰值骨量的 70%。

2. **骨吸收因素** 骨吸收和形成的过程受多种激素的调节。骨质疏松的发生与女性雌激素缺乏、男性睾酮水平下降，以及甲状旁腺激素（parathyroid hormone，PTH）、降钙素、1,25-$(OH)_2D_3$ 等水平的变化有关。

3. **营养** 各种原因导致不同时期人群发生营养障碍，如蛋白质供给不足或蛋白质摄入过多，会影响骨的生成或钙的排出；钙摄入不足或低钙饮食可能通过继发性甲状旁腺激素分泌增多，导致骨吸收加速；维生素 D 的缺乏导致骨基质的矿化受损，而出现骨质软化症；缺乏维生素 C 则可使骨基质合成减少。

4. **不良生活方式和生活环境** 骨质疏松症和骨质疏松性骨折受年龄、吸烟、酗酒、制动、活动量不足、光照减少等多种因素影响。

5. **药物因素** 长期使用类固醇激素、抗惊厥类药物、肝素、含铝的抗酸药等可诱发骨质疏松症。

知识链接

最高处的漫步

我国航空航天事业栉风沐雨、奋力创新，坚持走有自己特色的发展道路，历经半世纪不懈努力，取得了举世瞩目的辉煌成就，神舟五号、六号、七号等成功发射，杨利伟、聂海胜、翟志刚和王亚平等航天英雄以大无畏的牺牲精神相继进入太空探索宇宙。由于航天员在太空中处于失重状态，失重导致肌肉收缩时受到的阻力减少，肌肉收缩产

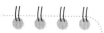

生的对骨骼的牵拉力量也会减少，这种牵拉力量就是成骨细胞工作的动力，因此，失重使成骨细胞作用减弱，而破骨细胞作用继续，造成成骨细胞与破骨细胞作用失衡，结果导致骨量丢失。科学家发现，宇航员每个月骨量丢失可达 1%~3%，而正常人每年骨量丢失只有 0.5%~1%，因此宇航员在太空中丢失的骨质是正常人的十几倍，骨质疏松也成了宇航员的职业病。聂海胜、刘伯明年龄已经超过半百，年龄和太空环境的影响，使骨质流失的速度更快，但航天英雄们依旧义无反顾，为了祖国的航天事业以不畏艰难、乐于奉献的精神完成了一次次最高处的漫步。

（三）分型

依据病因，骨质疏松症分为三种类型。

1. **原发性骨质疏松症**　是一种随着年龄增长必然发生的生理性退变疾病，约占所有骨质疏松症的 90% 以上。原发性骨质疏松症包括：①绝经后骨质疏松症，又称 Ⅰ 型骨质疏松。一般发生于妇女绝经后 5~10 年内。②老年性骨质疏松症，又称 Ⅱ 型骨质疏松症，是指 70 岁后的老人发生的骨质疏松，65 岁以上女性骨质疏松也列为其中。

2. **继发性骨质疏松症**　是由某些疾病或药物病理性损害骨代谢所诱发的骨质疏松症，常见原因如下。

（1）内分泌与代谢疾病：甲状旁腺功能亢进症、甲状腺功能减退症、库欣综合征、糖尿病、慢性肾病、慢性肝病等。

（2）骨髓疾病：多发性骨髓瘤、白血病、转移瘤、淋巴瘤、贫血等。

（3）结缔组织疾病：红斑狼疮、类风湿性关节炎等。

（4）营养因素：维生素 C 缺乏（坏血病），维生素 D 缺乏（佝偻病或骨软化病），胃肠吸收功能障碍致钙、蛋白质、微量元素缺乏等。

（5）药物因素：糖皮质激素、肝素、抗惊厥药、免疫抑制药、性腺功能抑制药等。

（6）失用性因素：长期卧床、瘫痪、骨折后制动等。

3. **特发性骨质疏松症**　多见于 8~14 岁的青少年或成人，无明确原因，多伴有家族遗传病史，女性多于男性。此外还包括妇女在妊娠期和哺乳期因钙摄取不足导致的骨质疏松。

知识链接

2 型糖尿病与骨质疏松症

2 型糖尿病（T2DM）和骨质疏松症（OP）均是常见的慢性病，T2DM 并发症和骨质疏松性骨折更是老年患者发病和死亡的两个重要原因。T2DM 与 OP 的发生发展有许多共同特点，如遗传易感性、分子机制和环境因素。血糖水平和骨骼的平衡都受共同调节因子的控制，包括胰岛素、晚期糖基化终产物的积累、肠促胰岛素和胰高血糖素样肽及骨钙素。近些年，脆性骨折更被视为糖尿病的并发症之一，高血糖水平通过诱导异常的骨细胞功能和基质结构来破坏骨骼的微结构、增加成骨细胞凋亡、减少成骨细胞分化，因此可能加速骨骼的吸收。通过适当的血糖控制可防止骨折风险，并减少微血管和大血管并发症的发生及发展，有助于减少晚期糖基化终产物的产生，减少骨组织中血管损伤并降低患者跌倒的风险。

资料来源：赵心，张晓梅，纪立农. 2 型糖尿病患者骨代谢改变的研究进展 [J]. 中国糖尿病杂志，2018，26（7）：613-616.

（四）临床表现

1. **骨痛和肌无力**　轻者无症状，较重者常诉腰背疼痛、乏力或全身骨痛。骨痛常为弥漫性，无固定位置，检查无压痛点。疼痛随着负荷增加而加重，身体伸直后仰或久站久坐后加重；日间轻，夜间和清晨醒来时重。乏力多于劳累或活动后加重。负重能力下降或不能负重。

2. **骨折**　轻度外伤或日常活动后发生的骨折为脆性骨折，常见部位有肋骨、腰椎、髋部、桡、尺骨远端和股骨的近端。①髋部骨折多见于老年性骨质疏松症患者，通常于摔倒或挤压后发生；②腰和胸椎压缩性骨折多见于绝经后骨质疏松症患者，引起驼背和身高变矮；③脊柱压缩性骨折多见于绝经后骨质疏松症患者。

3. **并发症**　驼背和胸廓畸形患者可出现胸闷、呼吸困难、气短，甚至有发绀表现，易并发肺部感染；髋部骨折患者易并发感染、心血管疾病或慢性衰竭；骨折患者生活自理能力下降或丧失，长期卧床导致骨量丢失，加重病情。

二、主要功能障碍

1. **负重能力下降**　多数骨质疏松症患者负重能力下降，甚至不能负担自身体重。

2. **躯体活动受限**　若有骨质疏松性骨折，患者关节活动范围受限，腰背肌出现活动障碍；患者因疼痛导致站立和行走障碍。

3. **呼吸功能障碍**　严重骨质疏松导致患者长期卧床，胸腰椎压缩性骨折导致脊椎后弯、胸廓畸形，使肺活量和最大换气量减少，全腺泡型肺气肿（全小叶型肺气肿）发病率增加。

4. **心脏功能障碍**　主要因脊柱畸形和身长缩短引起，如脊柱压缩骨折患者，身高变矮，或因胸廓畸形使肺活量减少，从而影响心脏功能。

5. **心理障碍**　长期的骨痛或疾病困扰，导致患者出现沮丧、抑郁、悲观，甚至绝望等不良情绪。

6. **日常生活活动或职业活动能力受限**　由于全身乏力、体力下降、精力不足等导致患者持续进行日常生活活动、社交活动或职业活动的能力下降，其骨质疏松的程度越重，对活动能力的影响越大。

三、康复护理评估

依据我国 2019 版《骨质疏松康复指南》推荐，对骨质疏松患者应进行疼痛、关节活动范围、肌力、平衡功能和心理状态等评定。

（一）危险因素评估

1. **不可控危险因素**　包括年龄、性别、种族、遗传、体形、内分泌影响等。

2. **可控危险因素**　如营养、活动、药物因素等。

（1）营养：评估蛋白质、钙、磷、维生素及微量元素等的摄入情况。

（2）活动：评估运动方式、运动强度、运动量、运动时间及运动后的呼吸、心率的变化情况；评估接受阳光照射情况。

（3）药物因素：评估是否服用类固醇激素、抗惊厥药、肝素等，这些药物可影响钙的吸收，使尿钙排泄增加，促进骨量丢失。

（二）病史评估

询问老年人有无腰痛、骨折情况（骨折的时间和部位），有无其他疾病病史。

（三）功能状况评估

1. **疼痛评定**　骨痛和腰背痛常采用 VAS，详见第三章第七节疼痛评定内容。

2. **肌力评定**　包括腰背肌肌力评定及腹肌肌力评定，采用徒手肌力检查或用仪器检查。

3. **关节活动范围评定**　见第三章第二节关节活动范围评定。

4. **肌耐力评定**　包括腰背肌耐力评定、腹肌耐力评定、小腿三头肌耐力评定、股四头肌耐力评定、动态等张评定等。

5. **平衡功能评定**　多采用 Berg 平衡量表来评定坐位和站立位的基本功能活动。通过评定平衡功能可以对跌倒的风险进行预测，是骨质疏松症患者必查项目。

（四）心理评估

骨质疏松症是一种慢性代谢病，病程长，临床症状重，且多发于老年人和妇女，长期的疾病煎熬使患者的心理功能发生障碍。因此，常使用汉密尔顿焦虑量表和汉密尔顿抑郁量表进行评价。

（五）心肺功能评估

通过心肺运动实验，观察受试者运动时的各种反应，包括呼吸、血压、心率、心电图、气体代谢、临床症状与体征等，来判断其心肺、骨骼肌等储备功能和机体对运动的实际耐受能力。

（六）ADL 评估

骨质疏松症给患者的日常生活活动带来严重的影响，评定患者日常功能水平十分重要，可采 Barthel 指数、功能独立性评定量表（FIM）和功能活动问卷等进行评定。

（七）骨折风险因子评估

骨折风险因子评估主要用来预测患者未来 10 年发生骨折的可能性。当患者的未来 10 年发生骨折可能性超过 7% 时，对所有年龄段的患者进行干预治疗是非常值得的。在世界卫生组织骨质疏松风险因子评估工具（FRAX 骨折风险测评系统）中输入患者性别、年龄、身高和体重，还有 7 个骨折风险因子（是否有既往低能量骨折史、是否父母有髋部骨折史、是否目前依然吸烟、是否长期服用糖皮质激素类药物、是否有风湿性关节炎、是否有其他继发性骨质疏松因素和是否每日饮酒达到或超过 3 个单位），可自动计算出患者 10 年内髋部骨质疏松性骨折发生的可能性。

四、康复护理措施

（一）康复护理原则与目标

1. **康复护理原则**　减轻或消除患者的焦虑，减轻疼痛，做好疾病的预防工作，积极对症处理临床症状，降低骨折的发生率。

2. **康复护理目标**

（1）短期目标：防治骨折，减少并发症，降低病死率。

（2）长期目标：提高疾病的康复水平；改善生存质量。

（二）骨折的预防

骨折是骨质疏松症最严重的并发症。降低骨折发生率是康复护理最重要和最终的目的。

1. **适当锻炼**　任何过量、不适当活动或轻微损伤均可引起骨折。

2. **预防跌倒**　跌倒是引起骨折最常见原因。预防跌倒的方法有：增强下肢肌力；增强平衡协调性；避免过度肥胖，改善患者身体功能；户外活动穿防滑鞋，防止跌倒。

3. **骨折处理**　有骨折者应给予牵引、固定、复位或手术治疗，骨折患者要尽量避免卧床，及时给予被动活动，以减少制动或失用所致的骨质疏松。

4. **药物预防**　对高危的人群，包括轻微或无暴力的骨折，尤其亦存在骨质疏松的其他危险因素时，应给予药物防治。骨质疏松症的治疗药物大致有三类。

（1）抗骨吸收药物：如降钙素、双膦酸盐、雌激素等。降钙素给药途径为肌内注射或皮下注射，不能口服，使用时要观察有无低血钙和甲状腺功能亢进的表现；使用雌激素者，要注意阴道出血情况，定期做乳房检查，防止肿瘤和心血管疾病的发生。

（2）促骨形成药物：如氟化物及类固醇药物等，此类药物有消化道反应，在晨起后空腹服用，同时饮清水 200~300 ml，半小时内禁饮食，禁平卧。

（3）促进骨矿化药物：如钙制剂、维生素 D 类等。

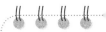

此外，如甲状旁腺激素、生长激素、同化激素、生物雌激素、选择性雌激素受体调节药等，有的尚未广泛用于临床，有待进一步评估。

科研小提示

虚拟现实训练能有效改善老年人的步态和动、静态平衡功能，降低跌倒风险。

（三）运动治疗

运动是防治骨质疏松症最有效和最基本的方法，能增强肌肉力量，预防骨量丢失。运动可引起体内激素分泌改变，促进物质和能量代谢，影响骨钙的代谢。运动要量力而行，循序渐进，持之以恒。

1. 负重运动 增加骨强度，预防骨折。

（1）高强度负重运动：可根据自身身体状况选择，如跳舞、爬山、跑步、跳绳、乒乓球等强度较大的运动。每周 1~2 次，每次至少 30 分钟。

（2）低强度负重运动：可根据自身身体状况选择，如身体支撑栏杆墙上压、手掌支撑墙面掌上压、握力训练、上下楼梯、快走等强度较低的运动。每周大于等于 3 次，每次至少 30 分钟。

2. 增加肌力和耐力训练 ①握力锻炼或上肢外展等长收缩，用于防治肱、桡骨的骨质疏松；②下肢后伸等长运动，用于防治股骨近端的骨质疏松；③防治胸腰椎的骨质疏松，可采用躯干伸肌等长运动训练，即在站位或俯卧位下进行躯干伸肌群、臀大肌与腰部伸肌群的肌力增强运动，每次 10~30 分钟，每周 3 次。

3. 改善平衡功能 提高平衡控制能力，预防摔倒。具体训练方法见表 9-16。

表 9-16 改善平衡功能的训练方法

训练方式	具体方法
下肢肌力训练	①坐位：足踝屈伸；②坐位：交替伸膝；③扶持立位：轮流向前抬腿 45°（膝保持伸直）；④从坐位站起；⑤立位：原地高抬腿踏步
平衡功能训练	①立位：摆臂运动；②立位：侧体运动；③立位：转体运动；④立位：着力平衡运动；⑤立位：髋部外展
步行训练	①平地步行，每日多次，每次 50~100 m，逐渐增加距离；②按照"8"字，进行曲线行走，以锻炼步态稳定性和耐力，不宜走得过快
练习太极拳	临床观察及研究已证实练习太极拳有助于改善平衡功能，减少摔倒。根据体能情况可练习全套或练习几节动作
健足按摩	自我按摩或由他人按摩：①按摩涌泉穴，早晚各做 1 次，以擦热为度；②按摩足三里穴，每天 2~3 次，每次 5~10 分钟

4. 脊柱加强训练 脊柱加强训练又称核心稳定性训练，以稳定人体的核心部位，控制重心运动，增强平衡。训练方法见表 9-17。

表 9-17 脊柱加强训练

训练方式	体位	具体方法
脊柱加强训练	卧位	头颈抗阻训练，每天 2 次，每次重复 10 个，每个动作持续 5 秒以上
	立位	直立后屈训练，每天至少 5 次，每次重复 5 个，每个动作持续 5 秒以上
	俯卧	俯卧抬胸训练，至少每天 1 次，感到不适停止，每个动作持续 5 秒以上
	立位	伸肌训练，每天 1 次，每次重复 15~20 个

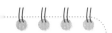

5. **姿势训练** 姿势训练主要关注的是身体各部分之间的直线性，不良姿势会增加脊柱的负担，导致骨折，活动和休息时都应注意保持身体的直线性。训练方法见表9-18。

表9-18 姿势训练

训练方式	体位	具体方法
姿势训练	立位	保持耳、肩、手肘、臀、膝、踝在一条直线上
	坐位	保持脊柱直立，臀部和膝盖在一条直线上，如坐在较软的沙发上，可用枕支撑背部
	卧位	仰卧放松训练，有利于增加背伸肌的耐力，保持脊柱的直立性，每天5~10分钟为宜

6. **有氧运动** 以慢跑和步行为主要方法，每日慢跑或步行2000~5000 m，防治下肢及脊柱的骨质疏松。

（四）物理因子治疗

如低频及中频电疗法、电磁波及磁疗法、按摩疗法，可起到抗炎镇痛的功效；还可采用温热疗法、光疗法、超声波疗法、离子导入疗法及磁疗法以促进骨折愈合。在进行物理因子疗法时，需注意以下护理要点。

1. 明确物理因子治疗的适应证和禁忌证，避免造成患者痛苦和损伤。

2. 向患者解释治疗目的、康复作用、治疗方法及注意事项，取得患者合作。

3. 做好治疗前后的心理护理。治疗前向患者说明治疗时可能出现的感受和反应，解除患者对治疗的顾虑和恐惧等不良心理反应；治疗后观察和询问患者的精神状况及反应，如有不适及时向医生反映并给予处理。

（五）继发骨折的康复护理

若患者出现脊柱压缩性骨折，卧床期间可进行床上维持和强化肌力训练，主要进行腰背肌、臀肌、腹肌的等长运动训练，3~4周后逐渐进行坐位、站立位的上述肌肉肌力和耐力训练。应坚持早期和以躯干肌等长训练为主的原则，禁止屈曲运动以免引起椎体压缩骨折，卧位坐起时应保持躯干在伸直位，经侧卧位坐起，或戴腰围后坐起，以防屈曲躯干而加重疼痛或加重椎体压缩。

（六）心理护理

骨质疏松症患者常因关节不明原因的疼痛、骨骼变形、骨折等，出现焦虑、紧张、悲观等心理反应，加之女性绝经后由于激素水平的变化，其本身也易出现情绪、精神方面的改变。应细致观察，及时了解患者的心理问题，给予正确引导，耐心讲解疾病相关知识，解释疾病治疗和预防的方法，减轻患者的心理负担，增加患者战胜疾病的信心。

五、康复护理指导

（一）用药指导

补钙及维生素D时，注意复查血钙和尿钙，以免产生高钙血症和高尿钙症，以致发生尿路结石，若尿钙 >300 mg/d 和尿钙/尿肌酐的比值 >0.3 时，应暂停服用。对于长期雌激素替代治疗，要密切衡量其利弊，因可能增加乳腺癌及子宫内膜癌的发生率，治疗期间应定期进行妇科及乳腺检查，并应注意血栓栓塞症发生的危险，由于雌激素替代治疗有这些危险性，现已较少应用。双膦酸盐治疗期间注意服药方法，防止药物造成上消化道损伤。

（二）饮食指导

骨质疏松症患者的饮食要均衡，适量进食蛋白质及含钙丰富的食物、蔬菜和富含维生素C的水果，如鱼、牛奶、豆制品、橙子等；少饮酒、少吃甜食、戒烟。

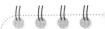

（三）安全指导

预防跌倒，注意室内、室外活动安全。室内活动时：保持室内有充足的光线；地面要保持干燥，无障碍物，地毯要固定；患者的鞋需防滑；把常用物品放置在易于拿取的地方，避免做大量的弯腰动作；对站立不稳的患者，应配置合适的助行器；行动不便的老年人外出需有人陪同。室外活动时：避免在易滑、障碍物较多的路面行走；上下楼梯和电梯时注意使用扶手；夜晚出行时应尽量选择灯光明亮的街道；外出时尽量使用背包、腰包、挎包等，使双手闲置出来。

（四）佩戴腰围上下床方法指导

指导患者正确佩戴腰围上下床。腰围佩戴时间为3个月，每日大约佩戴13小时。注意上床时在躺好后才能取下腰围，下床时先佩戴好腰围才能起床。患者也不能过分依赖腰围，应根据腰背肌力量缩短佩戴腰围的时间。

（五）保持正确姿势

卧位时用硬床垫和较低的枕头，尽量使背部肌肉保持挺直；站立时肩膀要向后伸展，挺直腰部并收腹；坐位时应双足触地，挺腰收颈，椅高及膝；站立时有意识地把脊背挺直，收缩腹肌以增加腹压，使臀大肌收缩，做吸气的动作，使胸廓扩展，伸展背部肌肉；面向前方，收回下腭，双肩落下。尽量做到读书或工作时腰腹部不过度前屈，尽可能地避免持重物走路。

（六）做好三级预防

1. **一级预防**　从青少年开始，注意合理饮食，适当体育锻炼，养成健康的生活方式，适当补钙，避免嗜烟和酗酒，少喝咖啡和碳酸饮料。对骨质疏松症的高危人群，重点随访。积极防治影响骨代谢疾病；限制影响骨代谢药物的应用等。

2. **二级预防**　对绝经后的妇女，应及早采取对策，积极防治与骨质疏松症有关的疾病，如糖尿病、甲状腺功能亢进症、慢性肾炎、甲状旁腺功能亢进症等。

3. **三级预防**　对已患有骨质疏松症的患者，应预防不恰当的用力和跌倒，对骨折者要及时进行处理。

（田　彦　陆　璨）

随堂测 9-1

小　结

糖尿病是一组多病因引起慢性高血糖为特征的代谢性疾病，是由胰岛素分泌和（或）利用缺陷所导致。其病因不明，与遗传因素及环境因素有关；WHO糖尿病专家委员会提出4种分型标准，诊断标准参照《中国2型糖尿病防治指南（2017版）》中糖尿病诊断标准；临床表现主要为代谢紊乱症候群和糖尿病急、慢性并发症；主要功能障碍为机体器官功能障碍、运动功能障碍、感觉异常、日常生活活动能力障碍、心理障碍；康复护理评估包括生理功能、糖尿病控制水平、心理、日常生活活动能力等方面的评估；康复护理措施包括饮食治疗、运动治疗、药物治疗、健康教育、血糖监测、心理干预、并发症的防控。

骨质疏松症是由遗传、内分泌、营养、药物、生活方式和环境等因素导致的代谢性骨病；康复护理评估可从疾病的危险因素、患者病史、功能状况和骨折风险因子等方面进行；康复护理措施主要包括骨折的预防、运动治疗、物理因子治疗、继发骨折的康复护理和心理护理五个方面；做好疾病的三级预防可有效防止骨质疏松症的发生和发展。

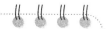

 思考题

1. 简述糖尿病患者可能出现的功能障碍。
2. 简述糖尿病运动治疗的禁忌证。
3. 骨质疏松症患者主要的功能障碍有哪些?
4. 骨质疏松症康复护理原则与目标是什么?
5. 患者张某,男,55岁,身高170 cm,商人。因"多饮、多食、多尿伴消瘦8年,视物模糊、手脚麻木刺痛1年"门诊入院。患者8年前无明显诱因出现多饮、多食、多尿,每日饮水量明显增多,饭量大增,夜尿频多,平均10次/晚,当时无排尿困难,无尿路刺激症状,体重在8年间由80 kg降至70 kg,在外院查血糖偏高,具体不详,诊断为"2型糖尿病",曾服消渴丸、格列齐特、二甲双胍等药物治疗。平素监测血糖较少,情况控制不详。1年前患者出现视物模糊、四肢麻木及刺痛。3天前在我院测空腹血糖12.6 mmol/L,门诊拟以"2型糖尿病"收住院。查体:体温36.8℃,脉搏86次/分,呼吸20次/分,血压138/75 mmHg。空腹血糖11.2 mmol/L,OGTT 2小时血糖15.3 mmol/L,尿蛋白(+),尿葡萄糖(++)。问题:
　(1)如何对该患者进行营养治疗方面的康复护理指导?
　(2)如何对该患者进行运动治疗方面的康复护理指导?

第十章　癌症术后的康复护理

第十章数字资源

导学目标

通过本章内容的学习，学生应能够：

基本目标

1. 描述乳腺癌、肺癌、喉癌、肠癌的定义和病因。
2. 说明乳腺癌、肺癌、喉癌、肠癌的主要功能障碍。
3. 列举乳腺癌、肺癌、喉癌、肠癌的康复护理评价。
4. 举例说明常见癌症术后的康复护理措施及康复护理指导。
5. 分析癌症患者疾病进展中的心理特点。

发展目标

1. 比较乳腺癌、肺癌、喉癌、肠癌康复护理评价的异同点，提出乳腺癌、肺癌、喉癌、肠癌特异性康复护理方案。
2. 能够评价康复护理方案的有效性，依据循证将康复护理新技术应用于癌症患者的康复护理实践中。

思政目标

以高度的同情心和责任感对癌症患者实施心理护理，体现医者仁心。

第一节　乳腺癌

一、概述

案例 10-1A

孙女士，42岁，某公司职员，至今未婚育，月经初潮年龄为11岁。孙女士4个月前在洗澡时无意中发现右侧乳房外上侧有一个花生粒大小的肿块，肿块质硬，表面不光滑，与周围组织边界不清，可推动，无疼痛，故没有在意。近日再次洗澡时发现右侧乳房该肿块增大如核桃大小，乳房皮肤表面多处凹陷，呈橘皮样改变，可触及硬结。右腋窝可触诊到1~2个较硬的淋巴结，无触痛。患者因症状变化忧心忡忡，对所患疾病担心不已，

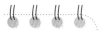

情绪低落、急躁，常胡思乱想，今日为明确诊断来医院就诊。

请回答：

1. 孙女士患该病的原因是什么？
2. 针对孙女士的病情应该如何进行安抚？

（一）定义

肿瘤（tumor）是机体在各种致瘤因素的作用下，局部组织细胞在基因水平上失去对其生长的调控，导致过度增生和异常分化形成的新生物。根据对人体的影响，肿瘤可分为良性肿瘤与恶性肿瘤，恶性肿瘤又称为癌症。乳腺癌是全球女性最常见、发病率最高的恶性肿瘤，严重影响了女性的身心健康甚至危及生命。在我国，乳腺癌发病率位于女性肿瘤发病率榜首。

（二）病因

乳腺癌的病因尚不清楚，目前认为可能与下列因素有关。

1. **社会因素** 乳腺癌发病率发达国家高于发展中国家，城市高于农村，工业发达地区高于落后地区。妇女的乳房保健意识和早发现早治疗是乳腺癌防治的重要一环。

2. **遗传因素** 遗传乳腺癌的基因标志如 BRCA1（位于第 17 号染色体）和 BRCA1（位于第 13 号染色体）为易感基因突变，个人及家族乳腺癌或卵巢癌史等占全部乳腺癌的 5%~10%。

3. **内源性和外源性激素的影响** 内源性和外源性激素的影响均与乳腺癌发病率的升高有关。内源性激素因素包括月经初潮年龄早、绝经年龄延迟、初生年龄晚、未生育、子女少有关；外源性激素因素包括口服避孕药和激素替代疗法、营养过剩、肥胖和体脂分布异常。

4. **环境因素** 吸烟、不进行母乳喂养、电离辐射、药物、地区差异等。

5. **其他因素** 情绪不佳、慢性乳腺囊性增生病伴乳头状瘤。

（三）康复护理原则与目标

协助患者恢复躯体功能，调节不稳定的心理状态，使者能重新建立生活的信心，提高生活质量，早日回归社会。

案例 10-1B

孙女士经手术病理穿刺活检，诊断为乳腺浸润性导管癌。孙女士得知后情绪极其低落，经过几天的深思熟虑后，最终决定住院手术治疗。术前医生向孙女士详细介绍了乳腺改良根治术手术方案、手术优点、手术风险及术后常见的并发症，同时介绍了乳房重建术。孙女士焦虑的情绪得到缓解，并决定行乳腺改良根治术后同时行乳房重建术。术后右侧胸壁皮瓣贴合好，无血液循环障碍，切口用敷料弹力绷带加压包扎，右侧肩关节处于外展位，留置引流管。

请回答：

1. 孙女士术后容易出现哪些功能障碍？
2. 针对术后出现的功能障碍，应该进行哪些康复护理评估？
3. 术后护理措施有哪些？

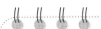

二、主要功能障碍

（一）疼痛

疼痛是肿瘤患者最常见的症状，其原因可分三类。

1. **肿瘤直接引起的疼痛**　癌症的生长发展是主要的癌痛原因，肿瘤细胞一般呈膨胀性或者浸润性生长，易形成肿块而压迫周围组织或阻塞各种"管道"，如淋巴管，从而引发疼痛。

2. **癌症治疗引起的疼痛**　如化疗药物渗漏出血管外引起组织坏死；化疗引起的栓塞性静脉炎；乳腺癌根治术中损伤腋窝淋巴系统，可引起手臂肿胀疼痛。

3. **肿瘤间接引起的疼痛**　如机体免疫力低下可引起局部感染而产生疼痛。另外，乳腺癌出现骨转移可引起剧烈的疼痛。

（二）原发性及继发性功能障碍

长期制动可造成心、肺、骨关节、消化、代谢、神经和内分泌功能障碍，全身肌力和耐力下降。

（三）癌症治疗引起的功能障碍

癌症治疗引起的功能障碍包括化疗、放疗引起的全身反应，手术、药物治疗的不良反应，如乳腺癌手术后的肩关节功能障碍。

（四）心理障碍

癌症一直被认为是最可怕的一种疾病，癌症就是死亡的"代名词"的错误观念深印在人们脑海里，因此癌症患者出现心理问题相当普遍，如恐惧、抑郁、猜疑、失眠、绝望、焦虑等反应及行为退缩、自杀等行为。

三、康复护理评估

（一）疼痛评估

1. **视觉模拟评分法**　国内临床上通常采用中华医学会疼痛医学会监制的视觉模拟评分卡，使用一条长约 10 cm 的游动标尺，其一面标有刻度，两端分别表示"无痛"（0）和"极痛"（10）。临床使用时将有刻度的一面背向患者，让其将游动标尺放在最能代表疼痛程度的相应位置，医护人员根据患者标尺的位置记录疼痛程度。

2. **疼痛数字分级评分法**　疼痛数字分级评分法是视觉模拟评分法的一种数字直观的表达方法，患者被要求用数字（0~10）表达出疼痛的强度，是一种简单有效的评价方法。

3. **疼痛的五级评定法**　根据用药的种类和方法将癌痛分为五级（表 10-1）

表 10-1　癌痛的五级评定标准

级别	应用镇痛药情况
0级	不痛
1级	需非麻醉性镇痛药
2级	需口服麻醉性镇痛药
3级	需口服和（或）肌内注射麻醉性镇痛药
4级	需静脉注射麻醉性镇痛药

（二）肩关节活动范围与功能障碍指数

肩关节活动范围包括肩关节屈曲、伸展、内收、外展、内旋、外旋的范围，应用关节角

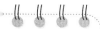

度尺进行测量。肩关节疼痛与功能障碍可采用问卷调查的方法进行评定。肩关节疼痛与功能障碍指数（shoulder pain and disability index，SPADI）问卷包括13个问题，每个项目最低分10分，总分130分，得分越高表示疼痛与功能障碍程度越重。

（三）淋巴水肿评估

淋巴水肿评估采用手臂周径测量法：双侧手臂从腕关节到腋窝，每间隔一定距离测量患侧上肢与健侧上肢周径，同时进行健患间对比，患肢任何一处周径大于健侧对应位置的周径超过2 cm，即可诊断为淋巴水肿。根据测量的结果将淋巴水肿分为轻、中、重度三级，轻度淋巴水肿为2~3 cm，中度淋巴水肿为3~5 cm。重度淋巴水肿为大于5 cm。

（四）心理状况评估

情绪测验常使用汉密尔顿抑郁量表（HAMD）和汉密尔顿焦虑量表（HAMA），人格测验临床常使用艾森克人格问卷、癌症患者恐惧疾病进展简化量表（POPQ-SF）。

（五）生活质量评估

1. **癌症患者生活功能指标**　1984年Schipper等人研制了癌症患者生活功能指标（the functional living index-cancer，FLIC），主要根据患者生活自理的程度进行评定（表10-2）。该量表较全面地描述了患者的活动能力、执行角色功能的能力、社会交往能力、情绪状态、症状和主观感受等。每个条目的回答均在一条1~7的线段上标记。

表 10-2　FLIC 量表各领域及其计分（粗分）方法

领域	条目数	计分方法（相应的条目得分相加）
躯体良好和能力（physical well-being and ability）	9	4+6+7+10+11+13+15+20+22
心理良好（psychological well-being）	6	1+2+3+9+18+21
因癌造成的艰难（hardship due to cancer）	3	8+12+14
社会良好（social well-being）	2	16+19
恶心（nausea）	2	5+17
总量表	22	全部条目

2. **EORTC BR53 量表**　是欧洲癌症研究与治疗组织（European Organization for Research and Treatment of Cancer，EORTC）研制开发的，由生存质量量表-癌症30项（QLQ-C30）和生存质量量表-乳腺癌23项（QLQ-BR23）共同组成。该量表可靠性、有效性和响应性较良好，其中EORTC QLQ-BR23作为乳腺癌患者的特异性模块，包括身体印象、乳房症状、性功能与享受、手臂症状、系统治疗的不良反应、对脱发的担心及对未来的看法等8个维度，含有23个条目。EORTC BR53量表能较全面地评定乳腺癌患者的生活质量，适用于不同病理分期、不同治疗方式的患者，可指导临床医护人员选择合适的治疗方案及康复护理措施。

四、康复护理措施

（一）运动疗法

运动疗法的主要目的是改善术后上肢功能，消肿镇痛，预防和改善淋巴水肿。乳腺癌患者手术后根据病情应及早进行上肢功能训练，具体训练内容见表10-3。

表 10-3 乳腺癌术后运动训练方法

时间	训练方法	
术后当天	休息，不进行上肢功能训练	
术后第 2~3 天	进行被动关节活动，外展和前屈不超过 40°，进行握拳、松手的反复训练，每次 10~20 遍，每天 4~6 次以训练手指各个小关节的功能	
术后第 4~5 天	轻微肩关节的前伸、后举、内收、外展。关节活动范围从 40° 开始，每天增加 10°~15°，但不能超过患者可耐受的程度。旋转腕关节，每次 10~20 遍，每天 5~6 次。还可在健手的帮助下做屈、伸肘的动作训练，在手术引流条没有拔出之前，外展必须限制在 45° 以内	
术后第 6~7 天	帮助术侧上肢前屈 90°，每次 3~5 遍，每天 3~4 次，至有轻微痛时即可停止	
术后第 8~10 天	先帮助术侧上肢上举、外展，直至逐步超过头部，然后让术侧上肢单独上举、后伸、外展、内收。每次 3~5 遍，每天 3~4 次	
术后第 10~14 天	让术侧肩外展，直至手掌能高过头顶，并逐步摸到对侧耳朵。每天做 3~5 次，每次做 4~5 遍	
术后第 14~20 天	可做肩关节的旋转动作，转的幅度逐渐增大。如果在术后 1 个月内完成上述动作，肩关节的活动便能恢复正常	
拆线后（术后 14 天开始拆线，7 天后拆完）	肩关节抗阻训练	坐位或站位，前臂腕部固定沙袋，进行前屈、外展活动
	屈肩屈肘训练	站立，双手握拳屈肘，左、右手相对，向上一起伸展，然后握拳收回，做 10~20 遍。接着左手上，右手下，反复训练，每次做 10~20 遍。每天做 2~3 次
	爬墙训练	面对墙壁，分足站立，双肘弯曲，双手掌以约双肩的高度扶壁，然后通过手指的屈伸向上移动，直至双上臂完全伸展。每次做 2~3 遍，每天做 3~4 次
	上肢外展训练	面对房门，系绳于门把，患者手抓绳端，健手放在腰部，术侧上肢外展 90°，与地面平行，尽可能大范围旋转绳子，转速逐渐加快。每次做 20~30 圈，每天做 2~3 次
	棒操	取 1 m 长的木棒，双手相距约 0.65 m 握棒，双臂伸直举棒过头，然后曲肘，将棒置于头后，再伸直，反复训练。15~20 次为一组，每天做 2~3 组

（二）淋巴水肿的处理

1. **淋巴水肿的预防** 乳腺癌手术往往进行广泛的腋窝淋巴结清扫，部分患者还要进行术后放疗，约 50% 的患者发生上肢淋巴水肿，因此应避免在手术侧上肢进行静脉注射、输液或测量血压。应在术后抬高患肢，加强患肢活动，特别是手指的活动，采用等长、等张运动训练，也可进行向心性按摩，配合压力治疗和序贯肢体空气加压泵治疗。注意保护患肢，避免意外伤害。采用低盐饮食，必要时适当使用利尿药。

▌ **知识链接** ┄┄┄┄┄┄┄┄┄┄┄┄┄┄┄┄┄┄┄┄┄┄┄┄┄┄→

乳腺癌术后康复者预防上肢淋巴水肿的运动处方设计

采用类实验研究的方法，利用肌肉淋巴引流泵功能原理，提倡乳腺癌康复者主动和适度进行患侧上肢功能锻炼，遵循运动处方的制订原则，形成一套适合于乳腺癌康复者的比较成熟的运动康复方案，具体方案如下：

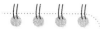

第1周 强身健体，快乐友谊 团体锻炼2次/周，居家锻炼≥1次/周，时间为15~30分钟	→	第2周 放开脚步，拥抱阳光 团体锻炼2次/周，居家锻炼≥1次/周，时间为20~30分钟	→	第3~5周 相信自己，步步为"赢" 团体锻炼1次/周，居家锻炼≥2次/周，时间为20~30分钟
第6周 科学护肤，预防感染 团体锻炼1次/周，居家锻炼≥2次/周，时间为22~30分钟	→	第7周 压力治疗，居家护理 团体锻炼1次/周，居家锻炼≥2次/周，时间为25~30分钟	→	第8~12周 早期筛查，早期发现 居家锻炼≥3次/周，时间为25~30分钟

资料来源：刘艳飞，刘均娥，麦艳华，等.乳腺癌康复者预防上肢淋巴水肿运动处方的设计与实施[J].中国护理管理，2021，21（2）：181-186.

2. **徒手淋巴引流技术** 是根据淋巴系统的解剖和循环方向采用的手法治疗，通过刺激淋巴管泵入、减少对淋巴液流动的静液阻力，将淋巴液从滞留区重新导入，通畅淋巴管以减少肿胀，从而加强淋巴引流，减少淋巴肿胀、间质液和组织纤维化。具体实施方法：①患者放松仰卧，暴露阻塞部位以上正常区域淋巴结群的表皮位置，从患肢近端淋巴液最终汇入的部位（颈部及锁骨下区域）开始，将手指密切贴附皮肤，手法轻柔平滑，呈螺旋式前进，方向与淋巴流动的方向一致，按近端、远端、近端的顺序进行。②激活淋巴系统，从锁骨下淋巴结开始由近到远（离心方向）行轻柔手法按摩至手部（顺序为颈部和锁骨下→肋间区域→腋下→上臂→前臂→手部）。③激活淋巴结（颈部和锁骨下→肋间区域→上臂→腋下→前臂→手部），促进回流（手部→前臂→腋下→上臂→肋间区域→颈部和锁骨下）；避免皮肤出现褶皱，同时不间断有节律地抓握，与淋巴管的收缩时间相一致，在淋巴结处适当增加手法压力。同时配合低弹力绷带包扎和上肢功能训练。

科研小提示

PhysioTouch与徒手淋巴引流技术结合上肢综合训练可改善乳腺癌术后上肢淋巴水肿，提高患者上肢运动功能和生活质量。

（三）改善疼痛

在乳腺切除手术后，常造成患者手术肢体同侧感觉异常，以及一些疼痛不适，甚至有术后的幻肢痛，如果症状持续，可以采用局部的按摩及经皮神经肌肉电刺激的方法来缓解。另外，棘上肌二头肌肌腱炎、患侧的肩周炎、表浅静脉栓塞、血栓性静脉炎及放射治疗后产生的神经病变，皆会引发疼痛，所以对于疼痛经久不愈的患者，必须经医师的诊治来确定原因。

（四）改善肌肉无力及姿势不良

由于部分组织切除及活动量减少，常会造成肌力的下降，可以配合一些活动，逐步训练肌肉的力量。当患者无力的现象一直持续时，也必须排除是否有臂丛神经受损的情况，以免延误患者的治疗，甚至造成二次伤害。

（五）作业治疗

对于由于手术或放疗造成臂丛神经损伤的患者，进行握持不同形状和不同触觉的物体的训练，对手术侧上肢进行拍打、冷热交替等刺激，尽可能地利用手术侧上肢完成穿脱上衣、系纽扣、洗漱等日常活动。

（六）心理治疗

乳腺癌手术后的患者，要逐步适应术后所面临的功能和胸部形态的问题，应及早对其进行心理支持。对于广泛转移或体质较差的患者，要鼓励其正确认识疾病，积极配合治疗。

五、康复护理指导

1. **活动与饮食**　术后早期避免患侧上肢搬动或提拉过重物品，坚持功能锻炼。加强营养，应多食高蛋白、高维生素、高热量、低脂肪的食物，以增强抵抗力。

2. **避孕**　术后5年内避免妊娠，防止乳腺癌复发。

3. **放、化疗护理**　放疗期间应注意保护皮肤，出现放射性皮炎及时就诊。化疗期间定期监测肝、肾功能。放疗、化疗期间因抵抗力低，应少到公共场所，以减少感染机会。

4. **乳房定期检查**　定期的乳腺自查有助于及早发现乳房的病变。术后患者也应每月检查一次，以便早期发现复发征象。

（柴德君　陆　璨）

第二节　肺癌

一、概述

案例 10-2A

> 吴先生，68岁，退休干部，1个月前无明显诱因下出现咳嗽，以刺激性干咳为主，咳少量白痰，无痰中带血，伴左侧胸部隐隐作痛，吸气时明显，无放射痛，无阵发性加剧，无明显胸闷气喘，无畏寒及发热，无盗汗，未给予治疗。近1周吴先生咳嗽加重，痰中带少量血丝，家务劳动后偶有气短症状，胸部疼痛未缓解，无发热，无盗汗，无恶心及呕吐，无声音嘶哑。既往吸烟史50年，1~2包/日。无饮酒史。患者自发病以来食欲缺乏，睡眠欠佳，为进一步明确诊断来医院就诊。
>
> 请回答：
> 1. 根据吴先生的症状判断初步诊断可能是什么？
> 2. 结合诊断该患者可能出现哪些功能障碍？

（一）定义

肺癌（lung cancer）又称支气管肺癌（bronchopulmonary carcinoma），发病以40岁以上男性多见，多数起源于支气管黏膜上皮，居我国城市男性恶性肿瘤发病率和死亡率的第一位。近年来，全世界肺癌的发病率和死亡率迅速上升，其死亡人数已经超过了乳腺癌、前列腺癌和结肠癌死亡人数的总和。由于肺癌早期缺乏特异性症状，大部分患者就诊时已属于晚期，5年总体生存率不足15%。

（二）病因

1. **吸烟**　吸烟是肺癌最重要的高危因素，每天吸烟的量越大，烟龄越长，患肺癌的危险性越高，而且被动吸烟患肺癌的相关危险因素也在增加。

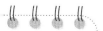

2. **大气及室内污染** 空气中平均直径大于 2.5μm 的细颗粒物会引发患肺癌的风险。室内厨房中的煤焦油、烹制的油烟也会增加罹患肺癌的风险。

3. **职业因素** 某些职业环境中存在石棉、沥青、氯乙烯、甲醛等物质及电离辐射等可能导致肺癌。

4. **慢性肺部疾病** 肺结核、慢性支气管炎、肺气肿、肺间质性纤维化及反复发作的肺部感染可能与肺癌的发病有关。

5. **遗传因素** 有肺癌家族史在肺癌的发生和发展中具有重要作用。

二、主要功能障碍

（一）疼痛

早期表现为胸部不规则隐痛或钝痛，可随呼吸、咳嗽加重。晚期侵犯胸膜、胸壁可引起持续的剧烈胸痛，也可以出现头痛、肩臂痛、关节痛等。

（二）肺功能下降

由于术后疼痛，患者不愿意深呼吸，不愿意咳嗽，术后常出现肺不张、胸腔积液、肺部感染等，造成肺通气障碍。

（三）运动耐力下降

长期制动造成的患者心肺功能、骨关节、消化和代谢、神经和内分泌功能障碍，导致全身肌力和耐力下降，患者常常出现疲劳，如骨肉瘤后肢体活动受限，导致患侧及全身肌力低下。

（四）心理障碍

由于多数肺癌患者确认已经到中晚期，与其他癌症患者相比，肺癌患者往往承受更为严重的症状负担，并且肺癌患者在接受了肺癌根治术后，无论是开胸手术、胸腔镜手术，还是肺叶切除术、血性切除术，均会出现不同程度的术后不良反应，主要表现为活动耐力、心肺功能下降，以及胸闷、气短、乏力等症状，不仅影响患者的生存质量，而且对其心理方面造成不同程度的困扰。

案例 10-2B

根据吴先生的自述，医生进行了相关检查：T 36.3℃，P 66 次／分，R 19 次／分，BP 136/82 mmHg。患者精神状态一般，锁骨上窝淋巴结可触及肿大，胸廓无畸形，两肺未闻及明显干、湿啰音。行胸部 CT 检查提示左上肺病灶，不排除肿瘤。又经左肺上叶支气管镜肺活检确诊为肺癌。吴先生自得知检查结果后，烦躁，坐立不安，睡眠质量差，每天睡眠 3~4 小时，记忆力减退明显，经常问医生和护士，自己的病能否治好，每当此时患者还表现出胸闷和手抖、出汗。经医生和护士的心理疏导后，吴先生情绪有所缓解，决定行手术治疗。

请回答：

1. 针对吴先生可能出现的功能障碍，还应该进行哪些康复护理评估？
2. 如何为吴先生制订术后康复护理计划？

三、康复护理评估

（一）肺功能评估

肺功能评估常用第一秒用力呼气量（FEV_1）和用力肺活量（FVC），除了评定肺通气功能外，运动试验也是用于评估患者心肺功能的常用评定方法，包括心肺功能运动试验、6 分钟简易运动实验、步行往返试验和爬楼梯试验等。具体评定方法见第三章第二节。

（二）心理评估

常采用焦虑自评量表（SAS）和抑郁自评量表（SDS）评定患者在治疗过程中的心理变化。

（三）疲劳症状评估

常采用疲劳症状量表（fatigue symptom inventory，FSI）评价近1周的疲劳程度、对生活质量的影响程度及上周疲劳持续时间，需要评估对象分别对疲劳程度4个项目、日常生活7个项目及疲劳的持续时间和平均每天疲劳的时间进行11级评价。

（四）生活功能评估

常采用癌症患者生命质量测定量表（EORTC QLQ-C30）和癌症治疗功能评价系统（FACT-G）评价患者的生活质量，两个量表的核心模块均有数个领域组成，既可以测定肿瘤患者生活质量的普适性，也可以与各自疾病特异性模块组成特异性量表。

四、康复护理措施

肺癌术后的康复护理技术包括术后呼吸训练和咳嗽技能训练，以促进排痰，预防肺不张、肺炎、肺水肿、肩关节强直、脊椎侧弯等一系列并发症。

（一）术后体位摆放

肺癌术后患者根据手术方式不同，应注意采取不同的体位。例如，肺段切除术患者应选取健侧卧位；单纯肺叶切除术者可采取健侧卧位；全肺切除术者可采用1/4侧卧位，避免过度侧卧。同时要教会患者及照顾者有效的翻身方式，避免形成压疮。

（二）运动疗法

1. 术后第1天　患者全身麻醉清醒后，协助患者抬臂并活动四肢，为患者按摩手术侧上肢和背部肌肉，以改善血液循环，缓解肌肉张力。从术后第1天，如生命体征平稳，固定好胸腔引流管，即可鼓励患者做床上活动。拔除引流管后，可每隔4小时搀扶患者下床室内行走3~5分钟，以后可以让患者自行下床活动。

2. 术后第2天　每隔4小时协助患者做术侧肩臂弯曲、上举、内收等活动并随时注意观察患者的坐姿和走路姿态，发现斜肩、脊柱侧弯要及时纠正。

3. 术后第3天　鼓励并督促患者用术侧手臂端茶杯、吃饭、梳头，术侧手越过头顶触摸对侧的耳郭，每日数次。可在床尾护栏上系一根绳子，让患者用术侧手臂拉着绳子练习坐起、躺下和下床，以增强术侧肩、臂、背肌的肌力。由于肺癌手术切口大，切断肌肉多，术后很容易发生肌肉粘连、强直，因此关节活动范围及肌力训练应及早进行。

当癌症患者可以整日离床活动时，可以增加运动量，逐渐延长散步距离和时间，进行太极拳等运动锻炼，以便增强体力，促进康复。

（三）咳嗽、排痰

肺癌术后患者呼吸功能较差，在护理过程中尤其要注意防止肺部感染。术后24~48小时，每隔1~2小时，让患者主动咳嗽、做深呼吸5~10次。术后3天，协助患者咳嗽、排痰4~6次。操作方法：康复护士或家属站在患者非手术侧，伸开双臂，十指并拢，从前后胸壁夹住患者手术侧胸廓，让患者跟着自己做深吸气。当吸气时，轻轻扶着切口，然后嘱咐患者用力咳嗽，咳嗽时压紧肋骨，助其排痰，同时轻叩患者背部。反复数次，直至患者将痰液全部咳出为止。术后早期由于有手术切口，不适合做叩击及振动排痰。

（四）心理护理

采取指导、劝告、音乐疗法、按摩等方式缓解患者紧张、焦虑、消极等情绪。还可借助词语性和非词语性表达，引导患者及家属把精神创伤体验全部倾诉吐出，或采取姿势、动作宣泄来调整患者的心理状态，从而促进患者主动配合治疗。

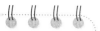

科研小提示

在适宜的时间节点向肺癌手术患者提供内容和强度适宜的呼吸训练干预与排痰管理服务，可防治痰液潴留、呼吸肌力量减弱等并发症。

五、康复护理指导

1. **早期发现** 重视卫生宣教及普查，40 岁以上人群应定期进行体格检查。

2. **营养均衡** 保持良好的营养状况，每日保持充分的休息和活动。

3. **合理锻炼** 出院后半年不得从事重体力活动。指导患者出院回家后数周内，坚持进行腹式深呼吸和有效咳嗽，以促进肺膨胀。指导患者进行抬肩、抬臂、手达对侧肩部、举手过头、上肢屈伸活动，以预防术侧肩关节僵直。

4. **预防感染** 居住环境整洁，空气新鲜，避免出入公共场所或与上呼吸道感染者接触。避免居住或工作于布满灰尘、烟雾及化学刺激物品的环境。

5. **定期复查** 肺癌术后 1 年内，每 3 个月复查 1 次；术后 2~5 年，每半年复查 1 次；术后 5 年以上，每年复查 1 次。如出现剧烈咳嗽、咯血、进行性倦怠等症状时应立即复诊。

（柴德君　陆　璨）

第三节　喉癌

一、概述

案例 10-3A

陈先生，男，56 岁，相声演员，长期大量饮酒、吸烟。2 个月前陈先生因一次演出用声过度后出现声音嘶哑，未给予任何治疗。早期声音嘶哑症状比较轻，为间断声音嘶哑，持续时间比较短，休息后好转，但咽部仍有不适感，无咳嗽及咳痰，无呼吸困难，无胸闷及胸痛，无畏寒及发热，无痰中带血。近 3 日来每次演出后声音嘶哑症状持续加重，咽部异物感明显，出现咽部疼痛及干咳，偶见痰中带血，无明显的呼吸困难，无全身发热症状。现在陈先生情绪紧张，担心自己得了不治之症，为进一步明确诊断来医院就诊。

请回答：

1. 根据陈先生的症状应初步诊断为什么疾病？
2. 陈先生自得病后出现了哪些功能障碍？

（一）定义

喉癌（carcinoma of larynx）是一种比较常见的恶性肿瘤，好发年龄为 50 岁以上的男性，以东北、华北和华东地区发病率最高。喉癌的发病率城市高于农村，重污染地区高于轻污染地区，发病率有日益增多的趋势。

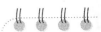

（二）病因

喉癌的病因尚不十分清楚，但患者几乎都有长期吸烟史，此外还与饮酒、空气污染、工业产生的粉尘、病毒感染、性激素有关。

二、主要功能障碍

1. **疼痛** 主要表现为咽喉部疼痛。

2. **原发性及继发性功能障碍** 原发性功能障碍有声音嘶哑、喉鸣甚至呼吸困难。继发性功能障碍主要表现为言语功能障碍及吞咽功能障碍。

3. **癌症治疗引起的功能障碍** 如化疗、放疗引起的全身反应，手术、药物治疗的不良反应。由于患者的声带被切除，所以患者会失去正常的言语交流能力。

4. **心理障碍** 喉癌患者因疾病发生位置特殊，往往存在较重的心理负担，多表现为过度紧张、烦躁而致身体耐受性下降。

案例 10-3B

根据陈先生的自述，医生为其进行了相关检查：T 36.3 ℃，P 76 次 / 分，R 17 次 / 分，BP 127/86 mmHg，神志清楚，声音嘶哑，左侧颈部外形略有肿大，左侧喉室内可见一溃疡性新生物，左声带活动差，喉室稍狭窄。触诊喉部外形增宽，甲状软骨切迹已被破坏，双侧颈部淋巴结肿大。双肺呼吸音略粗，未闻及干、湿啰音，心律齐，无杂音，腹部检查无异常，四肢活动自如。间接喉镜检查提示喉新生物。又经喉部活检、CT 和 B 超检查，最终确诊为喉癌，医师决定行垂直半喉切除术治疗。

请回答：

1. 除了上述检查外，还应该进行哪些康复护理评估？
2. 对陈先生的术后护理措施有哪些？

三、康复护理评估

1. **疼痛评估** 可应用数字评估量表、视觉模拟量表等评价方法。参见第三章第七节。

2. **构音功能评估** 主要应用 Frenchay 构音障碍评定法，它包括 8 个大项目，每个结果都设定了 5 个（a、b、c、d、e）级别的评分标准（表 10-4）。

表 10-4 Frenchay 构音障碍评定表

项目	功能	损伤严重程度				
		a 正常←				→严重损伤 e
		a	b	c	d	e
反射	咳嗽					
	吞咽					
	流涎					
呼吸	静止状态					
	言语时					

项目	功能	损伤严重程度 a 正常← →严重损伤 e				
		a	b	c	d	e
唇	静止状态					
	唇角外展					
	闭唇鼓腮					
	交替发音					
	言语时					
颌	静止状态					
	言语时					
软腭	进流质食物					
	软腭抬高					
	言语时					
喉	发音时间					
	音调					
	音量					
	言语时					
舌	静止状态					
	伸舌					
	上下运动					
	两侧运动					
	交替发音					
	言语时					
言语	读字					
	读句子					
	会话					
	速度					

3. **心理评估** 针对患者疾病的发生情况进行焦虑、抑郁等评估。详见康复护理学第三章第六节。

4. **生活质量的评估** 采用 Terrell 喉癌生活质量量表、生活质量综合评定问卷等进行评价。评价方法见第三章第九节。

四、康复护理措施

喉癌手术治疗通常采用全喉切除，由于患者的声带被切除，患者失去正常的言语交流能力，还由于手术时造成副神经切断，导致斜方肌麻痹，出现肩下垂。术后主要的康复护理方法是食管音训练、采用人工电子喉及心理护理。

1. **食管音训练** 食管发音法为不需要借助工具或者手术而恢复发音的一种方法，其基本原理是利用食管储存一定量的空气，借助胸内压力，如同打嗝一样，将空气从食管内逼出，冲击食管上端或者咽部黏膜而发音。练习方法：吸气时利用食管内负压，并通过舌向后方运动，将空气压入食管，然后练习腹肌收缩，使膈肌上升，增加胸内压力，压缩食管，将空气由上口排出而发音。练习者须经过 2~3 周的训练，大部分患者可以达到比较满意的效果。食管发音的主要特点是清晰度较好，缺点是发音基音低、音量小、连贯性差。

2. **采用人工电子喉**　对于食管音训练失败的患者可采用人工电子喉，人工电子喉分为经口、经颈及口内植入式，以经颈式使用较多。经颈式人工电子喉是一个带有塑料振动膜的手握式装置，电子喉的末端放置在颈部，塑料振动膜就能够复制声带的运动。一些患者需要一定时间的训练才能将电子喉放到颈部合适的位置，做到清晰发音也需要经过一定的训练。从电子喉里发出的声音是机械的声音。

3. **心理护理**　首先让患者明确喉癌并不是不治之症，只要尽早正确治疗是可以治愈的。患者应该避免出现抑郁、悲观、易怒等消极情绪，鼓励患者树立豁达、开朗、乐观而充满自信的生活态度。

五、康复护理指导

1. 全喉术后患者须带管出院，指导家属或患者对着镜子学习护理气管口、更换套管及清洗、消毒方法。漏口处的清洁护理可用纱布或口罩式围布遮盖，防止异物进入气管。

2. 指导患者建立良好的卫生、生活习惯，忌烟酒、辛辣、油炸食品。

3. 术后 1 个月内每周复查 1 次，术后 3 个月内每月复查 1 次，术后 1 年内每 3 个月复查 1 次，手术 1 年后每 6 个月复查 1 次。如发现出血、呼吸困难、造口有异物或异物感，应及时到医院就诊。让患者了解复查的重要性，既可以知道手术后切口的恢复情况，还可以及时发现并发症，做到早诊断、早治疗。

> **科研小提示**
>
> 对喉癌术后患者可应用移动宣教 APP 进行居家护理指导，通过视频连线方式，给患者及家属讲解语言训练的方法与技巧。

（柴德君　陆　璨）

第四节　直肠癌、结肠癌

一、概述

> **案例 10-4A**
>
> 韩女士，62 岁，退休职工，于半年前排便时发现大便带血，颜色鲜红，曾去医院就诊，经检查后初步诊断为混合痔，给予外用药对症治疗，症状缓解不明显，后仍间断出现便中带血，排便次数增多。患者于 3 个月前再次去医院行结肠镜检查，排除结肠肿瘤。未予其他检查或治疗。近 1 个月来，患者每日排便次数达 15 次左右，大便形状变细，大便混有暗黑色血液，且有一种特殊臭味，为进一步明确诊断来医院就诊。患者自发病以来，

精神状态差，饮食不佳，排尿正常，体重较半年前减轻 5 kg。

请回答：

1. 从韩女士的症状判断其初步诊断可能是什么？

2. 韩女士可能出现的功能障碍有哪些？

（一）定义

直肠癌（carcinoma of rectum）及结肠癌（carcinoma of colon）总称为大肠癌，是常见的消化道恶性肿瘤之一。世界范围来看，结肠癌发病率呈上升趋势，直肠癌的发病率基本稳定。大肠癌的发病率与年龄、性别、区域均有相关性。在我国直肠癌比结肠癌发病率略高。

（二）病因

结肠癌和直肠癌的病因尚未明确，很可能与以下因素有关。

1. **饮食习惯** 高脂肪、高蛋白、低纤维饮食、过多摄入腌制和油炸食品，都可能会增加患病风险。

2. **遗传因素** 有家族史的人群其发病率高于一般人群，如家族性肠息肉病患者、遗传性非息肉病性结直肠癌的突变基因携带者、散发性大肠癌患者的家族成员等。

3. **癌前病变** 家族性肠息肉病已被公认为癌前病变；大肠腺瘤、溃疡性结肠炎及血吸虫性肉芽肿等，均与大肠癌的发生有较密切的关系。

案例 10-4B

根据韩女士的自述，医生为韩女士进行肛门指诊检查，于直肠右前壁触及一质硬包块，大小约 4 cm×5 cm×5 cm，表面凸凹不平，推之不动，轻度压痛。指诊可见指套表面带血，颜色为暗红色。后经直肠镜检查初步诊断为直肠癌。经医生建议韩女士住院行直肠癌手术治疗，术后取肿物切片病理检查确诊为直肠癌，医生建议术后接受化疗 6~8 周。韩女士得知自己需要化疗后，情绪低落，意志消沉，对化疗产生的不良反应十分恐惧，整天忧心忡忡，出现焦虑的情绪，拒绝接受化疗。

请回答：

1. 如何为韩女士制订直肠癌术后康复护理计划？

2. 如何为韩女士实施有温度的心理疏导和健康教育？

二、主要功能障碍

1. **疼痛** 以腹痛为主，疼痛部位不固定，为持续性隐痛或仅为腹部不适或腹胀感。当癌肿并发感染或肠梗阻时腹痛加剧，甚至出现阵发性绞痛。

2. **原发性及继发性功能障碍**

（1）原发性功能障碍：患者常出现排便功能障碍，如排便次数增多、便秘、腹泻、排便不尽感等。

（2）继发性功能障碍：当癌肿穿透肠壁，侵犯前列腺和膀胱时可出现排尿功能障碍，如尿道刺激征、血尿、排尿困难等。

3. **癌症治疗引起的功能障碍** 常见排尿、排便功能障碍和性功能障碍。有调查显示，75% 的男性大肠癌患者术后出现勃起功能障碍（ED）。

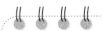

4. **心理障碍**　患者常出现恐惧、抑郁、焦虑等心理障碍。

三、康复护理评估

（一）营养状况评估

营养状况评估以体重变化及营养状况变化为主要指标，也可采用 1994 年由 Ottery 提出的主观全面营养评估法（patient-generated subjective global assessment，PG-SGA）。该量表专为肿瘤患者设计，包括两部分：第一部分由患者完成或由调查者协助患者完成，主要了解患者既往及近期的体重变化状况、食欲及饮食变化情况、食欲不佳的原因及活动能力；第二部分由临床医务人员完成，包括计算患者的体重丢失评分、疾病状况评分、代谢应急评分及对患者进行常规体格检查的主观评价。

（二）心理评估

由于结肠癌、直肠肠发病部位及治疗方式的特殊性，患者心理障碍发病率较高。如直肠癌患者常因手术后的结肠造口引起身体功能障碍而出现严重的心理问题。可采用 SAS 和 SDS 等自评量表进行评价。

（三）生活质量评估

生活质量评估可采用 QOL 量表，也可采用癌症患者生活质量核心问卷，该问卷由欧洲癌症研究与治疗组织系统开发，已被广泛用于癌症患者生活质量调查。该量表一共有 30 个条目，其中包括生理功能、决策功能、情绪功能、认知功能、社会功能五个功能维度，三个症状维度（疲乏感、恶心呕吐、疼痛），六个单一症状条目（呼吸困难、睡眠障碍、食欲丧失、便秘、腹泻、对经济困难的感知），还有一个整体生活质量维度。

四、康复护理措施

结肠癌和直肠癌是早期症状隐蔽的癌症，生长较慢，病灶局限，早期发现可手术根治。肠癌根治手术后造瘘口的处理及心理治疗是康复护理的重点内容。

（一）结肠造口的处理

1. **观察造口有无异常**　结肠造口一般于术后 2~3 天待肠蠕动恢复后开放，造口开放前应观察肠段有无回缩、出血、坏死等现象。

2. **保持造口清洁**　用生理盐水、聚维酮碘（碘伏）溶液等清洁结肠造口黏膜及周围皮肤。

3. **造口扩张**　造口开放后，即开始扩张，戴上手套，示指涂以液状石蜡，缓慢插入造口至 2~3 指的关节处，在造口内停留 3~5 分钟，开始时每日 1 次，7~10 天后改为隔日 1 次。指导患者自我护理造口，护理时让患者观看全过程 1~2 次，到独立操作 1~2 次，以确保患者在出院前能完全自我处理造口为止。

> **知识链接**
>
> **结肠灌洗**
>
> 指导永久性结肠造口患者进行结肠灌洗，可以训练患者出现有规律的肠道蠕动，使其养成定时排便的习惯。方法：①进行灌洗装置连接，在集水袋内装入 37~40℃的温开水 500~1000 ml。②将灌洗头插入结肠造口，使灌洗液经管道缓慢进入造口内，灌洗时间为 10~15 分钟。③当灌洗液完全注入后，在体内尽可能保留 10~20 分钟。④开放灌洗袋，排空肠内容物。在灌洗期间若患者出现腹胀或腹痛，应放慢灌洗速度或暂停灌洗。可每日 1 次或每 2 日 1 次，时间应相对固定。

（二）运动训练

肠癌术后的运动训练可提高患者的生活质量，可根据个体情况选择运动的组数和重复的次数，以不产生疲劳或虽产生疲劳于休息后缓解为宜。

1. **屈腿运动**　仰卧位，两腿同时屈膝抬起，屈曲的双腿尽量靠近腹部，重复10次。

2. **举腿运动**　仰卧位，两腿同时举起（膝关节保持伸直），然后放下。

3. **踏车运动**　仰卧位，轮流屈伸两腿，模仿踏自行车的动作。运行动作要灵活，屈伸范围尽量大。

4. **仰卧起坐**　仰卧位，收腹坐起，两手摸足尖，重复7-8次。

（三）日常生活指导

1. **饮食与排便护理**　建议均衡饮食，多吃新鲜水果、蔬菜，保持大便成形，并养成定时排便的习惯。

2. **日常沐浴指导**　使用有底板的造口袋，在底板与皮肤接触处封上一圈防水胶布，防止沐浴污染造口。

3. **性生活指导**　嘱患者首先检查造口袋是否封闭，有无渗漏，并排除袋内排泄物，选择合适的体位，避免造口受压。

4. **心理护理**　肠造口术后患者常有抑郁、自卑、依赖等心理问题。术后应给予患者支持、关心和安慰，鼓励患者尽早学会肠造口的处理方法，正视现实，促进康复。

五、康复护理指导

1. **调节饮食**　根据患者情况调节饮食，患者术后宜进食新鲜蔬菜、水果，多饮水，避免高脂肪及辛辣、刺激性食物。行肠造口者还需注意不要过多摄入粗纤维及易致胀气的食物等。

2. **适当锻炼**　鼓励患者规律生活，适当参加体育锻炼。

3. **心理疏导**　癌症患者常有抑郁、自卑、依赖等心理问题，医护人员在术前及术后要与患者进行良好的沟通，给予患者支持、关心和安慰，促使患者树立战胜疾病的信心。

4. **定期复查**　每3~6个月定期复查，如行化疗、放疗者应定期检查血常规，如出现白细胞和血小板计数明显减少时应及时到医院就诊。

（柴德君　陆　璨）

随堂测 10-1

小　结

癌症患者主要功能障碍包括疼痛、原发性及继发性功能障碍、癌症治疗引起的功能障碍、心理障碍。康复护理评估主要包括疼痛评估、心理评估、生活功能评估。康复护理措施：乳腺癌术后主要是肩关节功能训练，改善淋巴水肿，缓解疼痛，改善肌肉无力及姿势不良。肺癌术后主要是呼吸训练和咳嗽技能训练，以促进排痰，预防并发症；喉癌术后主要是食管音训练、采用人工电子喉和心理护理；肠癌术后主要是造瘘口的处理、运动训练、日常生活指导及心理治疗。康复护理指导包括早期发现、早期治疗，注重预防，注意饮食，适量运动和心理疏导。

思考题

1. 简述肺癌的康复护理指导。

2. 简述肠癌的术后护理措施。

3. 患者，女，52 岁，半年前于左乳外上象限发现一质硬无痛肿块，直径约 2 cm，触之轻微活动，未做任何诊治。1 个月前发现乳头内陷并固定，且肿块增大变硬，昨日出现左乳皮肤红、肿、热、痛，左乳头可挤出少量褐色液体，为进一步明确诊断来医院就诊。经乳腺组织活检确诊为乳腺癌。问题：

（1）针对此患者还应进行哪些康复护理评估？

（2）乳腺癌术后的康复护理措施有哪些？

中英文专业词汇索引

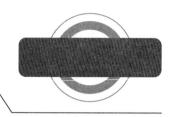

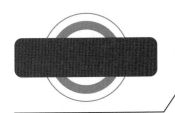

主要参考文献

1. 燕铁斌，尹安春.康复护理学 [M].4 版.北京：人民卫生出版社，2017.

2. 冯辉，马素慧.康复护理学 [M].长沙：中南大学出版社，2019

3. 郑洁皎，高文.老年病康复指南 [M].北京：人民卫生出版社，2020.

4. 陈肖敏，王元姣.康复护理临床路径 [M].北京：人民卫生出版社，2019.

5. 金立军，熊天山，孟共林.内科护理学 [M].北京：北京大学医学出版社，2020.

6. 戴红，姜贵云，王宁华.康复医学 [M].4 版.北京：北京大学医学出版社，2019.

7. 马素慧，林萍.康复护理学 [M].北京：北京大学医学出版社，2016.

8. 吴立玲，刘志跃.病理生理学 [M].4 版.北京：北京大学医学出版社，2019.

9. 王建枝，钱睿哲.病理生理学 [M].9 版.北京：人民卫生出版社，2018.

10. 黄晓琳，燕铁斌.康复医学 [M].6 版.北京：人民卫生出版社，2018.

11. 美国心血管 - 肺康复协会.呼吸康复指南：评估、策略和管理 [M].5 版.席家宁，姜宏英，译.北京：北京科学技术出版社，2020.

12. 王育庆.临床常用康复治疗（下）[M].2 版.长春：吉林科学技术出版社，2019.

13. 李雪斌，李雪萍.康复医学 [M].2 版.南京：江苏科学技术出版社，2018.

14. 陈锦秀.康复护理学 [M].北京：人民卫生出版社，2016.

15. 郑彩娥，李秀云.实用康复护理学 [M].2 版.北京：人民卫生出版社，2018.

16. 窦祖林，温红梅.吞咽障碍评估技术 [M].北京：电子工业出版社，2017.

17. 白吉可.医学心理学 [M].长春：吉林科学技术出版社，2017.

18. 燕铁斌，陈文华.康复治疗指南 [M].北京：人民卫生出版社，2020.

19. 燕铁斌.物理治疗学 [M].4 版.北京，人民卫生出版社，2018.

20. 陈卓铭.语言治疗学 [M].3 版.北京：人民卫生出版社，2018.

21. 赵正全.假肢矫形器技术与临床应用 [M].北京：电子工业出版社，2020.

22. 窦祖林.吞咽障碍评估与治疗 [M].2 版.北京：人民卫生出版社，2017.

23. 万桂芳，张庆苏.吞咽障碍康复治疗技术 [M].北京：人民卫生出版社，2019.

24. 李晓捷.儿童康复 [M].北京：人民卫生出版社，2018.

25. 许洪伟，刘明仁.康复护理学 [M].北京：科学出版社，2018.

26. 舒彬.临床康复工程学 [M].北京：人民卫生出版社，2017.

27. 中华医学会.临床诊疗指南：骨科分册 [M].北京：人民卫生出版社，2009.

28. 岳寿伟.肌肉骨骼康复学 [M].3 版.北京：人民卫生出版社，2018.

29. 倪朝民.神经康复复学 [M].3 版.北京：人民卫生出版社，2018.

30. 毕胜.疼痛治疗学 [M].北京：人民卫生出版社，2020.

31. 尤黎明，吴瑛 . 内科护理学 [M]. 6 版 . 北京：人民卫生出版社，2017.

32. 葛均波，徐永健，王辰 . 内科学 [M]. 9 版 . 北京：人民卫生出版社，2018，

33. 鲍秀芹 . 康复护理学实践与学习指导 [M]. 北京：人民卫生出版社，2018，

34. 李乐之，路潜 . 外科护理学 [M]. 6 版 . 北京：人民卫生出版社，2017.

35. 胡大一，王乐民，丁荣晶 . 心脏康复临床操作实用指南 [M]. 北京：北京大学医学出版社，2017.

36. 王玉龙 . 神经康复科医师核心技能 [M]. 北京：人民出版社，2017.

37. 张玉梅，宋鲁平 . 康复评定量表 [M]. 2 版 . 北京：科学技术文献出版社，2019.